实用针灸临床手册

总编审　李应东
主　编　何天有
副主编　赵耀东
编　者　何天有　赵耀东　李菊莲　田永萍
侯春英　魏清琳　薛有平

兰州大学出版社

内容提要

本书是一本实用针灸临床方面的著作。全书由四部分构成，第一章是经络腧穴部分，简明扼要地讲述了经络、腧穴的基本知识；第二章是刺法灸法部分，分门别类地介绍了各种刺灸方法；第三章是针灸临床部分，阐述了针灸治疗的原则、作用、配穴处方、特定穴的运用以及临床内、外、妇、儿、皮肤、骨伤、五官等各科常见病症的治疗；附篇部分介绍了针灸临床病历的书写以及针灸临床的特色等。本书内容丰富，资料翔实，通俗易懂，方便实用，可供学习针灸者使用。

图书在版编目(CIP)数据

实用针灸临床手册/何天有主编．—兰州：兰州大学出版社，2010.6

ISBN 978-7-311-03560-0

Ⅰ．①实… Ⅱ．①何… Ⅲ．①针灸疗法—临床应用—手册 Ⅳ．①R246-62

中国版本图书馆CIP数据核字(2010)第098869号

策划编辑 李 晖
责任编辑 雷鸿昌 魏春玲 张 仁
封面设计 管军伟

书　　名 实用针灸临床手册
作　　者 何天有 主编
出版发行 兰州大学出版社 (地址：兰州市天水南路222号 730000)
电　　话 0931-8912613(总编办公室) 0931-8617156(营销中心)
　　　　 0931-8914298(读者服务部)
网　　址 http://www.onbook.com.cn
电子信箱 press@onbook.com.cn
印　　刷 兰州残联福利印刷厂
开　　本 787×1092 1/16
印　　张 23.75
字　　数 480千
版　　次 2010年6月第1版
印　　次 2010年6月第1次印刷
书　　号 ISBN 978-7-311-03560-0
定　　价 48.50元

序

根据国务院2009年关于发展中医的若干意见以及卫生部副部长、国家中医药管理局局长王国强在2010年全国中医药工作会议上的讲话精神，明确要着力发展中医医疗和预防保健服务，着力推进中医药继承与创新，着力加强中医药人才队伍建设，着力提升中药产业水平，着力加快民族医药发展，着力繁荣发展中医药文化，着力推进中医药对外交流与合作，实现中医药医疗、保健、教育、科研、产业、文化全面协调发展。

本着这一精神，甘肃省卫生厅适时推出了“中医学经典，西医学中医”活动，不仅要求全省所有医务人员学习基本的中医药知识，医疗系统的干部在岗位练兵中带头学习中医，动员一批年轻西医脱产学习中医，而且从2009年开始，评审西医职称时必须考核中医药知识，并规定脱产学习中医3个月以上的西医医师可在晋升职称时免考中医等。除此之外，我省还在等级医院验收标准中加入了中医药内容，综合医院在考核西医科室时同样也加入中医药指标，包括中药消耗量，到中医科或用中医康复人次等。在恢复院长、科室主任查房制度的同时，还增加了药剂师和中医师参与查房；在西医师和患者中普及中医知识，宣传能吃中药不吃西药，能吃药不打针，能打针不输液的理念，提高群众看中医、吃中药的积极性。因此，从中央到地方，中医药事业的发展呈现出一派更加繁荣的景象，中医药事业的发展更加的喜人。

甘肃是针灸的发源地，是针圣皇甫谧的故乡，有着浓厚的文化底蕴与学术氛围。现有“西北针王”郑魁山等享誉海内外的一大批专家教授，为我省针灸事业的繁荣和发展做出了积极的贡献。针灸目前是世界上公认的纯绿色、无污染、纯天然的疗法，因其简、便、验、廉的临床疗效而千百年来始终受到广大患者的认可和青睐，在维护人民的健康方面做出了卓有成效的贡献。

甘肃中医学院是甘肃省中医及针灸的最高学府，甘肃中医学院附属医院是甘肃省中医及针灸临床、教学及科研的中心，其针灸学科为国家中医药管理局重点学科，针灸科是全国针灸临床研究中心甘肃省分中心、全省重点中医药专科，也是全省针灸行业的排头兵。他们在甘肃省中医及针灸的发展中起着重要的作用。

为了积极响应国家中医药管理局及甘肃省卫生厅的要求和号召，把发展中医的精神落到实处，甘肃中医学院附属医院在全院开展了全院、全员学习针灸的活动,以期把针灸技术全面普及到各科临床实践中去。为此,甘肃中医学院附属医院院长李应东教授和针灸学科带头人、甘肃省名中医、博士生导师何天有教授组织编写了《实用针灸临床手册》一书。

本书以学习针灸,普及针灸,扩大针灸治疗范围,提高针灸疗效为宗旨,以通俗易懂,简明扼要,方便实用为特点,汲取有关针灸学专家的针灸教学经验和临床经验编纂而成。全书内容紧凑,编排合理,通俗易懂,特色鲜明,贴近临床,可操作性强,实用性好,是一本难得的好书。

《实用针灸临床手册》能适应全国中医类综合医院的医护人员、全国高等中医药院校临床类专业的学生、各级各类中专类学校的临床毕业生以及全国各级各类西学中的人员使用。相信随着该书的逐渐推广,甘肃中医学院附属医院全院、全员学习针灸的活动将会迈入高潮,也会对我省“中医学经典,西医学中医”活动树立典型,创造典范,也必将对推动我省中医药医疗、保健、教育、科研、产业、文化全面协调发展打下坚实的基础。

正是基于以上考虑,也是为了更好地传播针灸方法,提高临床疗效,使纯天然、无污染的绿色疗法能更多的为各级各类医疗机构的人员学习和使用，为老百姓的健康做出我们应有的更大的贡献,故乐为此序。

刘维忠

二〇一〇年四月十六日

注:刘维忠,甘肃省卫生厅厅长。

思考针灸(代序)

针灸是一门古老而神奇的科学。早在公元6世纪,中国的针灸技术便传播到了国外。目前,在亚洲、西欧、东欧、拉美等已有120余个国家和地区应用针灸为本国人民治病,不少国家还先后成立了针灸学术团体、针灸教育机构和研究机构。据报道,针灸治疗有效的病种达307种,其中效果显著的就有100多种。1980年,联合国世界卫生组织提出了43种推荐针灸治疗的适应病症。1987年,世界针灸联合会在北京正式成立,针灸作为世界通行医学的地位在世界医林中得以确立。

针灸是一种“从外治内“的独特治疗方法,是通过经络、腧穴的作用,以及应用一定的手法,来治疗全身疾病。在临床上按中医的诊疗方法诊断出病因,找出疾病的关键,辨别疾病的性质,确定病变的经络、脏腑,辨明阴阳、表里、寒热、虚实等类型,做出诊断,然后确定相应的配穴处方并进行治疗。以通经脉,调气血,使阴阳恢复相对平衡,使脏腑功能趋于调和,从而达到防治疾病的目的。针灸疗法是祖国医学遗产的一部分,也是我国特有的一种民族医疗方法。千百年来,对保卫健康,繁衍民族有过卓越的贡献。直到现在,仍然担当着这个任务,为广大群众所青睐。

针灸具有鲜明的中华民族文化和地域特征,是基于中华民族文化和科学传统产生的宝贵遗产。甘肃为“针圣”皇甫谧的故乡,是针灸的发源地之一,有着深厚的文化底蕴与学术氛围。我院针灸学科的创始人,号称“西北针王”、“中国针灸当代针法研究之父”的郑魁山教授,应用传统针刺治疗急症、重症、难症,形成了一套具有特殊治疗作用的针刺方法,如“穿胛热”、“温通法”、“过眼热”、“关闭法”等,对传统针法进行了独创性的发展,为我院培养了一大批精于传统针法的针灸人才与传人,奠定了我院针灸学科的雄厚基础。本书主编、甘肃省名中医、甘肃省第一层次领军人才、针灸专业博士生导师、皇甫谧针灸学术思想继承与弘扬者何天有教授及其团队,经过不懈的努力,使我院的针灸学科快速发展,2009年被国家中医药管理局确定为国家中医药管理局重点学科和甘肃省重点中医药专科。本学科已经形成了鲜明的特色与方向,如皇甫谧针灸学术思想与临床应用、郑氏传统针刺手法、何氏药物铺灸疗法、敦煌医学中针灸学术思想、真气运行在经络学临床干预中的应用等研究,特别是何天有教授完成的“皇甫谧针灸学术思想研究与临床应用”课题,获甘肃省科学技术进步二等奖，中华中医药学会科技进步二等奖，主编出版了新世纪全国高等中医药院校创新教材《针灸甲乙经选读》。我院针灸科的住院及门诊床位已达100余张。但针灸作为一种常用的疗法仅仅局限在针灸科使用，其他临床科室很少使用此技术，许多医学院校毕业的学生，虽在学校学习过针灸技术，但在临床很少使用针灸技术治疗疾病，针灸知识只能是大学课程学习中的一种记忆，没有得到很好的应用。中国绝大多数临床医生，不会针灸、不了解针灸、不使用针灸，针灸技术仅仅在医院的针灸科应用，极大地限制了针灸学的发展。

为了进一步促进我省针灸医学技术的发展，使我院在众多的省属医院中具有鲜明特色，充分利用我院现有优势，我院确定以针灸学科为中心，在全院各科设立针灸病床，扩大针灸在临床的应用范围，提高临床疗效，把针灸技术作为治疗临床疾病的一种常用方法，与中药一样在临床广泛使用，形成我院治疗疾病的鲜明特色，使每个适宜针灸治疗的患者均能得到针灸及其他传统中医疗法的治疗，使针灸及我国的传统中医药学进一步发扬光大，提高临床疗效及患者的满意度。要实现这一目标，我们必须开展全院学习针灸的活动。为此，我院组织针灸专家编写了《实用针灸临床手册》一书作为教材，力求通俗易懂、方便实用。本书也可供针灸爱好者学习针灸之用。愿本书的出版能促进我省针灸事业的进一步发展。

李应东

2010.4.12

注：李应东，甘肃中医学院附属医院院长。

前　言

针灸学是以中医理论为指导，运用传统与现代科学技术来研究经络、腧穴、操作技能、治疗法则、作用机制及防治疾病规律的一门学科。其适应证广，疗效显著，操作方便，经济安全，临床实用性强，为人类的健康做出了突出的贡献。

随着时代的进步，人类已跨进了21世纪。针灸医学如何发扬光大是我们值得思考的问题。我们认为首先要认识针灸，学习针灸，普及针灸，扩大针灸的治疗范围，提高针灸的疗效，才能使针灸得到更好的继承、发扬和提高。

甘肃中医学院附属医院为了突出中医特色，把医院办成针灸特色突出的品牌医院，开展了全院学习针灸的活动，把针灸技术全面普及到临床各科室。为此，在甘肃省卫生厅刘维忠厅长的支持下，由医院李应东院长主持，何天有教授牵头，组成了《实用针灸临床手册》编委会。本书以21世纪新版《针灸学》为蓝本，以重视基础理论、突出临床实用为宗旨，以简明扼要、通俗易懂、方便实用为特点，汲取我们多年来的针灸教学经验和针灸临床经验，经集体编纂而成，作为全院医护人员学习针灸的教材，也可供全国高等中医药院校临床类专业的学生以及各医院西医学中医的人员学习针灸时使用。

本书共分四部分。第一章是经络腧穴部分，简明扼要地论述了经络的定义、基本规律、循行路线以及腧穴的定位、主治和操作等；第二章是刺法灸法部分，论述了各种针灸方法的基本知识和操作技能；第三章是针灸临床部分，阐述了针灸治疗的原则、作用、配穴处方、特定穴的运用以及临床内、外、妇、儿、皮肤、骨伤、五官等各科常见病症的治疗；附篇部分主要介绍了针灸临床病历的书写以及我院针灸临床的特色等。

本书最为鲜明的特点有以下几个：一是对于针灸的基本理论、刺灸方法及其临床各科，采取简明扼要的形式，精简内容，浓缩精华，言简意赅地呈现在读者面前，让人一目了然，这自然有别于一般意义上的《针灸学》和《针灸治疗学》；二是在第二章和第三章等章节中突出了我院郑魁山教授传统针刺手法的临床运用，对于运用传统针刺手法治疗临床常见病和多发病，提高针灸临床疗效有着重要的意义。三是为了提高针灸临床的质量，特意在附篇提供了针灸病历的书写格式，这对规范针灸过程，传播针灸方法，提高医疗质量和水平将起到积极的作用；四是我院针灸学科专家云集，特色明显，专科专病方面成效显著，故而在附篇里也对此进行了相应的介绍，如郑魁山教授的“传统针刺手法的临床和实验研究”、何天有教授的“靶向针刺治疗耳鸣耳聋的临床研究”、“针刺三阴穴治疗慢性前列腺炎的临床研究”、“何氏药物铺灸疗法的临床研究”、其他专家的“冬病夏治综合疗法”、“针刺药氧疗法治疗心脑血管疾病的临床研究”等，都做了简要的介绍，以便在临床推广应用。

更好地认识针灸、学习针灸、普及针灸，提高针灸临床疗效，扩大针灸的应用范围，使纯天然、无污染的绿色疗法能更好地得到推广应用，充分发挥针灸在防治疾病中的作用，使更多的患者得到针灸治疗，为人类的健康服务，是我们编写本书的目的。

由于编写时间紧，任务重，其中不足和错误之处在所难免，恳请各位读者提出宝贵意见。

《实用针灸临床手册》编委会

2010.4.9

目 录

附　篇

第一章 经络腧穴

第一节 概 论

经络是人体运行气血,联系脏腑,沟通内外,贯穿上下的径路,是经脉和络脉的总称。腧穴是人体脏腑经络气血输注于体表的特殊部位。人体的腧穴既是疾病的反应点,又是针灸的施术部位。腧穴与经络、脏腑、气血密切相关。《灵枢·九针十二原》载:“欲以微针通其经脉,调其血气,营其逆顺出入之会。”说明针灸通过经脉、气血、腧穴三者的共同作用,达到治疗的目的。腧穴一般分布于经脉上,经脉又隶属于一定的脏腑,故腧穴—经脉—脏腑之间形成了不可分割的联系。

第二节 经络系统的组成

经络系统由十二经脉、奇经八脉、十五络脉和十二经别、十二经筋、十二皮部以及难以计数的孙络、浮络等组成(见表1-1)。

一、十二经脉

十二经脉即手三阴(肺、心包、心)、手三阳(大肠、三焦、小肠)、足三阳(胃、胆、膀胱)、足三阴(脾、肝、肾)经的总称。由于它们隶属于十二脏腑,为经络系统的主体,故又称为“正经”。十二经脉的命名是结合脏腑、阴阳、手足三个方面而定的。阳分少阳、阳明、太阳;阴分少阴、厥阴、太阴。根据脏属阴、腑属阳,内侧为阴、外侧为阳的原则,把各经所属脏腑结合循行于四肢的部位,订出各经的名称。即属脏而循行于肢体内侧的为阴经,反之则为阳经。十二经脉的作用主要是联络脏腑、肢体和运行气血,濡养全身。

十二经脉的循行特点是:凡属六脏(五脏加心包)的经脉称“阴经”,它们从六脏发出后,多循行于四肢内侧及胸腹部,上肢内侧者为手三阴经,下肢内侧者为足三阴经。凡属六腑的经脉标为“阳经”,它们从六腑发出后,多循行四肢外侧面及头面、脉,即阴经别络于阳经,阳经别络于阴经。任脉、督脉的别络以及脾之大络主要分布在头身部。任脉的别络从鸠尾分出后散布于腹部;督脉的别络从长强分出后散布于头,左右别走足太阳经;脾之大络从大包分出后散布于胸胁。此外,还有从络脉分出的浮行于浅表部位的浮络和细小的孙络,分布极广,遍布全身。

四肢部的十二经别络,加强了十二经中表里两经的联系,沟通了表里两经的经气,补充了十二经脉循行的不足。躯干部的任脉别络、督脉别络和脾之大络,分别沟通了腹、背和全身经气,输布气血以濡养全身组织。

四、十二经别

十二经别是十二正经离、入、出、合的别行部分,是正经别行深入体腔的支脉。十二经别多从四肢肘膝关节以上的正经别出(离),经过躯干深入体腔与相关的脏腑联系(入),再浅出于体表上行头项部(出),在头项部,阳经经别合于本经的经脉,阴经经别合于其相表里的阳经经脉(合)。十二经别按阴阳表里关系汇合成六组,在头项部合于六阳经脉,故有“六合”之称。足太阳、足少阴经别从腘部分出,入走肾与膀胱,上出于项,合于足太阳膀胱经;足少阳、足厥阴经别从下肢分出,行至毛际,入走肝胆,上系于目,合于足少阳胆经;足阳明、足太阴经别从髀部分出,入走脾胃,上出鼻,合于足阳明胃经;手太阳、手少阴经别从腋部分出,入走心与小肠,上出目内眦,合于手太阳小肠经;手少阳、手厥阴经别分别从所属正经分出,进入胸中,入走三焦,上出耳后,合于手少阳三焦经;手阳明、手太阴经别从所属正经分出,入走肺与大肠,上出缺盆,合于手阳明大肠经。

由于十二经别有离、入、出、合于表里之间的特点,不仅加强了十二经脉的内外联系,更加强了经脉所属络的脏腑在体腔深部的联系,补充了十二经脉在体内外循行的不足。由于十二经别通过表里相合的“六合”作用,使得十二经脉中的阴经与头部发生了联系,从而扩大了手足三阴经穴位的主治范围。如手足三阴经穴位之所以能主治头面和五官疾病,与阴经经别合于阳经而上头面的循行是分不开的。此外,由于十二经别加强了十二经脉与头面部的联系,故而突出了头面部经脉和穴位的重要性及其主治作用。

五、十二经筋

十二经筋是十二经脉之气输布于筋肉骨节的体系,是附属于十二经脉的筋肉系统。其循行分布均起始于四肢末端,结聚于关节骨骼部,走向躯干头面。十二经筋行于体表,不入内脏,有刚筋、柔筋之分。刚(阳)筋分布于项背和四肢外侧,以手足阳经经筋为主;柔(阴)经分布于胸腹和四肢内侧,以手足阴经经筋为主。足三阳经筋起于足趾,循股外上行结于烦(面);足三阴经筋起于足趾,循股内上行结于阴器(腹);手三阳经筋起于手指,循臑外上行结于角(头);手三阴经筋起于手指,循臑内上行结于贲(胸)。

经筋具有约束骨骼,屈伸关节,维持人体正常运动功能的作用。经筋为病,多为转筋、筋痛、痹证等,针灸治疗多局部取穴而泻之,如《灵枢·经筋》载:“治在燔针劫刺,以知为数,以痛为输。"

六、十二皮部

十二皮部是十二经脉功能活动反映于体表的部位,也是络脉之气散布之所在。十二皮部的分布区域是以十二经脉在体表的分布范围、即十二经脉在皮肤上的分属部分为依据而划分的,故《素问·皮部论篇》指出:"欲知皮部,以经脉为纪者,诸经皆然。"

由于十二皮部居于人体最外层,又与经络气血相通,故是机体的卫外屏障,起着保卫机体、抗御外邪和反映病证的作用。近现代临床常用的皮肤针、穴位敷贴法等,均以皮部理论为指导。

第三节 经络的生理功能和临床应用

一、生理功能

(一)沟通内外,联系肢体

经络具有联络脏腑和肢体的作用。如《灵枢·海论》篇说:"夫十二经脉者,内属于脏腑,外络于肢节。"指出了经络能沟通表里、联络上下,将人体各部的组织器官联结成一个有机的整体。

(二)运行气血,营养周身

经络具有运行气血,濡养周身的作用。《灵枢·本脏》篇说:"经脉者,所以行气血而营阴阳,濡筋骨,利关节者也。"由于经络能输布营养到周身,因而保证了全身器官正常的功能活动。所以经络的运行气血,保证了全身各组织、器官的营养供给,为各组织器官的功能活动,提供了必要的物质基础。

(三)抗御外邪,保卫机体

由于经络能"行气血而营阴阳",使卫气密布于皮肤之中,加强皮部的卫外作用,故六淫之邪不易侵袭。

二、病理反应

(一)反应病候

由于经络在人体各部分布的关系,如内脏有病时便可在相应的经脉循行部位出现各种不同的症状和体征。有时内脏疾患还在头面五官等部位出现反应。如心火上炎可致口舌生疮,肝火升腾可致耳目肿赤,肾气亏虚可使两耳失聪。

(二)传注病邪

在正虚邪盛时,经络又是病邪传注的途径。经脉病可以传入内脏,内脏病亦可累及经脉。如《素问·缪刺论》说:"夫邪之客于形也,必先舍于皮毛。留而不去,入舍于孙脉;留而不去,入舍于络脉;留而不去,入舍于经脉,内连五脏,散于肠胃。"反之，内脏病亦可影响经络。如《素问·藏气法时论》说："肝病者，两胁下痛引少腹。"

三、诊断方面

由于经络循行有一定部位，并和一定脏腑相属络，脏腑经络有病可在一定部位反应出来。因此，可以根据疾病在各经脉所经过部位的表现，作为诊断依据。如头痛病，可根据经脉在头部的循行分布规律加以辨别，如前额痛多与阳明经有关，两侧痛与少阳经有关，枕部痛与太阳经有关，巅顶痛则与足厥阴经有关。

此外，还可根据某些点上的明显异常反应，如压痛、结节、条索状等，帮助诊断。临床上阑尾炎患者多在阑尾穴处有压痛，即是例证。

四、治疗方面

经络学说广泛应用于临床各科的治疗，尤其对针灸、按摩、药物等具有重要的指导意义。

针灸按摩治疗根据某经或某脏腑的病变，选取相关经脉上的腧穴进行治疗。例如，头痛可根据其发病部位，选取有关腧穴进行针刺，如阳明头痛取阳明经腧穴，两胁痛取肝经腧穴。

在药物治疗上，常根据其归经理论，选取特定药物治疗某些病。如柴胡入少阳经，少阳头痛时常选用它。

第四节　腧穴的分类

人体的腧穴大体上可归纳为十四经穴、奇穴、阿是穴三类。

一、十四经穴

十四经穴是指具有固定的名称和位置，且归属于十二经和任脉、督脉的腧穴。这类腧穴具有主治本经和所属脏腑病证的共同作用，因此，归纳于十四经脉系统中，简称"经穴"。十四经穴共有 361 个，是腧穴的主要部分。

二、奇穴

奇穴是指既有一定的名称，又有明确的位置，但尚未归入或不便归入十四经系统的腧穴。这类腧穴的主治范围比较单纯，多数对某些病证有特殊疗效，因而未归入十四经系统，故又称"经外奇穴"。历代对奇穴记载不一。目前，国家技术监督局批准发布的《经穴部位》，对 48 个奇穴的部位确定了统一的定位标准。

三、阿是穴

阿是穴是指既无固定名称，亦无固定位置，而是以压痛点或其他反应点作为针灸施术部位的一类腧穴。又称"天应穴"、"不定穴"、"压痛点"等。唐代孙思邈《备急千金要方》载："有阿是之法，言人有病痛，即令捏其上，若里当其处，不问孔穴，即得便快或痛处，即云阿是，灸刺皆验，故曰阿是穴也。"阿是穴无一定数目。

第五节 腧穴的命名

腧穴的名称均有一定的含义,《千金翼方》指出:“凡诸孔穴,名不徒设,皆有深意。”历代医家以腧穴所居部位和作用为基础,结合自然界现象和医学理论等,采用取类比象的方法对腧穴命名。了解腧穴命名的含义,有助于熟悉、记忆腧穴的部位和治疗作用。兹将腧穴命名规律择要分类说明如下。

一、根据所在部位命名

根据腧穴所在的人体解剖部位而命名,如腕旁的腕骨,乳下的乳根,面部颧骨下的颧髎,第7颈椎棘突下的大椎等。

二、根据治疗作用命名

根据腧穴对某种病证的特殊治疗作用命名,如治目疾的睛明、光明,治水肿的水分、水道,治口眼歪斜的牵正等。

三、利用天体地貌命名

根据自然界的天体名称(如日、月、星、辰等)和地貌名称(如山、陵、丘、墟、溪、谷沟、泽、池、泉、海、渎等),结合腧穴所在部位的形态或气血流注的状况而命名,如日月、上星、太乙、承山、大陵、商丘、丘墟、太溪、合谷、水沟、曲泽、涌泉、小海、四渎等。

四、参照动植物命名

根据动植物的名称,以形容腧穴所在部位的形象而命名,如伏兔、鱼际、犊鼻、鹤顶、攒竹、口禾髎等。

五、借助建筑物命名

根据建筑物名称来形容某些腧穴所在部位的形态或作用特点而命名,如天井、印堂、巨阙、脑户、屋翳、膺窗、库房、地仓、气户、梁门等。

六、结合中医学理论命名

根据腧穴部位或治疗作用,结合阴阳、脏腑、经络、气血等中医学理论命名,如阴陵泉、阳陵泉、心俞、三阴交、三阳络、百会、气海、血海、神堂、魄户等。

第六节 腧穴的主治特点和规律

一、腧穴的主治特点

腧穴的主治特点主要有以下三个方面。

(一)近治作用

近治作用是一切腧穴主治作用所具有的共同特点。如所有腧穴均能治疗该穴所在部位及邻近组织、器官的局部病证。

(二)远治作用

远治作用是十四经腧穴主治作用的基本规律。在十四经穴中,尤其是十二经脉在四肢肘膝关节以下的腧穴,不仅能治疗局部病证,还可治疗本经循行所及的远隔部位的组织器官脏腑的病证,有的甚至可影响全身的功能。如“合谷”不仅可治上肢病,还可治颈部及头面部疾患,同时还可治疗外感发热病;“足三里”不但治疗下肢病,而且对调整消化系统功能,甚至对人体防卫、免疫反应等方面都具有一定的作用。

(三)特殊作用

特殊作用针对某些腧穴所具有的双重性良性调整作用和相对特异性而言。如“天枢”可治泻泄,又可治便秘;“内关”在心动过速时可减慢心率,心动过缓时又可提高心率。特异性如大椎退热,至阴矫正胎位等。

总之,十四经穴的主治作用,归纳起来大体是:本经腧穴可治本经病,表里经腧穴能互相治疗表里两经病,邻近经穴能配合治疗局部病。各经主治既有其特殊性,又有其共同性。

二、腧穴的主治规律

腧穴的主治规律主要有以下两个方面。

(一)分经主治规律

分经主治是指某一经脉所属的经穴均可治疗该经循行部位及其相应脏腑的病证。十四经腧穴的分经主治见表 1–3。

表 1–3

<table>
<tr><th>经 名</th><th>本经主治特点</th><th>二经相同主治</th><th>三经相同主治</th></tr>
<tr><td>手阳明经</td><td>前头、鼻、口、齿病</td><td></td><td rowspan="3">咽喉病、热病</td></tr>
<tr><td>手少阳经</td><td>侧头、胁肋病</td><td rowspan="2">目病、耳病</td></tr>
<tr><td>手太阳经</td><td>后头、肩胛病,神志病</td></tr>
</table>

<table>
<tr><th>经 名</th><th>本经主治特点</th><th>二经相同主治</th><th>三经相同主治</th></tr>
<tr><td>足阳明经</td><td>前头、口齿、咽喉病、胃肠病</td><td></td><td rowspan="3">胸部病</td></tr>
<tr><td>足少阳经</td><td>侧头、耳病、胁肋病</td><td rowspan="2">目病、耳病</td></tr>
<tr><td>足太阳经</td><td>后头、背腰病(背俞并治脏腑病)</td></tr>
</table>

<table>
<tr><th>经 名</th><th>本经主治特点</th><th>二经相同主治</th><th>三经相同主治</th></tr>
<tr><td>手太阴经</td><td>肺、喉病</td><td></td><td rowspan="3">胸部病</td></tr>
<tr><td>手厥阴经</td><td>心、胃病</td><td rowspan="2">神志病</td></tr>
<tr><td>手少阴经</td><td>心病</td></tr>
</table>

经 名	本经主治特点	二经相同主治
任 脉	回阳、固脱,有强壮作用	神志病、脏腑病、妇科病
督 脉	中风、昏迷、热病、头面病	

(二)分部主治规律

分部主治,是指处于身体某一部位的腧穴均可治疗该部位及某类病证,即腧穴的分部主治与腧穴的位置特点相关。如位于头面、颈项部的腧穴,以治疗头面五官及颈项部病证为主,后头区及项区穴又可治疗神志病等。

第七节 特定穴

十四经穴中,有一部分腧穴被称之为"特定穴",它们除具有经穴的共同主治特点外,还有其特殊的性能和治疗作用。

一、特定穴的意义

十四经中具有特殊性能和治疗作用并有特定称号的腧穴,称为特定穴。根据其不同的分布特点、含义和治疗作用,将特定穴分为"五输穴"、"原穴"、"络穴"、"郄穴"、"背俞穴"、"募穴"、"下合穴"、"八会穴"、"八脉交会穴"和"交会穴"等10类。

二、特定穴的分类和特点

(一)五输穴

十二经脉分布在肘、膝关节以下的5个特定腧穴,即"井、荥、输、经、合"穴,称五输穴,简称"五输"。古人把经气在经脉中的运行比作自然界之水流,认为具有由小到大、由浅入深的特点。五输穴从四肢末端向肘膝方向依次排列,具体情况如下:

"井",意为谷井,喻山谷之泉,是水之源头;井穴分布在指或趾末端,为经气初出。

"荥",意为小水,喻刚出的泉水微流;荥穴分布于掌指或跖趾关节之前,为经气开始流动。

"输",有输注之意,喻水流由小到大,由浅渐深;输穴分布于掌指或跖趾关节之后,为经气渐盛。

"经",意为水流宽大通畅;经穴多位于腕、踝关节以上之前臂、胫部,其经气盛大流行。

"合",有汇合之意,喻江河之水汇合入海;合穴位于肘膝关节附近,其经气充盛且入合于脏腑。

《灵枢·九针十二原》指出:"所出为井,所溜为荥,所注为输,所行为经,所入为合。"是对五输穴经气流注特点的概括。五输穴与五行相配,故又有"五行输"之称。

(二)原穴、络穴

脏腑原气输注、经过和留止于十二经脉四肢部的腧穴,称为原穴,又称"十二原"。"原"含本原、原气之意,是人体生命活动的原动力,为十二经脉维持正常生理功能之根本。十二原穴多分布于腕踝关节附近。阴经之原穴与五输穴中的输穴同穴名,同部位,实为一穴,即所谓"阴经以输为原","阴经之输并于原"。阳经之原穴位于五输穴中的输穴之后,即另置一原。

十五络脉从经脉分出处各有1个腧穴,称之为络穴,又称"十五络穴"。"络",有联络、散布之意。十二经脉各有一络脉分出,故各有一络穴。十二经脉的络穴位于四肢肘膝关节以下;任脉络穴鸠尾位于上腹部;督脉络穴长强位于尾骶部;脾之大络大包穴位于胸胁部。

(三)郄穴

十二经脉和奇经八脉中的阴跷、阳跷、阴维、阳维脉之经气深聚的部位,称为"郄穴"。"郄"有空隙之意。郄穴共有16个,除胃经的梁丘外,部分分布于四肢肘膝关节以下。

(四)背俞穴、募穴

脏腑之气输注于背腰部的腧穴,称为背俞穴,又称为"俞穴"。六脏六腑各有一背俞穴,共12个。背俞穴均位于背腰部足太阳膀胱经第1侧线上,大体依脏腑位置的高低而上下排列,并分别冠以脏腑之名。

脏腑之气汇聚于胸腹部的腧穴,称为募穴,又称为"腹募穴"。"募",有聚集、汇合之意。六脏六腑各有一募穴,共12个。募穴均位于胸腹部有关经脉上,其位置与其相关脏腑所处部位相近。

(五)下合穴

六腑之气下合于下肢足三阳经的腧穴,称为下合穴,又称"六腑下合穴"。下合穴共有6个,其中胃、胆、膀胱的下合穴位于本经,大肠、小肠的下合穴同位于胃经,三焦的下合穴位于膀胱经。

(六)八会穴

脏、腑、气、血、筋、脉、骨、髓等精气聚会的8个腧穴,称为八会穴。八会穴分散在躯干部和四肢部,其中脏、腑、气、血、骨之会穴位于躯干部;筋、脉、髓之会穴位于四肢部。

(七)八脉交会穴

十二经脉与奇经八脉相通的8个腧穴,称为八脉交会穴,又称"交经八穴"。八脉交会穴均位于腕踝部的上下。

(八)交会穴

两经或数经相交会的腧穴,称为交会穴。交会穴多分布于头面、躯干部。

第八节 腧穴的定位

正确取穴和针灸疗效的关系很大。下面对现代临床常用的腧穴定位与取穴方法分类说明。

一、骨度分寸法

始见于《灵枢·骨度》篇。它将人体的各个部位分别规定其折算长度，作为量取腧穴的标准。如前后发际间为 12 寸；两乳间为 8 寸；胸骨体下缘至脐中为 8 寸；脐孔至耻骨联合上缘为 5 寸；肩胛骨内缘至背正中线为 3 寸；腋前(后)横纹至肘横纹为 9 寸；肘横纹至腕横纹为 12 寸；股骨大粗隆(大转子)至膝中为 19 寸；膝中至外踝尖为 16 寸；胫骨内侧髁下缘至内踝尖为 13 寸；外踝尖至足底为 3 寸。具体见表 1–4。

表 1–4 常用骨度分寸表

分部	部位起点	常用骨度	度量法	说　明
头部	前发际至后发际	12 寸	直量	如前后发际不明，从眉心量至大椎穴作 18 寸。眉心至前发际 3 寸，大椎至后发际 3 寸
胸腹部	两乳头之间	8 寸	横量	胸部与胁肋部取穴直寸，一般根据肋骨计算，每一肋两穴间作 1 寸 6 分
	胸剑联合至脐中	8 寸	直量	
	脐中至耻骨联合上缘	5 寸		
背腰部	大椎以下至尾骶	21 椎	直量	背部直寸根据脊椎定穴，肩胛骨下角相当第七(胸)椎，髂嵴相当第十六椎(第四腰椎棘突)。背部横寸以两肩胛内缘作 6 寸
上肢部	腋前纹头至肘横纹	9 寸	直量	用于手三阴、手三阳经的骨度分寸
	肘横纹至腕横纹	12 寸		
下肢部	耻骨上缘至股骨内上踝上缘	18 寸	直量	用于足三阴经的骨度分寸
	胫骨内侧髁下缘至内踝尖	13 寸		
	股骨大转子至膝中	19 寸	直量	用于足三阳经的骨度分寸；“膝中”前面相当犊鼻穴，后面相当委中穴，臀横纹至膝中，作 14 寸折量
	膝中至外踝尖	16 寸		

二、解剖标志法

(一)固定标志

指不受人体活动影响而固定不移的标志。如五官、毛发、指(趾)甲、乳头、肚脐及各种骨节突起和凹陷部。这些自然标志固定不移,有利于腧穴的定位,如两眉之间取“印堂”,两乳之间取“膻中”等。

(二)活动标志

指必须采取相应的动作才能出现的标志。如张口时于耳屏前方凹陷处取“听宫”,握拳时于手掌横纹头取“后溪”等。

三、手指同身寸

是以患者的手指为标准,进行测量定穴的方法。临床常用以下三种:

(一)中指同身寸

以患者的中指中节屈曲时内侧两端横纹头之间作为1寸,可用于四肢部取穴的直寸和背部取穴的横寸。

(二)拇指同身寸

以患者拇指指关节的横度作为1寸,亦适用于四肢部的直寸取穴。

(三)横指同身寸

又名“一夫法”,是令患者将食指、中指、无名指和小指并拢,以中指中节横纹处为准,四指测量为3寸。

四、简便取穴法

临床上常用一种简便易行的取穴方法,如两耳尖直上取“百会”,两手虎口交叉取“列缺”,垂手中指端取“风市”等。

第九节　经络腧穴各论

一、手太阴肺经

(一)经脉循行

起始于中焦,向下联络大肠,回绕胃口,穿过膈肌,连属于肺脏,从气管、喉咙部横行出来,沿上臂内侧前缘下行,经肘窝入寸口,沿鱼际边缘,出大拇指的末端。

其支脉:从腕后走向食指桡侧,与手阳明大肠经相接(见图1-2)。

(二)主要病候

咳嗽气喘气短、咳血咽痛,外感伤风,循行部位痛麻或活动受限等。

(三)主治概要

主治外感、头痛、项强、咳痰喘等证。

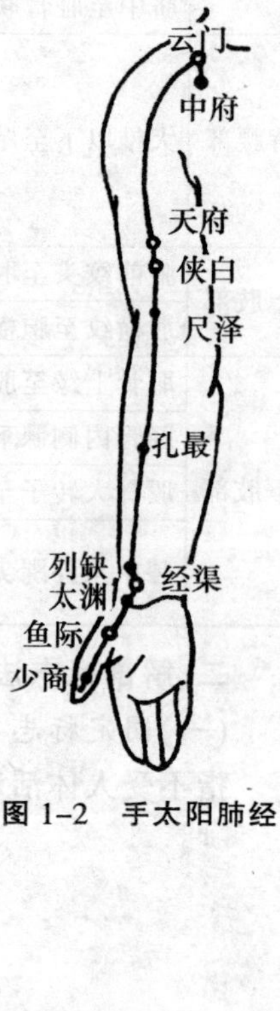

图1-2　手太阴肺经

(四)本经常用腧穴

1.中府 Zhōngfǔ

【定位】正坐或仰卧,在胸部外上方,云门穴下1寸,平第一肋间隙处,距前正中线6寸。以手叉腰,在锁骨肩峰端与肱骨之间凹陷处取云门穴,云门穴直下,第一肋间隙中为中府穴。

【主治】咳嗽,气喘,肺胀满,胸痛,肩背痛。

【刺灸法】向外斜刺或平刺0.5~0.8寸,不可向内深刺,以免伤及肺脏。

【附注】肺之"募穴"。

2.尺泽 Chǐzé

【定位】仰掌,在肘横纹中,肱二头肌腱桡侧凹陷处。

【主治】咳嗽,气喘,咳血,潮热,胸部胀满,咽喉肿痛,小儿惊风,吐泻,肘臂挛痛。

【刺灸法】直刺0.8~1.2寸;或点刺出血。

【临床应用】

(1)针尺泽治急性胃肠炎:选取患者一侧尺泽穴(或左或右),进针五分左右,得气后用平补平泻手法,留针10~30分钟即可(郭文炳.上海针灸杂志,1986,5(2):10)。

(2)尺泽放血治疗霍乱:从尺泽穴的上、下部位向肘中推压数次,使该穴周围的静脉血管充血,常规消毒后,用三棱针在腧穴上快速点刺,共出血1~5毫升即可(青海医学院,文绍敦)。

(3)尺泽泻血治疗急性扁桃体炎:充分暴露患者尺泽穴(单蛾取对侧,双蛾男取左,女取右),置凉水半盆,术者左手紧持患者腕部,以右手食、中指蘸水猛击尺泽穴,致腧穴局部皮肤形成淤斑为度。然后用消毒三棱针点刺淤斑出血,并用凉水搓揉洗涤,至出血自止即可(许天全.四川中医,1988,6(10):47)。

(4)择时针尺泽治疗脑血栓:每日凌晨3~5时(寅时),患者睡醒前取其尺泽穴,用快速进针法进针后,行强刺激手法。留针10~20分钟,间歇行针1~2次,进针深度1~1.5寸,10天为一疗程。结果:30例患者,显效25例,有效3例,无效2例(李淑华,等.新中医,1982,(9):38)。

(5)尺泽穴注药治疗百日咳:于患儿尺泽穴注入链霉素(每次2~2.5毫克/千克体重),或氯霉素(每次6~12毫克/千克体重)。日一次,左右穴交替使用,一般5~10次即可收效(董立彬.天津医药,1975,(4):206)。

(6)尺泽透刺痛点治疗肱骨外上髁炎:找出患者患病处最敏感的压痛点,然后从尺泽穴进针,向痛点方向透刺。得气后行烧山火手法,并使"气至病所",患者感到关节有麻胀感。其他配穴,得气后接电针机治疗(用连续波)。痛点处加温灸,留针20分钟,日一次或隔日一次,6次为一疗程(吴志明.中医杂志,1989,30(9):13)。

【附注】手太阴经所入为"合"。

3.孔最 Kǒngzuì

【定位】微屈肘，掌心相对，或伸前臂仰掌，在前臂掌面桡侧，当尺泽与太渊连线上，腕横纹上 7 寸处。

【主治】咯血，咳嗽，气喘，咽喉肿痛，肘臂挛病，痔疾，热病无汗，头痛。

【刺灸法】直刺 0.5~1 寸。

【临床应用】

(1)泻孔最治疗肺结核咯血：取患者孔最穴，以强刺激为主，上下提插，大幅度捻转，留针 20~30 分钟。要求针感沿手太阴肺经向上传导至咽喉部、前胸部，并使患者感觉口干咽喉发凉，前胸发紧。感传下传至手指末梢。据患者情况，可配刺尺泽。结果：65 例患者，显效 46 例，有效 13 例，无效 6 例(徐学谦.辽宁中医杂志，1980，(8)：25)。

(2)电针孔最治支气管哮喘：取患者双侧孔最穴并常规消毒，以 28 或 30 号一寸不锈钢毫针快速刺入腧穴，进针深度 3~5 分。得气后施以泻法，要求针感双向传导。上达同侧胸部，下达同侧拇指。手法施行完毕，接 G-6805 型电针治疗仪(连续波，输出频率 160 次/分，其强度以病人能耐受为度)，留针 30~60 分钟。结果：临控 24 例，显效 24 例，好转 12 例，总有效率为 100%(臧俊岐.河南中医，1982，(6)：39)。

(3)针孔最治出血症：先找出患者孔最穴的敏感点(多在患病侧)，再用毫针垂直向上斜刺 1~1.5 寸。用快速提插捻转法，中强刺激，并使患者前臂有明显的酸胀感。一般 1~2 分钟即可使咯血、鼻衄血止，然后改用平补平泻手法。留针 30 分钟，3~5 分钟行针一次。一般取一侧，重症患者取双侧。结果：11 例咯血(衄血)患者，均一次收效(郎建新.上海针灸杂志，1988，7(4)：11)。

(4)孔最注药止咯血：取患者双侧孔最穴，并向桡骨内侧直刺 6 分~1 寸 3 分，分别注入脑垂体后叶素 2~5 单位。结果：46 例患者，显效 32 例，有效 10 例(汤建武.中国针灸，1988，8(5)：11)。或向孔最穴注入鱼腥草注射液 2~4 毫升(一穴 2 毫升)，日一次，第一次取双穴，后改为左右交替使用。结果：14 例支气管扩张咯血患者均治愈(王伟，宣丽华.浙江中医学院学报，1987，11(1)：58)。

【附注】手太阴经郄穴。

4.列缺 Lièquē

【定位】微屈肘，侧腕掌心相对，在前臂桡侧缘，桡骨茎突正上方，腕横纹上 1.5 寸，当肱桡肌与拇长展肌腱之间。

【简便取穴法】两手虎口自然平直交叉，一手食指按在另一手桡骨茎突上，指尖下凹陷中是穴。

【主治】咳嗽，气喘，伤风，头痛，项强，咽喉肿痛，口眼歪斜，齿痛。

【刺灸法】向上斜刺 0.3~0.5 寸。

【临床应用】

(1)夜针列缺治疗咳嗽：医者用一手固定患者的施术部位，另一手持一枚 28 号的3寸或3.5寸毫针。先以15度角快速从列缺穴（一般多选用使用不便之手）刺入，然后将针身平放并沿肺经之循行路线前推。要求针下沉紧，感传上达最少过肘。再用无菌胶布牢固固定之。每日睡前治疗，次日晨起针。每日或隔日一次即可。（宁夏医学院，孙瑜）

(2)列缺配照海治嘶哑：选患者列缺、照海，均为双侧。捻转进针，进针后继续捻转以令气至。留针30分钟，每隔2~3分钟行针一次，同侧穴位同时捻转提插，使针感上传。日一次，可连续治疗数次。结果：23例患者，20例痊愈，3例无效（刘炳权.中国针灸，1984，4(3)：41）。

(3)针列缺治疗顽固性鼻衄：选患者左列缺穴，向上斜刺1.5寸，得气后用平补平泻手法。一例两年鼻衄患者，经上法治疗后，随访一年未发（曾瑞林.上海针灸杂志，1987，6(4)：42）。

(4)列缺埋针治遗尿：在患者列缺行皮内针埋藏。每周2次，左右手交替进行。每次埋后，用手按压局部，使之产生强烈的得气感，或针感上下扩散。结果：200例患者，痊愈80例，显效27例，好转81例，无效12例（程祥佑，等.湖北中医杂志，1980，(1)：50）。

(5)掐列缺治疗颈项扭伤：取准患者列缺穴，用拇指掐之，采用强刺激手法，使之有酸胀感，并上传上肢或颈部最宜。同时，嘱患者转动颈部。重者可按压双侧腧穴，至其活动自如，疼痛消失（张华.江苏中医杂志，1980，(6)：35）。

(6)氦氖激光穴位照射治疗颈肩综合征：选列缺，配肩髃、压痛点。照射功率2~3 mW，照射时间10~15分钟，照射距离40~60毫米。日一次，10~14次为一疗程。结果：比较患者治疗前后疼痛，用评分进行统计学处理，有显著差异（$P<0.01$）（谢可永.上海针灸杂志，1988，7(3)：16）。

【附注】手太阴经络穴，八脉交会穴之一，通于任脉。

5.经渠 Jīngqú

【定位】伸臂仰掌，在前臂掌面桡侧，桡骨茎突与桡动脉之间凹陷处，腕横纹上1寸。 或医者按脉时中指所指处。

【主治】咳嗽，气喘，胸痛，咽喉肿痛，手腕痛。

【刺灸法】避开桡动脉，直刺0.3~0.5寸。

【附注】手太阴经“经穴”。

6.太渊 Tàiyuān

【定位】伸臂仰掌，在腕掌侧横纹桡侧，桡动脉搏动处。

【主治】咳嗽，气喘，咳血，胸痛，咽喉肿痛，手腕无力疼痛，无脉症。

【刺灸法】避开桡动脉，直刺0.3~0.5寸。

【临床应用】

(1)针太渊治疗呃逆：患者仰卧，针双侧太渊穴，进针后提插捻转3~5分钟，留针30分钟。进针后必须使局部有酸胀感，至呃逆逐渐停止。一般1~2次后即可痊愈

(唐丽停.云南中医杂志,1984,(3):16)。

(2)太渊配定喘埋针治疗哮喘:令患者取俯卧位或坐位,并保持舒适为度。用直径 0.26 毫米或 0.32 毫米不锈钢毫针为宜，太渊穴直刺 5 分左右，使针感放射至胸部。定喘穴针入体表后,针尖向脊椎下斜刺 1 寸左右。两穴均以平补平泻手法,间隔 5 分钟捻转一次。结果:196 例患者,均获满意效果(王全树.北京中医,1988,(2):39)。

【附注】手太阴经之"输穴",肺经原穴,八会穴之脉会。

7.鱼际 Yújì

【定位】侧腕掌心相对,自然半握拳,在手拇指本节(第 1 掌指关节)后凹陷处,约当第 1 掌骨中点桡侧,赤白肉际处。

【主治】咳嗽,咳血,咽喉肿痛,失音,发热。

【刺灸法】直刺 0.5~0.8 寸。

【临床应用】

(1)针鱼际平喘:针刺患者双侧鱼际穴,进针一寸深,强刺激,留针 20 分钟,每 5 分钟捻转一次。结果:20 例次患者,均获满意的平喘效果(方永乐.新医药学杂志,1978,(10):35)。

(2)鱼际配复溜治汗:取鱼际、复溜二穴,针用补法,可治疗各种病引起的出汗,如自汗、盗汗。泻之则可治疗热病而不出汗者(林玉云.新中医,1980,(6):39)。

(3)指压鱼际平喘:医者用双手拇指指腹分别同时按在患者相应的鱼际穴,食指顶在虎口或合谷穴上,并与拇指同时固定住第一掌骨。拇指行顺时针揉按,由轻至重反复 10 次。一般 5 分钟后患者便可喘息停止,30 分钟后便可平息如常(孙兰英.福建中医药,1984,(5):45)。

(4)刺鱼际治疗支气管哮喘:选取患者一侧鱼际穴(左右交替使用),刺入后针尖向掌心达 5 分左右。出现针感后留针 20~30 分钟,间隔 5 分钟捻转行针一次。每日一次,或哮喘发作时一次,10 次为一疗程。结果:200 例患者,经治疗后总有效率达 98.5%(刘泽兴.中国针灸,1985,5(1):4)。

(5)针鱼际治咳引尻痛:选取患侧鱼际穴,针尖向掌心,深至 5~8 分左右,用提插捻转手法,留针 20~30 分钟,间隔 5 分钟行针一次,日一次。同时嘱病人针刺时配合多姿活动和自动咳嗽。结果:85 例患者全部有效(王建德,等.陕西中医,1988,10(10):472)。

(6)割鱼际治疗疳积:先选患者左鱼际穴,避开血管,用刀迅速戳入(不用麻药),纵行切开,刀口长 0.4~0.5 厘米,深 0.3~0.4 厘米。并将刀口暴露出的脂肪全部撕掉,然后用敷料敷盖切口。如症状好转未愈,再过 7~10 天割右侧,一般一次一手即可治愈(翟润民.河南中医,1983,(6):39)。

(7)针鱼际穴治闪腰岔气:取鱼际穴(双),得气后使针感呈双向传导,捻转刺激频率为 70~90 次/分,留针 45 分钟。次日继针鱼际,必要时可配昆仑(双),一般2 次即可(蒋立基,蒋运祥.四川中医,1988,6(6):封三)。

【附注】手太阴经之“荥穴”。

8.少商 Shàoshāng

【定位】伸拇指，在手拇指末节桡侧，距指甲角0.1寸。

【主治】咳嗽，气喘，咽喉肿痛，鼻衄，发热，昏迷，癫狂。

【刺灸法】浅刺0.1寸，或点刺出血。

【临床应用】

(1)针刺少商治疗顽固性呃逆：用0.5或1寸毫针，针患者双侧少商穴(直刺)，以有麻感为度，以中强刺激1~2分钟，并有规律地改变刺激频率，反复3次，即可取针。日1次，一般2次即可奏效，实泻虚补。结果：25例患者，23例奏效(喻雄师.湖南中医杂志，1987，(1)：33)。

(2)灸少商、大敦治疗狂症：在患者少商、大敦穴处，用艾条各灸三壮即可(蒋洪志.浙江中医杂志，1984，19(2)：64)。

(3)少商放血治疗小儿急性扁桃腺炎：以稳准轻快的手法点刺少商穴深约1分，挤出1~2滴血。并配合用2寸毫针，直刺双侧合谷穴，中强刺激手法，留针20分钟。日一次，3~5次为一疗程。结果：64例患者，总有效率为89%(王全仁，等.针灸学报，1990，6(1)：33)。

(4)三棱针深刺少商治小儿重症肺炎：以小三棱针(或28号毫针)，针尖略斜向上方刺入一分深。对急性肺炎有高热、惊厥、呼吸急促者，宜疾刺疾出针，并使之出血。对病程长，有呼吸困难、心衰、缺氧、休克者，宜强刺激(捻转)，久留针(一般20~50分钟，长可达2小时以上。留针初以5~10分钟行针一次)。必要时可配合其他疗法(编者按)。结果：30例患儿均痊愈(孙永春.中国针灸，1989，9(2)：53)。

(5)火烧少商治鼻衄：取一根点燃的火柴，准点少商穴(约2秒钟)，一般是左鼻烧左，右鼻烧右，双侧烧双。结果：38例患者全部有效(陈志安.辽宁中医杂志，1981，(1)：3)。

(6)少商放血配合局部冷敷治疗麦粒肿：取患者患侧少商穴，用三棱针点刺出血；同时用鲜井水或自来水，局部冷敷(干净毛巾浸泡或渍湿)病变局部，日三次，每次20分钟。放血，必要时可隔日重复一次。对局部炎症反应剧烈或伴耳前淋巴结肿大者，可同时内服清热解毒中药。结果：100例患者，痊愈63例，显效18例，无效19例(顾文斌.陕西中医函授，1990，(2)：46)。

(7)刺少商治喉头血泡：用三棱针点刺患者双侧少商穴，针尖略向上方，并使之出血数滴。结果：8例患者，均获痊愈(刘汉城.湖南中医杂志，1982，(6)：52)。

【附注】手太阴经之“井穴”。

二、手阳明大肠经

(一)经脉循行

起于食指末端，沿食指桡侧缘向上，通过一、二掌骨之间，向上经腕关节桡侧拇长伸肌健与拇短伸肌腱之间的凹陷处，沿上臂外侧前缘上行，上肩，沿肩峰前缘向上出于颈椎，向下由缺盆部入内，联络肺脏，通过横膈，属于大肠。

其支脉：从缺盆处分出，经过颈部，通过面颊，进入下牙中，回绕至上唇，交叉于人中，左脉向右，右脉向左，分布在鼻孔两侧，与足阳明胃经相接(图 1–3)。

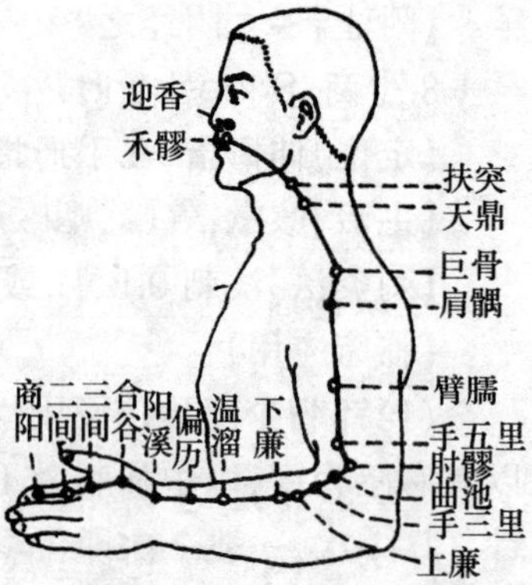

图 1–3　手阳明大肠经

(二)主要病候

腹痛、肠鸣、泄泻、便秘、咽喉肿痛、齿痛。本经循行部位疼痛、热肿或寒冷麻木等。

(三)主治概要

主治头面、五官、咽喉病、热病及经脉循行部位的其他病证。

(四)本经常用腧穴

1.商阳 Shāngyáng

【定位】在手食指末节桡侧，距指甲角 0.1 寸。

【主治】昏迷，中风，耳聋，齿痛，咽喉肿痛，颌肿，青盲，手指麻木，热病。

【刺灸法】浅刺 0.1 寸，或点刺出血。

【临床应用】

(1)点刺商阳治疗小儿腹泻：患儿商阳穴常规消毒后，用三棱针点刺出血，日一次，3 次为一疗程。结果：12 例患儿，痊愈 5 例，有效 3 例，总有效率为 66%(申国泉.湖南医药杂志，1982，(3)：47)。

(2)商阳放血治疗颜面疔疮：商阳常规消毒后，用三棱针点刺出血(血量约为 1~3 毫升)即可(王惠玲，天津中医，1991，(2)：43)。

(3)商阳刺血治疗急性结膜炎：商阳常规消毒后，用三棱针点刺出血(血量约为 3~5 毫升)，隔日或三日一次，两次即愈(宁夏医学院，孙瑜)。

【附注】手阳明经之“井穴”。

2.二间 èrjiān

【定位】微握拳，当手第 2 掌指关节前桡侧凹陷中。

【主治】目昏，鼻衄，齿痛，口歪，咽喉肿痛，热病。

【刺灸法】直刺 0.2~0.3 寸。

【临床应用】

(1)灸二间治疗麦粒肿：取患者双侧二间穴，各穴施灸 3~5 壮(艾炷大小如米粒)，每壮均以艾炷自然熄灭为好。一般两次即可获效(唐伟华.四川中医，1988，6(9)：封四)。

(2)针刺二间治疗肩周炎：取患肢二间穴，以 30 号 0.5 寸毫针直刺约 0.3 寸，行小幅度捻转使之得气后，留针 30 分钟。日一次，依患者情况决定疗程(桂清民.四川中医，1988，6(10)：60)。

【附注】手阳明经之"荥穴"。

3.三间 Sānjiān

【定位】微握拳,在手第 2 掌指关节后,桡侧凹陷处。

【主治】咽喉肿痛,牙痛,腹胀,眼痛,肠泻,洞泄。

【刺灸法】直刺 0.3~0.5 寸。

【临床应用】

针刺三间穴治疗肩关节周围炎:取患者患侧三间穴,皮肤常规消毒。用 28 号 1.5 寸毫针,快速刺入皮下,继续徐徐进针约 0.5~1 寸,得气后行平补平泻,针感以病人耐受为度,留针 30 分钟,间隔行针 2~3 次。同时,嘱患者活动患肢,力争正常范围活动。日一次,6 次为一疗程。结果:30 例患者经 3 个疗程治疗,痊愈 14 例,显效 10 例,有效 5 例,无效 1 例(魏启亮,韩秀珍.针灸学报,1989,5(1):3l)。

【附注】手阳明经之"输穴" 。

4.合谷 Hégǔ

【定位】位于手背,第 1、2 掌骨间,当第 2 掌骨桡侧的中点处。

简便取穴:以一手的拇指指骨关节横纹,放在另一手拇、食指之间的指蹼缘上,当拇指尖下是穴。也可拇食二指并拢,在肌肉隆起的最高处。

【主治】头痛,目赤肿痛,鼻衄,齿痛,牙关紧闭,口眼歪斜,耳聋,痄腮,咽喉肿痛,热病无汗,多汗,腹痛,便秘,经闭,滞产。

【刺灸法】直刺 0.5~1 寸。

【临床应用】

(1)指针合谷治疗腹痛:令患者屈肘,手掌侧立,两掌心相对,手指自然放松呈微屈状态。医者右手掌位于患者左手背外侧,左手掌位于患者右手背外侧,拇指均放在合谷穴处,然后双手拇指同时有节律地往下外侧用力按压,以患者产生强烈酸胀感或酸痛感为度。一般在 10 秒钟左右,腹痛消失(施勇前.四川中医,1990,8(1):50)。

(2)针合谷治疗膈肌痉挛:取合谷穴直刺 1 寸,中强刺激,留针 20 分钟。结果:15 例患者均在 5 分钟左右呃逆停止(赵淑侠.针灸学报,1990,6(2):51)。

(3)压合谷止恶心反应:医者用拇指按压患者一侧合谷穴,每次按压 10 分钟左右,指压强度以被试者局部出现明显的酸、麻、胀感为度。结果:16 例口腔检查患者,止恶心反应均达满意效果(邓奠华,等.中国针灸,1985,5(2):11)。

(4)泻合谷治疗面汗淋漓:取双侧合谷穴,得气后用泻法,留针 5 分钟左右。报道一例,即获痊愈(黄建章.浙江中医杂志,1964,7(6):150)。

(5)强刺激合谷穴治疗胆道蛔虫症:取一侧或双侧合谷穴,得气后用捻转强刺激手法,待局部有酸胀感或循经传导后,即出针。同时,配合服用驱虫药或西医对症治疗。结果:58 例患者,分别经 4~6 次针刺治疗,腹痛立止者 46 例,缓解者11 例,无效者 7 例(高从光.上海中医药杂志,1965,(8):35)。

(6)斜刺合谷治疗急性菌痢：取双侧合谷穴，穴位常规消毒后，快速进针，向腕关节方向呈45度斜刺，作大幅度提插捻转，使病人产生强烈的酸、麻、沉、胀感，每隔10分钟行针一次，留针45分钟，日一次，3次一疗程。结果：57例患者，痊愈53例，好转2例，无效2例(汪仁柏.中国农村医学，1986，(4)：12)。

(7)合谷注药治疗宫缩无力：用蓝芯注射器六号针头吸催产素1毫升，取一侧合谷穴，常规消毒后，按针刺手法刺入合谷穴找到疼痛、麻木最强点后注入催产素0.2~0.4毫升。结果：200例分娩宫缩无力患者，注药后显效例数、有效例数均明显大于对照组($P<0.01$)(胡青萍，蔺海华.中国针灸，1991，11(4)：12)。

(8)合谷配三阴交引产：取患者双侧合谷、三阴交，常规针刺。得气后留针15分钟，间隔5分钟捻针1次，日二次。三天观察结果：用此法共治16例，10例有效，6例无效(伍书辉，等.江西中医药，1960，(9)：38)。

(9)针刺合谷穴预防痄腮：取患儿合谷穴，进针0.5寸左右，施平补平泻手法，待患者有得气感后即出针。结果：所有患儿经一次针刺后，便得控制(张辅臣.浙江中医杂志，1964，7(12)：29)。

(10)合谷透后溪治疗急性腰扭伤：用4~5寸毫针，从合谷进针透向后溪穴，其深度以不透过对侧后溪穴皮肤为度。边捻针，边嘱患者活动腰部，留针30分钟，日一次。结果：400例患者，396例痊愈(河南南阳中原电梯厂职工医院，郭建民)。

(11)合谷注入安痛定治疗牙痛：左侧牙痛取右穴，右侧牙痛取左穴，双侧牙痛同时取。取安痛定注射液2毫升，2%普鲁卡因注射液2毫升(一穴注射量)，合谷穴进针得气后，回抽无血时，缓慢注入药液。结果：80例患者，痊愈71例，好转9例(赵昌宋.四川中医，1988，6(12)：46)。

(12)合谷透刺治疗鹅掌风：双侧合谷穴消毒后，用28号3寸毫针两根，分别从合谷穴刺入，通过劳宫刺向后溪穴。用捻转手法，幅度为360度左右，频率每20分钟150次，直至掌心产生热胀感为止，20分钟后再施此法一次，然后出针。日一次，15天为一疗程。同时，嘱患者在治疗期间用热水浸泡手掌，禁用冷水及强碱液体。结果：17例患者，痊愈8例，有效7例，无效2例(王占武.上海针灸杂志，1991，10(4)：4)。

【附注】(1)手阳明经之“原穴”。(2)《神应经》：孕妇不宜针。别名：虎口。

5.阳溪 Yángxī

【定位】位于腕背横纹桡侧端，大拇指向上翘时，当拇短伸肌腱与拇长伸肌腱之间的凹陷中。

【主治】头痛，目赤肿痛，耳聋，耳鸣，齿痛，咽喉肿痛，手腕痛。

【刺灸法】直刺0.5~0.8寸。

【附注】手阳明经之“经穴”。

6.偏历 Piānlì

【定位】侧掌屈肘，在前臂背面桡侧，当阳溪与曲池连线上，腕横纹上3寸处。

【主治】目赤，耳鸣，鼻衄，喉痛，手臂酸痛，水肿。

【刺灸法】直刺或斜刺0.5~0.8寸。

【附注】手阳明经之络穴。

7.温溜 Wēnliū

【定位】屈肘，在前臂背面桡侧，当阳溪与曲池连线上，腕横纹上5寸处。

【主治】头痛，鼻衄，面肿，咽喉肿痛，疔疮，肩背酸痛，肠鸣腹痛。

【刺灸法】直刺0.5~1寸。

【附注】手阳明经之郄穴。

8.手三里 Shǒusānlǐ

【定位】屈肘，在前臂背面桡侧，当阳溪与曲池连线上，肘横纹下2寸处。

【主治】齿痛颊肿，上肢不遂，肠鸣腹痛，腹泻。

【刺灸法】直刺0.8~1.2寸。

【临床应用】

(1)电针加灸手三里治疗肩周炎：取患者患肩侧的手三里、局部阿是穴。得气后接半导体治疗机，用连续波，留针20分钟，日一次。针后再悬灸各穴20分钟，日1~2次。同时服中药：豆豉姜30克，千斤拔30克，牛大力30克，五爪龙30克，沙柳草15克，党参15克，茯苓15克，桂枝4克，大枣12克。日一剂，以上治疗10天为一疗程。结果：80例患者，痊愈72例，好转8例，总有效率100%(陈那苏.新中医，1982，(10)：27)。

(2)泻手三里治疗流行性腮腺炎：取患侧手三里穴，直刺1~1.5寸，中强度捻转提插。同时按压患侧肿大之淋巴结。病情较重者，可同时服东垣"普济消毒饮"两剂，即可获愈(余致平，周革健.湖南医药杂志，1981，(2)：19)。

(3)强刺激手三里治疗急性腰扭伤：取患者双侧手三里，以28号1.5寸毫针直刺约1.4寸，大幅度捻转提插，使患者有强烈的得气感，并上下放散即可。同时可活动腰部。留针30分钟，每10分钟行针一次，一般一次即愈(宁夏医学院，孙瑜)。

9.曲池 Qūchí

【定位】屈肘90度，在肘横纹外侧端，当尺泽与肱骨外上髁连线中点。尽量屈肘，肘横纹桡侧端纹头尽处即是。

【主治】咽喉肿痛，齿痛，目赤痛，瘰疬，瘾疹，热病上肢不遂，手臂肿痛，腹痛吐泻，高血压，癫狂。

【刺灸法】直刺 1~1.5寸。

【临床应用】

(1)深刺曲池治疗高血压病：取患者双侧曲池穴，用3寸毫针，直刺并依患者体型决定针刺深度，使之得气。用提插捻转手法，使针感上传至肩，下传至腕，并以各处出现酸、麻、沉、胀感为度。留针30分钟，每5分钟行针一次。结果：68例高血压病患者，收缩压均值由160.294±3.55降为149.176±3.826。舒张压由98.059±1.645

降为90.94±1.687(张淑静,等.浙江中医杂志,1990,25(12):559)。

(2)曲池穴注药治疗顽固性高热:取患者双侧曲池穴,每穴注入药液1.5毫升(安痛定2毫升,地塞米松1毫升),日一次。所治患者均在注药后30分钟内出汗,体温开始下降(崔周燮,王慧琚.中西医结合杂志,1986,6(12):722)。

(3)强刺激曲池穴治疗小儿惊厥:取患儿双侧曲池穴,常规直刺,得气后用强刺激手法。一般进针30秒后,症状便可缓解(萤祥云.新疆中医药,1988,(4):26)。

(4)针曲池治疗肩周炎:取患侧曲池穴,直刺2~3寸,得气后采取捻转雀啄等强刺激手法,以患者针感上传至肩关节或下传至手指为度。留针30分钟,每10分钟行针一次。少数患者可透少海或配肩髃、肩髎、阿是穴等。结果:10例患者,大都在1~2次后痛止而活动自如(刘培德.天津医药,1976,(4):195)。

(5)中等泻曲池治疗急性咽炎:取曲池穴(双),常规进针。得气后用中等刺激泻法,同时嘱患者做吞咽动作。留针30分钟,隔数分钟行针一次,日一次。一般一次即可见效(江西贵溪县中医院,翟兴明、翟润明)。

(6)曲池穴放血治疗麦粒肿:充分暴露曲池穴并做常规消毒后,用6号消毒肌肉针头垂直刺入曲池穴1~1.5寸,再拔针使之出血。日一次,一般三次后观察疗效。结果:500例患者,痊愈432例,显效41例,有效15例,无效12例(董先杰,曾秀华.川北医学院学报,1990,5(2):67)。

(7)针灸曲池穴治疗带状疱疹:取患者曲池穴,先针0.5~0.8寸,灸5壮(或不灸),日一次。结果:26例患者,25例5次而痊愈(胡一柱.中华皮肤科杂志,1959,(2):110)。

【附注】手阳明经之“合穴”。

10.肘髎 Zhǒuliáo

【定位】在臂外侧,屈肘,曲池上方 1寸,当肱骨边缘处。

【主治】肘臂部疼痛,麻木,挛急。

【刺灸法】直刺0.5~1寸。

11.手五里 Shǒuwǔlǐ

【定位】在臂外侧,位于曲池与肩髃连线上,曲池上3寸处。

【主治】肘臂挛痛,瘰疬,嗜卧。

【刺灸法】避开动脉,直刺0.5~1寸。

12.臂臑 Bìnào

【定位】在臂外侧,三角肌止点处,当曲池与肩髃连线上,曲池上7寸处。

【主治】肩臂痛,颈项拘挛,瘰疬,目疾。

【刺灸法】直刺或向上斜刺0.8~1.5寸。

13.肩髃 Jiānyú

【定位】在臂外侧,三角肌上,臂外展或向前平伸时,当肩峰前下方凹陷处。

【主治】肩臂挛痛不遂,瘾疹,瘰疬。

【刺灸法】直刺或向下斜刺 0.8~1.5 寸。

【临床应用】

肩髃透极泉治疗肩周炎：患者取坐位，患侧屈肘并外展至水平位，取准肩髃穴常规消毒。用 5 寸毫针垂直刺入约 4 寸，以能从腋窝下触及针尖(针尖不透皮肤)为度。先以捻转提插行泻法，继之用“烧山火”行温补或捻转补法，以肩部有疼胀感，甚至放散到肘、手指，或颈部为好，有的可出现热感，甚至外散肩周。留针 15~20 分钟，出针。当日可温灸该穴一次，以热透为度。结果：44 例患者，痊愈 29 例，显效 8 例，好转 7 例(李杨缜.针灸学报，1989，5(3)：15)。

【附注】手阳明经与阳跷脉交会穴。

14.扶突 Fútū

【定位】在颈外侧部，结喉旁，当胸锁乳突肌前、后缘之间。

【主治】咳嗽，气喘，咽喉肿痛，暴喑，瘰疬，瘿气。

【刺灸法】直刺 0.5~0.8 寸。

【临床应用】

刺扶突和膻中治重症呃逆：充分暴露患者扶突穴和膻中穴。28 号 2 寸长针消毒后，从扶突穴向颈椎方向刺入约 1 寸左右，待患者有触电样针感并向上肢放射时，再提拉捣刺几下，然后可再向对侧扶突穴行刺。刺膻中时，令患者平卧，进针后针尖沿胸骨柄平行向下刺入 1 寸左右，得气后行提插泻法，留针 20~30 分钟，间隔 5 分钟行提插 1 次。日 1~2 次。结果：43 例患者经 3 天治疗，全部治愈(李晓梅，乔木.辽宁医学杂志，1990，4(4)：208)。

15.口禾髎 Kǒuhéliáo

【定位】在上唇部，鼻孔外缘直下，平水沟穴。

【主治】鼻塞，鼽衄，口歪，口噤。

【刺灸法】直刺或斜刺 0.3~0.5 寸。

16.迎香 Yíngxiāng

【定位】在鼻翼外缘中点旁，当鼻唇沟中间取穴。

【主治】鼻塞，鼽衄，口歪，面痒，胆道蛔虫症。

【刺灸法】斜刺或平刺 0.3~0.5 寸。

【临床应用】

(1)迎香穴注入地塞米松治变态反应性鼻炎：穴位常规消毒后，针尖直达骨面，回抽无血注药，每穴 0.5 毫升(含地塞米松 1 毫克)，注完局部再按摩 10 余次。每周 1 次，3 次为一疗程。结果：220 例患者，痊愈 79 例，好转 101 例(郑国权，等.第四军医大学学报，1990，11(5)：832)。也有人用同样方法，吸取 0.5 毫升(含地塞米松2.5 毫克)，分别注入双侧迎香穴。每周一次，3 次为一疗程。结果：40 例过敏性鼻炎患者，均达满意效果(王兵.中西医结合杂志，1990，10(11)：680)。

(2)迎香透四白治疗胆道蛔虫症：先用毫针直刺双侧迎香穴约 0.5 厘米，使之得气。然后再将针体改为向斜上方，透四白穴，以患者感到局部有麻胀感为宜。并用胶布固定针柄，留针12~24小时，12小时后可重复针刺。针刺期间，可据患者情况，配合其他方法。结果：22例患者，均在针后2小时疼痛消失(孙锦章，等.中国针灸，1986,6(2):13)。

(3)迎香注药治嗅觉缺失：穴位常规消毒，用1毫升注射器4号半针头，抽取维生素B_{12}注射液250毫克(1毫升)，每次每侧迎香穴注入125毫克(0.5毫升)。进针得气后回抽无血注药，隔日一次，7次为一疗程。结果：7例患者，痊愈2例，好转5例(王桂兰.四川中医，1989,7(7):48)。

【附注】(1)手、足阳明经交会穴。(2)《外台秘药》：不宜灸。

三、足阳明胃经

(一)经脉循行

起于鼻翼两侧，上行至鼻根部，与足太阳膀胱经交会于睛明穴，向下沿鼻的外侧，进入上齿龈内，复出绕过口角左右相交于颏唇沟，再向后沿着下颌出大迎穴，沿下颌角，上行耳前，经颧弓上行，沿着前发际，到达前额。

面部分支：从大迎穴前方下行到人迎穴，沿喉咙旁进入缺盆，向下通过横膈，连属于胃，络于脾。

其外行的主干：从缺盆下行，沿乳中线下行，向下夹脐两旁，进入气街(腹股沟动脉中)。胃下口分支：从胃下口幽门附近分出，沿腹腔深层，下行至气街穴，与外行的主干汇合。再由此斜向下行到大腿前侧；沿下肢外侧前缘，经过膝盖，沿胫骨外侧前缘下行至足背，进入第二足趾外侧。

胫部分支：从膝下三寸足三里穴分出，下行至第三足趾外侧端。

足背分支：从足背分出，进入足大趾内侧，与足太阴脾经相接(图1–4)。

(二)主要病候

肠鸣腹胀、水肿、胃痛、呕吐或消谷善饥、口渴、咽喉肿痛、鼻衄、胸部及膝髌等本经循行部位疼痛、热病、发狂等。

(三)主治概要

主治胃肠病，头面、目鼻、口齿痛，神志病及

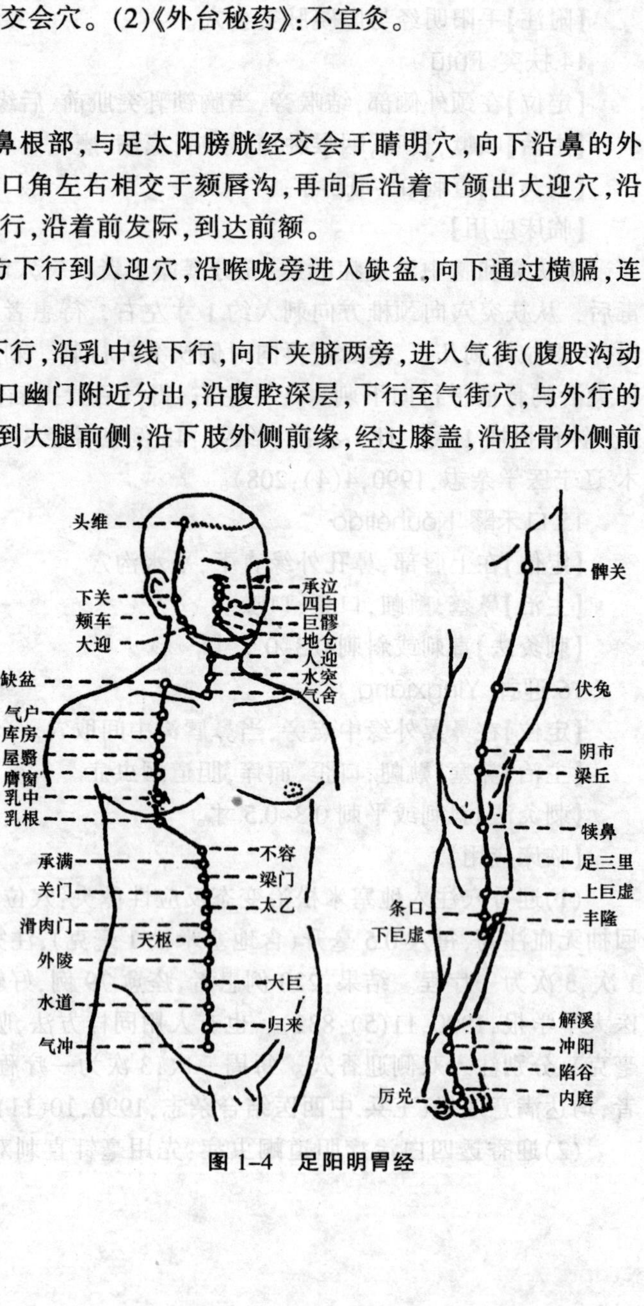

图1–4 足阳明胃经

经脉循行部位的其他病证。

(四)本经常用腧穴

1.承泣 Chéngqì

【定位】在面部,瞳孔直下,当眼球与眶下缘之间。

【主治】目赤肿痛,流泪,夜盲,面肌痉挛,口眼歪斜。

【刺灸法】以左手拇指向上轻推眼球,紧靠眶缘缓慢直刺 0.5~1.5 寸,不宜提插,以防刺破血管引起血肿。出针时稍加按压,以防出血。

【附注】足阳明经、阳跷脉、任脉交会穴。

2.四白 Sìbái

【定位】在面部,瞳孔直下,当眶下孔凹陷处。

【主治】目赤痛痒,目翳,眼睑瞤动,口眼歪斜,迎风流泪,头痛眩晕。

【刺灸法】直刺或斜刺 0.3~0.5 寸,不可深刺。不宜灸。

【临床应用】

针刺四白治疗面肌痉挛:于承泣穴稍下方以 45 度角向下进针,深 0.8~1 寸,得气后加强刺激,使整个面部有较强的针感,每隔 5 分钟捻转 1 次,留针半小时,隔日 1 次,7 次为 1 个疗程(劳文龙.浙江中医杂志,1980,15(2):59)。

3.巨髎 Jùliáo

【定位】在面部,瞳孔直下,平鼻翼下缘处,当鼻唇沟外侧。

【主治】口眼歪斜,眼睑瞤动,鼻衄,齿痛,唇颊肿。

【刺灸法】斜刺或平刺 0.3~0.5 寸。

【附注】足阳明胃经与阳跷脉交会穴。可灸。

4.地仓 Dìcāng

【定位】在面部,口角外侧,直上对瞳孔。

【主治】口歪,流涎,眼睑瞤动,流泪。

【刺灸法】斜刺或平刺 0.5~0.8 寸。

【临床应用】

地仓透颊车治疗小儿流涎症:由地仓穴进针后,针尖向颊车方向平刺,深度为地仓与颊车连线上的 1/2~2/3。得气后做 45 度小幅度捻转,共 30 转出针,急闭针孔。日一次,5 次为一疗程,疗程间隔 2 天。结果:痊愈 91 例,显效 10 例,无效 2 例(杨景柱,等.陕西中医,1990,11(12):551)。

【附注】手足阳明经、阳跷脉交会穴。可灸。

5.颊车 Jiáchē

【定位】在面颊部,下颌角前上方约 1 横指(中指),当咀嚼时咬肌隆起,按之凹陷处。

【主治】口歪,齿痛,颊肿,口噤不语。

【刺灸法】直刺 0.3~0.5 寸,平刺 0.5~1 寸。可灸。

【临床应用】

(1)颊车穴埋针治疗顽固性面肌痉挛:以2.5寸毫针从颊车穴进针向地仓穴方向平刺2寸余,得气后行强刺激,留针30分钟,面部抽搐即得控制。次日仍发作,复用上法埋针4天,20余日未发。后因上感发热引起复发而就诊,但抽搐程度较前减轻,同法埋针6天,3个月后随访再未复发(赵玉林.山西医药杂志,1980,9(5):17)。

(2)颊车穴位系发治疗面瘫:常规消毒局部皮肤,用持针器夹住带有5~6厘米已消毒发丝的皮肤缝合针,从颊车穴的一侧刺入,穿过穴位下方的皮下组织,从穴位的另一侧穿出,用两把镊子同时夹住发丝的两头,放松皮肤,轻轻按揉局部,使发丝不紧不松地埋入皮下组织,然后系上发丝两头,敷盖纱布,术毕。一般在患侧颊车穴施术,隔日1次,1周为1个疗程。适用于急、慢性面瘫,尤对急性面瘫有特殊疗效(郭长春.北京中医学院学报,1986,9(4):5)。

(3)颊车穴按摩整复颞颌关节脱位:病人正坐,枕部靠墙或依椅背,操作者站在病侧,用右手拇指指腹按摩患侧颊车穴,按摩时并推动下颌角向下向后,同时左手拇指略作上抬颏部的动作,经过几分钟后,病人即感明显的酸胀麻感,常在不知不觉中自行复位(姚朗,杨明华.四川中医,1985,3(10):47)。

6.下关 Xiàguān

【定位】在面部耳前方,当颧弓与下颌切迹所形成的凹陷中。

【主治】耳聋,耳鸣,聤耳,齿痛,口噤,口眼歪斜。

【刺灸法】直刺0.5~1寸。可灸。

【临床应用】

(1)艾灸下关及颊车治疗周围性面瘫:将干艾叶搓成花生米大的绒团,取2分厚生姜8~10片,用针在姜片中心穿孔数个,上置艾炷,先灸下关穴,然后由下关至颊车反复移动,移动时姜片不能离开皮肤,每片姜灸三壮为宜,灸至皮肤润湿红热,以患者能忍耐为度,每日灸一次,七日为一疗程(尹志保.陕西中医函授,1989,(5):27)。

(2)针下关穴治牙痛:直刺0.5~1.5寸,留针20~30分钟,每隔5分钟捻转1次,虚证用轻刺激,实证用重刺激,以痛止为度,治愈率可达90%以上,对虚火牙痛及实火牙痛效果显著,一般1次即愈,重者不超过3次(李伯谧.广西赤脚医生,1977,(1):42)。

【附注】足阳明、足少阳经交会穴。

7.头维 Tóuwéi

【定位】在头侧部,当额角发际上0.5寸,头正中线旁4.5寸。

【主治】头痛,目眩,口痛,流泪,眼睑瞤动。

【刺灸法】平刺0.5~1寸。

【附注】(1)足阳明、足少阳经与阳维脉交会穴。(2)《针灸甲乙经》:禁不可灸。

8.人迎 Rényíng

【定位】在颈部,喉结旁,当胸锁乳突肌的前缘,颈总动脉搏动处。

【主治】咽喉肿痛，气喘，瘰疬，瘿气，高血压。

【刺灸法】避开颈总动脉，直刺 0.3~0.8 寸。

【临床应用】

(1)针刺人迎抢救呼吸停止：一患者行胃大部分切除术，选择乙醚插管全麻，以 2.5%硫喷妥钠 0.3 克及氯化琥珀胆碱 50 毫克静注行诱导麻醉。用药后患者自主呼吸停止，手术结束后仍未见自主呼吸恢复，经用可拉明、洛贝林、回苏灵等肌注和静注无效。遂取双侧人迎穴，配合谷双穴组成两组回路，每次通电半分钟，2 次后便恢复了自主呼吸。进针时应向下外方刺入，到达横突后，再退出少许即可(俟肇楷.广西中医药，1981，(6)：24)。

(2)人迎洞刺治疗原发性高血压病：用 30 号 1 寸毫针缓慢垂直刺入人迎，如见针柄随着脉搏同时震动即为刺中。达到窦部深度 0.5~1.5 厘米(即 4 分以内)。留针时间 30 秒至 3 分钟，最多不得超过 4 分钟，平补平泻，轻刺或即刺即拔，不采用雀啄术，切忌捣针及强刺激(王立早.吉林中医药，1981，(4)：34)。

(3)电针人迎治疗雷诺氏病、慢性咽炎和血管神经性头痛：患者仰卧，用 2 寸毫针选双人迎穴沿皮向喉节方向刺入，然后用 G-6805 治疗仪通电，选用连续波，电流大小以人迎穴局部皮肤出现有节律的跳动，病人无不适感为度。留针 20 分钟后停止通电，将针用胶布覆盖，固定留置，每日一次(仆跻尚.上海针灸杂志，1988，7(4)：38)。

(4)指压人迎穴治疗呃逆：令患者取仰卧位或仰靠位，术者用双手食指压双侧人迎穴，用力不宜过猛。共治 23 例，均收到满意疗效(宋江友.新中医，1987，(6)：35)。

(5)针刺人迎和水突治疗歌者声带肥厚：施术时，患者取正坐位，避开颈动脉搏动处，以特小号毫针，采取雀啄进针法，进针后捻转补泻的幅度要求轻柔而细小，刺激量约为其他穴位刺激量的 1~5/10。留针 15~30 分钟，每天 1 次，7 天为 1 个疗程。共治 50 例，痊愈 14 例，显效 24 例，有效 12 例，总有效率 100%(皮健.中国针灸，1987，7(3)：17)。

【附注】(1)足阳明、足少阳经交会穴。(2)《针灸甲乙经》：禁不可灸。

9.缺盆 Quēpén

【定位】在锁骨上窝中央，距前正中线 4 寸。

【解剖】在锁骨上窝之中点，有颈阔肌，肩胛舌骨肌；上方有颈横动脉。布有锁骨上神经中支，深层正当肩丛的锁骨上部。

【主治】咳嗽，气喘，咽喉肿痛，缺盆中痛，瘰疬。

【刺灸法】直刺或斜刺 0.3~0.5 寸。可灸。

【临床应用】

针刺缺盆穴治疗顽固性呃逆：常规消毒，取 28 号 1.5 寸毫针缺盆穴进针，沿锁骨后缘向下斜刺 0.5~0.8 寸，提插得气后以 200 次/分左右的频率捻转 2 分钟；留针

10分钟后，同上法捻针1次，出针。每天针刺1次，直至呃逆停止。结果：68例患者，全部治愈(蔡同伟.针灸学报，1990，6(2)：11)。

【附注】《类经图翼》：孕妇禁针。

10.乳根 Rǔgēn

【定位】在胸部，乳头直下，乳房根部，当第5肋间隙，距前正中线4寸。

【主治】咳嗽，气喘，呃逆，胸痛，乳痈，乳汁少。

【刺灸法】斜刺或平刺0.5~0.8寸。可灸。

11.梁门 Liángmén

【定位】在上腹部，当脐中上4寸，距前正中线2寸。

【主治】胃痛，呕吐，食欲不振，腹胀，泄泻。

【刺灸法】直刺0.8~1.2寸。可灸。

【临床应用】

梁门透中脘治疗胃下垂：用28号3寸毫针，从梁门穴进针(平刺)向中脘穴方向透刺，待患者局部有得气感后，行重捻转手法约1分钟，留针1小时。留针期间，每10分钟行捻转手法1次。日一次，6次为一疗程。一般3个疗程即可见效。(宁夏医学院，孙瑜)

12.天枢 Tiānshū

【定位】在腹中部，平脐中，距脐中2寸。

【主治】腹胀肠鸣，绕脐痛，便秘，泄泻，痢疾，月经不调。

【刺灸法】直刺1~1.5寸。可灸。

【临床应用】

(1)天枢透梁门治疗胃下垂：病人平卧，术者站在病人左侧，常规消毒后，左手捏紧皮肤，右手持针垂直刺入皮下，然后将针放平，沿经络循行路线由梁门向下透刺天枢穴。进针后，针柄向一个方向捻转约1分钟，然后边捻转边向上提，大部分患者腹腔内有向上抽动的感觉。治疗17例，14例自觉症状基本消失，饮食体重均增加，2例仍有反酸烧心，仅1例72岁之女性患者无效。钡透复查：15例胃下极上升(刘继民.陕西中医，1980，(5)：11)。

(2)天枢配上巨虚治疗急性菌痢：治疗134例，治愈率为94%，经长期随访，复发率很低(程子成，等.全国针灸针麻学术讨论会论文摘要(一)，1979：27)。

(3)天枢穴埋针治疗婴儿秋季腹泻：将皮内针垂直刺入穴位，然后以胶布固定，每次只埋一侧，为时3天，一般2次即可。结果：40例中29例痊愈，8例好转，3例无效(汤文.上海医学，1878，(8)：527)。

【附注】(1)大肠的募穴；(2)《千金要方》：孕妇不可灸。

13.水道 Shuǐdào

【定位】在下腹部，当脐中下3寸，距前正中线2寸。

【主治】小腹胀满，小便不利，痛经，不孕，疝气。

【刺灸法】直刺 1~1.5 寸。可灸。

14.归来 Guīlái

【定位】在下腹部,当脐中下 4 寸,距前正中线 2 寸。

【主治】腹痛,疝气,月经不调,白带,阴挺。

【配伍】配大敦治疝气;配三阴交、中极治月经不调。

【刺灸法】直刺 1~1.5 寸。可灸。

【临床应用】

针补归来治疗小儿腹股沟疝:取患侧归来穴,刺入 0.8~1.2 寸,进针后快速捻转补法施术半分钟出针。日 1 次,6 次为 1 个疗程。结果:治疗 28 例,痊愈 21 例,有效 5 例,无效 2 例(韩国瑞.针灸学报,1987,3(1):7)

15.气冲 Qìchōng

【定位】在腹股沟稍上方,当脐中下 5 寸,距前正中线 2 寸。

【主治】肠鸣腹痛,疝气,月经不调,不孕,阳痿,阴肿。

【刺灸法】直刺 0.5~1 寸。

【附注】冲脉所起。

16. 伏兔 Fútù

【定位】在大腿前面,当髂前上棘与髌底外侧端的连线上,髌底上 6 寸。

【主治】腰痛膝冷,下肢麻痹,疝气,脚气。

【刺灸法】直刺 1~2 寸。可灸。

【临床应用】

点按伏兔治疗急性胃脘痛:治疗时取右侧伏兔较左侧敏感,疗效快且确实,如病势急促,亦可取双侧穴。选定穴后,用手中指指腹以顺时针方向用力向下揉按,该穴局部出现酸麻重胀痛的感觉为佳。一般 1~2 分钟左右即见痛减。病重者 3~5 分钟左右取效。如按后复痛,如法再治疗后,亦有效果(郭芪.陕西中医函授,1989,(5):9)。

17.梁丘 Liángqiū

【定位】屈膝,大腿前面,当髂前上棘与髌底外侧端的连线上,髌底上 2 寸。

【主治】膝肿痛,下肢不遂,胃痛,乳痈,血尿。

【刺灸法】直刺 1~1.2 寸。可灸。

【临床应用】

针刺梁丘治疗急腹痛:选用梁丘穴,进针后行针 25 分钟,继用 701 电麻仪维持针感,留针 2 小时出针。结果:共治疗 40 例,痛疼全部缓解或消失,观察两天以上无复发(屈德仓.中国针灸,1987,7(3):10)

【附注】足阳明经郄穴。

18.犊鼻 Dúbí

【定位】屈膝,在膝部,髌骨与髌韧带外侧凹陷中。

【主治】膝痛,下肢麻痹,屈伸不利,脚气。

【刺灸法】向后内斜刺 0.5~1 寸。可灸。

19.足三里 Zúsānlǐ

【定位】在小腿前外侧,当犊鼻下 3 寸,距胫骨前缘一横指(中指)。

【主治】胃痛,呕吐,噎膈,腹胀,泄泻,痢疾,便秘,乳痈,肠痈,下肢痹痛,水肿,癫狂,脚气,虚劳羸瘦。

【刺灸法】直刺 1~2 寸。可灸。

【临床应用】

(1)足三里注入异丙嗪治疗腹泄:用 2 毫升注射器(6 号或 7 号针头)吸入盐酸异丙嗪(量依患者而定,一般在 12.5~50 毫克),两侧足三里穴等量注射。针垂直刺入,得气后行针数次,将药液快速注入,若一次显效,可每日一次,症状控制两天后停用(严重者可每日两次)。结果:显效 83 例,有效 58 例,无效 9 例(李炳鑫.中华内科杂志,1977,(6):346)。

(2)足三里注药止腹痛:用非那根 50 毫克、阿托品 0.5 毫克混合液,两侧足三里等量(体弱者或小儿酌减)注入。快速进针,提插捻转(使患者有酸、麻、胀、困感)。治疗病症有:胆道蛔虫症、胆结石、尿道结石、胃和十二指肠溃疡、急性胃炎、细菌性痢疾、蛔虫性肠梗阻及其他一些原因待查的腹痛(朱克晶.陕西中医,1983,4(3):42)。

(3) 足三里注入柴胡液治疗眩晕:4 毫升柴胡注射液双侧足三里穴均匀注入,日一次(隔日一次),症状消失为止。结果:2 例全治愈(范新发.河北中医,1990,12(2):42)。

(4)针足三里穴治疗高血脂症:取单侧足三里(两侧交替应用),日一次,快速进针,得气后留针,每 5 分钟行一次针,平补平泻,20 分钟后起针,70 次为一疗程。结果:胆固醇平均下降 33.48 毫克,甘油三脂平均下降 38.52 毫克,脂蛋白平均下降 18.58 毫克(彭悦,等.针刺研究,1986,12(4):312)。

(5)双足三里换药注射治疗亚急性肝坏死:地塞米松 5 毫克(小儿酌减)单侧足三里注射。0.25%普鲁卡因 3~5 毫升,另侧足三里注射。隔日一次,两穴交替换药。病情好转、肝功复常停用。治疗期间据病情配合静脉滴注葡萄糖、维生素等。结果:痊愈率为 83%(李甫.新医学,1980,11(5):233)。

(6)足三里针麻除胃镜术不良反应:取受术者右足三里,插镜前 5 分钟进针,得气后用慢捻针手法(每分钟捻 15~20 次左右),待患者呕恶症状减轻或消失后,留针至术毕。结果:总有效率为 98%(与药物组比较有显著差异)(徐廷,等.浙江中医杂志,1982,23(6):278)。

(7)右足三里注入维生素 K_3 治疗胆道蛔虫症:维生素 K_3 20 毫克,注入右足三里穴。当针头刺入机体后,反复提插和捻转使之得气并当患者上腹痛止后注药。药液分别分两次在深 2.5 厘米、1.5 厘米处缓慢注入。配合服乌梅汤。结果:36 例均一次治愈(宋修亭.上海针灸杂志,1989,8(1):47)。有人用 8 毫克维生素 K_3 等量注入急性胃肠炎患者的双侧足三里穴,痊愈率可达 100%(刘爱国. 中国针灸,1986,6

(1):23)。

(8)针足三里配梁丘治疗胃痉挛:穴位常规消毒,选26号或28号15寸毫针,快速刺入,深度以得气为准,捻转提插。要求足三里针感传至足部,梁丘针感传至髋或腹部。待剧痛缓解后,留针5~10分钟。结果:20例均一次临床治愈(谢文宗.中国针灸,1984,4(5):13)。

(9)自家血注入足三里治疗阵发性睡眠性血红蛋白尿:在患者双侧足三里穴中各注入患者静脉血2毫升,隔日一次。配合西药常规治疗。结果:2例全部治愈(金兴中.中西医结合杂志,1985,5(9):545)。

(10)泻足三里治疗急性乳腺炎:进针1寸5分或2寸,针尖略向上,中强度刺激,得气后留针40分钟,留针期间每隔10分钟捻转一次,日一次。急性初期一次治愈,病程长者需连续2~5次。脓肿已成不宜用此法(柯元荣.浙江中医杂志,1983,(3):118)。

【附注】(1)足阳明经所入为"合"。(2)本穴有强壮作用,为保健要穴。(3)参考资料:①据报道,针刺健康人和胃病患者的足三里和手三里,观察发现胃弛缓时针刺使收缩加强,胃紧张时变为弛缓,并可解除幽门痉挛。②据报道,针刺单纯性消化不良和中毒性消化不良患儿的足三里、合谷、三阴交,可使原来低下的胃游离酸、总酸度、胃蛋白酶和胃脂肪酶活性迅速升高。③据报道:针刺人及家兔的足三里,发现裂解素(主要是裂解含有大量多糖体的革兰氏阴性杆菌,也能灭活某些病毒)都有增加,人增加17.85单位,兔增加62.1单位,两者均在针后12小时增加最显。④据报道:针刺家兔的"足三里"、"大椎"可使其调理素明显增加,从而促进白细胞吞噬指数的上升,增强其免疫能力。

20.上巨虚 Shàngjùxū

【定位】在小腿前外侧,当犊鼻下6寸,距胫骨前缘一横指(中指)。

【主治】肠鸣,腹痛,泄泻,便秘,肠痈,下肢痿痹,脚气。

【刺灸法】直刺1~2寸。可灸。

【临床应用】

上巨虚注药治疗虚寒性腹泻:取患者双侧上巨虚穴,均匀等分注入盐酸山莨菪碱注射液0.5毫升(含药0.25毫克),隔日一次,五次为一疗程,疗程中间休息一周。结果:10例患者,8例痊愈,2例好转(内蒙古医学院,李坤久)。

【附注】大肠经下合穴。

21.条口 Tiáokǒu

【定位】在小腿前外侧,当犊鼻下8寸,距胫骨前缘一横指(中指)。

【主治】脘腹疼痛,下肢痿痹,转筋,跗肿,肩臂痛。

【刺灸法】直刺1~1.5寸。可灸。

【临床应用】

(1)深刺条口治疗肩关节周围炎:用28号4.5寸毫针直刺条口穴2~4寸,得气后用捻转泻法,5分钟行针一次,留针15~20分钟。日一次,10次为一疗程。重度患者配合局部针刺及局部经穴推拿。结果:65例患者,临床治愈49例,显效11例,好转3例,无效2例(陈志群,杨仓良.甘肃中医药情报,1990,(17~18):12)

(2)泻条口治疗腰扭伤:条口穴常规消毒后,用3寸毫针刺入,并使之得气。用强提插、捻转刺激3~5次,同时嘱患者活动腰部,范围由小到大,以疼痛减轻或消失为度,不留针。结果:22例腰扭伤患者,20例痊愈,2例无效(李希朋,梁勇.中医杂志,1982,23(2):38)。也有学者观察发现,此法对急性腰骶部软组织扭伤疗效最佳(赵伯豪.中医杂志,1982,23(9):79)。

22.下巨虚 Xiàjùxū

【定位】在小腿前外侧,当犊鼻下9寸,距胫骨前缘一横指(中指)。

【主治】小腹痛,泄泻,痢疾,乳痈,下肢痿痹。

【刺灸法】直刺1~1.5寸。可灸。

【附注】小肠经下合穴。

23.丰隆 Fēnglóng

【定位】在小腿前外侧,当外踝尖上8寸,条口外,距胫骨前缘二横指(中指)。

【主治】头痛,眩晕,痰多咳嗽,呕吐,便秘,水肿,癫狂痫,下肢痿痹。

【刺灸法】直刺1~1.5寸。可灸。

【附注】足阳明经络穴。

24.解溪 Jiěxī

【定位】在足背与小腿交界处的横纹中央凹陷处,当拇长伸肌腱与趾长伸肌腱之间。

【主治】头痛,眩晕,癫狂,腹胀,便秘,下肢痿痹。

【刺灸法】直刺0.5~1寸。可灸。

【临床应用】

针解溪治疗臀部疼痛:取患者解溪穴,常规消毒,用30号1寸毫针,直刺深约7分,用捻转泻法,一般即可缓解(宁夏医学院,孙瑜、刘天宁)。

【附注】为足阳明经所行,为"经"处。

25.冲阳 Chōngyáng

【定位】在足背最高处,当拇长伸肌腱和趾长伸肌腱之间,足背动脉搏动处。

【主治】口眼歪斜,面肿,齿痛,癫狂痫,胃病,足痿无力。

【刺灸法】避开动脉,直刺0.3~0.5寸。可灸。

【附注】为足阳明经所过,为"原"处。

26.陷谷 Xiàngǔ

【定位】在足背,当第2、3跖骨结合部前方凹陷处。

【主治】面目浮肿,水肿,肠鸣腹痛,足背肿痛。

【刺灸法】直刺0.3~0.5寸。可灸。

【附注】足阳明经所注为“输”。

27.内庭 Nèitíng

【定位】在足背，当第2、3跖骨结合部前方凹陷处。

【主治】齿痛，咽喉肿病，口歪，鼻衄，胃病吐酸，腹胀，泄泻，痢疾，便秘，热病，足背肿痛。

【刺灸法】直刺或斜刺0.5~0.8寸。可灸。

【附注】足阳明经所溜为“荥”。

28.厉兑 Lìduì

【定位】在足第2趾末节外侧，距趾甲角0.1寸。

【主治】鼻衄，齿痛，咽喉肿痛，腹胀，热病，多梦，癫狂。

【刺灸法】浅刺0.1寸。

【附注】足阳明经所出为“井”。

四、足太阴脾经

(一)经脉循行

起于足大趾内侧端，沿大趾内侧赤白肉际，经过第一跖趾关节后面，上行至内踝的前缘，再上小腿，沿着胫骨后面，在内踝上8寸处，交出足厥阴肝经的前面，沿大腿内侧前缘上行，进入腹部，属脾，络胃，向上穿过膈肌，沿食道两旁，连系舌根，分散于舌下。本经脉分支从胃别出，上行通过膈肌，流注于心中，交于手少阴心经(图1-5)。

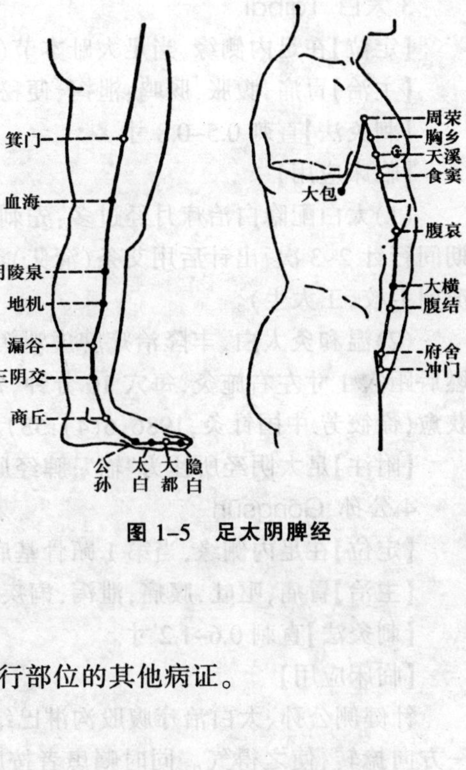

图1-5 足太阴脾经

(二)主要病候

胃脘痛，食则呕，嗳气，腹胀便溏，黄疸，身重无力，舌根强痛，下肢内侧肿胀，厥冷。

(三)主治概要

主治脾胃病，妇科病，前阴病及经脉循行部位的其他病证。

(四)本经常用腧穴

1.隐白 Yǐnbái

【定位】在足大趾末节内侧，距趾甲角0.1寸。

【主治】腹胀，便血，尿血，月经过多，崩漏，癫狂，多梦，惊风。

【刺灸法】浅刺0.1寸。

【临床应用】

(1)温和灸隐白治疗崩漏：艾条点燃置隐白上方约10厘米处，每次15~20分钟,以隐白穴周围皮色红晕并感烘热为度。每日 3~5 次。血崩止后继续熏灸 1~2 天,以巩固疗效。结果:12 例患者均获良效(沈丽君.浙江中医杂志,1981,16(9):428)。

(2)隐白配大敦治疗功能性子宫出血:隐白、大敦穴常规消毒,并在穴后 1.5 厘米处用线缠紧,再将消毒后的三棱针,对准穴位迅速点刺深约 1 毫米,使之出血 2~3 滴为度,随后将线取掉。每日或隔日一次。结果:38 例患者,均获痊愈(刘华.江苏中医杂志,1982,3(4):48)。

【附注】足太阴经“井穴”。

2.大都 Dàdū

【定位】在足内侧缘,当足大趾本节(第 1 跖趾关节)前下方赤白肉际凹陷处。

【主治】腹胀,胃痛,呕吐,泄泻,便秘,热病。

【刺灸法】直刺 0.3~0.5 寸。

【附注】足太阴经“荥穴”。

3.太白 Tàibái

【定位】在足内侧缘,当足大趾本节(第 1 跖骨关节)后下方赤白肉际凹陷处。

【主治】胃痛,腹胀,肠鸣,泄泻,便秘,痔漏,脚气,体重节痛。

【刺灸法】直刺 0.5~0.8 寸。

【临床应用】

(1)太白配隐白治疗月经过多:先刺太白,用捻转补法,留针 15~20 分钟。留针期间行针 2~3 次,出针后用艾条(清艾)灸太白、隐白,每穴 10 分钟。日 1~2 次(山东滨州卫校,王大生)。

(2)温和灸太白、丰隆治疗脾虚泄泻:选取患者双侧太白、丰隆穴,以纯艾条点燃后距穴 1 寸左右施灸,每穴 10 分钟,每日上、下午各一次。结果:17 例患者全部获愈(徐筱芳.中国针灸,1986,6(4):55)。

【附注】足太阴经所注为“输”;脾经原穴。

4.公孙 Gōngsūn

【定位】在足内侧缘,当第 1 跖骨基底部的前下方。

【主治】胃痛,呕吐,腹痛,泄泻,痢疾。

【刺灸法】直刺 0.6~1.2 寸。

【临床应用】

针健侧公孙、太白治疗腹股沟淋巴结炎:取患者健侧公孙、太白穴。进针后向同一方向捻转,使之得气。同时嘱患者按摩患处并屈伸患肢,每隔 5~10 分钟重复一次,直至疼痛消失,肿块缩小(半小时左右)。结果:42 例患者,均获全效(陶正新.中医杂志,1982,23(1):48)。

【附注】足太阴经络穴;八脉交会穴之一,通于冲脉。

5.商丘 Shāngqiū

【定位】在足内踝前下方凹陷中,当舟骨结节与内踝尖连线的中点处。

【主治】腹胀，泄泻，便秘，黄疸，足踝痛。

【刺灸法】直刺 0.5~0.8 寸。

【附注】足太阴经“经穴”。

6.三阴交 Sānyīnjiāo

【定位】在小腿内侧，当足内踝尖上 3 寸，胫骨内侧缘后方。

【主治】肠鸣腹胀，泄泻，月经不调，带下，阴挺，不孕，滞产，遗精，阳痿，遗尿，疝气，失眠，下肢痿痹，脚气。

【刺灸法】直刺 1~1.5 寸。

【临床应用】

(1)捣针三阴交治疗遗尿：用 1 寸毫针针刺，针尖向上。得气后捻捣 9 次，间歇 3~5 秒钟，再捣 9 次，用中等刺激，不留针。日一次，1~5 次即可。结果：32 例患者，痊愈 11 例，显效 7 例，无效 14 例(喻喜春.贵州医药，1982，(6)：56)。

(2)三阴交注药治疗夜尿症：取患者双侧三阴交穴，用注射器吸入 0.5 毫克阿托品 1~2 支(小儿减量)。当针头刺入穴位，有强烈针感，向上扩散到膝关节或股内侧，向下放散到足趾内侧隐白穴周围，回抽无血时，用药物均等注入穴位。隔日一次，10 次为一疗程。结果：110 例患者，痊愈 68 例，好转 27 例，无效 15 例(姚尊华，等.中国针灸，1982，2(4)：110)。

(3)三阴交植针治疗阳痿：患者仰卧，用 75%酒精在穴位上常规消毒。术者以左手拇指按压患者会阴部，嘱其尽力吸气收肛，且注意力集中在龟头上。医者用右手持针，从三阴交向上刺入，使之得气。然后交换另一穴，采用同样方法。双穴埋好针后用胶布固定，再按压会阴穴约 5 分钟。三天一次，一般 1~2 次即可。结果：31 例患者，愈痊 28 例(褚成炎，等.中国针灸，1984，4(2)：10)。

(4)三阴交子宫激光针治疗痛经：取患者三阴交，耳穴子宫，用 GETT 型氦-氖激光器(输出功率 2.5 毫瓦，通过导光纤维后功效为 1.5 毫瓦)，于经前 10 日开始照射，每穴 5 分钟，每日 1 侧，隔日一次，5~6 次为一疗程。结果：68 例患者，显效 35 例，好转 21 例，无效 12 例(林秀卿.福建医药杂志，1982，(5)：53)。

(5)三阴交埋线治疗不孕：取患者三阴交穴，常规埋入羊肠线，治疗不排卵患者。结果：22 例患者，18 例排卵，16 例妊娠，4 例无效 (陈德永. 中西医结合杂志，1984，4(9)：521)。

(6)三阴交配至阴治疗胎位不正：三阴交针入 0.8~1 寸，力求使针感沿脾经上行，至阴进针 0.3 寸。留针 20 分钟，间歇行针一次，做捻针手法 10 次。日一次，3 次为一疗程。结果：70 例患者经两个疗程观察，胎位矫正 61 例，无效 9 例(吴泽森.陕西中医，1984，5(2)：36)。

(7) 三阴交注入维生素 B_{12} 治疗急性病毒性黄疸肝炎：用维生素 B_{12} 0.5~1 毫升，注入三阴交穴，每日一次。结果：51 例患者，治愈率达 96.1%(刘汉城，等.湖南中医杂志，1988，4(6)：21)。

(8)三阴交配肾俞治疗肾绞痛：取三阴交、肾俞，常规针刺。得气后用强刺激手法，留针30分钟。一例用杜冷丁痛不解，而留针后痛止且无复发(李乃林.四川中医，1986，4(1)：55)。

【附注】(1)足太阴、少阴、厥阴经交会穴。(2)孕妇禁针。

7.漏谷 Lòugǔ

【定位】在小腿内侧，当内踝尖与阴陵泉的连线上，距内踝尖6寸，胫骨内侧缘后方。

【主治】腹胀，肠鸣，小便不利，遗精，下肢痿痹。

【刺灸法】直刺1~1.5寸。

8.地机 Dìjī

【定位】在小腿内侧，当内踝尖与阴陵泉的连线上，阴陵泉下3寸。

【主治】腹痛，泄泻，小便不利，水肿，月经不调，痛经，遗精。

【刺灸法】直刺1~1.5寸。

【临床应用】

地机配血海治疗崩漏：取患者右侧地机、血海穴。用28号1.5寸毫针，针刺得气后，使地机针感下传至内踝，留针10分钟，再退针至皮下，针柄向上，沿脾经循行路线向下刺1寸左右，用胶布固定。血海穴针尖向上，方法相同。埋针一天。结果：30例患者均获佳效(黄定泰.江苏中医杂志，1983，4(3)：44)。

【附注】足太阴经郄穴。

9.阴陵泉 Yīnlíngquán

【定位】在小腿内侧，当胫骨内侧踝后下方凹陷处。

【主治】腹胀，泄泻，水肿，黄疸，小便不利或失禁，膝痛。

【刺灸法】直刺1~2寸。

【临床应用】

(1)泻阴陵泉与三阴交治疗尿闭：取患者阴陵泉、三阴交，用泻法，留针30分钟。报道一例因行结肠修补术后出现的尿闭，出针后便自行排尿正常(任慎安.上海针灸杂志，1985，4(2)：13)。

(2)阴陵泉配足三里治疗腹胀：取患者双阴陵泉，纳差者加足三里，消化不良者加公孙，毫针常规针刺，间歇留针20分钟，也可针后用灸。或点按上穴，均可收效(山东滨州卫校，王大生)。

【附注】足太阴经"合穴"。

10.血海 Xuèhǎi

【定位】屈膝，在大腿内侧，髌底内侧端上2寸，当股四头肌内侧头的隆起处。

【简便取穴法】患者屈膝，医者以左手掌心按于患者右膝髌骨上缘，二至五指向上伸直，拇指约呈45度斜置，拇指尖下是穴。对侧取法仿此。

【主治】月经不调，崩漏，经闭，瘾疹，湿疹，丹毒。

【刺灸法】直刺 1~1.5 寸。

【临床应用】

(1)穴位注药治疗大出血:取血海穴为主(咯血加肺俞,呕血加内关或足三里,子宫出血加三阴交),用 5~7 号针头,5 毫升注射器。抽取阿度那注射液 2~5 毫升。每穴注射药液 1~2 毫升。结果:102 例大出血患者,全部血止(邱德明,等.四川中医,1985,3(10):50)。

(2)针血海治疗经期头痛:用 26 号或 28 号 2 寸毫针,略向上斜刺,进针1.5 寸左右,拇指向后轻微缓慢捻转 1~2 分钟,留针 15~20 分钟,一般可当时见效(中国人民解放军第一军医大学中医系,欧阳群)。

(3)大泻血海治疗痛经:取患者一侧血海穴(或左或右),以 28 号 2 寸毫针震颤进针 1.5 寸左右。得气后,大幅度提插捻转,使患者局部产生强烈的酸麻胀困感,或上行针感。留针 30 分钟,间隔 10 分钟行针一次,一般一次即可(宁夏医学院,孙瑜)。

(4)血海配百虫窝治疗皮肤搔痒症:用毫针以 45 度角向上斜刺双侧血海、百虫窝,进针 1~1.5 寸,留针 30~45 分钟,10~15 分钟行针一次,每日 2 次,用平补平泻手法。结果:5 例因静滴低分子右旋糖酐引起的皮肤搔痒症,均获痊愈(山东惠民地区中医院,谢延新)。

11.冲门 Chōngmén

【定位】在腹股沟外侧,距耻骨联合上缘中点 3.5 寸,当髂外动脉搏动处的外侧。

【主治】腹痛,疝气,崩漏,带下。

【刺灸法】避开动脉,直刺 0.5~1 寸。

【附注】足太阴、厥阴经交会穴。

12.大横 Dàhéng

【定位】在腹中部,距脐中 4 寸。

【主治】泄泻,便秘,腹痛。

【刺灸法】直刺 1~2 寸。

【临床应用】

大横配足三里治疗儿童肠道蛔虫症:取患儿双大横、双足三里。大横穴针刺时,针尖稍偏向脐部做垂直或 60 度刺入,深约 1.5~2.5 寸,大幅度捻转 5~6 次,不留针,半空腹扎针。足三里常规直刺。日一次,1~3 次为一疗程。结果:1279 例患儿,排虫者 472 例,排虫率为 36.9%(广东省中医院针灸科驱蛔小组.新中医,1980,(4):37)。

【附注】足太阴与阴维脉交会穴。

13.大包 Dàbāo

【定位】在侧胸部,腋中线上,当第 6 肋间隙处。

【主治】气喘,胸胁病,全身疼痛,四肢无力。

【刺灸法】斜刺或向后平刺 0.5~0.8 寸。

【临床应用】

针大包治疗急性扭伤：患者取卧位，使用30号一寸不锈钢针，从第六肋间隙进针，针尖向病处斜刺(扭伤部)入5分，逆时针捻转，日一次。结果：50例扭伤患者，痊愈28例，显效5例，好转5例，无效1例(徐静霞.上海针灸杂志，1988，7(4)，37)。

【附注】脾之大络。

五、手少阴心经

(一)经脉循行

从心中开始，出经心系(心与其他脏器相联系的部位)，通过膈肌，联络小肠。其外行主干：从心系上至肺，向下出于腋下，沿上肢内侧后缘，抵达掌后豌豆骨部，进入掌后内缘，沿小指的桡侧出其末端，接手太阳小肠经。

其支脉：从心系向上挟食管两旁，联系到目系(图1-6)。

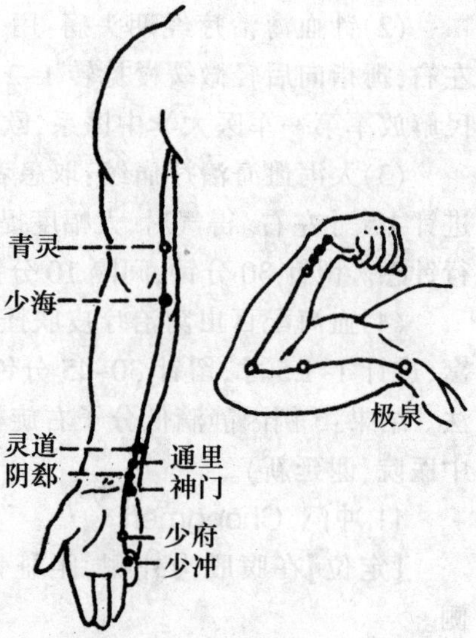

图1-6 手少阴心经

(二)主要病候

心痛，咽干，口渴，目黄，胁痛，上臂内侧痛，手心发热等。

(三)主治概要

主治心、胸、神经病及经脉循行部位的其他病证。

(四)本经常用腧穴

1.极泉 Jíquán

【定位】在腋窝顶点，腋动脉搏动处。

【主治】心痛，咽干烦渴，胁肋疼痛，瘰疬，肩臂疼痛。

【刺灸法】避开腋动脉，直刺或斜刺0.3~0.5寸。

【临床应用】

针刺极泉穴治疗腋臭：取患侧极泉穴配阿是穴(位于极泉穴上、下各1.5寸)，治疗时患者取仰卧位，双手抱住枕骨后，露出腋窝，按针灸常规消毒，快速进针，得气后用泻法，留针30分钟，经治7例均愈(赵柯.吉林中医药，1987，(1)：18)。

2.少海 Shàohǎi

【定位】屈肘，当肘横纹内侧端与肱骨内上髁连线的中点处。

【主治】心痛，肘臂挛痛，瘰疬，头项痛，腋胁痛。

【刺灸法】直刺0.5~1寸。

【附注】手少阴经"合穴"。

3.灵道 Língdào

【定位】在前臂掌侧，当尺侧腕屈肌腱的桡侧缘，腕横纹上1.5寸。

【主治】心痛，暴喑，肘臂挛痛。

【刺灸法】直刺 0.3~0.5 寸。

【临床应用】

按摩灵道穴治疗冠心病心绞痛：在穴位压诊过程中，发现 93%左右的冠心病病人，左侧灵道穴有明显压痛反应，用按摩灵道穴之法治疗冠心病 48 例，疗效颇佳。方法是按摩灵道穴于压痛明显处，用拇指指腹揉穴位 1.5 分钟，再重压按摩 2 分钟，后以轻揉 1.5 分钟结束，每日 1 次，15 次为一疗程。结果：治疗冠心病心绞痛 48 例，显效 20 例，改善 17 例，无效 10 例，加重 1 例(盖国才，李佩群.中国针灸，1984，4(6)：9)。

【附注】手少阴经“经穴”。

4.通里 Tōnglǐ

【定位】在前臂掌侧，当尺侧腕屈肌腱的桡侧缘，腕横纹上 1 寸。

【主治】心悸，怔忡，暴喑，舌强不语，腕臂痛。

【刺灸法】直刺 0.3~0.5 寸。

【临床应用】

针刺通里治疗喑症：治疗喑症时，单用哑门、廉泉疗效很差，加用通里一穴，疗效卓著。先针哑门、廉泉，再针通里，留针 15 分钟，用中等强度刺激，捻转以达到酸感为止，每 6~10 分钟行针 1 次。针通里时，酸感中常有麻感，特别敏锐。患者常在进针时喊出声来，一般用捻转进针，刺 0.3~0.6 寸，其酸感可直达小指引至手臂(江一平.江苏中医，1957，(3)：43)。

【附注】手少阴经络穴。

5.阴郄 Yīnxì

【定位】在前臂掌侧，当尺侧腕屈肌腱的桡侧缘，腕横纹上 0.5 寸。

【主治】心痛，惊悸，骨蒸盗汗，吐血，衄血，暴喑。

【刺灸法】直刺 0.3~0.5 寸。

【临床应用】

针灸阴郄穴治疗肺结核盗汗：用补法，即轻轻进针与出针，施行一般捻转手法，等病人感觉酸麻到达掌侧和指根便出针，而且不需要留针。灸则以半粒米样大的艾炷 3~5 壮为度(刘健全.浙江中医杂志，1987，(10)：14)。或用艾灸阴郄穴治疗盗汗 20 例，发现多有感传发生，基本上是沿手少阴心经进入心前区，正当心脏部位时感应逐渐扩大，多为温热，并伴有蚁行、盘旋或重压等感觉，时间长短不等，可自数分钟至数十分钟。治疗后 18 例显效(周榍声.中医杂志，1983，24(1)：58)。

【附注】手少阴经郄穴。

6.神门 Shénmén

【定位】在腕部，腕掌侧横纹尺侧端，尺侧腕屈肌腱的桡侧凹陷处。

【主治】心病，心烦，惊悸，怔忡，健忘，失眠，癫狂痫，胸胁痛。

【刺灸法】直刺 0.3~0.5 寸。

【临床应用】

(1)梅花针刺激神门穴治疗烦躁不安:高热患者烦躁不安或有谵语、失眠,用一般镇静剂治疗无效时,用梅花针叩打神门穴5分钟,病人即能安静下来(贵州市传染病院.护理杂志,1960,(1):39)。

(2)针刺神门治失眠:以神门穴为主,佐以完骨、足三里治疗失眠2485例,进针后以提插结合捻转,通调经气,依法施行补虚泻实,一般留针20~40分钟,每日一次,12~15次为1个疗程。部分久病体虚患者,以艾条温灸神门或百会穴20分钟。对入睡难者,睡前温灸,获效尤佳。治愈率44.1%,有效率98.9%(程隆光.中国针灸,1986,6(6):18)。

(3)针刺神门穴治疗惊悸:治疗因精神刺激、惊恐所致之惊悸,取双侧神门穴,直刺0.3~0.5寸,手法为中强度刺激,留针30分钟,每10分钟行针1次,每日1次,一般3~5次即可(高世超.河南中医,1983,(2):22)。

(4)针刺神门穴治疗嗜眠症:治疗1例嗜眠患者,取双侧神门穴,消毒后以28号1寸毫针刺入,行泻法,得气后留针30分钟,每5分钟行针1次,每日1次。如法针7次后虽有困意,但可控制,共治10次而愈(陈福连.江苏中医杂志,1985,(11):38)。

【附注】手少阴经“输穴”,心经原穴。

7.少府 Shàofǔ

【定位】在手掌面,第4、5掌骨之间,握拳时,当小指尖处。

【主治】心悸,胸痛,小便不利,遗尿,阴痒痛,小指挛痛。

【刺灸法】直刺0.3~0.5寸。

【附注】手少阴经“荥穴”。

8.少冲 Shàochōng

【定位】在小指末节桡侧,距指甲角0.1寸。

【主治】心悸,心痛,胸胁痛,癫狂,热病,昏迷。

【刺灸法】浅刺0.1寸或点刺出血。

【附注】手少阴经“井穴”。

六、手太阳小肠经

(一)经脉循行

起于手小指外侧端,沿手背外侧至腕部直上,沿前臂外侧后缘,经尺骨鹰嘴与肱骨内上髁之间,向上沿上臂外侧后缘,出于肩关节,绕行肩胛部,交于大椎向下入缺盆部联络心脏,沿食管向下穿过膈,抵达胃部,连属于小肠。

缺盆部支脉:从缺盆向上沿颈部,上达面颊,抵目外眦,再向后进入耳中。

颊部支脉:上行到目眶下,抵达鼻到目内眦,交于足太阳膀胱经(图1-7)。

(二)主要病候

少腹痛,腰脊痛引睾丸痛,耳聋,目黄,颊肿,咽喉肿痛,肩臂外侧后缘痛等。

（三）主治概要

主治头、项、耳、目、喉咽病，热病，神志病及经脉循行部位的其他病症。

（四）本经常用腧穴

1.少泽 Shàozé

【定位】在小指末节尺侧，距指甲角0.1寸。

【主治】头痛，目翳，咽喉肿痛，乳痈，乳汁少，昏迷，热病。

【刺灸法】浅刺0.1寸或点刺出血。

【临床应用】

以少泽放血为主治疗乳汁不足：少泽穴浅刺1分，小幅度捻转7~8次，留针1分钟；针尖向上沿皮刺膻中穴5分，小幅度捻转0.5分钟，留针5分钟，运针1次；横刺乳根穴3分，小幅度捻转0.5分钟，留针3分钟。出针后均按揉针孔。某患者产后20余天乳汁全无，经本法治疗4~5小时后乳汁即下，随访1月乳汁一直充足（正锦槐.浙江中医杂志，1984，19(1)：39）。

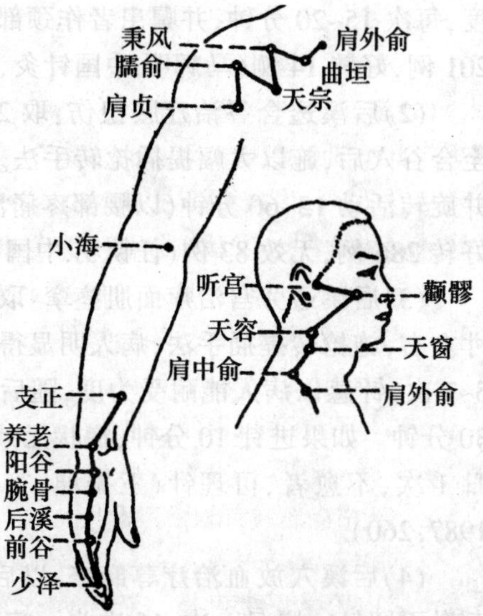

图1-7 手太阳小肠经

【附注】手太阳经所出为"井"。

2.前谷 Qiángǔ

【定位】在手掌尺侧，微握拳，当小指本节（第5指掌关节）前的掌指横纹头赤白肉际。

【主治】头痛，目痛，耳鸣，咽喉肿痛，乳少，热病。

【刺灸法】直刺0.3~0.5寸。

【临床应用】

针刺前谷穴治疗流行性腮腺炎：取双侧前谷穴，快速垂直进针，进针1分左右（至骨膜），强刺激，来回捻转7~8次，不留针，隔日1次。结果：300例均治愈（王俊清.中级医刊，1989，24(2)：55）。

【附注】手太阳经所溜为"荥"。

3.后溪 Hòuxī

【定位】在手掌尺侧，微握拳，当小指本节（第5指掌关节）后的远侧掌横纹头赤白肉际。

【主治】头项强痛，目赤，耳聋，咽喉肿痛，腰背痛，癫狂痫，疟疾，手指及肘臂挛痛。

【刺灸法】直刺0.5~1寸。

【临床应用】

(1)针刺后溪穴治疗落枕：取患者双侧后溪穴，直刺0.3~0.5寸，进针后强刺激。得气后用626治疗机接通脉冲直流电，频率40~50次/分钟，强度以患者能耐受为度，每次15~20分钟，并嘱患者作颈部左右旋转，前后活动。结果：215例患者，痊愈201例，好转14例(马辉明.中国针灸，1984，4(5)：22)。

(2)后溪透合谷治疗腰扭伤：取28号3寸不锈钢毫针，垂直刺入后溪穴，针透至合谷穴后，施以大幅提插捻转手法。得气后，令患者带针作腰部前屈后伸、侧屈，并旋转活动15~60分钟(以腰部疼痛消失为度)。结果：治疗1000例，治愈631例，好转286例，无效83例(任钦明.中国针灸，1987，7(2)：40)。

(3)后溪透劳宫治疗面肌痉挛：取病侧后溪穴快速进针，向劳宫穴方向直刺1.5寸左右，施捻转提插手法，病人明显得气后，大幅度来回捻转2~3次，再次提插手法5~7次，针感以病人能耐受为度，随后每隔3~5分钟重复1次，待症状消失后，留针30分钟。如果进针10分钟，症状无减轻者，取对侧后溪穴用同样手法两侧施术，每日1次，不愈者，可理针(王振坤，等.现代针灸临床聚英.北京，中医古籍出版社.1987：260)。

(4)后溪穴放血治疗荨麻疹：以后溪穴为主，点刺放血，配曲池、足三里快速强刺激不留针。隔日一次，15次为一疗程。结果：20例中，18例痊愈，2例显效(陈桂彩，等.中国针灸，1984，4(2)：48)。

(5)艾灸后溪穴治疗麦粒肿：用麦粒大艾炷，左病灸右，右病灸左，在后溪穴上行直接灸，每次1~3壮即可(李史光.新中医，1985，(1)：31)。

【附注】手太阳经所注为“输”；八脉交会穴之一，通督脉。

4.腕骨 Wàngǔ

【定位】在手掌尺侧，当第5掌骨基底与钩骨之间的凹陷处，赤白肉际。

【主治】头项强痛，耳鸣，目翳，黄疸，热病，疟疾，指挛腕痛。

【刺灸法】直刺0.3~0.5寸。

【临床应用】

泻腕骨祛诸痛：病在左侧者取右侧穴，病在右侧者取左侧穴，病在正中者取双侧穴；右侧疼痛严重者，先取左侧穴；左侧疼痛严重者，先取右侧穴。针刺深度为3~5分，采用泻法，留针1小时左右，妇女、老幼应酌情缩短留针时间。结果：数十例患者，均获显著疗效(吴国森.中医杂志，1959，(9)：67)。

【附注】手太阳经所过为“原”。

5.阳谷 Yánggǔ

【定位】在手腕尺侧，当尺骨茎突与三角骨之间的凹陷处。

【主治】头痛，目眩，耳鸣，耳聋，热病，癫狂痫，腕痛。

【刺灸法】直刺0.3~0.5寸。

【附注】手太阳经所行为“经”。

6.养老 Yǎnglǎo

【定位】在前臂背面尺侧，当尺骨小头近端桡侧缘凹陷中。

【主治】目视不明，肩、背、肘、臂酸痛。

【刺灸法】直刺或斜刺 0.5~0.8 寸。

【临床应用】

(1)针刺养老穴治疗急性腰扭伤:取养老穴,进针呈 50 度角,针尖斜向肘关节方向,深度 0.6~1 寸,得气后行针 1 分钟。结果:治疗 43 例,全部治愈(董树华.中医杂志,1981,22(9):75)。

(2)强刺激养老穴治疗落枕:针刺养老穴时,左痛取右,右痛取左,手法用强刺激,提插捻转加强针感,边刺激边让患者转动头颈,并前屈后仰,疼痛即可消失(陈凤山.河北中医,1984,(2):3)。

【附注】手太阳经郄穴。

7.支正 Zhīzhèng

【定位】在前臂背面尺侧,当阳谷与小海的连线上,腕背横纹上 5 寸。

【主治】头痛,目眩,热病,癫狂,项强,肘臂酸痛。

【刺灸法】直刺或斜刺 0.5~0.8 寸。

【临床应用】

针刺支正治疗舌尖疼痛:取双侧支正穴,捻转提插泻法,间隔 10 分钟行针 1 次,留针约 30 分钟即可(王永泰.上海针灸杂志,1988,7(4):4)。

【附注】手太阳经络穴。

8.小海 Xiǎohǎi

【定位】在肘内侧,当尺骨鹰嘴与肱骨内上髁之间凹陷处。

【主治】肘臂疼痛,癫痫。

【刺灸法】直刺 0.3~0.5 寸。

【附注】手太阳经所入为"合"。

9.肩贞 Jiānzhēn

【定位】在肩关节后下方,臂内收时,腋后纹头上 1 寸。

【主治】肩臂疼痛,瘰疬,耳鸣。

【刺灸法】直刺 1~1.5 寸。

【临床应用】

肩贞配天宗治疗乳痈:取肩贞、天宗,用 2~2.5 寸长毫针直刺(前后方向,切忌向躯体方向斜刺)。手法泻法(重刺激),进针后提插至有酸、麻、胀痛感觉,然后留针,并以艾卷灸针柄 30~40 分钟,每灸 5 分钟提插一次。在提插中,有的向肩胛和乳房扩散,灸至局部周围皮肤红晕面积达 3×3~4×4 平方厘米为度。结果:38 例中痊愈 28 例,显效 2 例,好转 3 例,无效 5 例(旅大市沙河口区中西医联合诊所.针灸杂志,1966,(2):38)。

10.臑俞 Nàoshū

【定位】在肩部,当腋后纹头直上,肩胛冈下缘凹陷中。

【主治】肩臂疼痛,瘰疬。

【刺灸法】直刺或斜刺 0.5~1.5 寸。

【临床应用】

臑俞风市大椎埋药、埋线治疗癫痫：取臑俞穴，配风市、大椎，按手术常规消毒穴位区，用 2%普鲁卡因 2~5 毫升作浸润麻醉。顺着经脉走行切口约 0.5 厘米，用蚊式止血钳顺经脉走行分离至肌层，再用弯式止血钳将肌层分离开约 0.3 厘米，将已高压灭菌之药物或肠线送入肌层内，缝合切口后包扎，七日拆线，四周后进行第二次治疗。每次药物用量，安坦：儿童 2 毫克/千克，成人 8 毫克/千克；苯妥英纳：儿童 8 毫克/千克，成人 40 毫克/千克；鲁米那：儿童 5 毫克/千克，成人 60 毫克/千克；肠线：儿童 00/1 厘米×5，成人 00/1 厘米×10。结果：埋药组 32 例中，显效 20 例，有效 10 例，无效 2 例；埋线组 20 例中，显效 12 例，有效 4 例，无效 4 例(李毅文，中国针灸，1986，6(5)：11)。

【附注】手、足太阳，阳维脉与阳跷脉交会穴。

11.天宗 Tiānzōng

【定位】在肩胛部，当冈下窝中央凹陷处，与第 4 胸椎相平。

【主治】肩胛疼痛，气喘，乳痈。

【刺灸法】直刺或斜刺 0.5~1 寸。

【临床应用】

(1)天宗穴注药治疗失眠：取左天宗穴内侧 0.2~0.3 厘米明显敏感点处(个别患者还能查到米粒大小的扁平结节)，用呋喃硫胺及维生素 B_1 各一支注射，隔日一次，12 次为一疗程，共治 1~3 个疗程。结果：170 例患者，显效 79 例，有效 75 例，无效 16 例(林素筠.四川中医，1983，1(5)：17)。

(2)推拿天宗穴治疗呃逆：嘱患者脱上衣端坐。术者左手挟持其肩部，右手拇指指端着于同侧天宗穴上，作有节律地推动，间以盘旋动作，亦即交替施行推、揉两法，手法要重，以患者能忍受为度，酸麻胀愈强烈，效果愈好。一般每次推拿一侧穴位 3~5 分钟即可。顽固病例需推拿双侧穴位，每日 1 次，3 次为 1 个疗程。结果：治疗 64 例，大多在 3~5 分钟内 1 次治愈(李安梁.新医药学杂志，1978，(4)：15)。

12.秉风 Bǐngfēng

【定位】在肩胛部，冈上窝中央，天宗直上，举臂有凹陷处。

【主治】肩胛疼痛，上肢酸麻。

【刺灸法】直刺或斜刺 0.5~1 寸。

【临床应用】

斜刺秉风治疗颈肩肌筋膜炎：主穴秉风，如持物受限配肩髃，不能俯仰配大杼。秉风直刺 3~5 分，得气后连续强刺激，使针感沿着手太阳经脉传导颈肩部，随后起针，贴以伤湿止痛膏。复刺肩髃 1.2 寸，用泻法，留针 20 分钟。大杼直刺 5 分，用泻法。隔日针刺 1 次，10 日为 1 个疗程。结果：72 例患者，痊愈 38 例，显效 24 例，好转 8 例，无效 2 例(何华庭.中医杂志，1984，25(12)：33)。

【附注】手三阳与足少阳经交会穴。

13.曲垣 Qūyuán

【定位】在肩胛部,冈上窝内侧端,当臑俞与第2胸椎棘突连线的中点处。

【主治】肩胛疼痛。

【刺灸法】直刺或斜刺0.5~1寸。

14.肩外俞 Jiānwàishū

【定位】在背部,当第1胸椎棘突下,旁开3寸。

【主治】肩背疼痛,颈项强急。

【刺灸法】斜刺0.5~0.8寸。

【临床应用】

肩外俞穴治疗高血压病:局部消毒后,用针缓慢刺入到七八分时,较快地把针提至肌表(注意不可提至皮外部),往返数次,局部有压重酸麻的感觉后,即留针40~50分钟。针时不可太快,恐惹起再度的反应,个别患者针后曾一度血压升高,次日即可下降。还可对症配穴,如失眠配神门、心胸痛闷配内关、头晕眩配天柱等。结果:治疗46例,痊愈12例,显著进步8例,进步12例,无效7例,不明显者7例(马孝忱.山西医学杂志,1959,(2):53)。

15.肩中俞 Jiānzhōngshū

【定位】在背部,当第7颈椎棘突下,旁开2寸。

【主治】咳嗽,气喘,肩背疼痛,目视不明。

【刺灸法】斜刺0.5~0.8寸。

16.天窗 Tiānchuāng

【定位】在颈外侧部,胸锁乳突肌的后缘,扶突后,与喉结相平。

【主治】耳鸣,耳聋,咽喉肿痛,颈项强痛,暴喑。

【刺灸法】直刺0.5~1寸。

【临床应用】

针刺天窗治疗肩周炎:取天窗穴,针入0.5~1寸,施以捻转提插泻法,使针感到达肩部疼痛部位,循着上臂、前臂到手指。若患者肩胛部疼痛再将针提至皮下转向后侧继续施以同样手法,使针感到达肩胛后部。本法治疗不留针,每周3次。结果:治疗30例,痊愈11例,显效12例,有效6例,无效1例(庄文颖.上海针灸杂志,1989,8(3):25)。

17.颧髎 Quánliáo

【定位】在面部,当目外眦直下,颧骨下缘凹陷处。

【主治】口眼歪斜,眼睑瞤动,齿痛,颊肿。

【刺灸法】直刺0.3~0.5寸,斜刺或平刺0.5~1寸。

【临床应用】

针刺颧髎穴治疗三叉神经痛:取颧髎穴,沿外眼角直下颧骨下缘凹陷处,以3寸毫针垂直进针2.0~2.5厘米时,即出现象触电似的针感,扩散整个面颊部。针用泻法或平补平泻法，留针15~30分钟，每隔10分钟行针一次，一般每天针一次或隔日一次，10次为一疗程。结果：治疗65例，痊愈40例，显效12例，好转9例，无效4例(崔述贵.针灸学报，1989，(51)：26)。

【附注】(1)手少阳、太阳经交会穴；(2)《类经图翼》：禁灸。

18.听宫 Tīnggōng

【定位】在面部，耳屏前，下颌骨髁状突的后方，张口时呈凹陷处。

【主治】耳鸣，耳聋，聤耳，齿痛，癫狂痫。

【刺灸法】张口，直刺1~1.5寸。

【临床应用】

(1)针刺听宫穴治疗三叉神经痛：患者自然闭口，取患侧听宫穴，用30号1寸毫针，直刺6~7分深，进针时以患者无痛觉为准。留针30~60分钟，每隔10分钟行针1次。用平补平泻手法，如病程长或疼痛剧烈，可留针1至数小时。结果：治疗63例，痊愈44例，显效11例，有效8例(张凤舞.河北中医，1983，(3)：36)。

(3)听宫配翳风治疗突发性耳聋：先以右手拇指尖由轻至重按压患侧听宫和翳风穴，使患者有酸麻胀感，然后用1.5寸毫针针刺听宫穴0.5~1寸，针刺翳风1~1.5寸，留针15~30分钟，留针期间不时捻转。一般一次便可获效(蒋文逸.四川中医，1985，3(10)：43)。有人用“发蒙”针刺法治疗耳聋：患者取坐位，医者左手拇指切听宫穴，右手持针直刺进针2毫米，同时嘱患者用手紧捏两鼻孔，感两耳内腔鼓膜有声响为度，术者小幅度捻转针体，使病人自觉有针感放散至耳即可，留针15分钟后，重复捻转1次，30分钟起针（于正群. 中医杂志，1983，24(10)：64)。

【附注】手、足少阳与手太阳经交会穴。

七、足太阳膀胱经

(一)经脉循行

起于目内眦，上行额部，交会于巅顶，从巅顶入络于脑，复出浅表，经过项部，沿肩胛部内侧，挟脊柱两侧到达腰部，从脊旁肌肉进入体腔联络肾脏，属于膀胱。

巅顶部支脉：从头顶到颞颥部。

腰部支脉：向下挟脊两旁，通过臀部，进入腘窝内。

后项部支脉：通过肩胛骨内缘直下，经过臀部下行，沿大腿后外侧与腰部下来的支脉会合于腘窝中。从此向下，穿过腓肠肌，出于外踝后，沿第五跖骨粗隆，至小趾外侧端，与足少阴经相接(图1–8)。

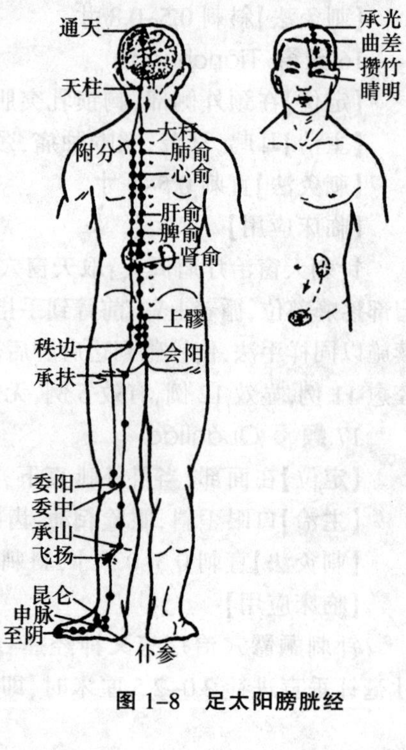

图1–8 足太阳膀胱经

(二)主要病候

小便不通,遗尿,癫狂,疟疾,目痛,见风流泪,鼻塞多涕,鼻衄,头痛,项、背、臀部及下肢循行部位痛麻等。

(三)主治概要

主治头、项、目、背、腰、下肢部病症及神志病,背部第一侧线的背俞穴及第二侧线相平的腧穴,主治与其相关的脏腑病证和有关的组织器官病证。

(四)本经常用腧穴

1.睛明 Jīngmíng

【定位】在面部,目内眦角稍上方凹陷处。

【主治】目赤肿痛,流泪,视物不明,目眩,近视,夜盲,色盲。

【刺灸法】嘱患者闭目,医者左手轻推眼球向外侧固定,左手缓慢进针,紧靠眶缘直刺0.5~1寸。不捻转,不提插(或只轻微地捻转和提插)。出针后按压针孔片刻,以防出血。本穴禁灸。

【临床应用】

(1)按压睛明穴治疗危重病人呃逆:医者用拇、食指分别按压在患者双侧睛明穴上,按压力量由小至大,以患者能忍受为度,一般半分钟即可见效。报道6例危重病人用此法,均收满意效果(赵建平.河南中医,1991,11(2):40)。

(2)深刺睛明穴治疗尿崩:用毫针轻轻刺入皮内之后缓缓直刺,不提插捻转,深约2.5寸左右时,留针30分钟,最后将针轻轻垂直拔出。报道了2例因垂体功能失常所致的尿崩症,均治愈(马端寅.上海针灸杂志,1983,2(3):28)。

(3)刺睛明穴治疗遗尿:患者仰靠或仰卧闭目,穴位常规消毒,医者左手固定眼球,右手持针于睛明穴缓慢刺入0.5~1.0寸,不捻转提插,留针20~30分钟,日一次,10次为一疗程。结果:65例功能性遗尿患者,经2个疗程的治疗,痊愈50例,好转11例,无效4例(董敖齐.浙江中医杂志,1986,21(8):375)。

(4)睛明穴治疗青少年近视:取患者睛明穴,深刺1~2寸,留针20~30分钟。一般不提插不捻转,多呈现酸胀感即可。出针时局部轻按,以防出血。日一次,10次为一疗程,疗程间休息3~5天。结果:67例患者,痊愈23例,显效25例(于莉莉.针灸学报,1989,5(4):39)。

(5)单刺睛明穴治疗急性结膜炎:取睛明穴,患者平坐面向医者,头微低,用2~2.5寸毫针。医者左手轻推眼球向外侧固定,右手缓慢进针,紧靠眶缘直刺1.5~2寸,用泻法使患者感到酸麻胀痛,并且有不自主的流泪。留针30分钟,每隔10分钟行针一次,行针时轻微地捻转和提插。结果:153例患者全部痊愈(鲁长中.上海针灸杂志,1991,10(4):43)。

(6)针睛明治疗冷泪:患者闭目仰卧,将泪水擦干净,消毒后用毫针沿眼眶内缘直刺入皮层,缓慢刺入0.7~1.0寸左右,留针30分钟,不提插、不捻转,日一次,5次为一疗程。结果:21例患者,痊愈18例,好转3例(慕容瑞雄.中国针灸,1984,4(2):16)。

【附注】手足太阳、足阳明、阴跷、阳跷五脉交会穴。(《素问·气府论·注》)

2.攒竹 Cuánzhú

【定位】在面部,当眉头陷中,眶上切迹处。

【主治】头痛,口眼歪斜,目视不明,流泪,目赤肿痛,眼睑瞤动,眉棱骨痛,眼睑下垂。

【刺灸法】平刺 0.5~0.8 寸。禁灸。

【临床应用】

(1)指压攒竹治疗呃逆:患者取坐位或卧位,医者以两手拇指按压攒竹,压力由轻至重,以患者有酸胀感,且能耐受为度。每次按压 1 分钟,如无效或复发,可连续按压 2~3 次。结果:45 例患者,全部治愈(张化南.广西中医药,1990,13(6):8)。

(2)针攒竹穴终止室上性心动过速:患者取坐位或仰卧位,局部常规消毒后,用 1~1.5 寸毫针斜刺进入皮下 3~5 分深,得气后留针 3~15 分钟。留针时间每隔 2~3 分钟捻转一次,针刺强度据患者耐受度而定(王明华,张艉.中医杂志,1982,23(3):29)。

(3)攒竹配印堂治疗急性腰扭伤:取攒竹、印堂穴,用平补平泻手法,留针30 分钟,在留针期间每隔 10 分钟行针一次,行针时嘱患者活动患腰。结果:100 例患者,痊愈 62 例,显效 5 例,好转 3 例(薛浩.上海针灸杂志,1989,8(3):47)。

3.眉冲 Méichōng

【定位】在头部,当攒竹直上入发际 0.5 寸,神庭与曲差连线之间。

【主治】头痛,眩晕,鼻塞,癫痫。

【刺灸法】平刺 0.3~0.5 寸。

4.天柱 Tiānzhù

【定位】在项部大筋(斜方肌)外缘之后发际凹陷中,约当后发际正中旁开1.3 寸。

【主治】头痛,项强,鼻塞,癫狂痫,肩背病,热病。

【刺灸法】直刺或斜刺 0.5~0.8 寸,不可向内上方深刺,以免伤及延髓。

5.大杼 Dàzhù

【定位】在背部,当第 1 胸椎棘突下,旁开 1.5 寸。

【主治】咳嗽,发热,项强,肩背痛。

【刺灸法】斜刺 0.5~0.8 寸。

【临床应用】

针刺加放血治疗麦粒肿:取患者大杼穴,常规消毒,用 26 号 0.5~1 寸毫针垂直刺入 4~6 分深,得气后提针放血,不留针,日一次。用此法治疗 98 例患者,全部治愈(张连成.北京中医,1988,(3):41)。

【附注】(1)八会穴之一,骨会大杼;手足太阳经交会穴。(2)本经背部诸穴,不宜深刺,以免伤及内部重要脏器。

6.风门 Fēngmén

【定位】在背部,当第 2 胸椎棘突下,旁开 1.5 寸。

【主治】伤风,咳嗽,发热头痛,项强,胸背痛。

【刺灸法】斜刺 0.5~0.8 寸。

【临床应用】

风门穴注药治疗变态反应性鼻炎:取患者双侧风门穴,用 TB 注射器即 4 号或 4.5 号注射针头,在每侧穴位上各注射康宁克通—A10 毫克(0.25 毫升)。结果:24 例患者,显效 21 例,有效 1 例,无效 2 例(赵长信,等,中医杂志,1990,31(7):43)。

【附注】足太阳经与督脉交会穴。

7.肺俞 Fèishū

【定位】在背部,当第 3 胸椎棘突下,旁开 1.5 寸。

【主治】咳嗽,气喘,吐血,骨蒸,潮热,盗汗,鼻塞。

【刺灸法】斜刺 0.5~0.8 寸。

【临床应用】

(1)挑刺肺俞穴治疗咳喘:患者取坐位或俯卧,双侧肺俞穴严格消毒后,用 1% 普鲁卡因 0.5 毫升作皮内注射麻醉(应皮试)。然后用三棱针挑破表皮,再挑断皮下部分白色纤维组织,挑后应严格消毒并覆盖敷料,10 天挑一次。挑后忌食生、冷、鱼腥、辛辣等刺激食物,并适当休息。结果:50 例患者(包括支气管炎、支气管哮喘),痊愈 10 例,有效 40 例(梅星.中国针灸,1991,11(5):封四)。

(2)阿托品肺俞穴注射治疗支气管扩张咯血:双侧肺俞穴常规消毒后,以注射器 7 号针头,斜行刺入 1.5 厘米左右,得气后注入药液(0.5 毫克,加生理盐水 3 毫升)1.5 毫升,日一次。结果:77 例患者,显效 49 例,好转 22 例,无效 6 例(王曙光,莫测.安徽中医学院学报,1990,(4):49)。

(3)肺俞穴注药治疗小儿支气管肺炎:用 2 毫升注射器,皮试针头,吸取药液(青霉素 5 万单位,链霉素 0.125 克)垂直刺入小儿肺俞穴,深约 0.5~1.0 厘米,回抽无血将药液徐徐注入,日 2 次。结果:50 例患儿全部治愈(郭生贵. 陕西新医药,1976,(6):40)。

【附注】肺的背俞穴。

8.厥阴俞 Juéyīnshū

【定位】在背部,当第 4 胸椎棘突下,旁开 1.5 寸。

【主治】咳嗽,心痛,胸闷,呕吐。

【刺灸法】斜刺 0.5~0.8 寸。

【附注】心包背俞穴。

9.心俞 Xīnshū

【定位】在背部,当第 5 胸椎棘突下,旁开 1.5 寸。

【主治】心痛,惊悸,咳嗽,吐血,失眠,健忘,盗汗,梦遗,癫痫。

【刺灸法】斜刺 0.5~0.8 寸。

【临床应用】

针刺心俞穴治疗发作性睡病：取患者双侧心俞穴，用 28 号一寸毫针，针尖斜向脊椎根进针，深约 5~8 分时刮柄得气，再行右旋弧捻针，引针感传至胸前为宜，留针 15 分钟，每日或隔日一次。报道 2 例均获愈(许正.新中医，1976，(4)：41)。

【附注】心的背俞穴。

10.督俞 Dūshū

【定位】在背部，当第 6 胸椎棘突下，旁开 1.5 寸。

【主治】心痛，胸闷，腹痛，寒热，气喘。

【刺灸法】斜刺 0.5~0.8 寸。

11.膈俞 Géshū

【定位】在背部，当第 7 胸椎棘突下，旁开 1.5 寸。

【主治】呕吐，呃逆，气喘，咳嗽，吐血，潮热，盗汗。

【刺灸法】斜刺 0.5~0.8 寸。

【临床应用】

(1)针刺膈俞治疗血管性头痛：取患者双侧膈俞穴，常规消毒后，呈 75 度角向椎体斜刺，深约 1 寸。轻度提插捻转，使针感沿脊柱两侧或肋间传导，然后将 626 型治疗仪两极分别连于两针柄上，以患者感到背部酸麻困为度。留针 30 分钟，日一次，10 次为一疗程。结果：137 例患者，痊愈 79 例，显效 35 例，有效 20 例，无效 3 例(李正东.陕西中医，1986，6(7)：319)。

(2)指压膈俞治疗呃逆：患者取伏卧位或坐位，医者用两手拇指分别抵压患者两侧膈俞穴，用力下压以患者有酸胀感，但能忍受为度。一般 10 分钟即可收效(王瑞恒.中医杂志，1966，(2)：12)。

(3)膈俞放血加火罐治疗荨麻疹：取患者双侧膈俞穴，局部常规消毒后，用三棱针直刺约 0.5 厘米深，随即用真空罐拔在穴位上，6~8 分钟取下，见有少量鲜血流出即可(黑龙江齐齐哈尔市中医院，靳桂枝、付淑文、于晓红、张仁尊)。

【附注】八会穴之一，血会膈俞。

12.肝俞 Gānshū

【定位】在背部，当第 9 胸椎棘突下，旁开 1.5 寸。

【主治】黄疸，胁痛，吐血，目赤，目眩，雀目，癫狂痫，脊背痛。

【刺灸法】斜刺 0.5~0.8 寸。

【临床应用】

(1)肝俞刺血治疗复发性麦粒肿：取患侧肝俞穴，行局部常规消毒后，用 26 号或 28 号 1 寸毫针，斜向下刺入肝俞穴，深约 4~6 分左右。得气后行强刺激泻法，捻转数次后出针(缓缓退出)，并开大针孔。出针后挤压穴位周围，使其从针孔流出小滴血液，一般为 5~8 滴左右。结果：12 例患者全部在 3 次内治愈(吴速新，等.中国针灸,1985,5(3):27)。

(2)肝俞配脾俞治疗眼睑下垂:取患者肝俞、脾俞,用30号一寸长不锈钢针直刺0.5~0.8寸,得气后行捻转针法,使患者局部有酸胀感。再以艾绒点燃于针柄上,一次3~5炷。日一次,七次为一疗程。结果:52例患者,痊愈49例,显效2例,无效1例(乐树生.针灸学报,1989,5(3):29)。

【附注】肝的背俞穴。

13.胆俞 Dǎnshū

【定位】在背部,当第10胸椎棘突下,旁开1.5寸。

【主治】黄疸,口苦,肋痛,肺痨,潮热。

【刺灸法】斜刺0.5~0.8寸。

【临床应用】

(1)按摩胆俞穴治疗胆道蛔虫症:使患者俯卧或伏案,充分暴露胆俞穴。医者用拇指同时按揉其胆俞穴,压力由轻渐重,以患者感到局部酸胀为度,按揉时间以症状缓解或消失为好。结果:20例患者,按后痛止10例,明显好转8例,无效2例(郑小敏.福建中医药,1988,19(6):3)。

(2)胆俞穴注入维生素K_3治疗胆绞痛:穴位常规消毒后,用6号针头向椎体方向刺入1~1.5寸,轻度提插使之得气,回抽无血每穴注入维生素K_3 4毫克,日一次。结果:28例患者,27例获效,1例无效(何大清.湖南医药杂志,1986,3(3):178)。

【附注】胆的背俞穴。

14.脾俞 Pǐshū

【定位】在背部,当第11胸椎棘突下,旁开1.5寸。

【主治】腹胀,黄疸,呕吐,泄泻,痢疾,便血,水肿,背痛。

【刺灸法】斜刺0.5~0.8寸。

【临床应用】

灸脾俞治疗寒性带下:取患者双侧脾俞穴,用点燃艾条温和灸,以患者皮肤红晕为度,约20~30分钟。日一次,10次为一疗程,疗程间隔3~5天。一般多在第三疗程显效(宁夏医学院,孙瑜)。

【附注】脾的背俞穴。

15.胃俞 Wèishū

【定位】在背部,当第12胸椎棘突下,旁开1.5寸。

【主治】胸胁痛,胃脘痛,呕吐,腹胀,肠鸣。

【刺灸法】斜刺0.5~0.8寸。

【临床应用】

胃俞注入异丙嗪治疗失眠:异丙嗪12.5毫克,单侧胃俞穴注射,日一次,左右交替,睡前注射,12次为一疗程。通过96例住院治疗,总有效率为94.7%,与对照组比较有非常显著的差异($P<0.001$)(李焕堂.临床荟萃,1990,5(2):72)。

【附注】胃的背俞穴。

16.三焦俞 Sānjiāoshū

【定位】在腰部,当第 1 腰椎棘突下,旁开 1.5 寸。

【主治】肠鸣,腹胀,呕吐,泄泻,痢疾,水肿,腰背强痛。

【刺灸法】直刺 0.5~1 寸。

【附注】三焦背俞穴。

17.肾俞 Shènshū

【定位】在腰部,当第 2 腰椎棘突下,旁开 1.5 寸。

【主治】遗尿,遗精,阳痿,月经不调,白带,水肿,耳鸣,耳聋,腰痛。

【刺灸法】直刺 0.5~1 寸。

【临床应用】

肾俞注阿托品治疗夜尿症:取患者双肾俞穴,用 6 号针头刺入捻转进针,得气后每穴注入药液(阿托品 0.5 毫克加 2%普鲁卡因 2 毫升混均)1.5 毫升,隔日一次,5 次为一疗程。同时,注意晚餐少进流食。结果:75 例患者,74 例收到满意效果(霍智英.山西医药,1989,17(2):121)。

【附注】(1)肾的背俞穴。(2)据实验观察针刺对正常人水负荷后肾脏泌尿功能的影响,发现在大多数情况下,针刺肾俞或京门穴时可抑制肾脏的泌尿功能。

18.气海俞 Qìhǎishū

【定位】在腰部,当第 3 腰椎棘突下,旁开 1.5 寸。

【主治】肠鸣腹胀,痔漏,痛经,腰痛。

【刺灸法】直刺 0.5~1 寸。

19.大肠俞 Dàchángshū

【定位】在腰部,当第 4 腰椎棘突下,旁开 1.5 寸。

【主治】腹胀,泄泻,便秘,腰痛。

【刺灸法】直刺 0.8~1.2 寸。

【临床应用】

(1)深刺大肠俞治疗急性肠炎:取患者双侧大肠俞,采用挟持进针法垂直刺入,提插使患者针感(麻胀)传至足部或小腹部,留针 5~10 分钟,日一次。结果:20 例患者全部获痊愈(刘绍武.陕西中医,1985,6(8):367)。

(2)挑刺大肠俞治疗痔疮:患者反坐在靠椅上,双臂伏于椅背。穴位皮肤常规消毒,以穴为中心用 1%普鲁卡因作皮内麻醉,注成 1~1.5 厘米皮丘。医者用左手拇指用力向下固定皮肤,右手执器械操作。先用小尖刀,向上直挑破表皮(口长约 0.5 厘米),进而用粗针将真皮层的致密结缔组织纤维全部挑断,以暴露皮下脂肪为止。若出血多,可用无菌纱布压迫 3~5 分钟,待血止后,用敷料固定,切忌术后感染。一般先左后右,待伤口自然愈合后,再行另一腧穴。结果:35 例患者,痊愈 26 例,好转6 例,无效 3 例(李春林.江苏医药,1977,(9):38)。

【附注】大肠背俞穴。

20.关元俞 Guānyuánshū

【定位】在腰部,当第5腰椎棘突下,旁开1.5寸。

【主治】腹胀,泄泻,小便频数或不利,遗尿,腰痛。

【刺灸法】直刺0.8~1.2寸。

【临床应用】

深刺关元俞愈诸疾:取其双侧关元俞,常规消毒后,用消毒好的26~28号三寸半长的毫针2根,垂直捻转进针,针尖稍斜向内侧,当针身刺入2.5寸左右,针尖接近神经干时,或向腰下部、下腹部放射为佳,这时适宜治疗腰、臀、骶、腹部病症。若针继续深刺2.5~3寸之间,多出现触电样针感,或沿着同侧下肢传至脚尖,这时适宜治疗下肢痿痹病症(王松荣.广西中医药,1987,10(2):32)。

21.小肠俞 Xiǎochángshū

【定位】在骶部,当骶正中嵴旁1.5寸,平第1骶后孔。

【主治】遗精,遗尿,尿血,白带,小腹胀痛,泄泻,痢疾,疝气,腰腿疼。

【刺灸法】直刺或斜刺0.8~1寸;灸3~7壮。

22.膀胱俞 Pángguāngshū

【定位】在骶部,当骶正中嵴旁1.5寸,平第2骶后孔。

【主治】小便不利,遗尿,泄泻,便秘,腰脊强痛。

【刺灸法】直刺或斜刺0.8~1.2寸。

【附注】膀胱背俞穴。

23.中膂俞 Zhōnglǚshū

【定位】在骶部,当骶正中嵴旁1.5寸,平第3骶后孔。

【主治】泄泻,疝气,腰脊强痛。

【刺灸法】直刺1~1.5寸。

【临床应用】

(1)中膂俞配会阳治疗阴茎勃起障碍:用28号5寸不锈钢毫针,以针体与皮肤呈70度角,缓缓从中膂俞向内下方刺入,经臀大肌通过坐骨大孔时,针下有沉紧的感觉,可继续捻转进针,当出现针感并向下腹及会阴部扩散时为中膂俞得气。会阳穴针尖向耻骨联合方向针刺,以针感向下腹及会阴部扩散为度。得气后据患者虚实情况,分别行补泻手法,留针20分钟,隔日一次,10次为一疗程。结果:75例患者,痊愈49例,显效21例,无效5例(单永华,等.中国针灸,1991,11(6):11)。

(2)深刺中膂俞治疗泌尿生殖器疾病:取患者双侧中膂俞,用28号3寸长针,以60度角针刺,经臀大肌通过坐骨大孔,以针感向下腹及会阴部放散为度。一般留针20~25分钟,每日或隔日一次,对白浊、遗尿、癃闭等均有效(张载义.实用医学杂志,1987,(2):37)。

24.白环俞 Báihuánshū

【定位】在骶部,当骶正中嵴旁1.5寸,平第4骶后孔。

【主治】遗尿,疝气,遗精,月经不调,白带,腰部疼痛。

【刺灸法】直刺1~1.5寸。

25.上髎 Shàngliáo

【定位】在骶部,当髂后上棘与中线之间,适对第1骶后孔处。

【主治】大小便不利,月经不调,带下,阴挺,遗精,阳痿,腰痛。

【刺灸法】直刺1~1.5寸。

26.次髎 Cìliáo

【定位】在骶部,当髂后上棘内下方,适对第2骶后孔处。

【主治】疝气,月经不调,痛经,带下,小便不利,遗精,腰痛,下肢痿痹。

【刺灸法】直刺1~1.5寸。

【临床应用】

(1)大泻次髎治疗痛经:患者俯卧,充分暴露穴位。用28号2寸毫针刺入双侧次髎穴,深约1.5~2寸,大幅度捻转使患者臀部有强烈酸胀感,或小腹部有抽动感。一般自小腹痛之日开始针,不留针,多数一次便可获愈(宁夏医学院,孙瑜、高碧霄)。

(2)针刺次髎加火罐治疗白带:取患者次髎穴,用2~2.5寸毫针,朝下髎方向刺入,得气后使针感直达少腹或前阴。寒湿型配命门加灸,阴痒型配蠡沟,湿热型配三阴交。留针15~30分钟。针后加火罐15分钟。日一次,7日为一疗程。结果:治愈率为75%,显效率为25%(李欣欣.河南中医,1985,(6):13)。

(3)针双侧次髎穴治疗遗尿:穴位常规消毒后,用30号1.5寸毫针,直刺使病人小腹部抽胀感或麻胀感向下肢放散,留针30分钟,间隔10分钟行针一次。日一次,10次为一疗程便可收功(内蒙古伊克昭盟中医院,薛玉芳)。

27.中髎 Zhōngliáo

【定位】在骶部,当次髎下内方,适对第4骶后孔处。

【主治】便秘,泄泻,小便不利,月经不调,带下,腰痛。

【刺灸法】直刺1~1.5寸。

28.下髎 Xiàliáo

【定位】在骶部,当定位在骶部,当中髎下内方,适对第4骶后孔处。

【主治】腹痛,便秘,小便不利,带下,腰痛。

【刺灸法】直刺1~1.5寸。

29.会阳 Huìyáng

【定位】在骶部,尾骨端旁开0.5寸。

【主治】泄泻,便血,痔疾,阳痿,带下。

【刺灸法】直刺1~1.5寸。

【临床应用】

会阳加长强穴治疗癫痫：患者伏卧，固定并充分暴露会阳及长强穴，穴位常规消毒后，医者用一手中指按压在督脉上，食、无名指分别按压在足太阳膀胱经第一侧线上，自大椎至长强，大杼至白环俞，反复推按三次。然后用三棱针对准会阳穴(双)、长强穴，迅速刺入0.3厘米左右。立即出针，并拔火罐，3分钟起罐。再在背两侧拔火罐3~5次，以有血液或黏液流出为好，日一次，每周2次，10次为一疗程。结果：23例患者，显效9例，好转12例，无效2例(蒋声基，等.安徽中医学院学报，1988，7(3)：39)。

30.承扶 Chéngfú

【定位】在大腿后面，臀下横纹的中点。

【主治】腰骶臀股部疼痛，痔疾。

【刺灸法】直刺1~2寸。

【临床应用】

承扶配殷门按摩治疗腰腿痛：先令患者裸背俯卧，用椒盐酒揉擦背部及股部，连续三遍。然后施以拔、摩、啄、捏、拍等手法各三遍，以局部肌肉、组织松驰为度。最后在承扶、殷门二穴上按揉五分钟便可收功(林贞相.四川中医，1988，6(2)：52)。

31.殷门 Yīnmén

【定位】在大腿后面，当承扶与委中的连线上，承扶下6寸。

【主治】腰痛，下肢痿痹。

【刺灸法】直刺1~2寸。

【临床应用】

深刺殷门穴治疗急性腰肌扭伤：取患侧殷门穴，刺入约1.5~2寸左右，以患者有触电感、酸胀、向足跟或向臀部放射为度。一手捻针，一手按揉腰部的痉挛肌肉。或一边捻针，嘱病人连续深呼吸。在患者患部肌肉松驰后，即可出针。结果：23例患者，显效21例，良好2例(朱长生.上海针灸杂志，1984，3(2)：17)。

32.浮郄 Fúxì

【定位】在腘横纹外侧端，委阳上1寸，股二头肌腱的内侧。

【主治】便秘，股腘部疼痛，麻木。

【刺灸法】直刺1~1.5寸。

33.委阳 Wěiyáng

【定位】在腘横纹外侧端，当股二头肌腱的内侧。

【主治】腹满，小便不利，腰脊强痛，腿足挛痛。

【刺灸法】直刺1~1.5寸。

【附注】三焦经下合穴。

34.委中 Wěizhōng

【定位】在腘横纹中点，当股二头肌腱与半腱肌肌腱的中间。

【主治】腰痛，下肢痿痹，腹痛，吐泻，小便不利，遗尿，丹毒。

【刺灸法】直刺1~1.5寸,或用三棱针点刺腘静脉出血。

【临床应用】

(1)委中穴刺血愈诸疾:委中穴常规消毒后,用三棱针在其淤阻明显的脉络上,快速点刺使其自然出血,并自然停止,然后可按压片刻。隔1~3日放血一次,用此治疗呕吐、痛经等各种因淤血而致的病证均获良效(江西省贵溪县中医院,翟兴明、翟润民)。

(2)点刺委中治疗急性腰扭伤:患者面壁而立,小腿伸直。常规消毒穴位后,用三棱针或7号注射针头,快速点刺怒张静脉使之出血,一般出血5~10毫升,双侧委中同时进行。术后配合腰部按摩片刻。一周一次。结果:21例患者均获满意效果(吴义才.安徽中医学院学报.1988,7(2):43)。

(3)针刺配合按摩治疗腰棘间韧带损伤:用28号2寸毫针,直刺委中穴,然后施以提插、捻转泻法,使针感向腰部或下肢放射。留针20分钟。留针期间,医者分别在腰骶部行拿、捏、摇、滚手法,10~15分钟,最后拍打3~5分钟。日一次,6次为一疗程。结果:80例患者,近期疗效总有效率为98.75%,远期疗效总有效率为93.75%(王富春,景宽.江苏中医杂志.1989,(8):21)。

【附注】足太阳经所入为“合”。

35.膏肓 Gāohuāng

【定位】在背部,当第4胸椎棘突下,旁开3寸。

【主治】咳嗽,气喘,肺痨,健忘,遗精,完谷不化。

【刺灸法】斜刺0.5~0.8寸。

【临床应用】

(1)膏肓俞贴药治疗慢性支气管咳喘:药粉0.5克(百部75克,白芥子25克,氨茶碱10克,醋酸强的松0.5克,扑尔敏0.4克,共为粉备用)与鲜姜末拌匀,摊在胶布上,范围3×3厘米,贴敷于双侧膏肓俞上。20小时取下,间隔一天后可再贴敷。发作时每周2~3次,好转后每周一次,连续治疗2个月。咳喘严重者,可加双侧肺俞,夏秋季发作或偏热性者药末加石膏0.2克。结果:131例患者,有效率达90%以上(佘贤传.四川中医,1984,2(2):58)。

(2)针刺膏肓俞治疗疟疾寒颤:在疟疾发作时,取患者双侧膏肓俞,常规针刺,捻转轻刺激,一般寒颤即可立止。用本法治疗十余例患者,均一次获愈,且获远期疗效(陈得心,上海针灸杂志,1983,2(1):46)。

(3)挑刺膏肓俞治疗急症:先在患者穴位上用硬币或瓷器醮食油刮数下,可出现数目不等的淤血点。再以针柄压按,若压之不起,且刺之不痛者为挑刺点。然后用针挑破皮肤,使血液外流及患者感到疼痛为止。后外敷无菌纱布,包扎之。对头痛、昏蒙、憋气、呕吐等病,多效(赵永久.对挑刺膏肓俞临床急救作用体会.第二届全国针灸针麻学术讨论会论文.1984年)。

36.膈关 Gěguān

【定位】在背部，当第7胸椎棘突下，旁开3寸。

【主治】胸闷，嗳气，呕吐，脊背强痛。

【刺灸法】斜刺0.5~0.8寸。

37.阳纲 Yánggāng

【定位】在背部，当第10胸椎棘突下，旁开3寸。

【主治】肠鸣，腹痛，泄泻，黄疸，消渴。

【刺灸法】斜刺0.5~0.8寸。

38.志室 Zhìshì

【定位】在腰部，当第2腰椎棘突下，旁开3寸。

【主治】遗精，阳痿，小便不利，水肿，腰脊强痛。

【刺灸法】斜刺0.5~0.8寸。

39.秩边 Zhìbiān

【定位】在臀部，平第4骶后孔，骶正中嵴旁开3寸。

【主治】小便不利，便秘，痔疾，腰骶痛，下肢痿痹。

【刺灸法】直刺1.5~2寸。

【临床应用】

(1)深刺秩边穴治疗膀胱尿道炎：穴位常规消毒后，用5寸毫针直刺或稍斜向会阴部刺入，深约3~4寸。得气后均匀捻转，以针感传到会阴部即可(李枫.中国针灸，1981，1(3)：44)。

(2)针刺秩边穴治疗手术后尿潴留：用3寸或3.5寸长的28号毫针，从秩边穴垂直刺入，用捻转提插手法使针感下传至小腿、少腹或会阴部，留针2~3分钟。结果：25例患者，痊愈23例，好转1例，无效1例(张瑞金.针灸学报，1990，6(1)：10)。

(3)单刺秩边穴治疗精索神经痛：取患侧秩边穴，用28号毫针垂直刺入皮下，然后针尖稍向内侧斜刺入深约3寸，以患者睾丸与附睾出现上提紧缩感为度，行平补平泻手法，留针20分钟即可(李明善.浙江中医杂志，1990，26(6)：253)。

(4)秩边穴针刺治疗坐骨神经痛：患者俯卧位，秩边穴常规消毒后，用4寸长毫针刺入3~4寸深，得气后使针感传至病位。留针30分钟，日一次，连续6~10次后改为隔日一次，直至症状消失或减轻为止。结果：140例患者，痊愈89例，显效32例，好转18例，无效1例(李风波.中国针灸，1987，7(2)：38)。

(5)粗针秩边穴治疗急性腰扭伤：穴位常规消毒后，用长4寸直径0.8毫米的粗针刺入穴位后，稍向内斜刺约3.5寸深，提插6~7下即出针，出针后按压片刻以防出血。结果：68例患者，痊愈59例，好转9例(李复峰.中国针灸，1981，1(3)：45)。

【现代研究】

对子宫收缩功能的影响：有资料表明，针刺秩边穴，可使孕妇子宫收缩增强，但这种作用，起针后便会消失(杨甲三主编.针灸腧学穴.上海：上海科学技术出版社，

1989,276)。

40.承山 Chéngshān

【定位】在小腿后面正中,委中与昆仑之间,当伸直小腿或足跟上提时腓肠肌肌腹下出现尖角凹陷处。

【主治】痔疾,脚气,便秘,腰腿拘急疼痛。

【刺灸法】直刺 1~2 寸。

【临床应用】

(1)直刺承山治疗习惯性便秘:病人俯卧,腓肠肌放松,常规消毒后,用 2 寸毫针直刺承山,进针 1.5 寸,得气后行中度刺激(先捻转 10 次,再提插 10 次),不留针。日一次,连续针刺 10 次。结果:8 例患者,7 例痊愈,1 例无效(董汉武.中医杂志,1980,21(10):16)。

(2)长针刺承山治疗痛经:患者俯卧,以 6 寸毫针刺双侧承山穴,徐徐捻转进针,以有强烈针感为度,留针 15~30 分钟。结果:13 例患者,痛立止者 11 例,缓解 2 例(田风鸣,等.河北中医,1985,(6):41)。

(3)点按承山穴治疗急性腰扭伤:充分暴露承山穴,医者先用手指轻轻揉按承山穴,在患者局部放松的条件下,用两手拇指猛力点按,然后再轻揉片刻,同时嘱其活动腰部,按患侧取患侧穴位的原则即可(石福宝.陕西中医,1982,3(6):5)。或于双侧承山穴,注入 1~2 毫升当归注射液,日一次或隔日一次。有人共治疗 52 例急性腰扭伤患者,结果:痊愈 37 例,显效 13 例,好转 2 例(卓培炎.福建中医药,1983,14(3):9)。

(4)皮内埋针治疗腓肠肌痉挛:承山穴常规消毒后,以镊子夹住揿钉或皮内针圈,将针尖与身体纵轴呈垂直方向刺入穴内,埋好(以患者不觉疼痛为好)后用无菌胶布固定,7 天即可更换。结果:9 例患者,痊愈 8 例,显效 1 例(徐家麒.中国针灸,1983,3(6):40)。或在患侧承山穴注入 25~50%葡萄糖 10~20 毫升,治疗腓肠肌痉挛,也可获得满意疗效(蔡崇山,等.中国针灸,1983,3(3):39)。

(5)泻承山穴治疗痔疮疼痛:取准患者承山穴,用 26 号 2 寸毫针,刺入承山约1.5 寸,强刺激捻转(350 次/分钟),以患者感觉酸麻胀感向腘窝、小腿、足底放射或局部胀痛为度,留针 30 分钟,5 分钟行针一次。结果:内痔 15 例,显效 10 例,好转 3 例,有效 2 例。外痔 25 例,显效 18 例,好转 5 例,有效 1 例,无效 1 例。混合痔 60 例,显效 42 例,好转 12 例,有效 4 例,无效 2 例(芦文宝.中国针灸,1986,6(2):23)。

(6)指压承山穴治疗落枕:患者取俯卧位,医者用两手拇指按压健侧承山穴,按压持续 2~5 分钟(以患者能忍受为度),同时嘱患者活动颈部,日 2~3 次。结果:96 例患者均获满意效果(李爱英,等.新中医,1984,(6):33)。

41.飞扬 Fēiyáng

【定位】在小腿后面,外踝后,昆仑直上 7 寸,承山穴外下方 1 寸处。

【主治】头痛,目眩,腰腿疼痛,痔疾。

【刺灸法】直刺 1~1.5 寸。

【附注】足太阳经络穴。

42. 跗阳 Fùyáng

【定位】在小腿后面，外踝后，昆仑穴直上3寸。

【主治】头痛，腰骶痛，下肢痿痹，外踝肿痛。

【刺灸法】直刺0.8~1.2寸。

【临床应用】

点压跗阳穴治疗急性腰扭伤：患者俯卧，双下肢伸直，双手自然前伸，术者先在腰部按摩数分钟，然后拇指点压跗阳穴，由轻到重，同时令患者咳嗽数声，而后嘱患者俯撑后坐。两侧穴位同时点压或左右交替按压。结果：20例患者，均收满意效果（张献文.江苏中医杂志，1985，6(1)：36）。

【附注】阳跷脉郄穴。

43.昆仑 Kūnlún

【定位】在足部外踝后方，当外踝尖与跟腱之间的凹陷处。

【主治】头痛，项强，目眩，癫痫，难产，腰骶疼痛，脚跟肿痛。

【刺灸法】直刺0.5~0.8寸。

【临床应用】

(1)针刺昆仑穴治疗眉棱骨痛：取患侧昆仑穴，用1寸毫针常规针刺，得气后采用不同的手法。一般是病程长者用平补平泻手法，病程短者用泻法。若针患侧不效者，加刺健侧。结果：16例患者，痊愈15例，无效1例（席润成.中国针灸，1986，6(3)：41）。

(2)弹拨昆仑穴治疗腰痛：令患者仰卧，术者立于患者足下。弹拨左足昆仑用右食指，弹拨右昆仑用左食指。弹拨时食指尖放在昆仑穴上，首先向下用力压，然后向外踝方向滑动，医者感觉指下有一根筋在滚动，患者感觉麻木、痛或触电感向足心放射，左右昆仑各弹拨三次即可，对太阳经腰痛尤佳（于书庄.中医杂志，1987，28(6)：459）。

【附注】(1)足太阳经所行为“经”。(2)《针灸大成》：“妊妇刺之落胎。”

44.仆参 Púcān

【定位】在足外侧部，外踝后下方，昆仑直下，跟骨外侧，赤白肉际处。

【主治】下肢痿痹，足跟痛，癫痫。

【刺灸法】直刺0.3~0.5寸。

【临床应用】

针刺仆参治疗鼻衄：常规消毒后，刺入仆参（双侧）0.8~1寸，用泻法，令气达足跟。视病情可留针30~40分钟，衄止为度（张双善.山西中医，1987，3(2)：42）。

45.申脉 Shēnmài

【定位】在足外侧部，外踝直下方凹陷中。

【主治】头痛，眩晕，癫狂痫，腰腿酸痛，目赤痛，失眠。

【刺灸法】直刺 0.3~0.5 寸。

【临床应用】

(1)申脉配后溪治疗眶上神经痛:根据缪刺原则,左病右取,右病左取,双侧病变均取。先将毫针刺入申脉穴,后快速捻转,后溪穴刺入后上下提插。强刺激,得气后留针 15 分钟,5 分钟行针一次,一般即可收效(刘康平.四川中医,1990,8(8):47)。

(2)针申脉配局部推拿治疗落枕:针刺患侧申脉穴,2~5 分深,强刺激使针感传至小趾端。留针 15~20 分钟,约 5 分钟行针一次。后分别采用揉压法、掌推法、拿法从患部风府穴按摩至大椎,再从风池按摩至肩井,如此反复 3~5 次,以上手法均由慢到快,由轻到重,治疗 10~15 分钟。结果:125 例患者,痊愈 99 例,显效 26 例(赵裕廷,等.内蒙古中医药,1987,6(1):26)。

【附注】八脉交会穴之一,通阳跷脉。

46.金门 Jīnmén

【定位】在足外侧部,当外踝前缘直下,骰骨下缘处。

【主治】头痛,癫痫,小儿惊风,腰痛,下肢痿痹,外踝痛。

【刺灸法】直刺 0.3~0.5 寸。

【附注】足太阳经郄穴。

47.京骨 Jīnggǔ

【定位】在足外侧部,第 5 跖骨粗隆下方,赤白肉际处。

【主治】头痛,项强,目翳,癫痫,腰痛。

【刺灸法】直刺 0.3~0.5 寸。

【附注】足太阳经所过为“原”。

48.束骨 Shùgǔ

【定位】在足外侧,足小趾本节(第 5 跖趾关节)的后方,赤白肉际处。

【主治】头痛,项强,目眩,癫狂,腰腿痛。

【刺灸法】直刺 0.3~0.5 寸。

【临床应用】

(1)泻束骨治疗高血压病:取双侧束骨穴,斜刺深约 0.5 寸,针尖向小趾端。得气后,用提插捻转泻法,留针 40 分钟,间隔 10 分钟行针一次。日一次,10 次为一疗程。结果:30 例患者疗效满意(牛风景.中医药研究,1990,(3):24)。

(2)束骨埋针治疗肛门手术后疼痛:取患者双侧束骨穴,常规消毒后,靠赤肉处用皮内针或短毫针(针尖朝足跟呈 25 度角)刺入 3 分,包敷固定 24 小时取出。结果:102 例患者,疼痛立止者 71 例,逐渐减轻者 28 例,差者 3 例(周云鹏,等.中医杂志,1980,21(5):49)。

【附注】足太阳经所注为“输”。

49.足通谷 Zútōnggǔ

【定位】在足外侧,足小趾本节(第 5 跖趾关节)的前方,赤白肉际处。

【主治】头痛，项强，目眩，鼻衄，癫狂。

【刺灸法】直刺0.2~0.3寸。

【附注】足太阳经所溜为“荥”。

50.至阴 Zhìyīn

【定位】在足小趾末节外侧，距趾甲角0.1寸。

【主治】头痛，目痛，鼻塞，鼻衄，胎位不正，难产。

【刺灸法】浅刺0.1寸。胎位不正用灸法。

【临床应用】

(1)灸至阴治疗痛经：用艾条灸双侧至阴穴，15~20分钟，以局部皮肤红晕为度。月经来潮前3天开始，至月经过为一疗程，日一次，对宫寒痛经有一定疗效(贾天安.河南中医，1983，(3)：39)。

(2)刺激至阴穴矫正胎位不正：一般均取仰卧屈膝位，松开腰带。穴位常规消毒后，以1寸毫针刺入至阴2~3分深，接G-6805治疗仪通电30分钟。结果：100例患者，95例痊愈，5例无效(孟春鸾.中国针灸，1983，3(5)：45)。

或用艾炷直接灸至阴穴，也可收效。一般是将艾绒捏成三角形的艾炷，每粒重约0.04克，置于双侧至阴穴上点燃，待其将熄灭时，用镊子移去艾灰。灸至阴穴位有水泡，灸后涂少许油膏，切勿挤破。一般妊娠35周以下，每周一次，每次5~7壮，连续四次为一疗程。36周以上，每周灸二次，每次9壮，连续4次为一疗程。用此法共治疗402例，转正者341例(福建省龙岩地区第一医院针灸科.中国针灸，1981，1(3)：17)。

(3)浅刺至阴治疗胎盘滞留：取患者双侧至阴穴，浅刺0.1~0.2寸，刺激量逐渐加强，留针5~10分钟。结果：30例患者均在10分钟娩出胎盘(薛继光.上海针灸杂志，1988，7(1)：46)。

八、足少阴肾经

(一)经脉循行

起于足小趾之下，斜向足心出于舟骨粗隆下，沿内踝后向上行于腿肚内侧，经股内后缘，通过脊柱属于肾脏，联络膀胱。

肾脏部直行脉：从肾向上通过肝和横膈，进入肺中，沿着喉咙，挟于舌根部。肺部支脉：从肺部出来，络心，流注于胸中，与手厥阴心包经相接。

肺部支脉：从肺部出来，络心，流注于胸中，与手厥阴心包经相接(图1-9)。

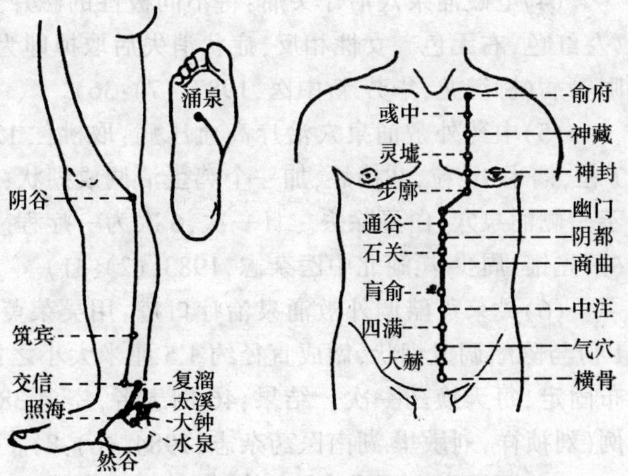

图1-9 足少阴肾经

(二)主要病候

咳血,气喘,舌干,咽喉肿痛,水肿,大便秘结,泄泻,腰痛,脊股内后侧痛,痿弱无力,足心热等症。

(三)主治概要

主治妇科,前阴病,肾、肺、咽喉病及经脉循行部位的其他病证。

(四)本经常用腧穴

1.涌泉 Yǒngquán

【定位】在足底部,卷足时足前部凹陷处,约当第2、3趾趾指缝纹头端与足跟连线的前1/3与后2/3交点上。

【主治】头顶痛,头晕,眼花,咽喉痛,舌干,失音,小便不利,大便难,小儿惊风,足心热,癫疾,霍乱转筋,昏厥。

【刺灸法】直刺0.5~0.8寸。可灸。

【临床应用】

(1)刺涌泉治疗胃痉挛:取患侧或双侧涌泉穴,刺入5分深,行捻转刺激手法,一般疼痛即可缓解,留针时间可据患者病情轻重而定(江善春.吉林中医药,1990,(2):21)。

(2)圆利针刺涌泉穴治疗不语症:取患者涌泉穴,用圆利针刺入1~2分,以短促的重刺激,并予捣动、捻转,约1分钟即可。如果一次未愈,间隔1~2日再针。结果:68例不语症患者,67例一次痊愈,1例无效(刘更.中医杂志,1981,22(2):22)。

(3)针涌泉穴加语言疏导治疗癔病:先按揉患者一侧涌泉穴,常规消毒后,一手固定足腕,另一手持30号毫针,快速刺入。一边行紧按、慢提伴旋转手法,一边观察患者表情并进行语言诱导。3分钟仍不缓解者加刺对侧涌泉穴,憋气者加内关。经双侧针刺后仍不缓解,隔5分钟左右交替行针一次直至恢复。结果:50例患者,49例一次治愈(肖仁鹤.湖北中医杂志,1987,(5):39)。

(4)电磁涌泉穴治疗头痛:将不同极性的磁片分别贴于男性患者的双侧涌泉穴(左红色,右无色),女性相反,症状消失后取掉即为一个疗程。本法还可用于治疗失眠等病(柳继龙,华芳.新中医,1987,(7):36)。

(5)中药外敷涌泉穴治疗高血压病:取桃仁12克,杏仁12克,栀子3克,胡椒7粒,糯米14粒,共捣烂,加一个鸡蛋清调成糊状,分成三等份备用。于每晚睡前敷于一侧涌泉穴,白昼除去。日一次,6次为一疗程。结果:10例患者,均收满意效果(蔡先银,周少华.湖北中医杂志,1983,(2):31)。

(6)吴茱萸醋调外敷涌泉治疗口疮:用吴茱萸50克研末,分成4等份,每日用1份与陈醋调成糊状,做成直径约1.5厘米大小之饼状,敷于双侧涌泉穴,然后用胶布固定,每天换药一次。结果:46例患者,痊愈38例,显效6例,有效2例,无效3例(刘祯祥,刘敏华.湖南医药杂志,1984,(6):8)。

(7)泻涌泉穴通乳:患者仰卧,取双侧涌泉穴,迅速进针,得气后强刺激(鸡啄法)3分钟,留针10分钟。乳汁不通者,针后立即用手挤乳。伴发热者可给中药对症治疗。结果:64例患者,均获佳效(龚炎.中医杂志,1987,28(2):123)。

(8)南星茱萸外敷涌泉治小儿口角流涎:取胆南星一份,吴茱萸三份,共研细末。每次取其15克,以陈醋调糊敷于患儿涌泉穴。结果:100例患儿均获痊愈(赵心波.儿科临床经验选编.北京:人民卫生出版社.1979:43)。

(9)中药外敷涌泉治疗痄腮:取吴茱萸15克,白芨6克,大黄6克,胆南星3克,共为末备用。取其适当量(1岁以下3克,1~5岁6克,6~10岁9克,11~15岁12克,16岁以上15克)醋调敷涌泉,日一次。结果:48例患儿均获效(任宏宽,等.新中医,1980,(6):29)。

【附注】肾经井穴

2.大钟 Dàzhōng

【定位】在足内侧,内踝下方,当跟腱附着部的内侧前方凹陷处。

【主治】咳血,气喘,腰脊强痛,痴呆,嗜卧,足跟痛,二便不利,月经不调。

【刺灸法】直刺0.3~0.5寸。可灸。

【附注】肾经络穴。

3.太溪 Tàixī

【定位】在足内侧,内踝后方,当内踝尖与跟腱之间的凹陷处。

【主治】头痛目眩,咽喉肿痛,齿痛,耳聋,耳鸣,咳嗽,气喘,胸痛咳血,消渴,月经不调,失眠,健忘,遗精,阳痿,小便频数,腰脊痛,下肢厥冷,内踝肿痛。

【刺灸法】直刺0.5~0.8寸。可灸。

【临床应用】

(1)太溪配印堂治疗失眠:先针刺患者双侧太溪穴,得气行补法。再针印堂穴,针尖斜向下,刺至鼻根,得气后共同留针30分钟。每晚睡前治疗30~60分钟,当夜即可见效(宁夏医学院,孙瑜)。

(2)温补太溪治疗尿频症:取患者太溪穴,针尖斜向外踝刺入约5~8分深,得气后据患者差异,分别行轻重不同的温补手法,留针15~20分钟(小儿留针0.5~1分钟)。结果:15例患者,痊愈13例(李竹芳.上海中医药杂志,1966,(3):117)。

(3)太溪注药治疗喉痹:取患者太溪、照海穴(双侧交替使用),吸入复方丹参注射液2毫升,用6.5针头刺入,得气后回抽无血缓慢注药,每穴每次一毫升,日一次。结果:35例患者,痊愈31例(李英顺,等.针灸学报,1990,6(2):47)。

(4)泻太溪治疗足跟痛:取患侧太溪穴,常规消毒后,直刺2~3分深,得气后行强泻法(心脏病、高血压病患者除外)即出针。体弱者中等刺激,得气后留针5~10分钟。结果:10余例患者,均获痊愈(金同珏.大众医学,1973,(3):7)。

【附注】肾经腧穴、原穴。

4.照海 Zhàohǎi

【定位】在足内侧,内踝尖下方凹陷处。

【主治】咽喉干燥，痫证，失眠，嗜卧，惊恐不宁，目赤肿痛，月经不调，痛经，赤白带下，阴挺，阴痒，疝气，小便频数，不寐，脚气。

【刺灸法】直刺 0.5~0.8 寸。可灸。

【临床应用】

(1)针照海治疗呃逆：取其照海穴，以呼吸补泻配合捻转提插。吸气时进针，配合捻转提插，得气时留针，时间以主要症状缓解为度，随呼气出针(刘淑珍.天津中医.1986,3(3):4)。

(2)泻照海补申脉治疗发作性睡病：先取其申脉进针后，小幅度捻转，至局部有热胀感后加针百会以加强其补。两穴交替捻针，使其针感相呼应，5 分钟一次，留针 30 分钟。照海用强刺激(泻法)使针感至三阴交时，快速行针使之深入 1.5 寸，并大幅度提插 3~5 次，得气后出针，日一次。报道两例，均获痊愈(李建权.中医杂志,1984,25(10):53)。

(3)照海配曲骨治疗癃闭：先快速针刺照海穴，直刺一寸。后缓慢刺曲骨穴1.5~2 寸，以患者有尿意为佳，各穴持续捻转 30 秒~1 分钟。起针后令患者排尿。虚寒证可加刺肾俞、膀胱俞，得气后留针 20~30 分钟，间隔 10 分钟行针 1 次。结果：18 例患者，均获佳效(吕兴斋.河南中医,1983,(5):36)。

(4)针照海太冲治疗咽喉肿烂：取患者照海、太冲穴(单侧、双侧均可)。据患者体质强弱，分别采用中、强刺激，日一次，每次留针 15~30 分钟。出针后双侧少商穴点刺出血，一般一次即可收功(傅绍勤.四川中医,1985,3(9):32)。

【附注】八脉交会穴，通阴跷脉。

5.复溜 Fùliū

【定位】在小腿内侧，太溪直上 2 寸，跟腱的前方。

【主治】泄泻，肠鸣，水肿，腹胀，腿肿，足痿，盗汗，身热无汗，腰脊强痛。

【刺灸法】直刺 0.8~1 寸。可灸。

【临床应用】

(1)复溜配鱼际治汗：取患者的复溜与鱼际穴，常规针刺。若同补此二穴，可用于治疗盗汗。相反，若同泻此二穴，可用于治疗无汗(需要发汗)(林玉云.新中医,1980,(6):39)。

(2)复溜穴注药治疗足跟痛：取 0.25%~0.5%普鲁卡因灭菌溶液 20~30 毫升或复方普鲁卡因 10 毫升稀释到 20 毫升。穴位常规消毒后，垂直刺入约 4 厘米，得气后回抽无血时注入全部药物。一般 3~7 天为一次，3 次为一疗程。结果：19 例患者，均收满意效果(裴得非.浙江中医杂志,1982,(7):325)。

【附注】肾经经穴。

九、手厥阴心包经

(一)经脉循行

起于胸中，出属心包络，向下通膈，从胸至腹依次联络上、中、下三焦。

胸部支脉：沿胸中，出于胁肋至腋下（天池），上行至腋窝中，沿上臂内侧行于手太阴和手少阴经之间，经肘窝下行于前臂中间进入掌中，沿中指到指端(中冲)。

掌中支脉：从劳宫分出，沿无名指到指端(关冲)，与手少阳三焦经相接(图1–10)。

(二)主要病候

心痛，胸闷，心惊，心烦，癫狂，腋肿，肘臂挛痛，掌心发热等。

(三)主治概要

主治心、胸、胃病，神志病及经脉循行部位的其他病证。

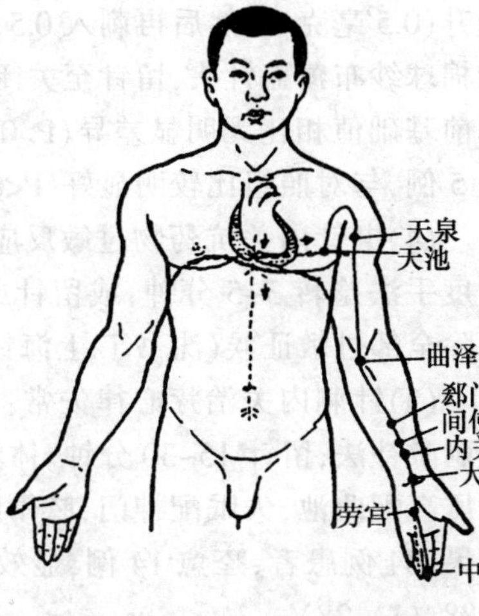

图 1–10 手厥阴心包经

(四)本经常用腧穴

1.天池 Tiānchí

【定位】在胸部，当第 4 肋间隙，乳头外 1 寸，前正中线旁开 5 寸。

【主治】胸闷，心烦，咳嗽，痰多，气喘，胸痛，腋下肿痛，瘰疬，疟疾，乳痈。

【刺灸法】斜刺或平刺 0.5~0.8 寸。可灸。本穴正当胸腔，内容心、肺，不宜深刺。

【附注】手厥阴、足少阳之会穴。

2.内关 Nèiguān

【定位】在前臂掌侧，当曲泽与大陵的连线上，腕横纹上 2 寸，掌长肌腱与桡侧腕屈肌腱之间。

【主治】心痛，心悸，胸痛，胃痛，呕吐，呃逆，失眠，癫狂，痫证，郁证，眩晕，中风，偏瘫，哮喘，偏头痛，热病，产后血晕，肘臂挛痛。

【刺灸法】直刺 0.5~1 寸。可灸。

【临床应用】

(1)内关注入灭吐灵治疗呕吐：用 75%酒精穴位常规消毒后，用 2 毫升注射器吸取灭吐灵注射液 10 毫克，用 6 号或 6.5 号针头垂直刺入，待有针感后，一侧穴位注入药液 10 毫克，或双侧穴位各注入 5 毫克。结果：25 例因手术而引起的呕吐患者，注药后分别在 1~5 分钟内吐止(冼福添.中级医刊，1988，23(9)：56)。

(2)泻内关治疗呃逆：取呃逆患者内关穴，常规针刺，得气后用泻法。使针感上向肩部放散，下向手部放散，一般可立止。对顽固性患者可用异丙嗪双侧内关封闭(无意识障碍者)，对意识障碍者，用维生素 B_1 封闭。结果：56 例患者，均取得满意效果(岳保祥.黑龙江中医药，1988，(3)：40)。

(3)内关注入小剂量安定除术中牵拉反应：用 1 毫升注射器，接上长 4 厘米的 5 号细针头，抽取安定 1 毫升。术前半小时，于双侧内关穴消毒后，快速垂直刺入皮内，然后捻转进针。当刺入 2.5~3 厘米时，获满意针感，且回抽无血后，注入安定0.1

毫升(0.5 毫克)。然后再刺入 0.5 厘米,以防药液溢出。从接头处取下注射器,以消毒棉球纱布覆盖针头,留针至关闭腹膜。结果:所有患者术中血压、脉搏均稳定,与术前基础值相比无明显差异(P>0.05)。31 例阑尾切除患者,其麻醉效果:优26 例,良 5 例,与对照组比较明显好(P<0.01)(苏心镜,等.针灸学报,1989,5(2):10)。

(4)电针内关抗药物过敏反应:取患者双内关穴,用 1 或 1.5 寸毫针常规直刺,中度手法捻转 3~5 分钟,或留针或通电 10 分钟,即可停止寒颤,30 分钟左右便可解除全部过敏证候(沈书宇.上海针灸杂志,1989,8(2):21)。

(5)针刺内关治疗心律失常:取双侧内关穴,常规直刺,得气后,对体弱者施以轻刺激补法,留针 15~30 分钟。体壮者施以强刺激泻法,留针 3~5 分钟或不留针。如血压高配曲池,失眠配神门,眩晕配风池,高血脂配丰隆。日一次,10 次为一疗程。结果:84 例患者,痊愈 14 例,显效 20 例,好转 44 例,无效 6 例(孙步洲.江苏中医,1988,(1):28)。

(6)内关透间使治疗室上性阵发性心动过速:取一侧内关穴,从内关向间使斜刺 1~1.2 寸,中强刺激,出现针感即拔针,左右穴位交替应用。结果:18 例患者,17 例进针后 10~90 秒内心动过速停止,1 例无效(周迎宪.江西中医药,1986,(3):37)。

(7)刺双侧内关穴治疗风湿性心脏病:取患者双侧内关穴,垂直进针达0.5~1 厘米,同时捻转两针,幅度为 150~180 度,频率为 80~100 次/分钟,历时 2 分钟,留针 15 分钟,然后起针,从第五次针刺时将捻针幅度改为 80~120 度。隔日一次,28 天为一疗程。结果:95%患者病情均有不同程度的改善(郛亦贤,等.中医杂志,1987,27(7):49)。

(8)内关透外关治疗急性腰扭伤:取患者双侧内关穴,并常规消毒后,从内关穴直刺透向外关,体壮者用泻法,弱者用平补平泻手法,留针 3 分钟,同时嘱患者活动腰部。结果:51 例患者,分别经 1~4 次的治疗后,均获痊愈(耿敏.针灸学报,1989,5(3):29)。

(9)深刺内关治疗失音:穴位常规消毒后,用不锈钢 2 寸毫针,直刺入 1 寸~1.5 寸,用力捻转使之得气。留针 10 分钟或不留针,据患者体质,强者强刺激,弱刺激宜弱者,日一次。结果:6 例均获满意效果(方选书.四川中医,1990,8(7):60)。

(10)强刺激内关穴治疗咽喉肿痛:取一侧内关穴,常规针刺,得气后用强刺激泻法,留针 5~10 分钟。一般即可见效,重者可同时再针另一穴位(方受福,方鸿兴.福建中医药,1988,19(4):61)。

(11)补内关治疗昏厥:取昏厥患者左侧内关穴,消毒后用 1.5 寸 30 号毫针刺 2.2~3 分深,得气后用轻微捻转补法及轻微震颤法,交替应用,直至苏醒为止。结果:33 例患者均针后 1~5 分钟苏醒(韩祖廉.浙江中医杂志,1986,21(11):511)。

【附注】心包经络穴,八脉交会穴,通阴维脉。

3.大陵 Dàlíng

【定位】在腕掌横纹的中点处,当掌长肌腱与桡侧腕屈肌腱之间。

【主治】心痛，心悸，胃痛，呕吐，惊悸，癫狂，痫证，胸胁痛，腕关节疼痛，喜笑悲恐。

【刺灸法】直刺0.3~0.5寸。可灸。

【临床应用】

(1)针刺大陵补泻治疗失眠：失眠一证，分虚实而治，虚则补之，实则泻之。补法：用30号毫针，缓慢进针，达5~7分深，术者拇指向前，食指向后捻转，留针30分钟，施术时应在白天。泻法：用28号毫针，手法与补法相反，施术应在睡前20分钟(江西贵溪县中医院，翟兴明、翟润民)。

(2)浅刺大陵治手痉挛鸡爪风：取患侧大陵穴，仰掌舒腕取穴，针刺1~3分深，深刺反无效。有麻感后不要再移针尖，原处点针，以加大针感传导。取穴准确时，能使五指俱有麻感，且传至指尖，手痉挛大多在此时开始缓解，手指由紧握变为舒展(何有水.浙江中医杂志，1990，25(3)，136)(何有水.四川中医，1990，8(8)：49)。

(3)呼吸泻法针刺大陵治疗鼻衄：让患者深吸气，迅速进针，深约1寸，然后呼气，如此反复深吸气，大幅度捻转，持续10余分钟即可(内蒙古五原县城郊头份子草泽医院，荆建成)。

【附注】心包经输穴、原穴。

4.劳宫 Láogōng

【定位】在手掌心，当第2、3掌骨之间偏于第3掌骨，握拳屈指的中指尖处。

【主治】中风昏迷，中暑，心痛，癫狂，痫证，口疮，口臭，鹅掌风。

【刺灸法】直刺0.3~0.5寸。可灸。

【临床应用】

(1)平补平泻法针刺劳宫治疗胃痉挛：劳宫穴常规消毒，针刺0.5~1寸深，行平补平泻法，留针40分钟，每隔10分钟行针一次。共治疗30例，均一次而愈，未用任何药物(薛浩.新疆中医药，1987，(1)：53)。

(2)艾灸劳宫治疗口臭：治一例口臭患者，取双侧劳宫穴灸25分钟，翌日即感口臭大减，继灸7次而愈(陈喜.上海针灸杂志，1988，7(2)：48)。

(3)劳宫穴巴豆液蒸气熏喷治疗周围性面神经炎：巴豆5克捣碎，装入小口瓶中，加优质白酒250毫升浸泡1日，将药液瓶置于器皿中加热，沸后离火，将掌心(相当劳宫穴处)置于瓶口上熏，以患者能耐受无烫感为宜。左侧发病熏右手，右侧发病熏左手，至无热感止。每日一次，20次为一疗程。共治47例，治疗15~25次，平均18.5次，治愈44例(张丽丽，等.中华理疗杂志，1990，13(3)：172)。

【附注】心包经荥穴。

5.中冲 Zhōngchōng

【定位】在手中指末节尖端中央。

【主治】中风昏迷，舌强不语，中暑，昏厥，小儿惊风，热病，舌下肿痛。

【刺灸法】浅刺0.1寸；或用三棱针点刺出血。

【临床应用】

(1)点按中冲穴治腹痛及晕针:术者用拇指甲掐切患者一侧之中冲,少则数秒,长则半分钟即可见效。对病重者,可在两手中冲穴同时行之(华隆虎.四川中医,1983,(2):47)。

(2)点刺中冲治疗新生儿无声:用三棱针点刺中冲出血,治疗一例新生儿不哭不动症,点刺后即四肢开始屈伸,连续高声哭喊,健壮活泼起来(张万荣.新中医,1990,(12):34)。

(3)按摩中冲治疗牙痛和胃痛:治疗一例患者,选用中冲按摩片刻,随即牙痛、胃痛大减,继则疼痛消失(陈会甫.四川中医,1986,(4):55)。

【附注】心包经井穴。

十、手少阳三焦经

(一)经脉循行

起于胸中,出属心包络,向下通膈,从胸至腹依次联络上、中、下三焦。

胸部支脉:沿胸中,出于胁肋至腋下,上行至腋窝中,沿上臂内侧行于手太阴和手少阴经之间,经肘窝下行于前臂中间进入掌中,沿中指到指端。

掌中支脉:从劳宫分出,沿无名指到指端,与手少阳三焦经相接(图 1-11)。

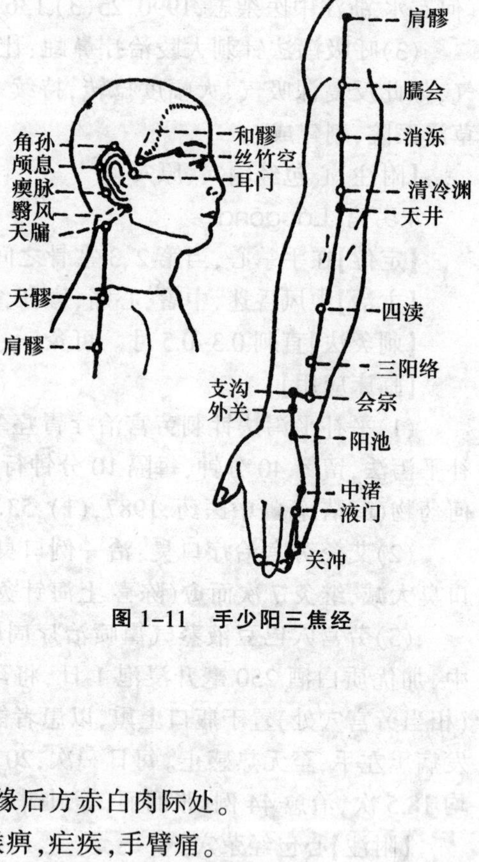

图 1-11 手少阳三焦经

(二)主要病候

腹胀,水肿,遗尿,小便不利,耳聋,咽喉肿痛,目赤肿痛,颊肿,耳后,肩臂肘部外侧痛等。

(三)主治概要

主治侧头、耳、目、胸胁、咽喉病,热病及经脉循行部位的其他病症。

(四)本经常用腧穴

1.液门 Yèmén

【定位】在手背部,当第 4、5 指间,指蹼缘后方赤白肉际处。

【主治】头痛,目赤,耳痛,耳鸣,耳聋,喉痹,疟疾,手臂痛。

【刺灸法】直刺 0.3~0.5 寸。可灸。

【临床应用】

(1)刺液门治疗头痛:取患者液门穴,避开浅静脉,用毫针顺掌骨间隙刺入 0.5~1 寸,左右捻转数次,得气后留针 15~30 分钟。结果:260 例患者,除一例无效外均获痊愈(申健.浙江中医杂志,1987,22(9):405)。

(2)针刺液门穴治疗头晕:先取患者一侧液门穴,避开浅静脉进针约0.5~1寸深。左右捻转使之得气,以局部有酸麻胀困及触电感,或向指端和臂肘放射。若15分钟后收效不显著,加刺另一侧。留针20~60分钟,间隔15分钟行针一次,出针后按压片刻。结果:632例患者,治愈356例,总有效率为99.4%(申健.云南中医杂志,1988,(6):46)。

(3)液门透中渚治疗项筋急:从患侧液门穴进针,沿皮下组织透中渚穴,进针1寸许,待患者有明显酸、麻、胀、重等气感后,大幅度提插捻转,以病人能耐受为度。同时,嘱患者活动颈项部,幅度由小到大。留针15分钟,其间每5分钟行针一次。结果:118例因其他疾病(颈部软组织损伤、颈肩肌筋膜炎、颈肌风湿病、颈椎综合征)引起的颈项筋急,均获良效(熊沅清.中国针灸,1987,7(1):30)。

(4)针液门治疗口舌痛:先取患者疼痛侧,避开可见静脉血管,用毫针顺掌骨间隙刺入0.5~1寸。左右捻转数次,以得气为度,若针患侧不效,15分钟后加刺对侧,留针20~30分钟,留针期间15分钟行针一次。结果:64例口舌痛患者,首次治疗25例诸症悉除,13例基本消失,22例减轻,4例无效(申健.湖北中医杂志,1988,(2):84)。

(5)深刺液门穴治疗牙痛:用毫针顺掌骨间刺入液门穴,深约0.5~1寸,左右捻转使之得气,以局部有酸麻胀及触电感为度,或针感上、下传导。一般先刺患侧,对效差者15分钟后加刺健侧。留针20~60分钟,15分钟行针一次。结果:385例患者,显效303例,有效74例,无效8例(申健.陕西中医,1989,10(2):83)。

【附注】三焦经荥穴。

2.中渚 Zhōngzhǔ

【定位】在手背部,当掌指关节的后方,第4、5掌骨间凹陷处。

【主治】头痛,目眩,目赤,目痛,耳聋,耳鸣,喉痹,肩背肘臂酸痛,手指不能屈伸,脊膂痛,热病。

【刺灸法】直刺0.3~0.5寸。可灸。

【临床应用】

(1)刺中渚穴治疗头痛:取患者双侧中渚穴,用毫针捻转直刺5~6分深,得气后行捻转提插强刺激手法,使针感上达肩部或头部。留针30分钟,10分钟行针一次。结果:19例患者均获满意效果(王永录.上海针灸杂志,1987,6(1):27)。

(2)指压中渚穴治疗呃逆:指压患者中渚穴1~2分钟,以患者有得气感(酸、麻、胀、困或电传感)上传胸部,压力以患者能忍受为度,即可收效(刘仁义.新中医,1990,(1):30)。

(3)中渚穴注药治疗眶上神经痛:按左病取右、右病取左的原则(两侧病均取),局部消毒后,取1%普鲁卡因4毫升加维生素B_{12}100微克,用5号注射针头略向近心端方向刺入1.5~2厘米,得气后回抽无血将药液缓慢注入。结果:151例患者均获良效(韦述达,等.中西医结合杂志,1989,9(8):477)。

(4)针中渚穴治疗急性臂上皮神经炎:嘱病人取坐位,用30号1.5寸毫针,沿经脉循行方向向上斜刺其患侧中渚穴。得气后行捻转手法,使针感沿手少阳三焦经上行,过腕、过肘,甚至过肩或传至病所。如无针感,可采用苍龙摆尾法,诱发针感。针感传导后,再用龙虎交战法约1~2分钟,以患者疼痛明显减轻或消失为止,留针10~15分钟。结果:62例患者,痊愈53例,显效9例(何树槐.浙江中医杂志,1990,25(9):423)。

(5)泻中渚治落枕:先取患侧中渚穴,消毒后用毫针直刺0.5~0.8寸,进针后施强刺激,使针感上传肩部,留针30分钟,5~10分钟行针一次。如果效果不明显,加刺健侧。结果:161例患者全部治愈(孔令举.乡村医学,1986,(3):26)。

(6)强刺激中渚治疗急性腰扭伤:取双侧中渚穴,快速将针刺入皮下,以30度角向腕部斜刺1~1.5寸。强刺激使针感传至腕下,并在病人腰部做轻度按摩,同时嘱病人活动腰部,留针30分钟,每隔10分钟行针一次,一般针下即可收效(秦治华.河南中医,1983,(3):34)。

(7)鲜姜局部外擦配针中渚治疗肩周炎:先取鲜姜5片,擦患肩以皮肤红晕为度;再用2寸毫针针刺中渚穴,针尖向腕部斜刺深约0.5~1.5寸,得气后持续运针,强刺激,同时嘱患者活动患肩。日一次,每次10~15分钟,6次为一疗程。结果:23例患者,21例痊愈(龙得森.中医杂志,1981,22(7):19)。

【附注】三焦经输穴。

3.阳池 Yángchí

【定位】在腕背横纹中,当指总伸肌腱的尺侧缘凹陷处。

【主治】腕痛,肩臂痛,耳聋,疟疾,消渴,口干,喉痹。

【刺灸法】直刺0.3~0.5寸。可灸。

【临床应用】

针阳池配合自行按摩治疗踝关节扭伤:取患侧阳池穴,常规消毒后,对准穴位快速刺入皮下,得气后留针30分钟。留针期间,由病人自行按摩患部,一般日一次。结果:31例踝关节扭伤患者均治愈(牟治修.中国针灸,1985,5(6):8)。

【附注】三焦经原穴。

4.外关 Wàiguān

【定位】在前臂背侧,当阳池与肘尖的连线上,腕背横纹上2寸,尺骨与桡骨之间。

【主治】热病,头痛,颊痛,耳聋,耳鸣,目赤肿痛,胁痛,肩背痛,肘臂屈伸不利,手指疼痛,手颤。

【刺灸法】直刺0.5~1寸。可灸。

【临床应用】

(1)外关配临泣治疗偏头痛:取患者外关、足临泣穴,常规直刺。得气后采用上、下交叉捻转手法数次,一般疼痛便可减轻或消失(姜辑君.中医杂志,1983,23(6):43)。

(2)对压内外关治疗呕吐:取患者一侧的内关、外关穴,医者用拇、食指分别抵压内、外关,并对压揉按。力量以患者有得气感并上、下传导为度。持续两分钟为一次,间隔片刻再行对压。待症状控制后,再持续对压半分钟即可。结果:61 例患者,59 例有效,2 例无效(丁沦清,等.上海针灸杂志,1990,9(1):29)。

(3)指压外关穴治疗习惯性便秘:嘱患者每于排便前用手指按压双侧外关穴,自觉有酸、麻、胀痛感即可。待 3~5 分钟后便可有便意,排便的同时也可按压。用此法观察了 50 例患者,均收到满意效果(邸桂凤.天津中医学院学报,1989,(4):封四)。

(4)泻外关补内关治疗无汗症:取患者外关、内关穴,得气后外关用泻法,内关用补法。留针 30 分钟,每 10 分钟行针一次,每日针一次,7 次为一疗程(高普选.上海针灸杂志,1989,8(2):48)。

(5)外关透三阳络治疗急性腰扭伤:患者取坐位,医者将患侧外关穴固定,另一手持 2 寸毫针,沿皮刺入并透刺至三阳络穴,进针 2 寸左右,留针 5~10 分钟。留针期间,行强刺激手法 2~3 次。同时,嘱患者活动腰部。结果:135 例患者,痊愈130 例(郭万寿.浙江中医杂志,1987,22(8):371)。或先在患者患处的压痛点针刺,并使针感上下扩散,强刺激不留针。出针后再针双侧外关穴,得气后留针 15~20 分钟,每 5 分钟加强针感一次。同时,患者配合活动患部。结果:30 例患者全部治愈(夏栋荣.赤脚医生杂志,1975,(6):38)。

(6)针刺外关穴治疗落枕:取患者外关穴,常规直刺,得气后正常留针,并适当应用补泻手法,留针的同时活动患部。结果:168 例落枕患者全获愈(衣振云.吉林中医药,1986,(6):17)。有人用指掐内关透外关治疗落枕,其用拇指掐压患者患侧内关穴,同时中指或食指抵于外关穴,对掐 1~2 分钟,力量由轻渐重。同时嘱患者活动颈项部,或在压痛点按压片刻。结果:72 例患者,痊愈 67 例,好转 5 例(周用浩,等.新中医,1983,(7):42)。

(7)中等刺激外关穴治疗创伤性耳聋:取双侧外关穴,中等刺激,得气后留针 15~20 分钟,间隔 5 分钟捻转行针一次。一般 4 次即可获效(陈克勤.上海针灸杂志,1989,8(2):48)。

(8)外关配内关穴治疗内耳性眩晕:取患者内关、外关穴,常规直刺得气后施中度刺激,留针 30 分钟,每 5 分钟行针一次。日针一次,一般 12 次即可获效(方吉庆.中国针灸,1984,4(3):23)。

【附注】三焦经络穴,八脉交会穴,通阳维脉。

5.支沟 Zhīgōu

【定位】在前臂背侧,当阳池与肘尖的连线上,腕背横纹上 3 寸,尺骨与桡骨之间。

【主治】暴喑,耳聋,耳鸣,肩背酸痛,胁肋痛,呕吐,便秘,热病。

【刺灸法】直刺0.5~1寸。可灸。

【临床应用】

(1)针刺支沟治疗便秘：取患者双侧支沟穴，直刺1~1.5寸，平补平泻。得气后留针20~45分钟，留针期间每隔1分钟捻针一次。结果：4例患者均一次即愈(马新风.浙江中医杂志，1990，25(4)：163)。

(2)支沟透间使治疗落枕：从患侧支沟穴进针，用1.5寸毫针直刺，边刺边捻针，透至间使穴。中等刺激约3分钟，留针20分钟。同时，在患处压痛点拔火罐。结果：20例患者均治愈(裘孝先.河北中医，1990，12(3)：48)。

(3)针支沟加局部拔罐治疗急性腰扭伤：患者取坐位，支沟穴常规消毒后，用30号1.5寸毫针，针尖稍向上快速进针1寸左右，提插得气后，令患者深呼吸或咳嗽，于吸气时大幅度捻转快速进针，呼气时慢出针。使针感向上传至肩或胁部，同时令患者带针活动腰部。5~10分钟行针一次，留针20分钟，起针后局部拔罐6~10分钟即可。结果：421例患者，治愈379例，显效36例，无效6例(徐百秀，赵慧慧.上海针灸杂志，1990，9(3)：10)。

(4)以支沟为主治疗带状疱疹：取患侧支沟、合谷、阳陵泉，常规针刺，均用泻法。同时围刺局部病灶，围针多少以病灶大小而定。结果：100例患者，痊愈67例，显效11例，有效19例，无效3例(徐静霞.上海针灸杂志，1985，4 (3)：6)。

【附注】三焦经经穴。

6.肩髎 Jiānliáo

【定位】在肩部，肩髃后方，当臂外展时，于肩峰后下方凹陷处。

【主治】臂痛，肩重不能举。

【刺灸法】直刺0.5~1寸。可灸。

7.翳风 Yìfēng

【定位】在耳垂后方，当乳突与下颌角之间的凹陷处。

【主治】耳鸣，耳聋，口眼歪斜，牙关紧闭，颊肿，瘰疬。

【刺灸法】直刺0.8~1寸。可灸，勿直接灸。

【临床应用】

(1)针双侧翳风穴治疗偏头痛：取患者双侧翳风穴，沿下颌角与乳突之间进针，向对侧乳突深刺1.5~2寸，采用捻转手法(少采用提插)，使气至咽喉或舌根部，留针20分钟，间隔行针两次。少数患者可加G-6805电针仪，通电以获得针感为度。结果：150例患者，痊愈76例，显效56例，有效14例，无效4例(魏凤坡，等.中国针灸，1988，8(5)：27)。

(2)针刺翳风穴治疗呃逆：取双侧翳风穴，常规针刺。得气后，施强刺激手法，留针30分钟，每10分钟行针一次。同时，嘱患者做深度腹式呼吸。结果：29例患者均一次获愈(吕喆.针灸学报，1999，6(2)：52)。

(3)刺翳风穴治疗牙痛：取患侧翳风穴，常规直刺，一般得气后便可见效(彭静山.中国针灸,1984,4(2):41)。

(4)翳风配听宫治疗突发性耳聋:先按压患者翳风、听宫穴片刻,然后针刺深约1~1.5寸,得气后留针15~30分钟。留针时,可频繁捻针以听力恢复为度。若未恢复听力,可次日再行针刺(蒋文逸.四川中医,1985,3(10):43)。

8.角孙 Jiǎosūn

【定位】在头部,折耳廓向前,当耳尖直上入发际处。

【主治】耳部肿痛,目赤肿痛,目翳,齿痛,唇燥,项强,头痛。

【刺灸法】平刺0.3~0.5寸。可灸。

【临床应用】

(1)点刺角孙治疗痄腮:取患侧角孙穴,先用拇指按摩令其充血。常规消毒后,用三棱针点刺其穴中,然后在其四周点刺四次,使五个点刺点呈梅花形。一般使之出血0.2~0.5毫升即可,日一次,2~3次即可收效(连维真.四川中医,1989,7(2):45)。

(2)按摩角孙治疗急性扁桃体炎:医者用拇指按揉一侧或两侧角孙穴,压力由轻渐重,以患者能忍受为度。然后行前后弹拨法,最后施自上而下的顺筋手法。同时,嘱患者作吞咽动作,一般1~5分钟即可止痛。结果:23例患者全获愈(樊叙林.中级医刊,1982,(12):34)。

(3)角孙配翳风施灸治疗乳蛾:取患侧角孙、翳风穴,然后点燃火柴迅速灸刺,手法要轻,刹时离穴以听到响声即可。灸后斑痕(一般多为米粒大)不需处理。结果:118例患者,102例好转,10例有效,6例无效(王玉顺,等.中国针灸,1988,8(6):5)。

(4)角孙穴点刺放血治疗急性结膜炎:取急性结膜炎患者的角孙穴,使穴位局部充血,并常规消毒后,用三棱针刺破该处皮肤,并挤出血液少许,可根据病情加双侧臂臑穴。日一次,一般1~3次即可获效。用此法共治疗24例,均治愈(刘贵琼.广东中医,1960,5(9):420)。

9.耳门 ěrmén

【定位】在面部,当耳屏上切迹的前方,下颌骨髁状突后缘,张口有凹陷处。

【主治】耳聋,耳鸣,聤耳,齿痛,颈颔痛,唇吻强。

【刺灸法】直刺0.5~1寸。可灸。

10.丝竹空 Sīzhúkōng

【定位】在面部,当眉梢凹陷处。

【主治】头痛,目眩,目赤痛,眼睑跳动,齿痛,癫痫。

【刺灸法】平刺0.5~1寸。不宜灸。

【临床应用】

丝竹空配支沟治疗奔豚气:取患者丝竹空、支沟穴,均施以平补平泻手法。医者手持针柄不动,意守针尖,以意领气,以气运针,待针下气至,病人自觉腹中之气下行后,留针30分钟。日一次,一般4~6次即可收功(张智龙.山西中医,1988,4(5):47)。

十一、足少阳胆经

(一)经脉循行

起于目外眦,向上到额角返回下行至耳后,沿颈部向后交会大椎穴,再向前入缺盆部,入胸过膈,联络肝脏,属胆,沿胁肋部出于腹股沟,经外阴毛际,横行入髋关节。

耳部支脉:从耳后入耳中,出走耳前,到目外眦处后向下经颊部会合前脉于缺盆部。下行腋部至侧胸部,经季肋和前脉会于髋关节后,再向下沿大腿外侧,行于足阳明和足太阴经之间,经腓骨前直下到外踝前,进入足第四趾外侧端。

足背部支脉:从足临泣处分出,沿第一、二跖骨之间,至大趾端与足厥阴经相接(图 1–12)。

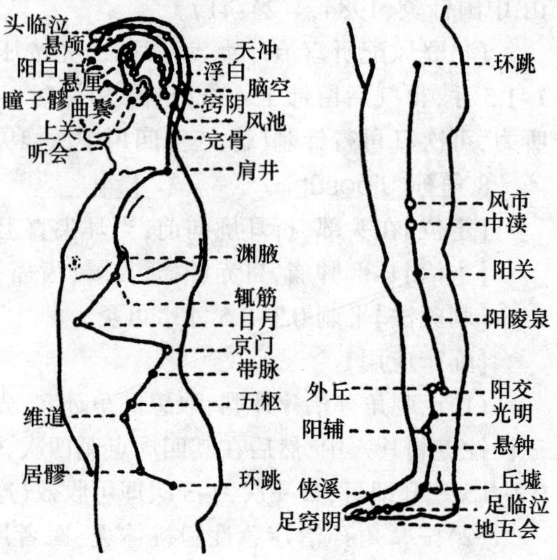

图 1–12 足少阳胆经

(二)主要病候

口苦,目眩,疟疾,头痛,颌痛,目外眦痛,缺盆部、腋下、胸胁、股及下肢外侧、足外侧痛等。

(三)主治概要

主治侧头、目、耳、咽喉病,神志病,热病及经脉循行部位的其他病症。

(四)本经常用腧穴

1.瞳子髎 Tóngzǐliáo

【定位】在面部,目外眦旁,当眶外侧缘处。

【主治】头痛,目赤,目痛,怕光羞明,迎风流泪,远视不明,内障,目翳。

【刺灸法】向后刺或斜刺 0.3~0.5 寸,或用三棱针点刺出血。

【附注】手太阳,手、足少阳之会。

2.听会 Tīnghuì

【定位】在面部,当耳屏间切迹的前方,下颌骨髁状突的后缘,张口有凹陷处。

【主治】耳鸣,耳聋,流脓,齿痛,下颌脱臼,口眼歪斜,面痛,头痛。

【刺灸法】直刺 0.5 寸。可灸。

3.上关 Shàngguān

【定位】在耳前,下关直下,当颧弓的上缘凹陷处。

【主治】头痛,耳鸣,耳聋,聤耳,口眼歪斜,面痛,齿痛,惊痫,瘛疭。

【刺灸法】直刺 0.5~0.8 寸。可灸。

【附注】手少阳、足阳明之会。

4.率谷 Shuàigǔ

【定位】在头部，当耳尖直上入发际 1.5 寸，角孙直上方。

【主治】头痛，眩晕，呕吐，小儿惊风。

【刺灸法】平刺 0.5~1 寸。可灸。

【临床应用】

率谷配合谷治疗流行性腮腺炎：取患者率谷穴，向耳尖部沿皮刺，进针 1.5 寸深，使针感直达患部，配穴取合谷，进针 1 寸深，针感向上传，一般用平补平泻手法，留针 10 分钟，每日一次，5 次为一疗程。结果：50 例患者，痊愈 45 例，好转 4 例，无效 1 例(杨兆勤.河南中医，1986，(1)：35)。

【附注】足太阳、少阳之会。

5.本神 Běnshén

【定位】在头部，当前发际上 0.5 寸，神庭旁开 3 寸，神庭与头维连线的内三分之二与外三分之一交点处。

【主治】头痛，目眩，癫痫，小儿惊风，颈项强痛，胸胁痛，半身不遂。

【刺灸法】平刺 0.5~0.8 寸。可灸。

【附注】足太阳、阳维之会。

6.阳白 Yángbái

【定位】在前额部，当瞳孔直上，眉上 1 寸。

【主治】头痛，目眩，目痛，外眦疼痛，雀目。

【刺灸法】平刺 0.5~0.8 寸。可灸。

【临床应用】

阳白穴扇形刺治疗先天性上眼睑下垂：以 1.5~2 寸毫针，于患侧阳白穴皮下进针，角度要小，针身与皮肤呈 10~20 度角，进针后沿皮下向外斜刺，透过丝竹空，针尖达目外眦，然后提至阳白皮下，再直刺透过鱼腰，针尖达上眼睑边缘(不要刺透)，再提至皮下，然后向内斜刺，透过攒竹穴，针尖达目内眦边缘后出针，每周治疗 2~3 次。结果：7 例患者，4 例显效，2 例好转(阎世德.浙江中医药；1979，(7)：255)。

【附注】足太阳、阳维之会。

7.头临泣 Tóulínqì

【定位】在头部，当瞳孔直上入前发际 0.5 寸，神庭与头维连线的中点处。

【主治】头痛，目眩，目赤痛，流泪，目翳，鼻塞，鼻渊，耳聋，小儿惊痫，热病。

【刺灸法】平刺 0.5~0.8 寸。可灸。

【附注】足太阳、少阳、阳维之会。

8.风池 Fēngchí

【定位】在项部，当枕骨之下，与风府相平，胸锁乳突肌与斜方肌上端之间的凹陷处。

【主治】头痛，眩晕，颈项强痛，目赤痛，目泪出，鼻渊，鼻衄，耳聋，气闭，中风，口眼歪斜，疟疾，热病，感冒，瘿气。

【刺灸法】针尖微下，向鼻尖方向斜刺0.5~0.8寸，或平刺透风府穴。可灸。

【临床应用】

(1)风池注药治疗头痛：嘱患者充分暴露风池穴，用注射器吸抽0.5%~1%普鲁卡因1~2毫升，配4.5或5号针头。在痛侧或疼痛较重的一侧风池穴，由下向上斜刺入0.1~1厘米，注完后不拔出针头。再吸抽无水酒精0.5~1毫升，由原针头注入，出针后按压片刻。3天一次，5次为一疗程，疗程间隔5~10天。结果：54例患者，痊愈36例，显效12例，好转6例(张超，等.山东医药，1974，(4)：45)。

(2)针风池穴治疗眩晕：取患者双侧风池穴，有兼症者酌加他穴。常规针刺，根据患者情况分别采用不同的补泻手法，使风池穴下有得气感后，留针。虚证留针10分钟左右，实证留针30分钟左右即可(阎至群.江苏中医，1961，(4)：8)。

(3)风池配后溪治疗落枕：取患侧风池穴，进针后透向对侧风池穴，同时加刺双侧后溪穴，且泻健侧，补患侧。留针10~15分钟，行针2~3分钟。结果：55例患者，分别经1~5次的治疗后均痊愈(李泉康.湖北中医杂志，1985，(4)：13)。

(4)刺风池穴治疗足跟痛：对于一侧足跟痛，取患侧风池穴，用28号1.5寸毫针向对侧眶口之内下角刺入0.5~1寸深，得气后快速捻转5~10次，留针50分钟，间隔行针5次。双侧足跟痛，用28号3寸毫针从一侧进针，透刺至对侧穴位，以不穿透对侧皮肤为度。反复提插3~5次后，大幅度捻转，以患者能忍受为度，留针50分钟。结果：216例患者治疗后，痊愈134例，显效43例，好转22例，无效17例(赵万成.中医杂志，1986，27(11)：35)。

(5)灸风池治疗新生儿鼻塞：于患儿双侧风池穴，温和灸3~5分钟，以局部皮肤红晕为度。结果：10例患儿均获佳效(吴有宽.赤脚医生杂志，1977，(2)：21)。

【附注】足少阳、阳维之会。

9.肩井 Jiānjǐng

【定位】在肩上，前直乳中，当大椎与肩峰端连线的中点上。

【主治】肩背痹痛，手臂不举，颈项强痛，乳痈，中风，瘰疬，难产，诸虚百损。

【刺灸法】直刺0.5~0.8寸，深部正当肺尖，不可深刺。可灸。

【临床应用】

(1)针刺肩井治疗急性乳腺炎：以肩井为主加前臂放血，即用患者拇指第一指节骨作一寸，沿手厥阴经自大陵起至曲泽穴连线上每一寸作一标记。一般取患侧，严重者可取双侧穴位，刺肩井用30号一寸毫针，直刺0.5~1寸。留针20分钟，每日一次。同时在前臂每一个划妥的标记上，再用三棱针共刺七针，从针孔挤出血液1~3滴，每日一次。结果：124例患者治疗后，单侧急性乳腺炎86例，痊愈41例，显效37例，有效7例，无效1例；双侧急性乳腺炎38例，痊愈20例，显效12例，有效6例(谢白合.中国针灸，1986，6(4)：7)。

(2)按压肩井治疗牙痛：术者站在患者背后，找准同侧穴位按压，以病人能忍受为度。按压约30分钟，即放松压力，再压再放松，直至牙痛缓解和消失为止。上下侧牙痛均可用此法。共治疗80例，牙痛均有效（门牙不用此法），都是按压一次疼痛明显减轻或消失，一般1~3分钟疼痛即可消除（何有水.按摩与导引，1990，(4)：45）。

【附注】足少阳、阳维之会。

10.日月 Rìyuè

【定位】在上腹部，当乳头直下，第7肋间隙，前正中线旁开4寸。

【主治】胁肋疼痛，胀满，呕吐，吞酸，呃逆，黄疸。

【刺灸法】斜刺0.5~0.8寸。可灸。

【临床应用】

(1)日月期门激光照射治疗胆道疾病：取患者日月、期门穴，用7毫瓦氦氖激光器（波长932埃，光斑直径3厘米），用导光纤维直接照射穴位，每穴10分钟，日一次，10次为一疗程。结果：76例患者，痊愈35例，有效28例，无效13例（朱新太.上海针灸杂志，1984，3(1)：7）。

(2)电针日月期门治疗胆石症：日月、期门穴，常规进针得气后，接G-6805治疗仪，用疏密波，通电60分钟，电流量以调节到患者最大耐受量为度。一般日一次，疼痛严重者可日2次。起针后口服33%硫酸镁40毫升。对合并有中毒性休克、脱水、酸中毒等情况，可对症处理。结果：219例患者，排石者185例，未见排石但症状及体征消失者30例（山东烟台地区文登中心医院针刺治疗胆石症研究组.新医药杂志，1977，(8)：13）。或电针后口服50%硫酸镁40毫升，也可同样获效（赵士铎.中华医学杂志，1979，69(12)：716）。

【附注】足太阴、少阳之会。胆经募穴。

11.环跳 Huántiào

【定位】在股外侧部，侧卧屈股，当股骨大转子最凸点与骶管裂孔连线的外三分之一与中三分之一交点处。

【主治】腰胯疼痛，半身不遂，下肢痿痹，遍身风疹，挫闪腰疼，膝踝肿痛不能转侧。

【刺灸法】直刺2~2.5寸。可灸。

【临床应用】

(1)环跳配天鼎治疗中风后遗症：取患者患侧环跳、天鼎穴，常规针刺得气后，使针感自穴位传至肢端，不留针。语言不利加哑门、建里；手指拘急加合谷，用泻法；小便失禁加关元，用补法。日一次，10次为一疗程。结果：65例患者，痊愈19例，显效14例，好转31例，无效1例（李陟.吉林中医药，1985，(5)：21）。

(2)泻环跳治疗癔病性瘫痪：取3寸长28号毫针，从环跳穴进针刺向外生殖器方向，刺入3寸深，得气后用泻法，使针感向下肢放射，运针2~3分钟后起针。结果：41例患者均一次而愈（刘桂良.浙江中医杂志，1984，19(3)：106）。

(3)环跳配阳陵泉红外线照射治疗坐骨神经痛：患者俯卧，取环跳，向外阴部进针 3 寸。取阳陵泉,向阴陵泉进针 2.5~3 寸。得气后使两穴针感下行至足,同时接 G-6805 治疗仪,阳极接近疼痛点的穴位,用连续波,频率 204 次/秒,输出强度旋纽刻度为 1.5。同时用 250W 的红外线灯泡照射,距离皮肤 15~20 厘米,每次 70 分钟。通电后 10 分钟,增大一次电流强度。至 20 分钟时,视病人被红外线照射处皮肤的红润情况调整频率,以病人能耐受的最大量为限度,时间持续 1~2 秒,停电起针。10 次为一疗程,疗程间隔 4~5 天。结果:120 例患者治疗后,59 例痊愈,44 例显效,7 例好转(谢成禄.上海针灸杂志,1986,5(1):18)。

(4)强刺激环跳治疗急性腰脊软组织损伤:令病人侧卧屈腿,穴位常规消毒,用 1.5~3 寸毫针快速刺入,进针 1 寸左右,患者有针感后,行强刺激 1 分钟,以患者能耐受为度。留针 10~15 分钟,留针期间可行针 1~2 次。若效果不佳,可加刺委中放血如绿豆大。结果:100 例患者,痊愈 82 例,显效 11 例,无效 7 例(廖举才.四川中医,1986,4(4):65)。

(5)环跳足三里治疗大腿外侧带状疱疹:用注射器吸取醋酸强的松 1 毫升,用 5 号牙科长针垂直刺入环跳、足三里,均为患侧,日一次即可(杨惠兰.中国针灸,1986,6(2):11)。

【附注】足少阳、太阳二脉之会。

12.风市 Fēngshì

【定位】在大腿外侧部的中线上,当腘横纹上 7 寸。或直立垂手时,中指尖处。

【主治】中风半身不遂,下肢痿痹、麻木,遍身瘙痒,脚气。

【刺灸法】直刺 1~1.5 寸。可灸。

【临床应用】

针灸风市治疗股外侧皮神经痛:用 2.5 寸长毫针在感觉异常区的中部,相当于风市穴处,直刺一针,约 2~4 厘米,再在各距中心的四方 2~3 横指处,针尖朝中心点,呈 25 度角,各斜刺 1 针,深 3~5 厘米,平补平泻,只捻转不提插,留针 20 分钟。隔日一次,10 次为一疗程。结果:25 例患者,痊愈 13 例,显效 9 例,无效 3 例(周云鹏.中医杂志,1987,25(1):27)。

13.阳陵泉 Yánglíngquán

【定位】在小腿外侧,当腓骨小头前下方凹陷处。

【主治】半身不遂,下肢痿痹、麻木,膝肿痛,脚气,胁肋痛,口苦,呕吐,黄疸,小儿惊风,破伤风。

【刺灸法】直刺或斜向下刺 1~1.5 寸。可灸。

【临床应用】

(1)阳陵泉配膝四、期门穴治疗急性胆囊炎:取患者右侧阳陵泉、膝四、期门,阳陵泉呈 95 度角刺入,逆时针捻转。膝四直刺得气后逆时针捻转,且使两穴得气感上传。期门呈 45 度,向下斜刺,得气后顺时针捻转使针感下传。留针 30 分钟,间隔 10 分钟捻转 1 次,日一次。结果:150 例患者,痊愈 142 例,无效 8 例(张玉璞,中国针灸,1986,6(4):5)。

(2)泻阳陵泉治疗胆绞痛:用 28 号 3 寸毫针二支,同时刺入两侧穴位,深达 2.5 寸。得气后行大幅度捻转泻法,幅度为 180~360 度,频率为 400 次/分,连续行针 1.3 分钟,使得气感达胆囊区后,留针 30 分钟,间隔 5 分钟行针 1 次。结果:显效 7 例,好转 4 例(陆茂忠.针灸学报,1990,6(4):4)。

(3)针阳陵泉治疗肩痛:取患侧阳陵泉,垂直刺入穴位 1~1.5 寸深,中等刺激。同时嘱患者活动肩部,留针 20 分钟,日一次。结果:36 例患者,痊愈 30 例,显效 2 例,好转 4 例(赵冶清.北京中医,1988,(11):29)。

(4)刺阳陵泉治疗落枕:取患者双侧阳陵泉,得气后反复交替使用提插手法及龙虎交战手法,同时嘱患者活动颈部,留针 20 分钟,日一次。结果:95 例患者全痊愈(赵福成.贵阳中医学院学报,1987,(2):36)。

14.光明 Guāngmíng

【定位】在小腿外侧,当外踝尖上 5 寸,腓骨前缘。

【主治】目痛,夜盲,乳胀痛,膝痛,下肢痿痹,颊肿。

【刺灸法】直刺 0.5~0.8 寸。可灸。

【临床应用】

(1)用蒜泥敷灸光明治疗瘰疬:取大蒜 5g,捣成泥状备用。敷灸时将 10 厘米×10 厘米胶布贴在腿上,再取蒜泥敷于穴位上,最后用消毒纱布包扎即可。敷灸药 1 时许,患者感到局部痒痛,可将蒜泥取下,可见一个或数个大小不等的水泡,并逐渐增大,待其破溃后敷以炉甘石粉或锌氧粉。左病取右,右病取左。结果:31 例患者,痊愈 26 例,好转 4 例,无效 1 例(虞勤冠,等.江苏中医杂志,1982,(6):65)。

(2)光明配足临泣治回乳症:取患者双侧光明、足临泣,常规针刺,得气后用泻法,留针 20 分钟,每次加艾灸 5 分钟,日一次。结果:治疗 13 例患者,均愈(奉志华.中国针灸,1985,5(4):48)。

【附注】胆经络穴。

15.丘墟 Qiūxū

【定位】在外踝的前下方,当趾长伸肌腱的外侧凹陷处。

【主治】颈项痛,腋下肿,胸胁痛,下肢痿痹,外踝肿痛,疟疾,疝气,目赤肿痛,目生翳膜,中风偏瘫。

【刺灸法】直刺 0.5~0.8 寸。可灸。

【附注】胆经原穴。

16.足临泣 Zúlínqì

【定位】在足背外侧,当足 4 趾本节(第 4 趾关节)的后方,小趾伸肌腱的外侧凹陷处。

【主治】头痛,目外眦痛,目眩,乳痈,瘰疬,胁肋痛,疟疾,中风偏瘫,痹痛不仁,足跗肿痛。

【刺灸法】直刺 0.5~0.8 寸。可灸。

【临床应用】

艾灸足临泣转胎：病例均系异常胎位经膝胸卧位法矫正失败者。每次治疗，受试孕妇屈膝卧位于床上，放松腰带，露出穴位皮肤，双足底垫一软物，以防足趾左右移动。双侧穴位施以艾条灸，每天 1 次，每次 30 分钟。连续 7 次。结果：成功率 51.9%，比非穴点显著(P<0.001)(李观荣，等.针灸学报，1990，6(3)：11)。

【附注】胆经输穴；八脉交会穴，通带脉。

十二、足厥阴肝经

(一)经脉循行

起于足大趾上毫毛部(大敦)，经内踝前向上至内踝上八寸外处交出于足太阴经之后，沿股内侧上行，进入阴毛中，绕阴器，上达小腹，挟胃旁，属肝络胆，过膈，分布于胁肋，沿喉咙后面，向上入鼻咽部，连接于“目系”(眼球连系于脑的部位)，上出于前额，与督脉会合于巅顶。

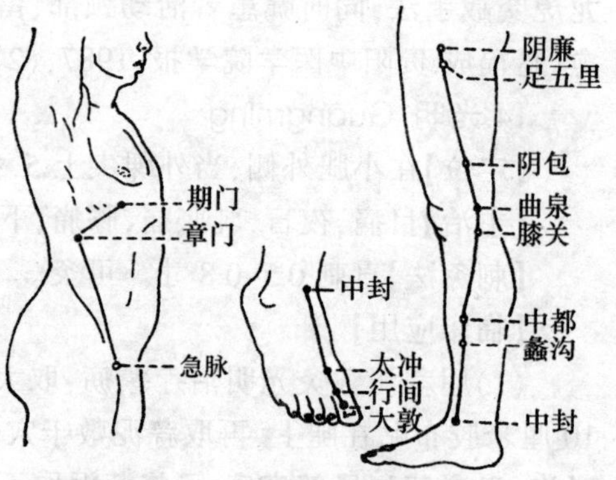

图 1-13 足厥阴肝经

“目系”支脉：下行颊里，环绕唇内。

肝部支脉：从肝分出，过膈，向上流注于肺，与手太阴肺经相接(图 1-13)。

(二)主要病候

腰痛，胸满，呃逆，遗尿，小便不利，疝气，少腹肿等证。

(三)主治概要

主治肝病、妇科、前阴病及经脉循行部位的其他病证。

(四)本经常用腧穴

1.大敦 Dàdūn

【定位】在足大趾末节外侧，距趾甲角 0.1 寸。

【主治】疝气，缩阴，阴中痛，月经不调，血崩，尿血，癃闭，遗尿，淋疾，癫狂，痫证，少腹痛。

【刺灸法】斜刺 0.1~0.2 寸，或用三棱针点刺出血。可灸。

【临床应用】

针大敦治疗嵌闭疝：取患者患侧大敦穴，捻转进针，得气后施以平补平泻，加艾灸。直至被嵌塞物还纳为止。治疗同时，医者用手法按摩被嵌塞物，协助还纳。必要时可肌注阿托品或肌注鲁米那以解痉镇静。结果：8 例患者均获良效(应浩.中国针灸，1982，2(4)：34)。

【附注】肝经井穴。

2.行间 Xíngjiān

【定位】在足背侧，当第1、2趾间，趾蹼缘的后方赤白肉际处。

【主治】月经过多，闭经，痛经，白带，阴中痛，遗尿，淋疾，疝气，胸胁满痛，呃逆，咳嗽，洞泻，头痛，眩晕，目赤痛，青盲，中风，癫痫，瘛疭，失眠，口歪，膝肿，下肢内侧痛，足跗肿痛。

【配伍】配睛明治青光眼、降眼压；配太冲、合谷、风池、百会治肝火上炎、头痛、眩晕、衄血；配中脘、肝俞、胃俞治肝气犯胃之胃痛；配中府、孔最治肝火犯肺干咳或咯血。

【刺灸法】直刺0.5~0.8寸。可灸。

【临床应用】

(1)泻行间治疗鼻衄：取患者行间穴(右病取左，左病取右，双侧出血同取)，进针寸许行强刺激泻法，留针3~5分钟。结果：30例患者，显效24例，有效5例，无效1例(程珍祥，王秀英.中国针灸，1984，4(6)：5)。

(2)针刺双侧行间穴治疗癔病性黑蒙：取患者双侧行间穴，得气后用轻刺激手法。报道一例，治疗40秒后视力恢复正常(杨红甫.吉林中医药，1984，(6)：26)。

(3)泻行间治疗癔病性抽搐痉挛：取患者行间穴，一侧或双侧，常规针刺，得气后行强刺激。结果：9例患者均获痊愈(苏建华.陕西中医函授.1991，(3)：37)。

【附注】肝经荥穴。

3.太冲 Tàichōng

【定位】在足背侧，当第1跖骨间隙的后方凹陷处。

【主治】头痛，眩晕，疝气，月经不调，癃闭，遗尿，小儿惊风，癫狂，痫证，胁痛，腹胀，黄疸，呕逆，咽痛嗌干，目赤肿痛，膝股内侧痛，足跗肿，下肢痿痹。

【配伍】配大敦治七疝；泻太冲，补太溪、复溜治肝阳上亢之眩晕；配合谷为开四关又治四肢抽搐；配肝俞、膈俞、太溪、血海治贫血、羸瘦；配间使、鸠尾、心俞、肝俞治癫狂痫。

【刺灸法】直刺0.5~0.8寸。可灸。

【临床应用】

(1)针刺太冲治疗血管性头痛：患者仰卧，取患侧太冲穴，快速进针1寸左右，大幅度提插捻转，以患者能耐受为度。行针3~5分钟后，再针阳辅穴及阿是(均为患侧)，每10分钟行针一次，留针30~60分钟，日一次。初病用泻，疼痛消失后改用补法针3次，以巩固疗效。结果：30例患者，痊愈20例，显效7例(康忠财.陕西中医，1983，4(2)：27)。

(2)太冲透涌泉治疗眩晕：首先从太冲进针，得气后将针身提至皮下，然后再向涌泉方向透刺，深度以涌泉处能触及针尖(不穿过皮肤)为度。根据患者具体情况，分别行补泻手法即可(李志道.天津中医，1985，(5)：29)。

(3)针太冲治疗眶上神经痛：先刺患侧太冲穴，痛除则已，痛不除针健侧。太冲穴直刺5分,得气后用震颤手法行针1~3分钟,以足背上有感传出现为度。结果:20例患者均获痊愈(张世雄.北京中医,1982,(2):35)。

(4)太冲注入灭菌水治疗甲亢:取双侧太冲穴,皮肤常规消毒。每次抽取灭菌用水5毫升,垂直针入1分,使针身呈45度向上斜刺,待有针感并回抽无血后注射。每穴注入2.5毫升,隔3日一次。结果:15例患者,痊愈10例,有效4例,无效1例(杨澍玉.针灸学报,1990,6(1):31)。

(5)点太冲穴治疗腰扭伤:令患者取坐位,术者用拇指或中指用力点按一侧太冲穴,约3~5分钟,再用同样手法点按另一侧。同时嘱患者活动患部,直至疼痛减轻或消失为度。结果:所治病例均获痊愈(赵荫生.大众医学,1984,(11):37)。

(6)太冲注药治疗鸡眼:用盐酸肾上腺素0.2毫克和2%奴夫卡因1毫升,均等注入患侧太冲、太溪两穴,5天一次。结果:65例患者,痊愈58例,无效7例(曾昭杰,等.中国针灸,1982,2(4):9)。

(7)太冲配下关治疗牙痛:取患侧太冲穴,皮肤常规消毒,捻转进针使之得气。风火牙痛行泻法,虚火牙痛行补法。待患者牙痛缓解后,再刺患侧下关穴,得气后留针30分钟,留针期间,每10分钟行针一次。结果:67例患者,痊愈51例,有效12例,无效4例(韩长根.中医杂志,1989,30(8):18)。

(8)刺太冲治疗鼻衄:取鼻衄患者双侧太冲穴,进针得气后用泻法,一般5分钟即可血止(张振邦.新中医,1986,(2):85)。

(9)穴位注射治疗乳蛾:取患者双侧太冲穴,抽取4毫升注射用水。垂直进针后改用45度斜向上刺,并使之得气。回抽无血注药,一般成人每穴注入2毫升(4~8岁注入0.8~1毫升,8~12岁注入1~1.5毫升),日一次。结果:54例患者,痊愈45例,显效8例,无效1例(阎富泰.针灸学报,1990,6(1):30)。

(10)针刺太冲穴治疗胆绞痛:选双太冲穴,用1.5寸毫针垂直刺入,或针尖略向上斜刺,深约一寸。连续提插捻转约1分钟后,留针30~40分钟,刺激量以略超过患者的耐受量为度。一般疼痛便可立止(蒋彩云.江苏中医,1982,3(6):14)。

【附注】肝经输穴、原穴。

4.中封 Zhōngfēng

【定位】在足背侧,当足内踝前,商丘与解溪连线之间,胫骨前肌腱的内侧凹陷处。

【主治】疝气,阴茎痛,遗精,小便不利,黄疸,胸腹胀满,腰痛,足冷,内踝肿痛。

【配伍】配胆俞、阳陵泉、太冲、内庭,泄热舒肝,治黄疸、疟疾;配足三里、阴廉,治阴缩入腹、阴茎痛、遗精、淋症、小便不利。

【刺灸法】直刺0.5~0.8寸。可灸。

【附注】肝经经穴。

5.蠡沟 Lìgōu

【定位】在小腿内侧,当足内踝尖上5寸,胫骨内侧面的中央。

【主治】月经不调，赤白带下，阴挺，阴痒，疝气，小便不利，睾丸肿痛，小腹痛，腰背拘急不可俯仰，胫部酸痛。

【配伍】配百虫窝、阴陵泉、三阴交治滴虫性阴道炎；配中都、地机、中极、三阴交治月经不调、带下症、睾丸炎；配大敦、气冲治睾肿、卒疝、赤白带下。

【刺灸法】平刺 0.5~0.8 寸。可灸。

【临床应用】

针蠡沟治疗小儿鞘膜积液：取患儿蠡沟穴，针尖顺经脉循行方向与皮肤呈15度角刺入，深度约 5~8 分，得气后行平补平泻手法。隔日一次。结果：22 例患儿均获痊愈（杨淑青.中医杂志，1986，27(9)：661）。

【附注】肝经络穴。

6.中都 Zhōngdū

【定位】在小腿内侧，当足内踝尖上 7 寸，胫骨内侧面的中央。

【主治】胁痛，腹胀，泄泻，疝气，小腹痛，崩漏，恶露不尽。

【配伍】配血海、三阴交治月经过多、崩漏、产后恶露不绝；配合谷、次髎、三阴交治痛经；配脾俞、阴陵泉治白带症；配足三里、梁丘治肝木乘土之腹胀、泄泻；配太冲治疝气；配三阴交、阴陵泉、膝阳关、膝关、伏兔、箕门治下肢痿痹瘫痛。

【刺灸法】平刺 0.5~0.8 寸。可灸。

【临床应用】

中都配阴谷治疗腰腿痛：患者仰卧，双下肢屈曲，医生站在患者的一侧，用拇指分别在其双侧中都、阴谷穴上进行按、揉、推等手法，以患者局部感酸、胀、痛为宜，持续约 10 分钟。同时再按压腰臀部痛点 2 分钟，隔日一次，一般 2~5 次即可。结果：100 例患者，均获痊愈（吴建.中国针灸，1983，3(6)：38）。

【附注】肝经郄穴。

7.膝关 Xīguān

【定位】在小腿内侧，当胫骨内髁的后下方，阴陵泉后 1 寸，腓肠肌内侧头的上部。

【主治】膝膑肿痛，寒湿走注，历节风痛，下肢痿痹。

【配伍】配足三里、血海、阴市、阳陵泉、髀关、伏兔、丰隆治中风下肢不遂、小儿麻痹等；配委中、足三里治两膝红肿疼痛。

【刺灸法】直刺 0.8~1 寸。可灸。

8.曲泉 Qūquán

【定位】在膝内侧，屈膝，当膝关节内侧端，股骨内侧髁的后缘，半腱肌、半膜肌止端的前缘凹陷处。

【主治】月经不调，痛经，白带，阴挺，阴痒，产后腹痛，遗精，阳痿，疝气，小便不利，头痛，目眩，癫狂，膝膑肿痛，下肢痿痹。

【配伍】配丘墟、阳陵泉治胆道疾患；配肝俞、肾俞、章门、商丘、太冲治肝炎；配复溜、肾俞、肝俞治肝肾阴虚之眩晕、翳障眼病；配支沟、阳陵泉治心腹疼痛、乳房胀痛、疝痛；配归来、三阴交治肝郁气滞之痛经、月经不调。

【刺灸法】直刺 1~1.5 寸。可灸。

【附注】肝经合穴。

9.阴包 Yīnbāo

【定位】在大腿内侧，当股骨内上髁上 4 寸，股内肌与缝匠肌之间。

【主治】月经不调，遗尿，小便不利，腰骶痛引小腹。

【配伍】配交信治月经不调；配关元、肾俞治气虚不固之遗尿；配箕门、足五里、血海治膝股内侧疼痛，小儿麻痹的肌萎缩。

【刺灸法】直刺 0.8~1 寸。可灸。

10.足五里 Zúwǔli

【定位】在大腿内侧，当气冲直下 3 寸，大腿根部，耻骨结节的下方，长收肌的外缘。

【主治】少腹胀痛，小便不通，阴挺，睾丸肿痛，嗜卧，四肢倦怠，颈疬。

【配伍】配三阳络、天井、厉兑、三间治嗜卧欲动摇。

【刺灸法】直刺 0.5~0.8 寸。可灸。

11.阴廉 Yīnlián

【定位】在大腿内侧，当气冲直下 2 寸，大腿根部，耻骨结节的下方，长收肌的外缘。

【主治】月经不调，赤白带下，少腹疼痛，股内侧痛，下肢挛急。

【配伍】配曲骨、次髎、三阴交治湿热下注之月经不调、白带多、阴门瘙痒、股癣等；配肾俞、大赫、命门、太溪治妇人不孕、男子不育症；配委中、次髎、膀胱俞治膀胱炎、膀胱结石。

【刺灸法】直刺 0.8~1 寸。可灸。

12.急脉 Jímài

【定位】在耻骨结节的外侧，当气冲外下腹股沟股动脉搏动处，前正中线旁开 2.5 寸。

【主治】疝气，阴挺，阴茎痛，少腹痛，股内侧痛。

【配伍】配大敦治疝气、阴挺、阴茎痛、阳痿；配阴包、箕门、曲泉、足五里治下肢痿痹、小儿麻痹。

【刺灸法】直刺 0.5~1 寸。可灸。

13.章门 Zhāngmén

【定位】在侧腹部，当第 11 肋游离端的下方。

【主治】腹痛，腹胀，肠鸣，泄泻，呕吐，神疲肢倦，胸胁痛，黄疸，痞块，小儿疳积，腰脊痛。

【配伍】配足三里治荨麻疹、组织胺过敏症；配天枢、脾俞、中脘、足三里治肝脾不和之腹胀、痞块、胁痛、泄泻、消瘦；配肾俞、肝俞、水道、京门、阴陵泉、三阴交、阳谷、气海治肝硬化腹水、肾炎。

【刺灸法】斜刺 0.5~0.8 寸。可灸。

【临床应用】

章门配期门注药治疗慢性肝炎：取患者章门、期门，两侧交替使用，每次注入 5%麝香注射液 2 毫升（每支 2 毫升，含生药 100 毫克），每周一次，四周为一疗程。结果：32 例患者均收到了满意效果。其中慢性迁延性肝炎 20 例，慢性活动性肝炎 6 例，早期肝硬化 6 例（徐承贵，等.天津中医，1987，(5)：42)。

【附注】脾经募穴，八会穴之脏会。

14.期门 Qīmén

【定位】在胸部，当乳头直下，第 6 肋间隙，前正中线旁开 4 寸。

【主治】胸胁胀满疼痛，呕吐，呃逆，吞酸，腹胀，泄泻，饥不欲食，胸中热，咳喘，奔豚，疟疾，伤寒热入血室。

【配伍】配大敦治疝气；配肝俞、公孙、中脘、太冲、内关治肝胆疾患、胆囊炎、胆结石及肝气郁结之胁痛、食少、乳少、胃痛、呕吐、呃逆、食不化、泄泻等。

【刺灸法】斜刺 0.5~0.8 寸。可灸。

【临床应用】

(1)期门配日月治疗胆石症：取患者期门（右）、日月（右），进针得气后接 G-6805 电针仪，用疏密波通电 60 分钟，电流大小以患者最大耐受量为度。日一次（严重者可 2 次），起针后口服 33%硫酸镁 40 毫升。结果：219 例患者，排石者 185 例，30 例虽未排石，但临床症状消失（山东省文登中心医院针刺治疗胆石症研究小组.新医药学杂志，1977，(8)：35)。

(2)刺期门治疗痛经战栗：报道一例原发性痛经患者，伴有严重战栗。取其双侧期门穴，常规针刺，得气后即感诸症悉除（任占敏.四川中医，1989，7(10)：48)。

【附注】肝经募穴。

十三、督脉

(一)经脉循行

起于小腹内，下出于会阴部，向后行于脊柱的内部，上达项后风府，进入脑内，上行巅顶，沿前额下行鼻柱(图 1–14)。

(二)主要病候

脊柱强痛，角弓反张等证。

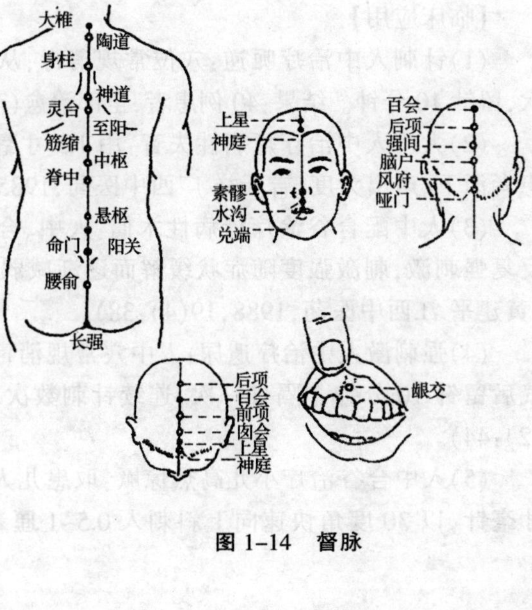

图 1–14 督脉

(三)主治概要

主治神志病,热病,腰骶、背、头项局部病证及相应的内脏疾病。

(四)本经常用腧穴

1.龈交 Yínjiāo

【定位】在上唇内,唇系带与上齿龈的相接处。

【主治】齿龈肿痛,口臭,齿衄,鼻渊,面赤颊肿,唇吻强急,面部疮癣,两腮生疮,癫狂,项强。

【刺灸法】向上斜刺 0.2~0.3 寸。不灸。

【临床应用】

(1)针刺龈交治疗急性腰扭伤:用新洁尔灭消毒后,用 28 号或 30 号 1 寸毫针在龈交穴上小结后侧沿口唇方向水平进针,行强刺激手法快速捻转,当患者感到腰部疼痛逐渐减轻时,停止捻转,令患者紧闭口唇,将毫针夹于两唇之间,留针5~10 分钟。留针期间,令患者活动腰部,待症状缓解或消失后取针(张党红,赵佩兰.陕西中医函授,1991,(5):38)。

(2)割龈交治疗痔疮疼痛:充分暴露上唇系带,局部消毒后,在系带中部有粒状突起或系带颜色变红处,用手术刀迅速作 0.3~0.5 厘米之月形切除,随即压迫出血。可对症辨证配服中药治疗。结果:357 例患者,痊愈 231 例,有效 82 例,无效44 例(文洪荟。新中医,1984,(11):28)。

2.水沟 Shuǐgōu

【定位】在面部,当人中沟(即水沟)的上 1/3 与中 1/3 交点处。

【主治】昏迷,晕厥,暑病,癫狂,痫证,急慢惊风,鼻塞,鼻衄,风水面肿,齿痛,牙关紧闭,黄疸,消渴,霍乱,温疫,脊膂强痛,挫闪腰疼。

【刺灸法】向上斜刺 0.3~0.5 寸,或用指甲按掐。不灸。

【临床应用】

(1)针刺人中治疗呃逆:穴位常规消毒,从下向上斜刺约 8 分深,2 分钟运针 1 次,留针 10 分钟。结果:40 例患者,全部治愈(李兆芩.辽宁中医杂志,1990,(7):40)。

(2)大泻人中治疗癔病性失音:用 1.5 寸毫针从人中穴刺入,行强刺激手法,以患者泪下、声出为度(吉天祥.广西中医药,1985,8(3):39)。

(3)人中配合谷治疗癔病性木僵:人中、合谷(双)常规消毒后,用短毫针刺激,反复强刺激,刺激强度随症状缓解而逐渐减弱。结果:21 例患者,均收到满意效果(黄建平.江西中医药,1988,19(4):38)。

(4)强刺激人中治疗遗尿:人中穴常规消毒后,针入 3 分,针尖向上,强刺激,得气后留针 10 分钟。隔日一次,连续针刺数次即可(杜顺福.上海针灸杂志,1984,3(2):44)。

(5)人中合谷治疗小儿高热惊厥:取患儿人中穴(如果效果不好加合谷),用 0.5 寸毫针,以 30 度角快速向上斜刺入 0.5~1 厘米,得气后用较高频率的大幅度提插捻转强刺激泻法。若痉不能立止,加刺合谷,手法相同。结果:147 例患儿,止痉率 100%(杨振东.中级医刊,1990,25(8):60)。

3.神庭 Shénting

【定位】在头部,当前发际正中直上 0.5 寸。

【主治】头痛,眩晕,目赤肿痛,泪出,目翳,雀目,鼻渊,鼻衄,癫狂,痫证,角弓反张。

【刺灸法】平刺 0.3~0.5 寸。可灸。

【临床应用】

长针刺神庭治疗鼻炎:穴位常规消毒,用 28 号 1.5~2 寸毫针沿头皮平刺,深约 1.5~2 寸,以患者局部有紧感或胀痛为度。留针 6 小时以上,一般当天即可见效。每日或隔日一次,10 次为一疗程。对各种原因引起的鼻炎,均可收效(宁夏医学院,孙瑜、高碧霄)。

4.百会 Bǎihuì

【定位】在头部,当前发际正中直上 5 寸,或两耳尖连线中点处。

【主治】头痛,眩晕,惊悸,健忘,尸厥,中风不语,癫狂,痫证,癔病,耳鸣,鼻塞,脱肛,痔疾,阴挺,泄泻。

【刺灸法】平刺 0.5~0.8 寸。可灸。

【临床应用】

(1)指压百会穴止呃逆:令患者坐位或卧位,医者取准百会穴,以右手中指指端点按百会穴,边揉边按,力度由轻渐重,至患者有较强酸胀痛感,直至呃逆停止后片刻即可。用此法共治疗 30 例,均在 1 分钟左右呃逆即止(计惠民.四川中医,1990,8(10):封四)。

(2)百会透曲鬓治疗脑血管病偏瘫:选择百会与曲鬓两穴间的连线为针刺部位,常规消毒后,以 28 或 30 号 1.5~2 寸的毫针,沿头皮下从百会向曲鬓方向分三段接力刺入,施行快速捻转手法 200 次左右/分,连续 5 分钟,休息 5 分钟,重复三回,约 30 分钟出针。日一次,15 次为一疗程。结果:500 例患者,478 例患者有不同程度的恢复(孙申田,等.中国针灸,1984,4(4):5)。

(3)百会穴注药治疗脑性小便失禁:百会穴常规消毒,将药液(乙酰谷酰胺100 毫克,呋喃硫胺 20 毫克,或 r-氨酪酸 250 毫克<任选一、二种>) 2~3 毫升,用 5 号细长针由穴位部沿头皮刺入,向后矢状缝方向进针约 3 厘米,然后边推药,边退出注射针。拔针后在注射部位压迫 20 分钟,以防出血。6 小时后局部热敷,帮助药液吸收。隔日一次,10 次为一疗程,疗程间隔 3 天。结果:50 例患者,痊愈 37 例,有效 7 例,无效 6 例(李嗣娴,王灵台.中国针灸,1986,6(4):47)。

(4)艾绒压灸百会穴治疗美尼尔氏综合征:将穴位上的头发从根部剪去约中指指甲大,使穴位充分暴露,以便施灸。嘱患者低坐矮凳,医者坐在其正后方的高位置上,取艾绒少许做成黄豆大小的上尖下圆的锥形灸炷,首次两壮合并放在百会穴上，用线香点燃，当燃至二分之一时，右手持厚纸片将其压熄，留下残绒。以后一壮接一壮加在前次的残绒上，每个艾炷燃至无烟为止。燃完一壮压一壮，压力由轻到重，每次压灸25~30壮，使患者自觉有热力从头皮渗入脑内的舒适感，一般压灸2次。结果：177例患者，痊愈156例，好转19例，无效2例（许美纯，李秋云.中国针灸，1984，4(4)：14）。

(5)针百会穴治疗精神病：患者端坐，用3寸毫针刺百会穴。阳热盛者，针向脑后斜刺，用强刺激泻法。气血虚弱者，针向前额方向斜刺，用补法。均留针15~20分钟，日一次，7次为一疗程。结果：42例患者，分别经1~3疗程治疗均达临床治愈（杜岁增，等.国医论坛，1990，(2)：29）。

(6)附片灸百会治疗子宫下垂：取直径2厘米，厚0.4厘米之附片。上置7分长艾炷，灸百会穴。每次灸3~4壮，以患者感到头昏胀后，卧床休息片刻即可。日一次，10次为一疗程（欧阳智鸿.四川中医，1990，8(9)：43）。

(7)温和灸百会治疗新生儿鼻塞：医者食指及中指分别放置在百会穴两旁，稍微张开，然后点燃艾条进行温灸，热度以灸者中、食指能耐受为宜，约灸10~15分钟左右。分别在早、中、晚各灸一次。结果：17例患儿均收满意效果（龙锦娘.新中医，1987，(6)：32）。

(8)百会穴长时间留针治疗发热惊厥：用1寸半不锈钢毫针，沿头皮刺入针体2/3，留针6小时，一般上午针刺，下午起针。隔日针二次，5次为一疗程。可根据不同症状，加刺配穴。抽搐发作时加刺人中，高热者加大椎、曲池、合谷（强刺激），呕吐者加上脘、梁门、气海、内关，腹胀者加中脘、章门，腹泻者加足三里、天枢，咳嗽者加肺俞，面黄体弱、食欲不振者加四缝（点刺挤出黄白色组织液）。配穴不留针。并配药物治疗原发病。结果：40例因发热而惊厥患儿，痊愈38例，好转2例（杨景柱.中国针灸，1987，7(2)：16）。

(9)百会穴埋线治疗遗尿：剪去百会穴周围头发，常规消毒后，取2%盐酸普鲁卡因1.0~1.5毫升作局麻，从距百会穴1寸处（即前聪穴）进针，以常用埋线针将000~00号医用羊肠线2毫米埋于百会穴头皮下，不漏线头，压迫止血后，用消毒敷料保护3天。每30天埋一次，一般1~2次即可。结果：63例患者，痊愈40例，显效10例，有效8例，无效5例（李悦更.黑龙江中医药，1990，(2)：47）。

(10)百会配长强治疗小儿脱肛：令患儿正坐椅上，医者用左手轻轻分开患儿头发，以暴露穴位，食、中指置于施灸穴位两侧。右手持点燃的艾炷对准穴位约距0.5~1寸左右，先施温和灸5分钟，再行雀啄灸，大约15分钟。凭医生感觉的患儿局部热度，随时调整，以防烫伤。然后再用同法灸长强，约10分钟。日一次，7次为一疗程（石建民.黑龙江中医药，1988，(4)：25）。或先按百会穴，有热感后用生姜1片，贴在百会穴上艾灸2壮，日一次，连续3~5次。结果：18例患儿均收满意效果（周洵清，贺遵讽.四川中医，1987，5(1)：24）。

5.风府 Fēngfǔ

【定位】在项部,当后发际正中直上 1 寸,枕外隆凸直下,两侧斜方肌之间凹陷处。

【主治】癫狂,痫证,癔病,中风不语,悲恐惊悸,半身不遂,眩晕,颈项强痛,咽喉肿痛,目痛,鼻衄。

【刺灸法】伏案正坐位,使头微前倾,项肌放松,向下颌方向缓慢刺入 0.5~1 寸。针尖不可向上。

6.大椎 Dàzhuī

【定位】在后正中线上,第 7 颈椎棘突下凹陷中。

【主治】热病,疟疾,咳嗽,喘逆,骨蒸潮热,项强,肩背痛,腰脊强,角弓反张,小儿惊风,癫狂痫证,五劳虚损,七伤乏力,中暑,霍乱,呕吐,黄疸,风疹。

【刺灸法】斜刺 0.5~1 寸。可灸。谨慎进针,以免刺入枕骨大孔,误伤延髓。

【临床应用】

(1)大椎三点刺加火罐治疗感冒:患者背伏靠背椅,穴位常规消毒后,用三棱针在穴位的上、左下、右下各点刺一下,深约 0.1 寸。然后在穴位上拔火罐,一般一次便可收效。结果:150 例患者,100 例痊愈,30 例显效,20 例有效(孙瑜,高碧霄.宁夏医学杂志,1991,13(1):45)。

(2)天灸大椎治疗哮喘:选大椎、肺俞(双),直接将艾炷放在穴位皮肤上,灸 7~9 壮,隔日一次,3 次为一疗程。灸后用膏药封贴,每日更换,直至灸疮愈合,每年夏季灸一疗程。结果:观察了 487 例,有效 215 例,显效 147 例,无效 125 例(王彩虹,等.上海针灸杂志,1989,8(4):29)。

(3)针大椎治疗高血压病:患者正坐垂头取穴,穴位常规消毒,用 28 号 2 寸毫针,由大椎穴进针,直刺 1~1.5 寸深,不提插捻转。待病人有下传感时,在针柄上放一酒精棉球点燃,扣下火罐,20 分钟后起罐。隔日一次,10 次为一疗程,疗程间隔 5~7 日,一般连续治疗三个疗程。结果:17 例患者,痊愈 8 例,显效 5 例,无效 4 例(张忠恕.吉林医学,1984,5(5):48)。

(4)常山注射液穴位注射治疗间日疟:于疟疾发作前二小时,先针刺大椎、后溪穴,得气后用艾条雀啄法温灸大椎,以局部皮肤潮红为度。留针及温针 30 分钟,期间不定时捻转毫针即可(朱琼昌.上海针灸杂志,1989,8(1):47)。

(5)单刺大椎穴治疗输液反应:患者侧卧或俯卧,穴位常规消毒后,用 2 寸毫针向上斜刺进针 0.5 寸左右,强刺激捻转,留针 10 分钟。寒战发热一出现即行针刺,一般 10 分钟便消失(郭如兰.四川中医,1990,8(11):48)。

(6)大椎配百会人中治疗坐骨神经痛:取患者大椎、百会、人中穴,以 30 号 1~1.5 寸毫针常规进针,得气后施行补泻手法。补法:顺着经脉循行从后向前沿皮针刺,三进一退,先浅后深,紧按慢提 9 次,留针 50 分钟,出针时急闭其孔。泻法:逆经脉循行从前向后沿皮针刺,一进三退,先深后浅,紧提慢按 9 次,留针 45 分钟,出针时摇大其孔。临床若能准确应用补泻手法，便可获效（姜春.吉林中医药，1987，(3)：17）。

(7)斜刺大椎穴治疗癫痫：用26号2寸毫针由大椎进针，向上约30度角斜刺，进针1.5寸深左右，若病人有触电样针感传至肢体时，立即出针。隔日一次，10次为一疗程。休息7天再行下一疗程，一般针3~4疗程。结果：95例患者，显效24例，好转45例，无效26例（徐笨人，葛书翰.中国针灸，1982，2(2)：4）。

(8)针刺大椎治疗急性腰扭伤：用28号毫针，以套管进针法刺入1寸后，针尖沿脊柱长轴向下斜刺，施平补平泻手法，快速捻转，使其得气。如针感迟钝，医者可用右手拳头轻轻扣打大椎至腰之脊柱三遍以导引经气，促使得气。得气后继续快速捻转，并令患者活动患腰。日一次，留针15~30分钟，连针3~5天。结果：108例患者，痊愈91例，好转15例，无效2例（刘贵仁，张世文.陕西中医，1985，6(8)：364）。

(9)大椎注药治疗颈椎病：用复方丹参注射液2毫升，加10%葡萄糖注射液5~10毫升。在大椎穴病变侧旁开0.5寸处进针，以45度斜向大椎穴，回抽无血慢慢注药。局部凸起者，可稍加按摩。2天注射一次，7次为一疗程，疗程间隔7天。结果：60例患者，痊愈24例，显效23例，有效13例（用济朴.浙江中医杂志，1986，21(7)310）

(10)大椎放血治疗睑腺炎：以大椎穴为中心，捏起皮肤，用三棱针尖刺破出现的小红点，出血以先紫色后红色为度。若无红色小点者，可先刺大椎使之出血，再在周围散刺4~6处。隔日一次，一般3次即可。用此法治疗30例患者，均获痊愈（赵玉辰.上海针灸杂志，1991，10(4)：43）。

(11)大椎放血加火罐治疗痤疮：穴位消毒后，用三棱针或梅花针叩刺大椎数下，立即在该穴上加拔火罐，以出血为度，留针10~15分钟。3~5日针刺一次，10次为一疗程，疗程间隔5日。结果：50例患者，痊愈27例，好转21例，无效2例（李毅文.针灸学报，1985，1(1)：10）。

7.身柱 Shēnzhù

【定位】在背部，当后正中线上，第3胸椎棘突下凹陷中。

【主治】身热头痛，咳嗽，气喘，惊厥，癫狂痫证，腰脊强痛，疔疮发背。

【刺灸法】斜刺0.5~1寸。可灸。

8.命门 Mìngmén

【定位】在腰部，当后正中线上，第2腰椎棘突下凹陷中。

【主治】虚损腰痛，脊强反折，遗尿，尿频，泄泻，遗精，白浊，阳痿，早泄，赤白带下，胎屡坠，五劳七伤，头晕耳鸣，癫痫，惊恐，手足逆冷。

【刺灸法】直刺0.5~1寸。可灸。

【临床应用】

针刺命门穴治疗腰痛：穴位常规消毒后，用1.5~2寸毫针，垂直刺入1~1.5寸，得气后留针10~15分钟。隔日一次，5次为一疗程。结果：30例患者，显效5例，好转

6例,无效19例(全坤山.福建中医药,1990,21(4):44)。

9.腰阳关 Yāoyángguān

【定位】在腰部,当后正中线上,第4腰椎棘突下凹陷中。

【主治】腰骶疼痛,下肢痿痹,月经不调,赤白带下,遗精,阳痿,便血。

【刺灸法】直刺0.5~1寸。可灸。

10.腰俞 Yāoshū

【定位】在骶部,当后正中线上,适对骶管裂孔。

【主治】腰脊强痛,腹泻,便秘,痔疾,脱肛,便血,癫痫,淋浊,月经不调,下肢痿痹。

【刺灸法】向上斜刺0.5~1寸。可灸。

【临床应用】

腰俞穴注入盐酸利多卡因治疗痔疮疼痛:患者侧卧,充分暴露穴位,并无菌消毒。用20毫升注射器吸入1%盐酸利多卡因10毫升,用7号注射针头,从腰俞刺入,遇空虚感时注入药液,以患者肛周麻木为度。一般隔日或三日一次,6次为一疗程即可(宁夏医学院,孙瑜)。

11.长强 Chángqiáng

【定位】在尾骨端下,当尾骨端与肛门连线的中点处。

【主治】泄泻,痢疾,便秘,便血,痔疾,癫狂,脊强反折,癃淋,阴部湿痒,腰脊、尾骶部疼痛。

【刺灸法】斜刺,针尖向上与骶骨平行刺入0.5~1寸。不得刺穿直肠,以防感染。不灸。

【临床应用】

(1)长强注药治疗重度肠胀气:用装有7号针头的注射器,抽吸新斯的明1毫升,由长强穴刺入,沿尾骨与直肠壁间以20度角斜刺进针,深约2.5~3厘米,待患者有酸胀感时,将药液全注入,以患者酸胀刚烈,并有向肛门传导之感为佳。结果:26例患者,22例痊愈,4例好转(李辉.江苏中医杂志,1982,3(3):41)。

(2)泻长强治疗继发性闭经:穴位常规消毒后,进针刺入1寸深,强刺激泻法,留针20分钟,留针期间每5分针行针一次。结果:25例闭经患者针1~2次后,22例经潮(刘炳权.中国针灸,1986,6(3):56)。

(3)封闭长强穴治疗小儿直肠脱垂:外科常规消毒后,用装有6号针头的注射器吸入维生素$B_1$100毫克(2毫升),刺入长强穴。得气后无回血,快速推入药液,使之成一强刺激。每日上、下午各一次,5天为一疗程。结果:85例患儿,84例痊愈(张阁英.湖南医药杂志,1979,(4):21)。

(4)针刺长强治疗婴幼儿腹泻:患儿取俯卧位或直接卧于家长的双腿上,充分暴露穴位。用1寸毫针刺入5~8分左右,用小幅度的快速捻转手法,捻转2分钟左右,不提插即可出针,日一次。结果:14例患儿,13例痊愈(恒健生.上海针灸杂志,

1987,6(1):14)。或用装有5号针头的注射器,吸入硫酸卡那霉素50毫克(0.2毫升),注入患儿长强穴,日一次,5次为一疗程。结果:30例患儿,29例痊愈,1例无效(杨樟辉.中国针灸,1985,5(1):17)。

(5)长强配足三里治疗婴幼儿肠炎:取患儿长强、足三里(双)。长强穴沿尾骶平行方向进针5~8分深,中、强刺激,捻转4次。接着用右手拇指甲刮针柄4次,即出针,按压片刻以防出血。足三里进针0.8~1寸深,手法同长强。日一次。结果:102例患儿,痊愈98例,无效4例(李栩堂.中国针灸,1984,4(5):17)。或长强配承浆治疗本病,以28号2.5寸毫针,快速刺入长强穴,沿尾骨与直肠之间直刺1.5~2.0寸深,施捻转补法1分钟左右出针,棉球按压针孔。承浆浅刺0.3寸,施捻转泻法1分钟左右出针,按压片刻。日一次,一般1~3次。结果:54例患儿全部治愈(费文军.中国针灸,1984,4(2):20)。

(6)长强穴埋线治疗肛裂:患者取侧卧位或俯卧位,穴位常规消毒,用1%普鲁卡因局麻,取一段1.5~2.5厘米的肠线放置于12号穿刺针针孔的前端,对准长强穴垂直刺入皮下,然后斜向尾骨方向进针,深度达2.5~3厘米时,即可在穿刺针端接上针芯,将穿刺针后退0.1~0.2厘米,边推针芯,边退穿刺针。出针后使肠线末端置于皮下,针孔敷盖消毒纱布。切口与肛裂面贴敷复方白芨纱条(白芨、生石膏等量研细末,与适量凡士林调匀成膏,制成纱条)。术后保持大小便畅通,防止伤口感染。结果:62例患者,痊愈58例,好转3例,无效1例(叶德超.上海中医药,1986,(3):23)。

(7)长强配承山治疗痔疮:长强穴深刺2.5寸,承山穴直刺2寸,以中强度刺激,留针30分钟,每10分钟行针一次。隔日一次,一般3~5次即可收功(张成英.四川中医,1986,4(8):42)。

(8) 水针长强治疗顽固性阴囊湿疹:长强穴注入非那根(12.5毫克)加维生素B_1(1毫升),三天一次,2次为一疗程。结果:35例患者,痊愈26例,好转6例,无效3例(雷伦,梁导来.北京中医,1984,(4):43)。

十四、任脉

(一)经脉循行

任脉起始于中极下的会阴部,向上到阴毛处,沿腹里,上出关元穴,向上到咽喉部,再上行到下颌,口旁,沿面部进入目下。一支与冲脉同,沿着脊背的里面上行(图1–15)。

(二)主要病候

疝气,带下,腹中结块等症。

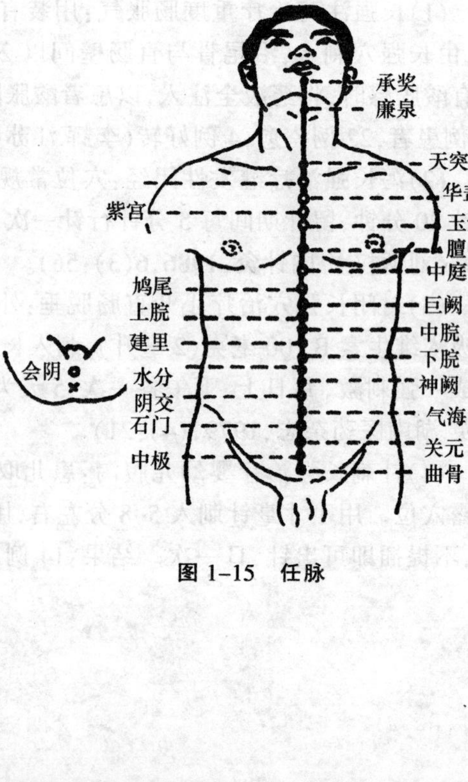

图1–15 任脉

(三)主治概要

主治神经系统、呼吸系统、消化系统、泌尿生殖系统病证,以及寒性病证和本经所经过之部位的病证。

(四)本经常用腧穴

1.中极 Zhōngjí

【定位】在下腹部,前正中线上,当脐中下4寸。

【主治】小便不利,遗溺不禁,阳痿,早泄,遗精,白浊,疝气偏坠,积聚疼痛,月经不调,阴痛,阴痒,痛经,带下,崩漏,阴挺,产后恶露不止,胞衣不下,水肿。

【刺灸法】直刺0.5~1寸。可灸。

【临床应用】

(1)以中极为主治疗男子性功能障碍:中极配关元、三阴交。用捻转泻法进针,得气后留针15分钟。期间每隔5分钟用捻转补法加强针感一次(约10秒钟),日一次,20次为一疗程。疗程间隔7天。结果:100例患者,痊愈76例(其中有48例配偶怀孕)(曾合林.中国针灸,1988,8(2):50)。

(2)发泡膏外贴中极治疗痛经;发泡膏(斑蝥、白芥子各20克,研细为末,以50%二甲基亚矾调成软膏状)取麦粒大小一团,置于2×2厘米的胶布中心,贴于中极穴(与关元交替使用)。于经前5天贴第一次,经潮或腹痛始发贴第二次。每次贴三小时揭去,水泡2~3天干瘪结痂。两个月经周期为一疗程。结果:82例患者,显效45例,有效20例,无效8例(施亚萍,等.北京中医,1990,(5):29)。

(3)中极注药治疗产后尿潴留:以4或4号半皮试针头,快速刺入中极穴(肌内层),并稍上下提插,待局部有得气感,无回血后由深至浅,分层推入注射用水1~2毫升,注完并指压水沟穴1~2分钟。结果:13例患者,均达排尿(张生理.中国针灸,1984,4(5):18)。

【附注】足三阴、任脉之会。

2.关元 Guānyuán

【定位】在下腹部,前正中线上,当脐中下3寸。

【主治】中风脱证,虚劳冷惫,羸瘦无力,少腹疼痛,霍乱吐泻,痢疾,脱肛,疝气,便血,溺血,小便不利,尿频,尿闭,遗精,白浊,阳痿,早泄,月经不调,经闭,经痛,赤白带下,阴挺,崩漏,阴门瘙痒,恶露不止,胞衣不下,消渴,眩晕。

【刺灸法】直刺0.5~1寸。可灸。

【临床应用】

(1)关元穴外敷肾衰方药治疗尿毒症:将肾衰外敷方药物(主要成分为生附片、川芎、沉香、冰片等)研成120目规格的粉末混匀装瓶,用95%酒精将桂氮酮稀释成1.9%的溶液,然后用1.9%桂氮酮溶液调和肾衰外敷方药末。纱布包裹药末外敷于关元及双侧肾俞穴位。以后每日用1.9%桂氮酮溶液混润药末,隔三日换药一次,四次为一疗程,一般治疗2~4个疗程。结果:本组病例共8例,治疗后获近期显效4例,有效

3例,无效1例。肾功能各项指标明显好转(王纲,等.中医杂志,1989,29(11):42)。

(2)隔姜面饼灸关元治疗功能性子宫出血:医者取艾绒30克捏紧呈虫状,生姜60克捣烂与面粉调和成约1.5公分厚圆饼,直径较艾绒球大3公分,将棉球纸(卫生纸亦可)0.5公分厚铺于脐下小腹部,将姜面饼隔纸置于关元穴上,再将艾绒球置于姜面饼正中点燃,约30分钟左右燃尽,每隔5日灸一次。结果:16例中痊愈10例,有效3例,无效2例(郑玉兰.针灸学报,1990,6(1):23)。

(3)关元配三阴交治疗痛经:针关元时针尖向下,运用提插捻转手法,使针感传导至前阴处。针三阴交时针尖略往上,与皮肤呈45度角,针感上传或传至前阴部。针后用艾炷灸,以皮肤红润为度,小腹部有热感为好。结果:350例患者,痊愈342例,好转5例,无效3例(邢忠信.上海针灸杂志,1990,9(2):30)。

(4)关元外敷葱姜末治疗新生儿无尿症:生大葱去叶留白及须根约60克,生姜15克,共捣烂成饼状,放锅内加热,洒酒水少许以助蒸汽,翻炒至甚热取出,放手巾上包好,外敷关元穴处,使其辛热透散,50分钟后,尿液通畅而愈。但热度要适宜,以防烫伤皮肤(王家鼎.新中医,1980,(6):23)。

(5)关元治疗遗尿:关元透中极,并配合自家灸治疗遗尿。针前令患者排尿,用关元透中极,百会斜刺1寸,用平补平泻手法进行中等强度刺激,留针20~30分钟。针后嘱自灸关元穴,以局部产生温热感为度。日一次,每次30分钟,7~10次为一疗程,疗程间隔3天。结果:治愈患儿226例,总有效率为92.2%(王全仁.针灸学报,1989,5(4):31)。

(6)关元透曲骨治疗尿潴留:从关元穴进针斜向下透刺曲骨2.5~3寸(不宜过深,防刺伤患者充盈之膀胱)。得气后,采用大幅度刮针手法,使患者自觉局部的酸、麻、胀至前阴,有尿意感为好。留针20~30分钟,每5分钟施行弧度刮针法一次,配三阴交直刺1~1.5寸,采用捻转提插法,针感有酸麻胀、触电感传至足部或向上传至膝、大腿更好,同样留针20~30分钟,每5分钟行弧度刮针法一次。治疗后尿潴留治愈率96%,手术后尿潴留治愈率为94%(白秀荣.中国针灸,1988,8(4):47)。

(7)灸关元治疗阳痿:用陈艾做成中等艾炷,直接灸关元穴,每次100~200壮,每周一次,3次为一疗程。结果:12例患者,痊愈7例,显效3例,有效2例(王凤仪.中国针灸,1983,3(1):42)。

【附注】足三阴、任脉之会。

3.石门 Shímén

【定位】在下腹部,前正中线上,当脐中下2寸。

【主治】腹胀,泄利,绕脐疼痛,奔豚疝气,水肿,小便不利,遗精,阳痿,经闭,带下,崩漏,产后恶露不止。

【刺灸法】直刺0.5~1寸。可灸。孕妇慎用。

【临床应用】

(1)刺石门治疗尿闭症:备好排尿用具,患者仰卧,以3寸毫针向石门斜下方进针2寸，泻法，嘱患者意守石门穴，用力排尿，术者用双手于患者少腹由上向下逐渐加压，小便即可排出。如此反复多次，待尿排净后拔针。每日1~2次。结果：共治疗40例，其中治疗1次排出约300毫升以上尿液者36例，有效率90%；无效2例，占5%（刘无忌.中国针灸，1984，4(5)：7）。

(2)泻石门节育：术者仰卧，两下肢伸直，用2寸毫针快速刺入皮肤后再缓缓进针，直至得气方可停止进针。行泻法30秒，留针30分钟，中间按上法行针一次，最后快出针，并用干棉球压迫针眼。一般月经完第1~2天为最佳针刺时间，每月针一次，连续针3个月。结果：32例受试者，均获节育之目的（赵柯.中国针灸，1991，11(1)：20）。

【附注】手少阳之募穴。

4.气海 Qìhǎi

【定位】在下腹部，前正中线上，当脐中下1.5寸。

【主治】绕脐腹痛，水肿鼓胀，脘腹胀满，水谷不化，大便不通，泄痢不禁，癃淋，遗尿，遗精，阳痿，疝气，月经不调，痛经，经闭，崩漏，带下，阴挺，产后恶露不止，胞衣不下，脏气虚惫，形体羸瘦，四肢乏力。

【刺灸法】直刺0.5~1寸。可灸。孕妇慎用。

【临床应用】

埋藏狗睾丸治疗系统性红斑狼疮：常规消毒患者小腹部，并做局部麻醉(2%奴弗卡因)。从气海、关元穴处纵行切开3~4厘米，剪去皮下脂肪使之成为袋状，将狗(一年以上强壮狗睾丸组织约10克)埋入，分层缝合皮肤，7天后拆线。结果：7例患者，6例好转（四川省成都市第一人民医院内科编写组.新中医，1978，(5)：35）。他们还用此法治疗8例慢性肾炎患者，8例好转。

【附注】肓之原穴。

5.神阙 Shénquè

【定位】在腹中部，脐中央。

【主治】中风虚脱，四肢厥冷，尸厥，风痫，形惫体乏，绕脐腹痛，水肿鼓胀，脱肛，泄利，便秘，小便不禁，五淋，妇女不孕。

【刺灸法】禁刺。可灸。

【临床应用】

(1)丁桂散敷脐治疗慢性腹泻：将丁香、肉桂、甘松、山奈各等份加入适量面粉，用温水和成药饼，针刺数孔，按脐上。作鸡蛋大小艾炷置于药饼之上，灸3~5壮，次日原法加灸中脘。病人腹泻数月，五次而愈（刘帮开.四川中医，1987，5(9)：封底）。

(2)温中祛寒散敷脐治疗急性胃肠炎：将吴茱萸50克，小茴香75克，干姜50克，公丁香50克，肉桂30克，胡椒5克，山楂20克，生硫黄30克，荜拨25克共研细末，装瓶备用。治疗急性胃肠炎可取30克药粉，用白酒调成糊状热敷于脐部，一夜而愈（朱兴振，辽宁中医杂志，1980，(11)：30）。

(3)药敷神阙疗脾虚：黄芪、党参、丹参各15克，当归、白术、白芍、枳壳、生姜末各10克，升麻、柴胡各6克。食欲减退者加鸡内金10克，便溏加焦六曲10克，妇科病加肉桂3克等。上药(除生姜外)焙干，共研细末和匀，装瓶备用。治疗时将10克左右药末填于脐窝，铺平呈圆形，直径约2~3厘米，再用8×8厘米胶布贴紧。每隔3天换药末一次，在药上放一圆形金属盖，每天隔金属盖艾灸一次，艾条约7.5厘米，连灸3壮，一个月为一个疗程。治愈脾虚引起的胃脘隐痛，腹胀下坠，畏寒泄泻及腰酸带下诸证(车秀英.浙江中医杂志,1988,23(12):549)。

(4)隔药灸神阙疗痢疾：将巴豆3克、黄腊10克捣成膏，敷贴脐孔，胶布固定，一天取下。治疗赤、白痢疾也有效(李忠.浙江中医杂志,1982,17(3):131)。

(5)五倍子、蓖麻子敷脐治胃下垂：五倍子1份，蓖麻子仁2份，共捣烂敷脐，外以关节镇痛膏6~8张固定。每日早、中、晚各热敷一次，一般于第四天取掉，通常敷六次为度。气温不超过20度时疗效较好。结果：治疗30例胃下垂，效果满意。孕妇、吐血者忌用(赵荫生.河北中医,1983,(1):60)。

(6)药末敷脐治疗遗尿：用甘草50克，白芍、白术各20克，水煎2次，每次1小时。两次药液混合在一起浓缩成稠膏状，加硫黄50克，白矾10克，烘干研细备用。用时取药粉0.2克敷脐上，盖一小块薄纸片，胶布固定，3~7天换药一次即可(李忠.辽宁中医杂志,1984,(10):30)。

(7)神阙敷药治疗高血压病：将中药吴茱萸、山药各半混合，研为细末备用。治疗时先将神阙穴用酒精棉球擦净，取上药约5~10克纳入脐中(约一药勺)，上用麝香止痛膏固定，三天换敷一次，每月为一疗程。如出现高血压危象，高血压脑病、脑出血，按常规急救处理。治疗效果：降压近期总有效率为93%。对Ⅱ期高血压病疗效好，Ⅲ期较差(田元生，等.中国针灸,1990,10(2):15)。

(8)灯火灸治疗缩阴症：在神阙穴内放少量细盐或一薄片生姜，用灯芯或几根青线蘸植物油点燃后按会阴穴、缩阴一号(阴茎与阴茎根交界处，女性患者选用双侧大阴唇中点各一穴)、缩阴2号(阴茎与耻骨联合交界处，女性患者取阴唇前联合处)及神阙穴顺序迅速灼一下，以听到"啪"的响声为佳，一般1~2次即可见效(沈占尧.江苏中医,1985,(2):24)。

(9)隔盐灸治疗产后癃闭：葱白2根，食盐20克，艾绒适量。将食盐炒黄待冷备用，葱白洗净捣泥，压成0.3厘米厚饼一块。艾捻成蚕豆大的圆锥形备1~4炷。将盐填入脐内，平脐为度，葱饼置盐上，上放艾炷，尖朝上点燃。皮肤灼痛时换炷，温热入腹内时即有便意，为中病。小便自解后，再灸1~2壮，以巩固疗效。结果：治疗17例，10例治愈，5例显效，2例好转，总有效率100%(杨灵泉.中国针灸,1986,6(4):4)。

(10)脐疗妇女面部色斑：用山楂、葛根各100克，白芍50克，甘草30克，煎液浓缩成膏；穿山甲、厚朴各100克，桂枝30克碾成细粉；乳香、没药各100克溶于95%乙醇中除去不溶成分。以上三者混和均匀，烘干研细。细辛15克，鸡矢藤100克提取挥发油，与冰片15克混入上述细粉中备用。用时取0.2克敷脐，胶布固定，3~7

天换药一次，连续用药数次，治妇女面部色斑获良效(李忠.河南中医，1983，(1)：39)。

(11)脐疗治疗小儿泄泻：温脐散敷脐治小儿腹泻：吴茱萸6克，楠桂、木香各5克，公丁香、地榆各4克，共为细末置脐上，覆盖海绵块，纱布包扎，48小时后去掉，治疗婴幼儿腹泻、久泻，一般连用2~4次即可(张绍先.中医杂志，1983，24(6)：35)。

(12)脐疗治小儿寒热感冒：风寒感冒用杏苏散去姜、枣共研细末，加入白蜜7.5克，葱白连须3茎，生姜1片，打烂入药，搅拌成团。另备生萝卜汁10克，合大枣共煎汤，冲入药团，调成药饼，敷贴于神阙穴，12小时换1次。风热感冒用桑菊饮除芦根外，共研细末，加连须葱白，用芦根煎汁，与白蜜7.5克共调为饼，外敷神阙穴(陈熊.上海中医药，1980，(6)：20)。

(13)脐疗治愈小儿夜啼：用朱砂0.5克，五倍子1.5克，共研末，再与适量捣烂的陈细茶拌匀，加水捏成小饼状，敷于脐中，每晚更换1次，一般3~6次便可见效(纪延尤.四川中医，1984，(2)：50)。

(14)隔姜灸神阙治疗急性腰痛：患者因练功突出腰疼，第二腰椎及两侧肾俞穴疼痛拒按，先刺命门及双肾俞穴不效，痛如故。改用隔姜灸神阙法。连灸90壮，温热感直至整个腰部，痛大减，又灸3次，症状全消而愈(田元生.上海针灸杂志，1989，8(1)：48)。

(15)麝香灸治疗肠梗阻：用麝香0.15~0.25克，置脐孔，外贴胶布，点燃艾卷，隔胶布灸，灸至肛门排气为止。治疗12小时以上无效者，当改用它法。结果：20例患者均取得了满意效果(王清民.陕西中医，1984，5(5)：39)。

(16)祛淤散填脐治疗皮肤瘙痒：红花、桃仁、杏仁、生栀子各等量研细后填脐，日换一次。结果：90例患者，有效率达100%(伍辉民.广西中医药，1984，(4)：24)。

(17)贴脐散治疗慢性前列腺炎：麝香0.15克，白胡椒7粒，共研末，细粉装瓶备用。洗净脐部，将药末倒入脐中填平，外贴胶布。7~10天换药一次，10次为一疗程，疗程间隔6~7天。结果：9例患者，痊愈6例，好转3例(汪由浩.江西中医药，1984，(2)：27)。

6.水分 Shuǐfēn

【定位】在上腹部，前正中线上，当脐中上1寸。

【主治】腹痛，腹胀，肠鸣，泄泻，翻胃，水肿，小儿陷囟，腰脊强急。

【刺灸法】直刺0.5~1寸。可灸。

7.中脘 Zhōngwǎn

【定位】在上腹部，前正中线上，当脐中上4寸。

【主治】胃脘痛，腹胀，呕吐，呃逆，翻胃，吞酸，纳呆，食不化，疳积，膨胀，黄疸，肠鸣，泄利，便秘，便血，胁下坚痛，虚劳吐血，哮喘，头痛，失眠，惊悸，怔忡，脏躁，癫狂，痫证，尸厥，惊风，产后血晕。

【刺灸法】直刺0.5~1寸。可灸。

【临床应用】

(1)指压中脘治疗前头痛:患者仰卧,医者用食指按压中脘穴,轻重以患者能耐受为度。每次5~10分钟。报道一例,指压5分钟而愈,随访二年未复发(袁清顺,姜素英.四川中医,1990,(11):47)。

(2)隔姜片艾灸中脘穴治呃逆:患者仰卧,暴露上腹,备75%酒精棉球4个,姜片1片,艾炷1壮(姜片与艾炷大小应相配)。将酒精棉球作成略小于患者鼻孔的条索状约2厘米长,用持针钳将棉条置于鼻孔内较深部位,并作轻度活动约1分钟,且以鼻内有酸辣之样感觉,眼流泪水为度,两鼻孔交替作两次,第二次作完后将棉条暂且留于鼻孔内。与此同时,隔姜灸中脘穴一壮,然后取出鼻内棉条即可。一般只需治1~3次。结果:30例患者,全部治愈(邵中兴.上海针灸杂志,1989,8(4):46)。

(3)中脘穴注维生素K_3治疗胆道蛔虫病:用2毫升消毒注射器抽吸维生素K_3一支,在中脘穴及上腹部压痛点垂直进针0.5~1.0厘米深,各推注维生素K_3半支。注射完毕口服驱虫净25毫克,每次6片(小儿按年龄递减)。结果:50例中,治愈41例,好转5例,无效4例(唐建国.湖南医药杂志,1978,(1):62)。

(4)解痉止痛膏贴敷中脘穴治疗胆绞痛:本组胆囊炎21例,胆石症17例,胆囊摘除术后2例,胆道蛔虫症38例。取白芷10克、花椒15克研成细末,韭菜、葱白各20个和苦楝子50克捣烂如泥,用白醋50毫升将上药调成糊状,用时贴敷于中脘穴周围处,外用透明薄膜覆盖,胶布加固(用腹带更好),24小时换贴1次,连贴2~4次。结果:除1例慢性胆囊炎急性发作并穿孔患者敷药1剂无效中转手术外,全部有效, 其中敷1~2贴有效者61例,3~4贴者16例, 敷药1~2日内腹痛消失者59例,3~5日内消失者18例(吴逸民.辽宁中医杂志,1989,13(1):13)。

(5)中脘配晕听区治疗耳源性眩晕:某患者眩晕,经久不愈。针刺中脘、晕听区,平补平泻,留针20分钟,起针后入睡约3小时。醒后诸症好转,翌日再针一次而愈(苏逊.福建中医药,1982,(6):57)。

【附注】胃经募穴,八会穴之腑会,手太阳、少阳、足阳明、任脉之会。

8.巨阙 Jùquè

【定位】在上腹部,前正中线上,当脐中上6寸。

【主治】胸痛,心痛,心烦,惊悸,尸厥,癫狂,痫证,健忘,胸满气短,咳逆上气,腹胀暴痛,呕吐,呃逆,噎嗝,吞酸,黄疸,泄痢。

【刺灸法】直刺0.5~1寸。可灸。

【临床应用】

巨阙穴长针透刺肓俞穴治疗胃下垂:取用26号或28号7寸长针从巨阙穴进针,针尖快速刺入皮下后,针体慢慢刺入左侧肓俞穴。手提针柄与皮肤呈45度角,慢慢上提,以术者感到针尖有沉重感,患者感到脐周与下腹部有上提感为佳。如无针感,须将针退出大半后重复进针,刺到穴位后稍捻转再慢慢提针,提针达到要求针感后,捻转针柄,缓缓出针。隔日1次,10次1个疗程。亦可从巨阙向脐左右压痛点透刺。方向亦可由下向上刺，一般留针 40 分钟。I 度胃下垂平均针刺 1~2 疗程，Ⅱ度、III 度平均 3~4 疗程(葛书翰.上海针灸杂志，1985，4(2)：7)。

【附注】心经募穴。

9.膻中 Dànzhōng

【定位】在胸部，当前正中线上，平第 4 肋间，两乳头连线的中点。

【主治】咳嗽，气喘，咯唾脓血，胸痹心痛，心悸，心烦，产妇少乳，噎嗝，膨胀。

【刺灸法】平刺 0.3~0.5 寸。可灸。

【临床应用】

(1)膻中穴注丙酸睾丸素治疗慢性支气管炎：取膻中穴，每周注射 1 次，每次注射丙酸睾丸素 12.5 毫克，10 次为一疗程，冬季及夏季各一疗程。结果：45 例治疗后，近控 7 例，显效 11 例，好转 16 例，总有效率 75.6%(卫志华.中国针灸，1983，3(6)：6)。

(2)单刺膻中治疗心动过速：取膻中穴，向下斜刺一寸许，行平补平泻手法。报道了一例心动过速患者，针刺后 10 分钟诸症悉除(朱国庆.四川中医，1986，5(2)：32)。

(3)膻中透鸠尾治疗急性心肌梗塞心绞痛：患者取仰卧位或半卧位，于膻中穴及其周围行常规消毒，以 26 号 3 寸毫针由膻中穴刺入，沿皮下直达鸠尾穴，提插捻转至病人有胀麻感，以胶布固定针柄和针尖，根据情况留针数小时或数日。结果：11 例患者中有 8 例心绞痛完全缓解(赵景芳.山东医药，1979，(9)：25)。

(4)灸膻中拨天宗治疗急性乳腺炎：令患者先行仰卧位，取生大蒜一瓣(最好用独头蒜，将蒜切成约 0.8~1 毫米厚的薄片，放在穴位上，然后取艾绒少许置其上，按常规灸疗操作 5~7 壮，以局部潮红即可。再行坐位，医者在患者背后，取患侧天宗穴，以左手固定肩部，用右手拇指指尖作分筋样的推压拨动，手法稍重，使局部酸痛，连续左右来回拨动 6~7 下为 1 次，反复拨动 3~5 次。此时可见患侧乳头有乳汁流出，随即疼痛明显减轻。每天灸、拨各 2 次。一般 2~3 次即可。结果：47 例患者，痊愈 43 例，显效 3 例，好转 1 例(侯升魁，等.中国针灸，1984，4(5)：15)。

(5)膻中穴冷冻针灸治疗乳腺增生症：取膻中与乳腺增生部位中央，手法为平补平泻，留针 15~20 分钟，灸柄温度为 10 度~20 度之间。采用的仪器为 LRI-3 型电子冷冻增热针灸治疗仪，6~12 天为一疗程，每天治疗一次。结果：冷冻组 30 例中治愈 25 例，显效 3 例，有效 1 例，无效 1 例(侯升魁，等.中国针灸，1984，4(5)：15)。

(6)膻中配乳根治疗乳汁不足：膻中和乳根穴常规消毒，针膻中先向上再向左右乳房两侧横刺，平补平泻进针约 1~1.5 寸，针感先向上后向两侧乳房扩散为好。针乳根向上横刺，手法同上，进针约 1 寸左右。均不留针。结果：39 例中 29 例痊愈，有效 5 例(李仁福.针灸学报，1989，5(3)：2l)。

(7)膻中外敷阿魏散治疗小儿百日咳：阿魏 9 克，甜葶苈 1 克，捣碎混均，散敷于膻中穴，外贴伤湿止痛膏固定。3 天一次，不效者续贴数次即可(赵春宏.实用中医内科杂志，1990，4(2)：47)。

(8)针刺膻中治疗失语：以单手进针，在得气的基础上施以强刺激，即快速持续捻转，留针5分钟即可(片景山.上海针灸杂志,1988,7(4):28)。

【附注】心包经之募穴，八会穴之气会。

十五、经外奇穴

(一)头颈部穴

1.四神聪 Sìshéncōng

【定位】在头顶部，当百会前后左右各1寸，共四穴。

【主治】头痛，眩晕，失眠，健忘，癫狂，痫证，偏瘫，脑血管病后遗症，大脑发育不全。

【刺灸法】平刺0.5~0.8寸。可灸。

2.印堂 Yìntáng

【定位】仰靠或仰卧位取穴，在前额部，当两眉头间连线与前正中线之交点处。

【主治】头痛，头晕，鼻炎，目赤肿痛，小儿惊风。

【刺灸法】向下平刺0.3~0.5寸，或三棱针放血。可灸。

3.鱼腰 Yúyāo

【定位】正坐位或仰卧位，在额部，瞳孔直上，眉毛中。

【主治】目赤肿痛，目翳，眼睑动，眼睑下垂，眶上神经痛，近视，急性结膜炎。

【刺灸法】平刺0.3~0.5寸。禁灸。

4.太阳 Tàiyáng

【定位】正坐位或侧伏位，在颞部，当眉梢与目外眦之间，向后约一横指的凹陷处。

【主治】偏正头痛，目赤肿痛，目眩，目涩，视神经萎缩，牙痛，神经血管性头痛，三叉神经痛。

【刺灸法】直刺或斜刺0.3~0.5寸，或用三棱针点刺出血。禁灸。

5.耳尖 Erjiān

【定位】正坐位或侧伏坐位，在耳廓的上方，当折耳向前，耳廓上方的尖端处。

【解剖】有耳后动、静脉，布有耳颞神经。

【主治】目赤肿痛，急性结膜炎，角膜炎，上目翳，偏正头痛，喉痹以及麦粒肿。

【刺灸法】直刺0.1~0.2寸，或用三棱针点刺出血。可灸。

6.金津、玉液 Jīnjīn、Yùyè

【定位】正坐位，张口，在口腔内，当舌系带两侧静脉上，左为金津，右为玉液。

【主治】口疮，舌强，舌肿，呕吐，消渴。

【刺灸法】点刺出血。

7.翳明 Yìmíng

【定位】正坐位，头略前倾，在项部，当翳风后1寸。

【主治】近视，远视，耳鸣，失眠，雀盲，早期白内障。

【刺灸法】直刺0.5~1寸。可灸。

8.牵正 Qiānzhèng

【定位】正坐位或侧伏位,在面颊部,耳垂前方 0.5 寸,与耳中点相平处取穴。

【主治】面神经麻痹,口疮,下牙痛,腮腺炎等。

【刺灸法】直刺 0.5~1 寸,局部有酸胀的感觉向面部扩散。可灸。

9.夹承浆 Jiáchéngjiāng

【定位】正坐仰靠或仰卧位,在下颌部,当颏唇沟中点两旁开 1 寸凹陷处取穴。

【主治】面神经麻痹,三叉神经痛,面肌痉挛,急性牙髓炎,牙龈炎等。

【刺灸法】直刺 0.2~0.5 寸。可灸。

10.安眠 Anmián

【定位】俯卧位或侧伏位,在项部,当翳风穴和风池穴连线的中点。

【主治】失眠,头痛,眩晕,高血压,精神病,癔病。

【刺灸法】直刺 0.5~1 寸。可灸。

11.百劳 Bǎiláo

【定位】在项部,当大椎穴直上 2 寸,后正中线旁开 1 寸。

【主治】咳嗽,哮喘,肺结核,颈项强痛,角弓反张。

【刺灸法】直刺或向内斜刺 0.5~1 寸。可灸。

(二)胸腹部穴

子宫 Zǐgōng

【定位】卧位,在下腹部,当脐中下 4 寸,中极旁开 3 寸。

【主治】子宫下垂,月经不调,痛经,功能性子宫出血,子宫内膜炎,不孕症等。

【刺灸法】直刺 0.8~1.2 寸,局部酸胀感向外生殖器放散。可灸。

(三)背部穴

1.定喘 Dìngchuǎn

【定位】俯卧位或正坐低头,在背部,第七颈椎棘突下,旁开 0.5 寸。

【主治】支气管炎,支气管哮喘,百日咳,肩关节软组织损伤,落枕。

【刺灸法】直刺 0.5~0.8 寸。可灸。

2.夹脊 Jiájǐ

【定位】俯伏或俯卧位,在背腰部,当第一胸椎至第五腰椎棘突下两侧,后正中线旁开 0.5 寸,一侧 17 个穴位。

【主治】主治范围比较广,胸 1~胸 3 两侧的夹脊穴,主治上肢疾患;胸 1~胸8 两侧的夹脊穴,主治胸部疾患;胸 6~腰 5 两侧的夹脊穴,主治腹部疾患;腰 1~腰 5 两侧的夹脊穴,主治下肢疾患。

【刺灸法】直刺 0.3~0.5 寸,或用梅花针叩刺。可灸。

3.胃脘下俞 Wèiwǎnxiàshù

【定位】在背部,当第八胸椎棘突下,旁开 1.5 寸。

【主治】支气管炎,胸膜炎,胃炎,消渴,咽干,胰腺炎,肋间神经痛。

【刺灸法】针尖向脊柱方向斜刺 0.3~0.5 寸。可灸。

4.腰眼 Yāoyǎn

【定位】在腰部,位于第四腰椎棘突下,旁开约 3.5 寸凹陷中。

【主治】腰痛,腹痛,尿频,遗尿,消渴等。

【刺灸法】直刺 0.5~1 寸。可灸。

(四)上肢部穴

1.十宣 Shíxuān

【定位】在手十指尖端,距指甲游离缘 0.1 寸,左右共 10 个穴位。

【主治】1.用于急救:昏迷、休克、中暑、癔病、惊厥等。

2.用于各种热证:急性咽喉炎、急性胃肠炎、高血压、手指麻木。

【刺灸法】直刺 0.1~0.2 寸,或用三棱针点刺出血。可灸。

2.四缝 Sìfèng

【定位】在第二至第五指掌侧,近端指关节的中央,一侧四穴。

【主治】小儿疳积,腹泻,百日咳,气喘,咳嗽,蛔虫病等。

【刺灸法】点刺 0.1~0.2 寸,挤出少量黄白色透明样黏液或出血。

3.八邪 Bāxié

【定位】在手指背侧,微握拳,第一~第五指间,指蹼缘后方赤白肉际处,左右共 8 个穴位。

【主治】手指关节疾病,手指麻木,毒蛇咬伤,头痛,烦热。

【刺灸法】斜刺 0.5~0.8 寸,或用三棱针点刺出血。可灸。

4.腰痛点 Yāotòngdiǎn

【定位】在手背指,当第二、三掌骨及第四、五掌骨之间,当腕横纹与掌指关节中点处,一侧 2 个穴位。

【主治】急性腰扭伤。

【刺灸法】直刺 0.3~0.5 寸。可灸。

5.二白 Erbái

【定位】在前臂掌侧,腕横纹上 4 寸,桡侧腕屈肌腱的两侧,一侧二穴。

【主治】脱肛,痔疮。

【刺灸法】直刺 0.5~0.8 寸。可灸。

(五)下肢部穴

1.八风 Bāfēng

【定位】在足背侧,第一~五趾间,趾蹼缘后方赤白肉际处,一侧四穴,左右共八个穴位。

【主治】牙痛,胃痛,脚气,足跗肿痛,月经不调等。

【刺灸法】向上斜刺 0.5~0.8 寸,或用三棱针点刺出血。可灸。

2.膝眼 Xīyǎn

【定位】屈膝，在髌韧带两侧凹陷处，在内侧的称内膝眼，在外侧的称外膝眼。

【主治】各种原因引起的膝关节病，脚气。

【刺灸法】屈膝，从前外向后内或从前内向后外斜刺 0.5~1 寸。可灸。

3.百虫窝 Bǎichóngwō

【定位】屈膝，在大腿内侧，髌底内侧端上 3 寸(血海穴上 1 寸)。

【主治】蛔虫病，荨麻疹，风疹，皮肤瘙痒症，湿疹等。

【刺灸法】直刺 0.8~1.2 寸。可灸。

4.阑尾 Lánwěi

【定位】在小腿外侧，当犊鼻下 5 寸，胫骨前缘旁开一横指。

【主治】急、慢性阑尾炎，消化不良，胃炎，下肢瘫痪。

【刺灸法】直刺 0.5~1 寸。可灸。

5.胆囊穴 Dǎnnángxuè

【定位】在小腿外侧，当腓骨小头前下方凹陷处直下 2 寸。

【主治】胆道感染，胆道蛔虫，胸胁痛，下肢麻痹，耳聋。

【刺灸法】直刺 1~1.5 寸。可灸。

(何天有、赵耀东编)

第二章　刺法灸法

第一节　针　法

《灵枢·九针十二原》载述："凡用针者，虚则实之，满则泻之，宛陈则除之，邪胜则虚之。"是说当人体的生理功能发生异常而出现病症时，应根据病情的需要，选用不同形式的针具，刺入腧穴经络通行之处，施以恰当的针法，使患者产生酸、麻、困、胀、重、凉、热等不同的针感，或在有关腧穴或病变局部放血排脓，以达到调和气血，经络通畅，补虚泻实，祛邪扶正，治疗疾病，恢复健康的目的。

一、针具的规格和选择

选用合适的针具，是进行针刺治疗的基础。《灵枢·九针十二原》记载有九针，即大针、长针、毫针、圆利针、铍针、锋针、鍉针、圆针、镵针。《灵枢·官针》篇曰："九针之宜，各有所为，长短大小，各有所施也。"说明九种不同形制的针具各有不同的用途。目前临床上应用最广泛的是毫针(见图 2–1)，各种针刺手法也都是指毫针而言的。

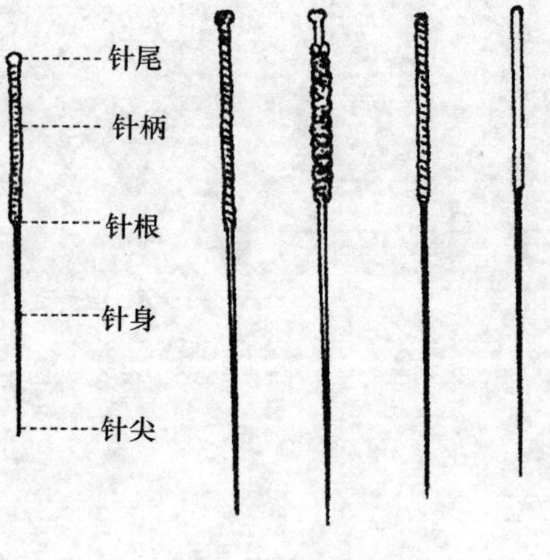

图 2–1　毫针结构图

表 2-1 毫针长度规格表

旧规格	0.5	1	1.5	2	2.5	3	4	4.5	5	6
新规格	15	25	40	50	65	75	100	115	125	150

注:新规格单位为毫米 mm,旧规格为英寸 inch。

表 2-2 毫针粗细规格表

号数	26	27	28	29	30	31	32	33	34	35
直径(mm)	0.45	0.42	0.38	0.34	0.32	0.30	0.28	0.26	0.24	0.22

毫针的规格,是以针身的直径和长度区分的(见表 2-1、2-2)。临床一般以粗细为 28~30 号(0.38~0.32mm)、长短为 1~3 寸(25~75mm)者最为常用,短针主要用于耳穴和浅在部位的腧穴,作浅刺之用;长针多用于肌肉丰厚部位的腧穴,作深刺和某些腧穴横向透刺之用。

毫针的选择,现在多选用不锈钢所制针具,以针体有弹性、滑利、针尖锐度适宜者为佳。在临床应用前,首先要进行严格检查,不要用弯针、针尖带钩者,以免在针刺施术过程中,给患者造成不必要的痛苦。

在选择毫针时,应根据发病季节、患者的性别、年龄、形体的肥瘦、体质的强弱、病情的虚实、病变部位的表里深浅和腧穴所在位置,选择长短、粗细适宜的毫针。一般来说,秋冬季节、男性、体壮形肥、病变部位较深者,可选粗且略长的毫针;反之,春夏季节、女性、体弱形瘦、病变部位较浅者,应选用较短、较细的毫针。临床上选择毫针应略长于腧穴应至之深度,针身应有部分露在皮肤外。如应刺入 0.5 寸,可选用 1 寸的毫针,应刺入 1 寸时,可选用 1.5 寸的毫针。总之,选择毫针应适宜,否则,难以取得满意的针感和达到治疗效果。

二、针刺前的准备

(一)针法练习

针法练习,主要是对指力和手法的锻炼。指力是指医者持针之手进行操作的力度。毫针针身细软,如果没有一定的指力或手法不熟练,则在施术时难以控制针体,进针困难,痛感明显,行针时动作不协调,给患者带来不舒服的感觉,也影响针刺效果。指力和手法必须常练,达到熟练程度后,方能在施术时进针快,透皮不痛,行针时补泻手法运用自如。针刺的练习,一般分三步进行。

1.指力练习

主要在纸垫上练习。用松软的纸张,折叠成长约 8cm,宽约 5cm,厚约 2~3cm 的纸块,用线如“井”字形扎紧,做成纸垫。练针时,左手平执纸垫,右手拇、食、中三指持针柄,如持笔状地持 1~1.5 寸毫针,使针尖垂直地抵在纸块上,然后右手拇指与食、中指交替捻动针柄,并渐加一定的压力,待针穿透纸垫后另换一处,反复练习。纸垫练习主要锻炼指力和捻转的基本手法(见图 2-2)。

2.手法练习

手法的练习主要在棉团上进行。取棉花一团用棉线缠绕，做成直径约 6~7cm 的圆球,外紧内松,外包白布一层,缝制即可。因棉团松软,可以练习提插、捻转、进针、出针等各种毫针基本操作手法。做提插练针时,以执笔式持针,将针刺入棉球,在原处作上提下插的动作 ,要求深浅适宜,幅度均匀,针身垂直。在此基础上,可将提插与捻转动作配合练习,要求提插幅度上下一致,捻转角度来回一致,操作频率快慢一致,达到动作协调、得心应手、运用自如的程度(见图 2–3)。

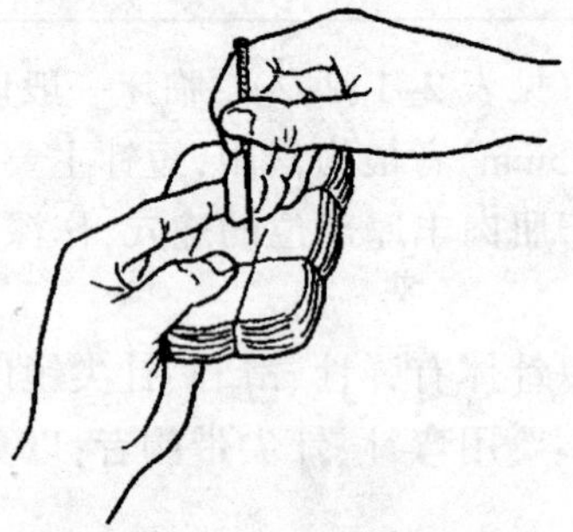

图 2–2　纸垫练针法

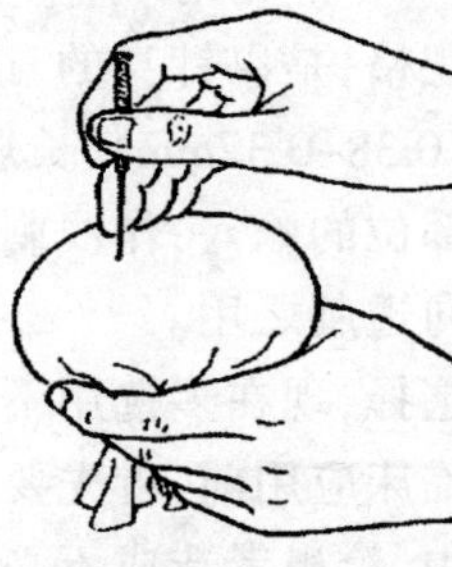

图 2–3　棉团练针法

3.自身练习

通过纸垫、棉团等物体练针,掌握了一定的指力和手法后,可以在自己身上进行试针练习,以亲身体会指力的强弱、针刺的感觉、行针的手法等。要求自身练针时,能逐渐做到进针无痛或微痛,针身挺直不弯,刺入顺利,提插、捻转自如,指力均匀,手法熟练。同时,仔细体会指力与进针、手法与得气的关系,以及持针手指的感觉和受刺部位的感觉。穴位可以先选合谷、曲池、足三里等肌肉比较丰厚、针感较强的腧穴。

(二)患者的体位

1.选择体位的重要性

患者治疗时所处体位是否合适,对于取穴准确、操作方便、持久留针和防止针刺意外,都有着重要意义。对部分重症和体质虚弱,或精神紧张、畏惧针刺患者,其体位选择尤为重要。若体位选择不当,容易导致取穴不准,操作不方便,不能持久留针,甚至容易出现晕针、弯针、断针等异常情况。

2.选择体位的原则

以便于医生取穴、操作,患者感觉舒适、持久为宜。

3.临床常用体位

(1)仰卧位:适用于身躯前部的腧穴(见图 2–4)。

仰卧位舒适自然,全身放松,不易疲劳,宜于持久,为临床最佳体位。对初次针刺、精神紧张、体虚病重者尤为适宜。

(2)俯卧位:适用于身躯后部的腧穴(见图 2-5)。

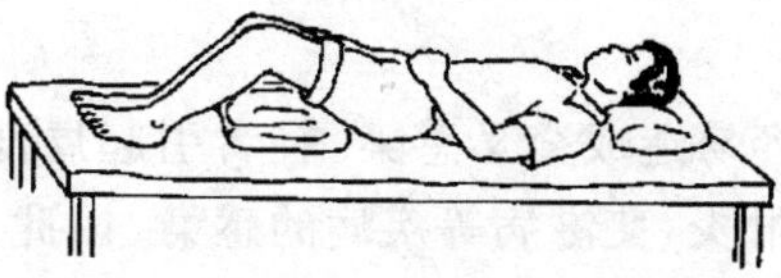

图 2-4 仰卧位

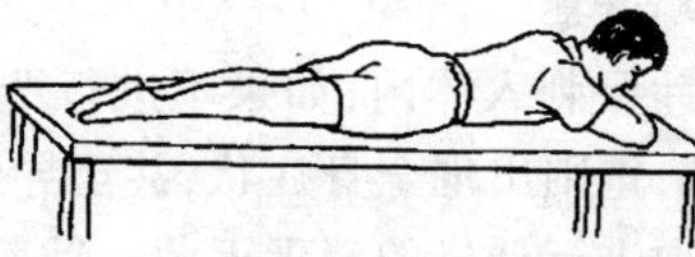

图 2-5 俯卧位

(3)侧卧位:适用于身躯侧部的腧穴(见图 2-6)。

(4)仰靠坐位:适用于前头、颜面、颈前、上胸部以及肩部与上、下肢前面、侧面的腧穴(见图 2-7)。

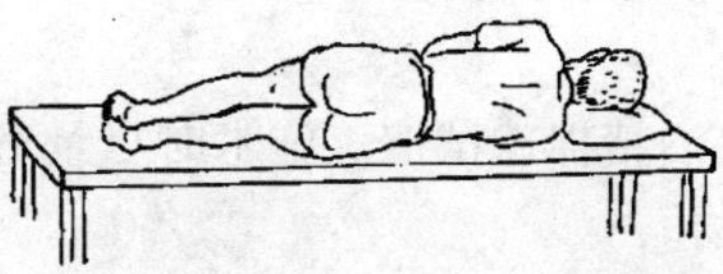

图 2-6 侧卧位

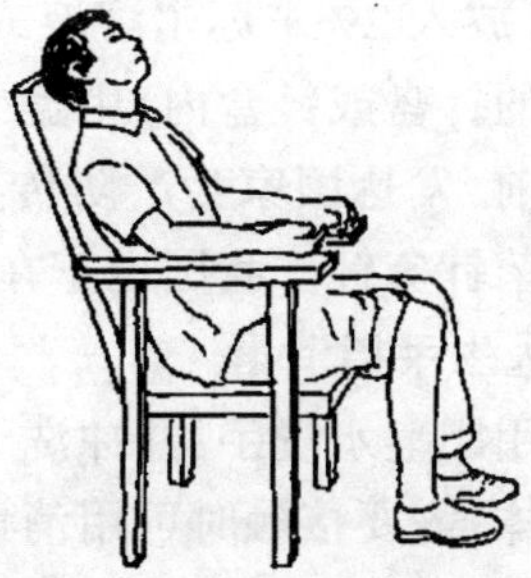

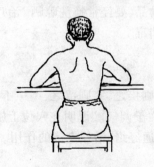

图 2-7 仰靠坐位

(5)俯伏坐位:适用于头顶、后头、项背、肩部的腧穴(见图 2-8)。

(6)侧俯伏坐位:适用于侧头、面颊、颈侧、耳部的腧穴(见图 2-9)。

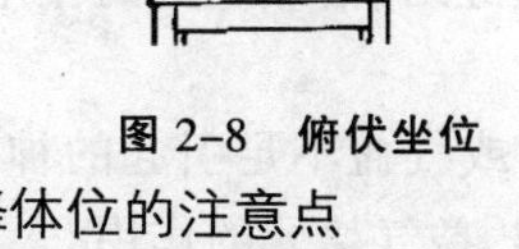

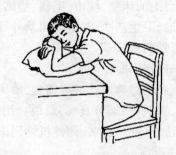

图 2-8 俯伏坐位

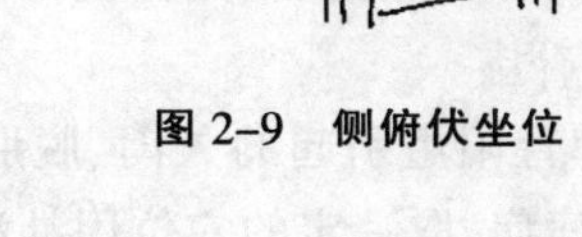

图 2-9 侧俯伏坐位

4.选择体位的注意点

(1)消除初诊患者的紧张情绪,树立治病信心;

(2)尽量暴露所取穴位,以利于操作;

(3)尽量让患者感觉舒适或有所依靠。

(三)定穴与揣穴

腧穴的定位简称"定穴",医生以手指在穴位处揣、摸、按、循,找出感觉最强烈的部位，叫“揣穴”。临床上定穴与揣穴相辅相成，通过定穴与揣穴，将腧穴位置定准，是针灸获得疗效的基础。

（四）消毒

毫针要刺入体内，如果不进行严格消毒，容易造成交叉感染，轻者引起局部红肿、化脓，重则出现全身症状，甚至导致传染性肝炎、艾滋病等疾病的感染。因此，针刺前必须进行严格的消毒灭菌。针刺前的消毒包括针具器械、医生手指、患者针刺部位，以及治疗室内消毒等。

1.针具器械消毒

针具器械包括毫针及与之接触的针盘、针盒、镊子、三棱针、埋线针等。消毒一般可采用高压蒸汽灭菌法、煮沸消毒法、药物浸泡消毒法，以高压蒸汽灭菌法为佳。另外，可放入2%来苏尔溶液或75%酒精浸泡1~2小时。经过消毒的毫针，要放在消毒后的针盘或针盒内，用盖或消毒巾盖好。

目前，发达国家为严防传染性肝炎、艾滋病等的交叉感染，大多采用一次性使用的无菌针灸针。我国也正在推广一次性针灸针的使用。

2.医生手指消毒

先用肥皂水洗手，并冲洗干净，再用75%酒精棉球拭擦。施术时尽量避免手指接触针体，需要接触时可用消毒棉球作间隔物。

3.针刺部位消毒

在患者需要针刺穴位的皮肤上先用碘伏棉签消毒，应从中心点向外绕圈擦拭。然后用75%的酒精棉球或棉签涂擦，再次消毒并脱碘。

4.治疗室内消毒

治疗台上的床垫、枕巾、毛毯、垫席、床单等物品，要经常换洗晾晒。治疗室内保持空气流通，卫生洁净，并定期用紫外线灯照射消毒。

三、毫针刺法

（一）针治的作用

《灵枢·经脉》篇说：“盛则泻之，虚则补之，热则疾之，寒则留之，……不盛不虚，以经取之。”《灵枢·刺节真邪》篇说：“用针之类，在于调气。”说明在穴位上施以不同的针刺手法，有补虚泻实、调整机体阴阳平衡、疏通经络、治疗疾病的作用。

1.扶正补虚

凡属脾肾阳虚引起的久泻、脱肛、阳痿、遗尿，或气血不足引起的神疲乏力、麻痹、痿软等病症，取一定的穴位用补法，有扶正补虚、益气培元的作用。

2.祛邪泻实

凡属脏腑实热引起的腹痛、便秘、尿闭、尿赤，或感受外邪引起的烦躁、神昏和疼痛、痉挛等病症，取一定的穴位用泻法，有祛邪泻实、清热导滞的作用。

3.调和阴阳

凡属气血失调引起的胸满、胁痛、气郁不舒、眩晕、失眠，或阴阳偏胜偏衰引起的功能失调性病症，在一定的穴位采用补法、泻法或平补平泻法，有调和阴阳、疏通气血、调节机体平衡的作用。

4.通调经络

凡属经络阻塞引起的麻木、酸痛、肿胀等症，针刺一定的穴位，有疏通经络、通调气血的作用。

5.清热解毒

凡属风、寒、暑、湿、燥、火等外邪引起的发热无汗、咽喉肿痛和急性腹痛、吐泻等症，取一定的穴位点刺放血，有清热除烦、泻火解毒的作用。

6.镇痉止痛

凡属内夹实热或感受外邪引起的惊风、痉挛、剧烈疼痛等症，取一定穴位用泻法，有清热熄风、镇痉止痛的作用。

7.消坚散结

腱鞘囊肿，可用三棱针在囊肿顶端点刺，将胶冻状黏液挤净；瘰疬可用火针点刺；瘿气在局部用围刺法留针，均有消坚散结的作用。

(二)进针法

进针法，又称刺针法、下针法、入针法、内针法，是指在刺手与押手的密切配合下，运用各种手法将毫针刺入腧穴的方法，是毫针刺法的首要操作技术。一般将持针的手称为“刺手”，按压局部腧穴的手称为“押(压)手”。临床施术时通常用右手持针，左手按压，故称右手为“刺手”，左手为“押(压)手”。在进针时要注意指力与腕力的协调一致，要求做到无痛或微痛进针。毫针进针方法很多，现将常用的进针法介绍如下。

1.以进针速度分

(1)速刺法：将针尖抵于腧穴皮肤时，运用指力快速刺透表皮、针入腧穴的手法。速刺法适用于四肢腧穴和耳穴。

(2)缓刺法：将针尖抵于腧穴皮肤时，运用指力缓缓刺透表皮、针入腧穴的手法。缓刺法适用于头身部腧穴。

2.以刺入术式分

(1)插入法：指针尖抵于腧穴皮肤时，运用指力不加捻转或其他术式，直接刺入皮下的手法。

(2)捻入法：指针尖抵于腧穴皮肤时，运用指力稍加捻动将针尖刺入皮下的手法。

(3)飞入法：指针尖抵于腧穴皮肤时，运用指力以拇食指捻动针柄，拇指后退瞬间针尖刺入，刺入皮下时五指放开作飞鸟状的手法。

(4)弹入法：指针尖抵于腧穴皮肤时，运用指力，并以中指弹动针柄的瞬间将针尖刺入皮下的手法。

3.以刺押手势分

(1)单手进针法:用刺手的拇食指持针,中指指端紧靠穴位,中指指腹抵住针身下段,当拇食指向下用力按压时,中指随势屈曲将针刺入,直刺至所要求的深度。此法用于短毫针进针。

(2)双手进针法:刺手与押手互相配合,协同进针。常用的方法有以下几种。

1)爪切法:又称指切法,临床最为常用。以左手拇指或食指之指甲掐切在穴位上,右手持针将针紧靠左手指甲缘刺入皮下的手法(见图 2-10)。

2)夹持法:左手拇食两指用消毒干棉球捏住针身下段,露出针尖,右手拇食指执持针柄,将针尖对准穴位,当贴近皮肤时,双手配合动作,用插入法或捻入法将针刺入皮下,直至所要求的深度。此法多用于长针进针(见图 2-11)。

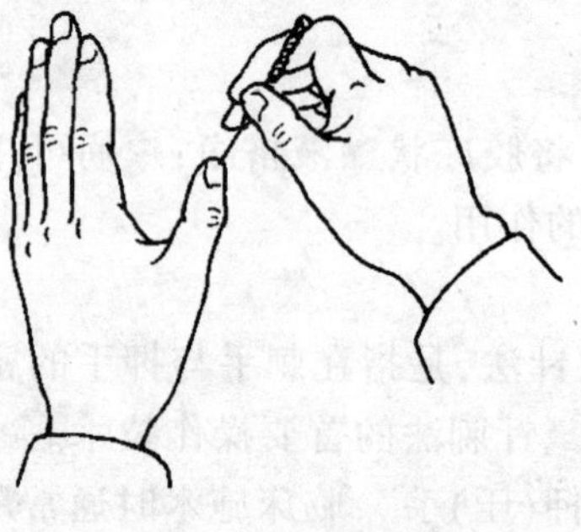

图 2-10　指切进针法

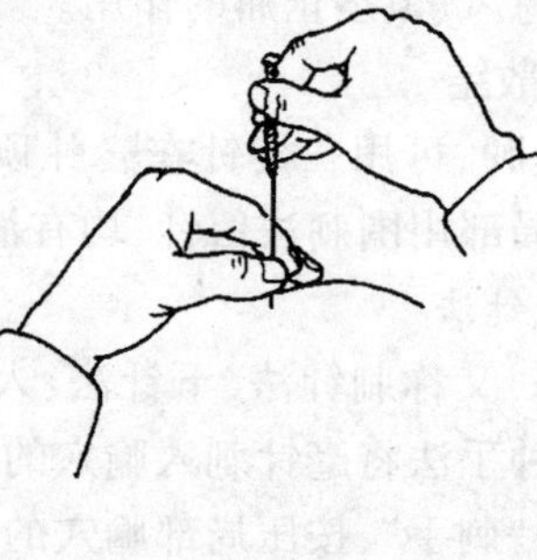

图 2-11　夹持进针法

3)提捏法:用左手拇食两指将腧穴部位的皮肤捏起,右手持针从捏起部的上端刺入。此法主要用于皮肉浅薄的穴位,特别是面部腧穴的进针(见图 2-12)。

4)舒张法:左手五指平伸,食中两指分置于穴位旁,右手持针,针尖从食中两指间刺入皮下。行针时,左手食中两指可夹持针身,以免弯曲,在长针深刺时常用此法。对于皮肤松弛或有皱纹的部位,可用拇食两指或食中两指将腧穴部位皮肤向两侧撑开使之绷紧,以便进针。此法多适用于腹部腧穴的进针(见图 2-13)。

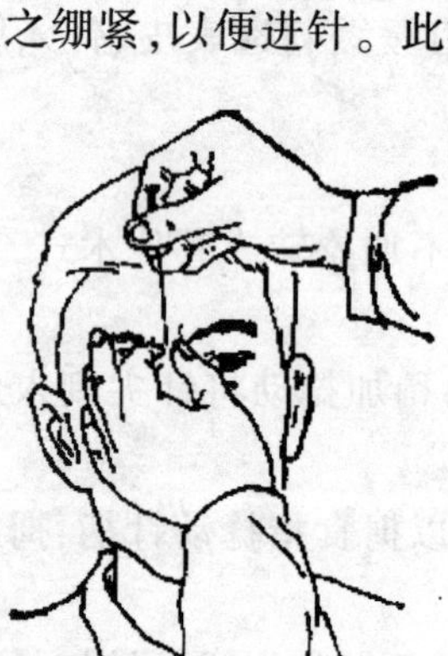

图 2-12　提捏进针法

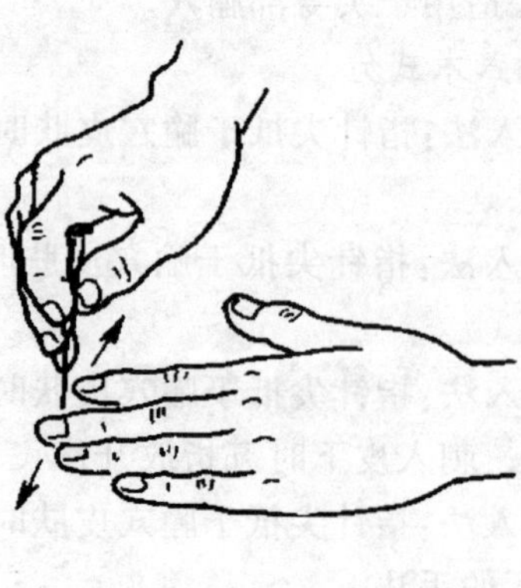

2-13　舒张进针法

4.以进针器具分

(1)针管针进针法:用金属、塑料、有机玻璃等制成长短不一的细管,选用长短适当的平柄针或管柄针置于针管内,针的尾端露于管的上口,针管下口置于穴位上,用左手扶持针管,右手拍打或弹压针尾,将针尖刺入腧穴皮下,然后将套管抽出。

(2)进针器进针法:用特制的圆珠笔式或玩具手枪式进针器,将长短合适的平柄或管柄毫针装入进针器内,下口置于腧穴皮肤上,用手指拉扣弹簧,使针尖迅速弹入皮下,然后将进针器抽出。

以上各种进计法,临床应用时需根据腧穴所在部位的解剖特点、针刺深度、手法要求等具体情况,以便于进针、易于得气、避免痛感为目的,灵活选用相应的方法。

(三)针刺的角度、方向和深度

在针刺操作过程中,掌握正确的针刺角度、方向和深度,是获得针感、施行补泻、发挥针刺效应、提高针治疗效、防止针刺意外发生的重要环节。取穴的正确性,不仅指其皮肤表面的位置,还必须与正确的角度、深度和方向结合起来。临床上针刺同一个腧穴,如果角度、方向和深度不同,刺达的组织结构、产生的针刺感应和治疗的效果,都会有一定的差异。对于临床医生来说,针刺操作的熟练程度,与其能否恰当地掌握好针刺的角度、方向和深度是密切相关的。临证时所取的针刺角度、方向和深度,应根据施术部位、治疗需要、患者体质体形等具体情况灵活掌握。

1.针刺的角度

针刺的角度,指进针时针身与皮肤表面形成的夹角(见图 2-14)。

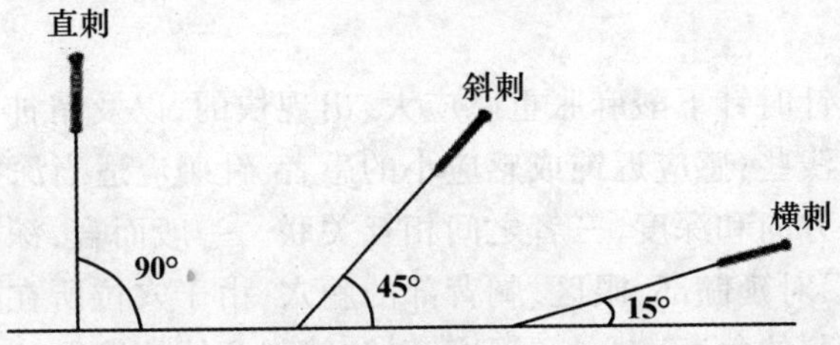

图 2-14 针刺角度

(1)**直刺**　针身与皮肤表面呈 90°角,垂直刺入腧穴。适用于针刺的大部分腧穴,尤其是肌肉丰厚部的腧穴。

(2)**斜刺**　针身与皮肤表面呈 45°左右的角,倾斜刺入腧穴。适用于针刺皮肉较为浅薄处,或内有重要脏器,不宜直刺深刺的腧穴和在关节部位的腧穴。在施行某些行气、调气手法使针感向一定方向传导时,亦常用斜刺法。

(3)**平刺**　又称横刺、沿皮刺,即针身与皮肤表面呈 15°左右的角,横向刺入腧穴。适用于皮薄肉少处的腧穴,如头皮部、颜面部、胸背部腧穴。穴位透刺法和头皮针法、腕踝针法等,一般都用平刺法。

2.针刺的方向

针刺方向指针尖所朝的方向,一般应根据经脉循行方向、腧穴分布部位和所要求达到的组织结构等情况而定。有时为了使针感直达病所，也可使针尖对向病痛处。针刺方向与针刺角度有密切的关系,但二者概念不同。针刺角度以穴位所在部位的解剖特点为基准,针刺方向则根据不同病症治疗的需要而定。以颊车穴为例,若用作治疗颔痛、颊痛、口噤不开等症时,针尖朝向颞部针刺,使针感放射至整个面颊部;当治疗面瘫、口眼歪斜时,针尖向口角方向横刺;而治疗痄腮时,针尖向腮腺部斜刺;治疗牙痛时则用直刺。

3.针刺的深度

针刺的深度指针身刺入腧穴皮肉的深浅。掌握针刺的深度,应以既要有针下气至的感觉,又不能伤及组织器官为原则。每个腧穴的针刺深度,在临床实际操作时,还必须结合患者的年龄、体质、病情、腧穴部位、经脉循行深浅、季节时令、医者针法经验和得气的需要等诸多因素,综合考虑,灵活掌握。

(1)**年龄**　年老体弱,气血衰退;小儿娇嫩,稚阴稚阳,均不宜深刺。青壮之龄,血气方刚,可适当深刺。

(2)**体质**　形瘦体弱者,宜应浅刺;形盛体强者,可适当深刺。

(3)**部位**　凡头面和胸背部腧穴针刺宜浅,四肢和臀腹部腧穴可适当深刺。

(4)**经络**　经络在人体的分布有深有浅,有属阴属阳之不同。一般来说,经脉较深,刺经可深;络脉较浅,刺络宜浅。阳经属表宜浅刺,阴经属里宜深刺。

(5)**病情**　阳证、新病宜浅刺;阴证、久病宜深刺。

(6)**时令**　人体与时令息息相关,针刺也应因时而异。一般认为,春夏宜浅刺,秋冬宜深刺。

(7)**针感**　施针时针下酸麻胀重感应大、出现快的,以及精神紧张、惧怕针刺的患者,针刺应适当浅些;感应迟钝或感应小的患者,针刺应适当深些。

针刺的角度、方向和深度,三者之间相互关联。一般而言,深刺多用直刺,浅刺多用斜刺或平刺。对延髓部、眼区、胸背部的腧穴,由于穴位所在处有重要脏腑、器官,更要掌握好针刺的角度、方向和深度,以防针刺意外的发生。

(四)行针手法

进针以后,为了使患者产生针刺感应,或进一步调整针感的强弱,以及使针感向某一方向扩散、传导而采取的操作方法,称为“行针”,亦称“运针”。行针手法包括基本手法和辅助手法两类。

1.基本手法

临床常用的行针基本手法主要有提插法和捻转法两种。临床施术时两种手法既可单独应用,又可配合应用。

(1)**提插法**　将针刺入腧穴一定深度后,施以上下、进退的操作手法。将针由浅层向下刺入深层谓之插,由深层向上引退至浅层的操作谓之提。如此反复地上提下插，呈纵向运动的行针手法，即为提插法。使用提插法时指力要均匀一致，保持针身垂直，不改变针刺的角度和方向。提插幅度的大小、频率的快慢和操作时间的长短，应根据患者的体质、病情、腧穴部位和针刺目的等灵活掌握。一般认为，提插的幅度大，频率快，刺激量大为泻法；反之，提插的幅度小，频率慢，刺激量小为补法（见图2–15）。

(2)**捻转法** 将针刺入腧穴一定深度后，施以左右来回捻转动作的操作手法。捻转角度的大小、频率的快慢、时间的长短等，需根据患者的体质、病情、腧穴部位、针刺目的等具体情况而定。使用捻转法时，指力要均匀，角度要适当，一般应掌握在180°~360°左右，不能单向捻针，否则针身易被肌纤维缠绕导致滞针，引起局部疼痛和出针困难。一般认为，捻转时拇指向后，食指向前，捻转角度大，频率快，刺激量大为泻法；拇指向前，食指向后，捻转角度小，频率慢，刺激量小为补法(见图 2–16)。

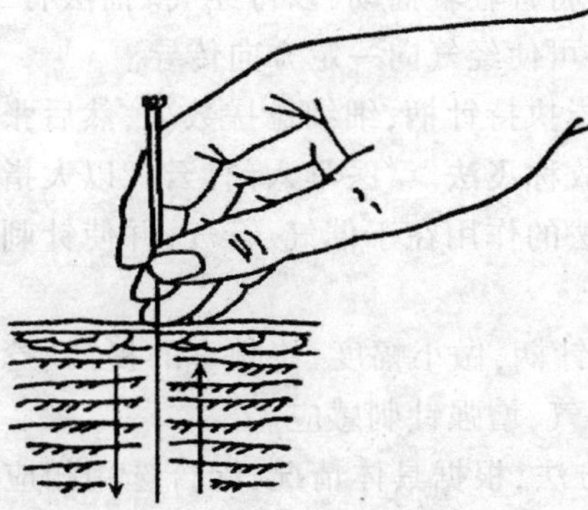

图 2–15 **提插法**

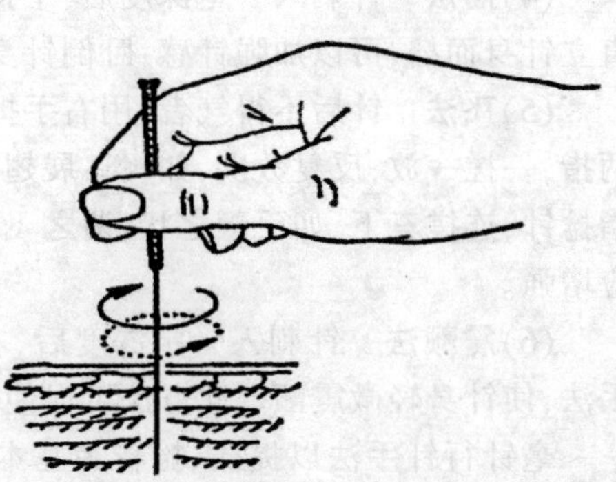

图 2–16 **捻转法**

2.辅助手法

行针的辅助手法是基本手法的补充，是为了促使针后得气或加强针感的操作手法。临床常用的辅助手法有下列几种。

(1)**循法** 针刺不得气时，可以用循法催气。其法是医者用手指顺着经脉的循行路径，在腧穴的上下部轻柔地循按。《针灸大成》指出："凡下针，若气不至，用指于所属部分经络之路，上下左右循之，使气血往来，上下均匀，针下自然气至沉紧。"此法主要是推动气血，激发经气，使针后易于得气。

(2)**刮法** 毫针刺入一定深度后，以拇指或食指的指腹，抵住针尾，用拇指、食指或中指指甲，由下而上频频刮动针柄。此法在针刺不得气时用之可以激发经气，已得气者可以加强针刺感应的传导与扩散(见图 2–17)。

(3)**弹法** 针刺后在留针过程中，以手指轻弹针尾或针柄，使针体微微振动，以加强针感，助气运行。《针灸问对》云："如气不行，将针轻轻弹之，使气速行。"(见图2–18)

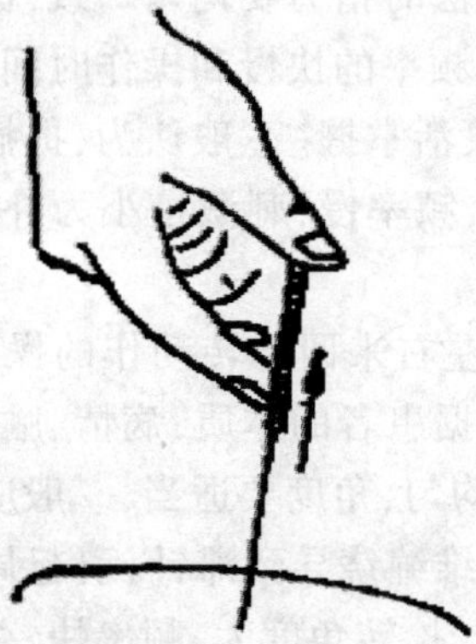

图 2-17 刮法

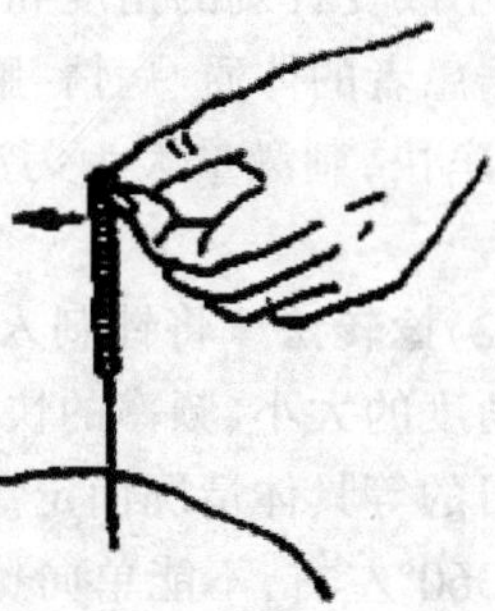

图 2-18 弹法

(4)**摇法** 针刺入一定深度后,手持针柄,将针轻轻摇动,以行经气。摇法有二,直立针身而摇,可以加强针感;卧倒针身而摇,可使经气向一定方向传导。

(5)**飞法** 针后不得气者,用右手拇食两指执持针柄,细细捻搓数次,然后张开两指,一搓一放,反复数次,如飞鸟展翅之状,故称飞法。《医学入门》云:"以大指次指捻针,连搓三下,如手颤之状,谓之飞。"本法的作用在于催气、行气,并使针刺感应增强。

(6)**震颤法** 针刺入一定深度后,右手持针柄,做小幅度、快频率的提插、捻转手法,使针身轻微震颤。此方法可促使针下得气,增强针刺感应。

毫针行针手法以提插、捻转为基本操作方法,根据具体情况,配合选用相应的辅助手法。如刮法、弹法,可应用于一些不宜施行大角度捻转的腧穴;飞法,可应用于某些肌肉丰厚部位的腧穴;摇法、震颤法,可用于较为浅表部位的腧穴。通过行针基本手法和辅助手法的施用,促使针后气至或加强针感,以疏通经络、调和气血,达到防治疾病的目的。

(五)治神与守神

治神,要求医者在针刺治疗中注意掌握和重视患者的精神状态和情绪变化。精神因素在针灸治疗中对医患双方都有密切关系,它对于针刺操作手法是否成功,针刺疗效能否提高,有着重要意义。《素问·宝命全形论》曰:"凡刺之真,必先治神。"《灵枢·本神》也说:"是故用针者,查观病人之态,以知精神魂魄之存亡得失之意。"十分强调治神的重要性。说明医生在治疗时既要观察疾病的表现,又要了解病人的精神状态和思想情绪。在此基础上,应用与之相适应的针刺手法,才能取得预期的效果。

守神,要求医者在针刺过程中,必须全神贯注,聚精会神,专心致志地体会针下感觉和观察病人反应。《灵枢·九针十二原》说:"粗守形,上守神。"《标幽赋》要求针刺时做到"目无外视,手如握虎,心无内慕,如待贵人"。都强调守神的重要性和对守神的具体要求。

(六)针刺得气

得气,古称"气至",近称"针感",是指毫针刺入腧穴一定深度后,施以提插或捻转等手法,使针刺部位产生经气感应,谓之"得气"。针刺必须在得气的情况下,施以适当的补泻手法,才能获得理想的临床疗效。进针之后,必须仔细体察针下是否已经得气。针下得气,方能行补泻、除疾病。

1.得气的临床表现

针刺后是否得气,可从两方面来判断。一是患者的感觉和反应。当针刺腧穴得气时,患者的针刺部位有酸、胀、麻、重、热、凉等自觉反应,有时沿一定方向、部位传导和扩散。少数患者还会出现循经性肌肤瞤动、震颤、蚁行等感觉,或受刺腧穴部位出现循经性皮疹带或红、白线状现象。二是医者刺手指下的感觉。当针刺得气时,医者的刺手能体会到针下沉紧、涩滞或针体颤动等感觉。若针刺后未得气,患者则无任何特殊感觉或反应,医者亦感觉针下空松、虚滑。金元时期窦汉卿在《标幽赋》中曾对得气的现象作了形象细致的描述:"轻滑慢而未来,沉涩紧而已至。""气之至也,如鱼吞钩饵之沉浮;气未至也,如闲处幽堂之深邃。"这些描述形象地说明了针刺得气的临床表现以及得气与未得气反应迥然不同的体会。

2.得气的意义

得气,是施行针刺产生治疗作用的基础,也是判定患者经气盛衰、病证预后、正确定穴、行针手法、针治效应的依据。得气的意义如下。

(1)**得气与否和疗效有关** 针刺的根本作用在于通过针刺腧穴,激发经气,调整阴阳,补虚泻实,达到治疗疾病的目的。针刺气至,说明经气通畅,气血调和,并通过经脉、气血的通畅,调整"元神"(人体内在调整功能),使元神发挥主宰功能,则相应的脏腑器官、四肢百骸亦平衡协调,能消除病痛。所以,针刺得气与否和针治疗效有着密切的关系。

(2)**得气迟速与疗效有关** 《针灸大成》说:"针若得气速,则病易痊而效亦速也;若气来迟,则病难愈而有不治之忧。"一般针后得气迅速,多为正气充沛、经气旺盛的表现,机体反应敏捷,取效相应也快,疾病易愈。针后经气迟迟不至者,多为正气虚损、经气衰弱的表现,机体反应迟缓,收效则相对缓慢,疾病缠绵难愈。临床常可见到,初诊时针刺得气较迟或不得气者,经过针灸等方法治疗后,逐渐出现得气较速或有气至的现象,说明机体正气渐复,疾病向愈。

(3)**得气是施行补泻手法的基础** 得气还是施行针刺补泻的前提和基础。不得气,即使施行多种补泻手法也难于达到理想的治疗目的,亦难于实现"气至病所"的效果。

此外,临床操作时尚须注意,得气有邪正之分,正气亦称谷气。《针灸大成》说:"若针下气至,当察其邪正,分清虚实。"说明针下得气有正邪之分。临症时如何分辨?根据《灵枢·终始》:"邪气来也紧而疾,谷气来也徐而和。"得气为邪气时,医者往往感觉针下紧滞,而患者常感疼痛难忍。

3.影响得气的因素

一般情况下,毫针刺中腧穴后,运用一定的行针手法即能得气。如不得气或气至不够理想,要分析原因,针对影响得气的因素,采取相应方法,促使得气。影响针刺得气的因素主要有以下几个方面。

(1)**与患者的关系** 针刺得气与患者的精神状态、体质强弱和机体阴阳盛衰等密切相关。一般来说,新病、体质强壮、病证属实者,针后出现感应较快、较强;久病、形体衰弱、病证属虚者,针下出现感应较慢、较弱,甚或不得气。有些患者阳气偏盛、正气充沛,容易得气,并容易出现循经感传现象。多数患者机体阴阳之气无明显偏颇者,气血润泽通畅,脏腑功能较好,故针刺时感应既不迟钝,亦不过于敏感,得气适时而平和。如属阴气偏盛的患者,多需经过一定的行针过程方有感应,或出针后针感仍然明显存在,等等,必须因人而异。

(2)**与医者的关系** "中气穴,则针游于巷。"(《灵枢·邪气脏腑病形》)如取穴不准,操作不熟练,未能正确掌握好针刺的角度、方向、深度和强度,或施术时患者的体位和行针手法选用不当等,都是影响针刺不能得气或得气较慢、较弱的因素。另外,若医者施术时精神不集中、注意力分散、不能"守神",也会影响针刺得气。

(3)**与环境的关系** 环境对于机体无时无刻不在发生影响,就气候而言,在晴天、气候较温暖时,针刺容易得气;而阴天、气候较寒冷时,针刺得气较慢或不易得气。另外,空气、光线、湿度、海拔高度、电磁、音响、气味、卫生等,也都会对针刺得气产生直接或间接的影响。

4.促使得气的方法

针刺时,如不得气或得气较弱,在分析其原因后,应采取相应措施,促使得气。具体方法如下。

(1)**纠偏法** 针刺不得气或得气不满意,可能是因为腧穴的体表定位不准确,或者虽然腧穴定位准确而针刺入腧穴内的角度、方向、深度和强度不恰当。针刺时既要取穴准确,更要掌握好不同穴位的针刺角度、方向、深度和强度,以达到得气为准。如果腧穴的定位相差较大,应出针重新定准腧穴位置后,再行针刺。

(2)**候气法** 《针灸大成》说:"用针之法,以候气为先。"当针下不得气时,需采取留针候气的方法等待气至;亦可采用间歇运针,施以提插、捻转等手法,以待气至。前者为静留针候气法,后者为动留针候气法。

(3)**益气法** 对于少数机体虚弱、正气不足而致针刺不易得气的患者,可根据具体情况,或在其他已得气的腧穴(多用具有强身保健的腧穴,如足三里、气海、关元等)上采用加强温补的手法;或在未得气的腧穴上施以温针灸法、艾灸法,以温经益气;或加服适当的补益药物,使机体正气渐复,经气充实,促使针刺得气。

(七)针刺补泻手法

临床上应用针刺方法治疗疾病,需要根据不同的病情,使用不同的针刺手法,以达到或补或泻的目的,如《难经·七十三难》所说:"补者不可以为泻,泻者不可以为补。"因此,掌握补泻手法非常重要。临床所用补泻手法有单式和复式两种。

1.单式补泻手法

(1)**捻转补泻** 针下得气后,捻转角度小,用力轻,频率慢,操作时间短,结合拇指向前、食指向后(左转用力为主)者为补法;捻转角度大,用力重,频率快,操作时间长,结合拇指向后、食指向前(右转用力为主)者为泻法。

(2)**提插补泻** 针下得气后,先浅后深,重插轻提,提插幅度小,频率慢,操作时间短,以下插用力为主者为补法;先深后浅,轻插重提,提插幅度大,频率快,操作时间长,以上提用力为主者为泻法。

(3)**疾徐补泻** 又称徐疾补泻,是以进针、出针过程两者相对快慢来区分补泻的方法。将所刺腧穴深度由浅到深分为天、人、地三部,先将针进到天部,找到针感后,按天、人、地三部进针,一部一停的急(重)进3次,插至地部,然后一次将针退至皮下或拔出为补;一次将针缓慢进至地部,找到针感,一部一停的急(重)退3次,将针退至皮下或拔出为泻。

(4)**迎随补泻** 进针时针尖顺着经脉循行去的方向刺入,得气后将针推进半分为补法;针尖逆着经脉循行来的方向刺入,得气后将针提退半分为泻法。

(5)**呼吸补泻** 病人呼气时进针,吸气时出针为补法;吸气时进针,呼气时出针为泻法。

(6)**开阖补泻** 出针后立即按压针孔为补法;出针时摇大针孔而不按压为泻法。

2.复式补泻手法

复式补泻手法也称混合补泻手法,是采用补泻手法中的几种补泻,在一个穴位上综合运用的方法。复式补泻手法比较多,此处仅介绍我国著名针灸学家、甘肃中医学院针灸推拿系郑魁山教授在传统针法的基础上,去繁就简,精心提炼所创的"烧山火"、"透天凉"针刺手法。该疗法在临床操作上简便易学,易行易效,适用于较重、较顽固的虚寒或实热性疾病。

(1)烧山火

这种方法是综合三进一退、一进三飞、提插、九六、呼吸、迎随、开合等法中的补法组成的,以产生热感为目的。操作方法:令患者自然地鼻吸口呼,随其呼气,用单指押手法将针刺入天部,右手拇指连续向前飞3次或9次,以催其气至(若针下沉紧,则轻提1~2分或轻微回转以解除滞针),随即将针插至人部,操作方法与天部相同;然后将针插入地部,仍按天部的方法操作。飞毕候到针下沉紧时,用针尖拉着有感应的部位,在1分上下的范围内急(重)插慢(轻)提3次,促其产生热感(如有热感则用推法守气,促其热感放散传导,如无热感则将针退至天部,再行操作)。手法用毕,随其吸气缓慢将针拔出,急扪针穴。此法如在天部或人部操作时,已见到患者皮肤发热或出汗或自觉针穴附近甚至全身有热感,则不必继续操作。手法熟练时,不利用呼吸和九数操作也能产生热感。留针与否应根据病情而定。

适应症:可用于中风脱证,瘫痪麻痹,风湿痹证,肢冷便溏,阳痿偏坠,腹痛腰酸等一切虚寒证。亦可用于外感风寒,有发汗解表之效。临床应用本法 ,针风池、合谷,可以发汗解表,治疗外感风寒;针梁丘、膝眼、足三里,可以温散寒湿,治疗风寒湿引起的膝关节炎等,都有明显效果。

(2)透天凉

这种手法是综合一进三退、三飞一退、提插、九六、呼吸、迎随、开合等法中的泻法组成的,以产生凉感为目的。操作方法:令患者自然地鼻呼口吸,随其吸气用舒张押手法,不捻不转缓慢将针进至地部,右手拇指向后连续捻6次,候到针下沉紧时,然后将针急提至人部,再由人部向地部有感应的部位,连续地慢(轻)插急(重)提6次,促其产生凉感(如有凉感则用刮法守气,促其凉感放散传导,如发生滞针,则摇动针体或用指摄法以解除滞针),然后将针急提至天部,再由天部向人部有感应的部位连续慢插急提6次,使凉感放散传导(如地、人、天三部均无感应,则另行操作)。手法用毕,随其呼气急速将针拔出,不按针穴。此法操作时,若手法熟练,不利用呼吸和六数操作也能产生凉感,留针与否应根据病情而定。

适应症:用于中风闭证,暑热高烧,谵语,癫狂,鼻衄,龈肿,身热便干等一切实热证。用于外感风热,有清热解表之效。临床应用本法,针水道、中极、复溜可以泻热利尿,治疗膀胱实热的小便不通;针大椎、肺俞、合谷可以清热解表,治疗外感风热引起的发烧等,都有明显效果。

(八)留针法

当毫针刺入腧穴,行针得气并施以或补或泻手法后,将针留置在穴内者称为留针。留针是毫针刺法的一个重要环节。通过留针,可以加强针刺感应和延长刺激作用,还可以起到候气与调气的目的。针刺得气后留针与否以及留针时间久暂,应视患者体质、病情、腧穴位置等而定。对一般病症只要针下得气并施以适当补泻手法后,即可出针,或留置20~30分钟。对一些特殊病症,如疼痛性、顽固性、痉挛性疾病,可适当延长留针时间。某些急腹症、破伤风、角弓反张者,必要时可留针数小时。留针方法主要有下列两种。

1.静留针法

《素问·离合真邪论》有"静以久留"之说,即针下气至后,让其自然地留置穴内,不再运针,到时出针。临床多用于对针感耐受性较差的慢性、虚弱性患者。此外,病情属虚或寒需行补法时,"寒则留之"也用本法。

2.动留针法

《针灸大成》云:"病滞则久留针",即将针刺入腧穴先行针,待气至后留置一定时间;在留针期间反复运针,称为动留针法,亦称间歇行针法。本法的作用,在于增强针刺感应,达到补虚泻实的目的。此外,临床用于针后经气不至者,可边行针催气,边留针候气,直待气至。医者对留针必须重视,首先要排除不适于留针的患者,如不能合作的儿童、惧针者、初诊者、体质过于虚弱者;其次要排除不宜留针的部位,如眼区、喉部、胸部等;再次要排除不适宜留针的病情,如尿频、尿急、咳喘、腹泻等类病症。对需要留针、可以留针者,在留针期间,应时刻注意观察患者的面色和表情,防止晕针等意外发生。

(九)出针法

出针又称起针、退针。在施行针刺手法或留针、达到预定针刺目的和治疗要求后即可出针。出针是整个毫针刺法过程中的最后一个操作程序,预示针刺结束。

1.出针方法

出针的方法,一般以左手拇食两指持消毒干棉球轻轻按压于针刺部位,右手持针作轻微的小幅度捻转,并随势将针缓缓提至皮下(不可单手猛拔),静留片刻,然后出针。

2.出针要求

出针时,依补泻的不同要求,分别采取"疾出"或"徐出",以及"疾按针孔"或"摇大针孔"的方法出针。出针后,除特殊需要外,都要用消毒棉球轻压针孔片刻,以防出血或针孔疼痛。眼睛周围腧穴应适当延长按压时间,以防出血。当针退完后,要仔细查看针孔是否出血,询问针刺部位有无不适感,检查核对针数有无遗漏,还应注意有无晕针延迟反应征象。

四、针刺禁忌以及异常情况的预防和处理

(一)针刺禁忌

1.患者在过饥、过饱、疲劳、大惊、大恐、酒醉、精神过度紧张时,不宜立即进行针刺,应当在解除这些情况后,再与施针。急诊者例外。对身体瘦弱、气虚血亏的患者,进行针刺时手法不宜过重,并应尽量选用卧位。

2.乳中、神阙穴绝对禁止针刺。

3.妇女在妊娠期,小腹部及腰骶部腧穴皆应慎用针刺。至于三阴交、合谷、昆仑、至阴等具有通经活血作用或反应较强的腧穴,亦应慎刺,以防造成流产。如妇女行经时,若非为了调经,亦慎刺上述穴位。

4.小儿囟门未闭合时,头顶部的腧穴宜慎刺。

5.有自发性出血或损伤后出血不止的患者,不宜针刺。

6.皮肤有感染、溃疡、瘢痕或肿瘤的部位,不宜针刺。

7.对胸、胁、腰、背部脏腑所居之处的腧穴,不宜直刺、深刺,肝脾肿大、肺气肿患者更应注意,以防刺伤脏器。

8.针刺眼睛周围腧穴及颈项部的风池、风府、哑门以及脊柱部的腧穴,要注意掌握一定的角度和深度,不宜大幅度地提插、捻转和长时间留针,以免伤及重要器官,产生严重的不良后果。

9.对尿潴留患者在针刺小腹部的腧穴时,也应掌握适当的针刺方向、角度、深度等,以免误伤膀胱等器官,出现意外。

(二)针刺异常情况的预防和处理

针刺是一种安全、有效的疗法,但由于种种原因,有时也可能出现一些异常情况，对此必须做好预防，一旦发生应立即进行有效处理。

1.晕针

现象 轻度晕针，表现为精神疲倦，头晕目眩，恶心欲吐；重度晕针，表现为心悸气短，面色苍白，冷汗淋漓，脉象细弱；甚则神志昏迷，唇甲青紫，血压下降，二便失禁，脉微欲绝等症状。

原因 多见于初次接受针刺治疗的患者，其他可能是精神紧张、体质虚弱、劳累过度、饥饿空腹、大汗后、大泻后、大出血后等。也有因患者体位不当，施术者手法过重，或者因治疗室内空气闷热或寒冷等。

处理 立即停止针刺，起出全部留针，扶持患者平卧；头部放低，松解衣带，注意保暖。轻者静卧片刻，给饮温茶，即可恢复。如未能缓解者，可指掐或针刺急救穴，如人中、素髎、合谷、内关、足三里、涌泉、中冲等，也可灸百会、气海、关元、神阙等，必要时可配合现代急救措施。症状缓解后，仍需适当休息。

预防 晕针重在预防，如初次接受针治者，要做好解释工作，解除恐惧心理。选取舒适持久的体位，尽量采用卧位。选穴宜少，手法要轻。对劳累、饥饿、大渴的病人，应嘱其休息、进食、饮水后再予针治。针刺过程中，应随时注意观察患者的神态，询问针后情况，一有不适等晕针先兆，需及早采取处理措施。此外，注意室内空气流通，消除过热过冷等因素。

2.滞针

现象 针在穴位内，运针时捻转不动，提插、出针均感困难。若勉强行捻转、提插，则患者感到疼痛。

原因 患者精神紧张，针刺入后局部肌肉强烈挛缩；或留针期间体位变动；或因行针时捻转角度过大过快和持续单向捻转等而使肌纤维缠绕针身。

处理 嘱患者消除紧张，使局部肌肉放松；或延长留针时间，用循、摄、按、弹等手法；或在滞针附近加刺一针，以缓解局部肌肉紧张。如因单向捻针而致，需反向将针捻回。

预防 对精神紧张患者，应先作好解释，消除顾虑；嘱患者留针期间不得随意变动体位。注意行针手法，避免连续单向捻针。

3.弯针

现象 针柄改变了进针时刺入的方向和角度，针身弯曲，使提插、捻转和出针均感困难，患者感到针处疼痛。

原因 术者进针手法不熟练，用力过猛，以致针尖碰到坚硬组织；或因患者在针刺过程中变动了体位；或针柄受到了某种外力碰压等。

处理 出现弯针后，不能再行手法。如针身轻度弯曲，可慢慢将针退出；若弯曲角度过大，应顺着弯曲方向将针退出。因患者体位改变所致者，应嘱患者慢慢恢复原来体位，使局部肌肉放松后，再慢慢退针。遇有弯针现象时，切忌强拔针、猛退针。

预防 医者进针手法要熟练，指力要轻巧。患者的体位选择要恰当，并嘱其不要随意变动。注意:针刺部位和针柄不能受外力碰压。

4.断针

现象 针身折断,残端留于患者腧穴内。

原因 针具质量欠佳,针身或针根有损伤剥蚀,针前失于检查;针刺时针身全部刺入腧穴内;行针时强力提插、捻转,致使局部肌肉猛烈挛缩;患者体位改变,或弯针、滞针未及时正确处理等。

处理 发现断针后,医者必须保持镇静,嘱患者不要紧张、乱动,以防断针向深层陷入。如残端显露,可用手指或镊子取出。若断端与皮肤相平,可用手指挤压针孔两旁,使断针暴露体外,用镊子取出。如断针完全没入皮内、肌肉内,应在X线下定位,用手术取出。

预防 应仔细检查针具,不合质量要求者应剔除不用。进针、行针时,动作宜轻巧,不可强力猛刺。针刺入穴位后,嘱患者不要任意变动体位。针刺时针身不宜全部刺入,应留一部分在体外。遇有滞针、弯针现象时,应及时妥善处理。

5.针后异常感

现象 出针后,患者不能挪动肢体,或重、麻、胀的感觉过强,或原有症状加重。

原因 肢体不能挪动,可能是有针遗留,未完全取出,或体位不当,致肢体活动受限;过于重、麻、胀针感者,多半是行针时手法过重,或留针时间过长;原有病情加重,多因手法与病情相悖,即“补泻反,病益笃”。

处理 如有遗留未出之针,应随即起针,退针后让患者休息片刻,不要急于离开;对原病加重者,应查明原因,调整治则和手法,另行针治;局部出血、青紫者,可用棉球按压和按摩片刻;如因内出血青紫块较明显,应先作冷敷以防继续出血,再行热敷,使局部淤血消散。

预防 退针后认真清点针数,避免遗漏。行针手法要柔和适度,避免手法过强和留针过时。临诊时要认真辨证施治,处方选穴精炼,补泻手法适度。要仔细查询有无出血病史,对男性患者,要注意排除血友病。要熟悉浅表解剖知识,避免刺伤血管。

6.出血及血肿

症状 出针后局部出血,或皮肤青紫、肿胀疼痛、皮下结节等。

原因 多因针刺时粗心大意,误伤血管所致,尤其是针尖弯曲带钩时。个别可能由凝血功能障碍引起。

处理 一般出血用消毒棉球按住即可;皮肤青紫或肿胀疼痛、皮下结节等给予轻揉或热敷,即可消散;或局部涂抹β-七叶皂甙钠凝胶,也可消肿止痛。

预防 治疗前询问患者病史,有凝血功能障碍者慎用针刺;仔细检查针具,熟悉解剖部位,避免刺伤血管;针刺手法要轻巧,特别是眼区穴位,出针后适当延长按压时间。

7.创伤性气胸

症状 针刺过程中或起针后患者突感胸闷、胸痛、气短、心悸,严重者呼吸困难、紫绀，冷汗、烦躁、恐惧，甚则血压下降，出现休克等危急现象。检查时，肋间隙变宽，叩诊呈鼓音，听诊肺呼吸音减弱或消失，严重者可见气管向健侧移位。X线胸透可进一步确诊，并观察漏出的空气多少和肺组织被压缩等情况。有的轻度气胸者，起针后并不出现症状，而是过了一定时间才慢慢感到胸闷、胸痛、呼吸困难等症状，须加以注意。

原因 针刺胸部、背部和锁骨附近的穴位过深，刺穿了胸腔和肺组织，气体进入胸膜腔而导致气胸。

处理 一旦发生气胸，应立即起针，并让患者采取半卧位休息，要求患者心情平静，切勿恐惧而反转体位。一般漏气量少者，可自然吸收。医者要密切观察，给予对症处理，如给予镇咳、消炎类药物，以防止肺组织因咳嗽扩大创口，加重漏气和感染。对严重病例需及时组织抢救，如胸腔穿刺抽气减压、输氧、抗休克等。

预防 医者针刺时必须集中思想，选好适当体位，根据患者体形肥瘦，掌握进针深度，施行提插手法的幅度不宜过大。胸背部腧穴应斜刺、横刺，不宜长时间留针。

8.刺伤脑脊髓

症状 如误伤延脑，可出现头痛、恶心、呕吐、呼吸困难、休克和神志昏迷等。如刺伤脊髓，可出现触电样感觉向肢端放射，甚至引起暂时性肢体瘫痪，有时可危及生命。

原因 脑脊髓是中枢神经统帅周身各种机体组织的总枢纽、总通道，而它的表层分布有督脉和华佗夹脊等一些重要腧穴，如风府、哑门、大椎、风池以及背部正中线第一腰椎以上棘突间腧穴。若针刺过深，或针刺方向、角度不当，均可伤及，造成严重后果。

处理 当出现上述症状时，应及时出针。轻者，需安静休息，经过一段时间后，可自行恢复。重者则应结合有关科室如神经外科等，进行及时抢救。

预防 凡针刺12胸椎以上督脉腧穴及华佗夹脊穴，都要认真掌握针刺深度、方向和角度。如针刺风府、哑门穴，针尖方向不可上斜，不可过深；悬枢穴以上的督脉腧穴及华佗夹脊穴，均不可深刺。上述腧穴在行针时只宜捻转手法，避免提插手法，禁用捣刺手法。

9.刺伤内脏

症状 刺伤肝、脾，可引起内出血，肝区或脾区疼痛，有的可向背部放射。如出血不止，腹膜受到刺激，会出现腹痛、腹肌紧张，并有压痛及反跳痛等症状。刺伤心脏时，轻者可出现强烈刺痛，重者有剧烈撕裂痛，引起心外射血，即刻导致休克等危重情况。刺伤肾脏，可出现腰痛、肾区叩击痛、血尿，严重时血压下降、休克。刺伤胆囊、膀胱、胃、肠等空腔脏器时，可引起疼痛、腹膜刺激征或急腹症等症。

原因 主要是施术者缺乏解剖学、腧穴学知识，对腧穴和脏器的部位不熟悉，加之针刺过深，或提插幅度过大，造成相应的内脏受损伤。

处理 损伤轻者，卧床休息一段时间后，一般即可自愈。如损伤较重，或继续有出血倾向者，应加用止血药，或局部作冷敷止血处理，并加强观察，注意病情及血压变化。若损伤严重，出血较多，出现休克时，则必须迅速进行输血等急救处理。

预防 术者要学好解剖学、腧穴学；掌握腧穴结构，明了腧穴下的脏器组织。针刺胸腹、腰背部的腧穴时，应控制针刺深度，行针幅度不宜过大。

第二节 灸 法

一、灸法的特点和作用

灸法，又称灸焫，是用艾绒或其他药物放置在体表的腧穴或病变部位上烧灼、温熨，借灸火的温和热力以及药物的作用，通过体表经络的传导，起到温通气血，扶正祛邪，达到治疗疾病和预防保健目的的一种外治方法。施灸材料主要是用艾叶经过加工制成的艾绒。《本草从新》记载："艾叶苦辛，生温，熟热，纯阳之性，能回垂绝之阳，通十二经，走三阴，理气血，逐寒湿，暖子宫……以之灸火，能透诸经而除百病。"说明以艾叶作施灸材料，有通经活络、驱寒除湿、回阳救逆等作用。

(一)灸法的特点

1.适应症广泛

(1)**寒证** 《素问·异法方宜论》说："北方者，天地所闭藏之域也，其地高陵居，风寒冰冽，其民乐野处而乳食，藏寒生满病，其治宜灸焫，故灸焫者，亦从北方来。"

(2)**虚证** 如气虚不足、阳虚等证，《灵枢·经脉》："陷下则灸之。"《灵枢·官能》："阴阳皆虚，火自当之……经陷下者，火则当之。"

(3)**局部淤血肿块等** 《灵枢·官能》："结络坚紧，火所治之。"

(4)**风证** 唐·王焘《外台秘要·中风及诸风方》："圣人以为风是百病之长，深为可忧，故避风如避矢。是以御风邪以汤药、针灸、蒸熨，随用一法，皆能愈疾。至于火艾，特有奇能，虽曰针、汤、散，皆所不及，灸为其最要。"并指出灸为"医之大术，宜深体之，要中之要，无过此术"。

2.用于针、药所不适宜的疾病

《医学入门》曰："凡病药之不及，针之不到，必须灸之。"一些疾病在针刺治疗效果不佳时，改用灸法或针灸并用，往往可以提高疗效。

(二)灸法的作用

1.温经散寒

《素问·异法方宜论》记载："脏寒生满病，其治宜灸焫。"可见灸法具有温经散寒功能。临床上常用于治疗寒凝血滞、经络痹阻所引起的寒湿痹痛、痛经、经闭、胃脘痛、寒疝腹痛、泄泻、痢疾等。

2.扶阳固脱

《扁鹊心书》记载:“真气虚则人病,真气脱则人死,保命之法,灼艾第一。”《伤寒杂病论·辨厥阴病脉证并治》云:“下利,手足逆冷,无脉者,灸之。”可见阳气下陷或欲脱之危证,皆可用灸法,以扶助虚脱之阳。临床上多用于治疗脱证和中气不足、阳气下陷而引起的遗尿、脱肛、阴挺、崩漏、带下、久泻、痰饮等。

3.消淤散结

《灵枢·刺节真邪》记载:“脉中之血,凝而留止,弗之火调,弗能取之。”气为血帅,血随气行,气得温则行,气行则血亦行。灸能使气机通畅,营卫调和,故淤结自散。所以临床常用于治疗气血凝滞之疾,如乳痈初起、瘰疬、瘿瘤等。

4.防病保健

《诸病源候论·小儿杂病诸疾》记载:“河洛间土地多寒,儿喜病惊。其俗生儿三日,喜逆灸以防之,又灸以防噤。”《扁鹊心书·须识扶阳》说:“人无病时,长灸关元、气海、命门、中脘,虽未得长生,亦可保百年寿也。”《医说·针灸》也说:“若要安,三里莫要干。”说明艾灸有防病保健的作用,今人称之为“保健灸”,也就是说无病施灸,可以激发人体的正气,增强抗病的能力,使人精力充沛,长寿不衰。

二、常用灸法

(一)艾灸类

1.艾炷灸

将艾绒用手指搓捏成圆锥状,小者如麦粒大,中等如半截枣核大,大者如半截橄榄大小等。直接将艾炷放在皮肤上施灸为直接灸,艾炷宜小。不直接将艾炷放在皮肤上,而用其他药物隔开为间接灸,艾炷可大些。因所隔药物不同而有不同名称,如隔生姜者为隔姜灸,以盐间隔者为隔盐灸。每燃烧一个艾炷称为一壮。临床灸治时,以艾炷的大小和壮数的多少来掌握刺激量的大小。

(1)**直接灸** 根据灸后有无烧伤化脓,愈后有无瘢痕,可分瘢痕灸和无瘢痕灸两种。

1)无瘢痕灸 先将施术部位涂以少量凡士林,以增加黏附作用,再放上艾炷点燃,当艾炷燃剩2/5左右,病人感到灼痛时,即更换灸炷再灸。一般灸3~5壮,以局部皮肤充血起红晕为度。本法适用于虚寒轻证,因其灸后不化脓,也不留下瘢痕,故易为病人所接受。

2)瘢痕灸 又称“化脓灸”。施灸前用大蒜捣汁或凡士林涂敷施灸部位,以增加黏附和刺激作用,然后放置艾炷施灸。每壮艾炷必须燃尽,除去灰烬后,方可继续加炷施灸。一般灸5~10壮。因施灸时疼痛较剧,灸后产生化脓并留有瘢痕,所以,灸前必须征求病人的同意及合作。对于施灸中产生的疼痛,可用手在施灸部位周围轻轻拍打,以缓解灼痛。在正常情况下,灸后一周左右,施灸部位出现无菌性化脓反应(称为“灸疮”)。注意局部清洁,上面可覆盖无菌纱布。5~6周左右,灸疮自行痊愈,结痂脱落,留下瘢痕。此法中灸疮的发或不发是取得疗效的关键。目前临床上,对哮喘、慢性胃肠疾病、体质虚弱、发育障碍等症偏于虚寒者可用本法。

(2)**间接灸** 是用药物将艾炷与施灸部位的皮肤隔开后进行施灸的方法,又称“隔物灸”(见图2-19)。常用的间接灸有如下几种。

1)隔姜灸 用鲜生姜切成约2分厚的薄片,中间以针刺数孔,置于施术部位,上面再放艾炷灸之。当病人感觉灼痛难耐时,则换炷再灸,以局部皮肤红润为度。此法简便,易于操作,一般不会引起烫伤,可以根据病情反复施灸。对虚寒病证,如腹痛、泄泻、关节疼痛等,均可应用。

2)隔蒜灸 用独头大蒜切成约1分厚的薄片,中间以针刺数孔,置于施术部位,上面再放艾炷灸之。每灸4~5壮可换蒜片再灸,每穴一次须灸5~7壮。因蒜液对皮肤有刺激性,此法灸后容易起泡。目前临床上多用这种灸法治疗肺痨、瘰疬、痈疽肿毒、腹中积块等。

3)隔附子饼灸 用附子粉末和黄酒调和,做成约硬币大的附子饼,中间以针刺数孔,置于施术部位,上面再放艾炷灸之。由于附子辛温大热,有补肾温阳的作用,故可用来治疗各种阳虚偏寒病证。如外科中的疮毒窦道,久不收口;或某些阴性虚性外证既不化脓又不消散,可在患处选取适当部位施以此法,灸至皮肤出现红晕,有利于疮毒的好转。附子饼灸后可以重复再用。

4)隔盐灸 用食盐填敷于脐部,上放姜片或不放姜片,置大灸炷连续施灸,至症状改善为止。本法对急性腹痛吐泻、虚寒痢疾、四肢厥冷和虚脱等症,有回阳救逆的作用。亦可用于阳痿遗精、小儿遗尿等症,有温阳止遗之效(见图2-20)。

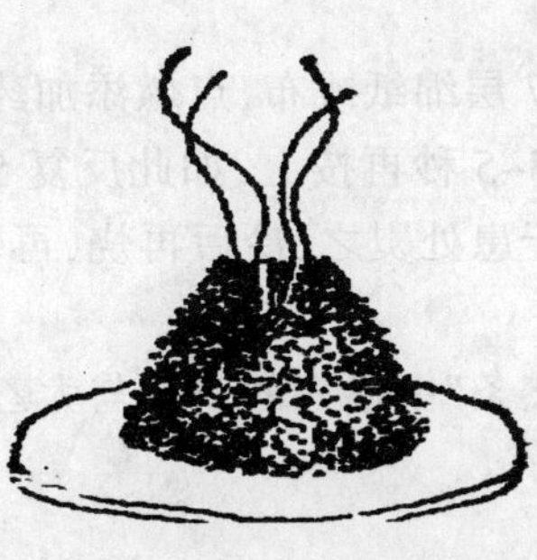

图2-19 **间接灸**

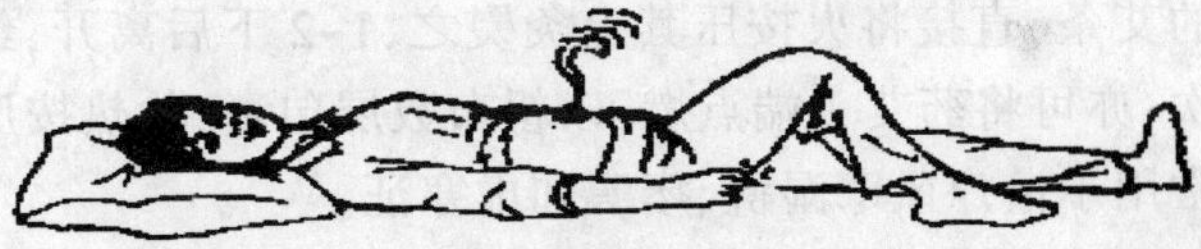

图2-20 **隔盐灸**

2.艾条灸

艾条分无药与有药两种。有药艾条是艾绒中掺入活血行淤、通络止痛药物,如肉桂、丁香、独活、苍术、没药、乳香等,以起到温热与药物相结合的作用。艾条灸根据不同操作方式可以分为“悬起灸”和“实按灸”两种。

(1)**悬起灸** 将艾条点燃后悬垂于穴位上方施灸称为“悬起灸”。一般将艾火与皮肤的距离保持在2~3cm,施灸10~20分钟,以皮肤温热潮红为度。具体操作时可以分为“温和灸”、“雀啄灸”和“回旋灸”三种。

1)温和灸 将艾条的一端点燃,对准施灸部位,距2~3cm左右进行熏烤,使病人局部有温热感而无灼痛，一般每处灸 3~5 分钟，至皮肤稍起红晕为度。对于昏厥、局部知觉减退的病人和小儿，医者应该根据病人局部受热程度，随时调节施灸距离，掌握施灸的时间，防止烫伤(见图 2–21)。

2)雀啄灸　将艾条燃着的一端，像鸟雀啄食一样，一上一下地移动。可用于治疗风寒湿痹、痿证、胃痛等疾患(见图 2–22)。

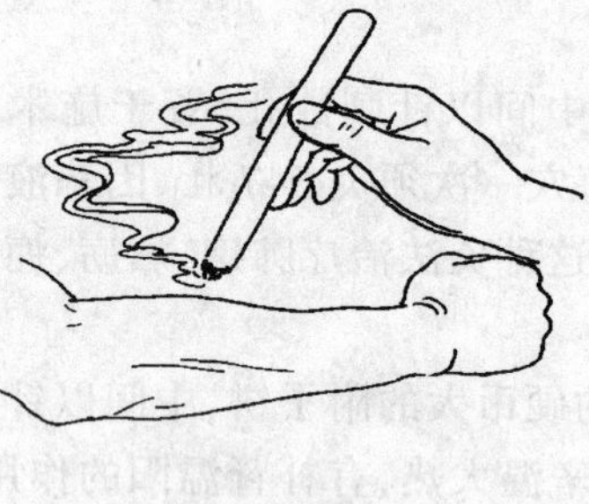

图 2–21　温和灸

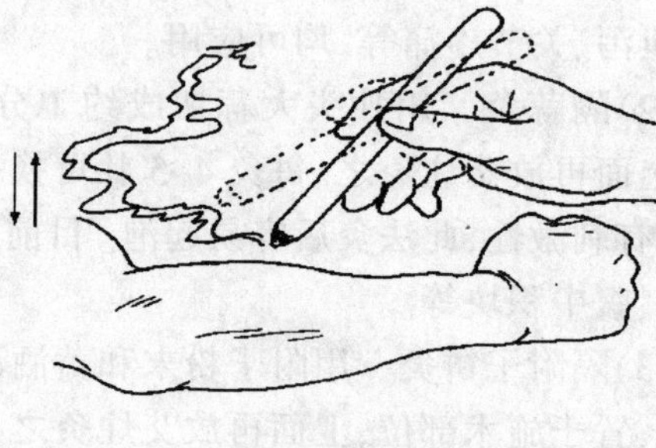

图 2–22　雀啄灸

3)回旋灸　点燃艾条的一端，使之与皮肤保持一定的距离，均匀地向左右方向移动或反复旋转施灸，使腧穴周围较大范围内产生温暖感觉。本法适用于治疗经脉痹阻和局部寒证。

(2)**实按灸**　本法是先于所灸腧穴或患处垫以纸或纱布，然后将“有药艾条”之一端点燃，用力按压在穴位或施灸部位上，使热力透过覆盖物达到组织深处。由于艾条里掺入的药物不同，又有太乙针、雷火针的称谓。

1)太乙针　又称“太乙神针”。在施灸部位铺上 6~7 层绵纸或布，点燃添加药物的艾条，直接将火按压其上灸熨之，1~2 下后离开，经 3~5 秒再按上，如此反复 5~7 次；亦可将药艾一端点燃，以粗布数层包裹，趁热按压于患处熨之，冷后再烧，再熨。常用于治疗风寒湿痹、痿痹和虚寒证。

2)雷火针　又称“雷火神针”。本法仅是在“有药艾条”中掺入的药物与太乙神针有所不同，其操作方法、适应症均与太乙神针相同。

3.温针灸

温针灸是将针刺与艾灸结合使用的一种方法，适用于既需要留针又必须施灸的疾病。操作方法：针刺得气后，将毫针留在适当的深度，将艾绒捏在针柄上点燃，直到艾绒燃完为止。或在针柄上穿置一段长 1~2 厘米的艾条施灸，使热力通过针身传入体内，达到治疗目的(见图 2–23)。操作时要注意防止艾火脱落烫伤病人。

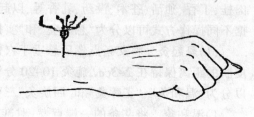

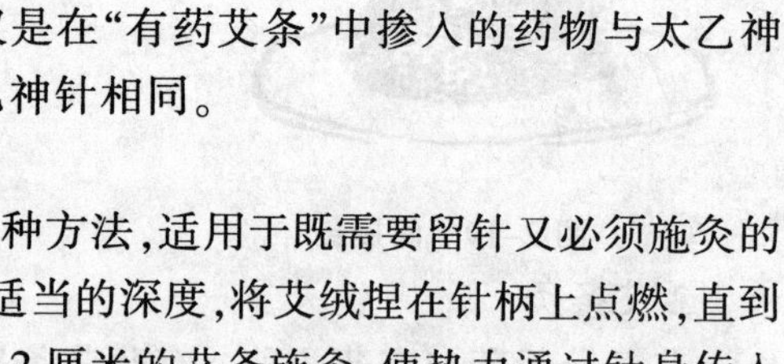

图 2–23　温针灸

4.温灸器灸

温灸器是一种专门用于施灸的医疗器具，有金属制、木制、竹制等不同式样，内可放置艾绒和药物，底部有很多小孔。临床应用时，先将艾绒和药物点燃，置于身体一定部位，来回熨烫，使热气从体表深入体内，直至局部皮肤发红为止。此法多用于妇女、小孩或惧怕火灸的患者。

5.何氏铺灸疗法

何氏铺灸疗法是由甘肃中医学院附属医院针灸科何天有教授在继承传统长蛇灸疗法的基础上，加以改进而创制的一种新的灸治方法。该疗法具有施术部位广、治疗作用强、取效迅速、疗效持久、适应症广等特点。

(1)**适应症** 寒湿痹证、疼痛性疾病、虚劳证等。如颈椎病、腰椎间盘突出症、肩周炎、骨关节炎、风湿及类风湿性关节炎、白细胞减少、贫血等疾病。

(2)**铺灸材料** 鲜姜250~1000g(根据施术部位而定)榨成姜泥和汁，细艾绒100~250g，甘肃中医学院附属医院针灸科研制的院内制剂中药抗骨质增生散、抗风湿散等。

(3)**治疗方法** 患者取俯卧或仰卧位，充分暴露施术部位，术者以手或棉签沾少许姜汁涂抹施术部位，将中药粉均匀撒在擦有姜汁的部位（厚度约为1mm左右），然后将姜泥制成长方形饼状铺在药末之上，厚约1cm，长度和宽度依据病人病变情况灵活掌握(宜恰好覆盖施术部位)；再将艾绒制成三棱锥体艾炷，置于姜泥之上如长蛇状，从三棱锥体艾炷上缘分多点位点燃(也可在艾炷上缘涂少许95%酒精以引燃)，让其自然燃烧，待患者有灼热感并不能忍受时将艾炷去掉，再换新艾炷；依次更换3次，最后取掉艾炷，保留尚有余热的药末与姜饼，以胶布固定；待患者感觉姜饼无温热感时，取尽所有铺灸材料，治疗完成。一般隔日铺灸1次，疗程根据病情而定。

(4)**注意事项** 在临床运用铺灸治疗时，要注意以下几点：①姜泥一定要铺平整，避免施灸时由于受热不均而影响疗效；②如灸后局部起水泡属正常现象，嘱患者不必惊慌，泡大者，经消毒后用毫针进行穿刺，泡小者让其自然吸收，在水泡干之前不要洗澡，下次治疗时间可相应推迟，以预防感染；③老年人及慢性疾病患者对温度不太敏感，要注意防止烫伤发生；④对生姜及胶布过敏者，可于铺灸完毕后不固定保留姜饼。

(二)非艾灸类

1.灯火灸

属于一种非艾火灸法。用灯心草一根，蘸麻油点燃后于应灸的腧穴上点爆之。对小儿疾病较常用，有疏风解表，行气利痰，清神定搐作用。可治腮腺炎、胃痛、腹胀等证。

2.黄蜡灸

是将黄蜡烤热后用于施灸的方法。其法操作是：先以湿面粉沿着痈疽或疔疮肿起的根部围成一圈，高约3cm，形如井口，圈外围布数层，圈内铺以蜡屑，厚约1.0~1.5cm，随后用铜勺盛炭火悬蜡上烘烤，使蜡熔化，再添蜡屑于圈内烘烤，如此反复，直到圈内蜡满为止。灸后喷冷水少许,待蜡凝结后取出。本法有拔毒消肿的功效,用于治疗痈疽发背,恶疮顽疮,疮口久溃不敛,四周顽硬的病症。

3.天灸

又名“药物发泡法”,将药物敷贴在一定部位,使之局部发泡如灸疮。不同药物有不同作用,如斑蝥烤干捻成粉敷贴印堂、肺俞穴,治鼻炎及哮喘;蒜泥贴敷鱼际穴,治喉痹;白芥子敷贴患处可治关节痹痛;毛茛叶揉烂敷寸口发泡治疟疾等。

三、灸法的注意事项

1.根据病情选用恰当的施灸腧穴与方法,并对病人做好解释工作,取得病人合作。

2.施灸时要注意安全,防止艾绒脱落,烧伤皮肤及衣物。

3.实证、热证及阴虚发热者一般不宜用灸法。

4.颜面、五官和关节、肌腱、有大血管部位不宜施瘢痕灸。

5.孕妇腹部及腰骶部不宜施灸。

6.施灸后局部微红灼热,属于正常现象,无需处理。如出现小水泡,注意不要擦破,可任其自然吸收。如水泡较大,常规消毒后用消毒毫针刺破水泡并加以包敷。如化脓者,嘱病人注意保护灸疮局部清洁,待其自然愈合。

第三节　其他疗法

一、拔罐法

(一)罐的种类

罐的种类很多,常用的有竹罐、陶罐、玻璃罐、抽气罐等。

1.竹罐

用坚韧成熟的青竹,按节锯掉一段,留节作为底,一端去节作为罐口,用刀刮去青皮及内膜,制成形如腰鼓的圆筒。它的优点是取材容易,经济易制,轻巧价廉,不易摔碎,适于煎煮。缺点是容易燥裂、漏气,吸附力不大。

2.陶罐

用陶土烧制而成,有大有小,罐口光整,肚大而圆,口、底较小,其状如腰鼓。优点是吸附力大,缺点是质地较重,易于摔碎、损坏。

3.玻璃罐

玻璃罐是在陶罐的基础上,改用玻璃加工而成,其状如球状,罐口光滑。优点是质地透明,使用时可以观察所拔部位皮肤充血、淤血程度,便于随时掌握情况。缺点是容易摔碎、损坏。目前临床应用最广泛的就是玻璃罐。有大小不同的规格,适用于不同部位的需要。

4.抽气罐

(1)连体式抽气罐　又称真空罐,是罐与抽气器连为一体的抽气罐具。其罐上部为圆柱形的抽气唧筒,下部为腰鼓形罐体,用双逆止阀产生负压,其真空度为0~18kg/cm²的负压值,吸附力可随意调节,不易破碎,宜用于多部位拔罐。

(2)注射器抽气罐　将保留带锌皮橡胶瓶塞的青、链霉素瓶的底去掉,并打磨光滑平整作罐具。使用时将罐口吸拔在相应部位,用注射器针头经橡皮塞刺入罐内,抽出空气而拔罐。可用于头、面、手、足及皮肤较薄的部位。

(二)操作方法

1.火罐法

利用燃烧时火焰的热力,排去空气,使罐内形成负压,将罐吸着在皮肤上。有下列几种方法:

(1)**投火法**　将薄纸卷成纸卷,或裁成薄纸条,燃到1/3时投入罐里,将火罐迅速叩在选定的部位上。不论使用纸卷和纸条,都必须高出罐口一寸多,等燃烧到一寸左右,纸卷和纸条都能斜立罐里一边,火焰不会烧着皮肤时投火。初学投火法,还可在被拔地方放一层湿纸,或涂点水,让其吸收热力,可以保护皮肤。

(2)**闪火法**　用7~8号粗铁丝,一头缠绕石棉绳或线带做成酒精棒。使用前,将酒精棒稍蘸95%的酒精,用酒精灯或蜡烛燃着,将带有火焰的酒精棒一头往罐底一闪,迅速撤出,马上将火罐扣在应拔的部位上,此时罐内已成负压,即可吸住。闪火法的优点是:当闪动酒精棒时火焰已离开火罐,罐内无火,可避免烫伤,优于投火法。

(3)**滴酒法**　向罐子内壁中部滴1~2滴95%酒精,将罐转动一周,使酒精均匀地附着于罐的内壁上(不要沾罐口),然后用火将酒精点燃,罐口朝下,迅速将罐子扣在选定的部位上。

(4)**贴棉法**　扯取大约0.5公分见方的脱脂棉一小块,蘸少许酒精,紧贴在罐壁中段,用火柴点燃,马上将罐子扣在选定的部位上。

(5)**架火法**　准备一个不易燃烧及传热的块状物,直径约2~3厘米,如硬币,放在应拔的部位上,上置小块酒精棉球,将棉球点燃,马上将罐子扣上,立刻吸住,可产生较强的吸力。

2.水罐法

一般用竹罐。先将罐子放在锅内加水煮沸,使用时将罐子倾倒并用镊子夹出,甩去水液,或用折叠的毛巾紧扪罐口,趁热按在皮肤上,即能吸住。

3.抽气法

(1)先将青、链霉素等废瓶磨成的抽气罐紧扣在需要拔罐的部位上,用注射器从橡皮塞抽出瓶内空气,使产生负压,即能吸住。此法用于比较小的部位。(2)真空抽气罐:用抽气筒套在塑料杯罐活塞上,将空气抽出,即能吸着。

(三)各种拔罐法的应用

1.单罐

用于病变范围较小的疾病或压痛点。可按病变或压痛范围的大小,选用适当口径的火罐,如胃脘病在中脘穴拔罐,冈上肌肌腱炎在肩髃穴拔罐等。

2.多罐

用于病变范围比较广泛的疾病。可按病变部位的解剖形态等情况,酌量吸拔数个乃至十数个。如某一肌束劳损时可按肌束的位置成行排列吸拔多个火罐,称为"排罐法"。治疗某些内脏或器官的淤血时,可按脏器解剖部位的范围在相应的体表部位纵横并列吸拔几个罐子。

3.闪罐

罐子拔上后,立即取下,反复吸拔多次,至皮肤潮红为止。多用于局部皮肤麻木或机能减退的虚证病例。面部拔罐亦多用此法,以免留下淤紫印,影响美观。

4.留罐

拔罐后,留置一定的时间,一般留置5~15分钟。罐力吸拔力强的应适当减少留罐的时间,夏季及肌肤薄处,留罐时间不宜过长,以免损伤皮肤。

5.推罐

又称走罐,一般用于面积较大、肌肉丰厚的部位,如腰背、大腿等部位。须选用口径较大的罐,罐口要求平滑,最好用玻璃罐,先在罐口涂一些滑润油脂,将罐吸上后,手握罐底,稍倾斜,即后半边着力,前边略提起,慢慢向前推动,这样在皮肤表面上下或左右来回推拉移动数次,至皮肤潮红为止。

6.药罐

常用的有两种。

(1)**煮药罐** 将配置成的药物装入布袋内,扎紧袋口,放入清水煮至适当浓度,再把竹罐投入药汁内煮15分钟。使用时,按水罐法吸拔在需要的部位上,多用于风湿痹痛等证。

常用药物处方:麻黄、艾叶、羌活、独活、防风、秦艽、木瓜、川椒、生乌头、曼陀罗花、刘寄奴、乳香、没药各10g。

(2)**贮药罐** 在抽气罐内先盛贮一定的药液(约为罐子的2/3~1/2)。常用的药为辣椒水、两面针酊、生姜汁、风湿药酒等。然后按抽气罐操作法,抽去空气,使吸附在皮肤上。也可以在玻璃火罐内盛贮2/3~1/2的药液,然后用火罐法吸拔在皮肤上。常用于风湿痛、哮喘、咳嗽、感冒、溃疡病、慢性胃炎、消化不良、牛皮癣等。

7.针罐

先在一定部位施行针刺,待达到一定的刺激量后,将针留在原处,以针刺处为中心,拔上火罐。如果与药罐结合,称为"针药罐",多用于寒湿痹病和疼痛性疾病。

8.刺血(刺络)拔罐

用三棱针、陶瓷片、粗毫针、小眉刀、皮肤针、滚刺筒等,先按病变部位的大小和出血要求，按刺血法刺破小血管，然后拔以火罐，可以加强刺血法的效果。适用于各种急慢性软组织损伤、神经性皮炎、皮肤瘙痒、丹毒、神经衰弱、胃肠神经官能症等。

(四)适应范围

拔罐法具有通经活络、行气活血、消肿止痛、祛风散寒等作用，其适用范围较为广泛，一般多用于风寒湿痹、肩臂腰背腿痛、关节痛、软组织闪挫扭伤及伤风感冒、头痛、咳嗽、哮喘、胃脘痛、呕吐、腹痛、泄泻、痛经、中风偏枯等。

(五)注意事项

1.体位须适当，局部皮肉如有皱纹、松弛、疤痕、凹凸不平及体位移动等，火罐易脱落。

2.根据不同部位，选用大小合适的罐。应用投火法拔罐时，火焰须旺，动作要快，使罐口向上倾斜，避免火星掉下烫伤皮肤。应用闪火法时，棉花棒蘸酒精不要太多，以防酒精滴下烧伤皮肤。用贴棉法时，须防止燃着的棉花脱下。用架火法时，扣罩要准确，不要把燃着的火架撞翻。用煮水罐时，应甩去罐中的热水，以免烫伤病人。

3.在应用针罐时，须防止肌肉收缩，发生弯针，并避免将针撞压入深处，造成损伤。胸背部腧穴操作更应谨慎。

4.在应用刺血拔罐时，针刺皮肤出血的面积要等于或略大于火罐口径。出血量须适当，每次总量成人以不超过10ml为宜。

5.在使用多罐时，火罐排列的距离一般不宜太近，否则因皮肤被火罐牵拉会产生疼痛，同时因罐子互相排挤，也不宜拔牢。

6.在应用走罐时，不能在骨骼突出处推拉，以免损伤皮肤增加患者痛苦，或造成火罐漏气脱落。

7.起罐时手法要轻缓，以一手抵住罐边皮肤，按压一下，使空气漏入，罐子即能脱下，不可硬拉或旋动。

8.拔罐后针孔如有出血，可用干棉球拭去。一般局部呈现红晕或紫绀色(淤血)，为正常现象，会自行消退。如局部淤血严重，不宜在原位再拔。如留罐时间过长，皮肤会起水泡，小的不需处理，防止擦破引起感染；大的可以用针刺破，流出泡内液体，涂以碘伏，覆盖消毒敷料，防止感染。

二、三棱针

(一)针具选择

三棱针即古代九针之一的“锋针”，是用于点刺放血的针具，用它刺破患者身体上的一定穴位或浅表血络，放出少量血液，以治疗疾病。古代称之为“刺血络”，现代称为“放血疗法”。

三棱针一般用不锈钢制成，针长约6cm，针柄较粗呈圆柱形，针身呈三棱形，尖端三面有刃，针尖锋利(见图2-24)。

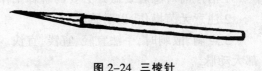

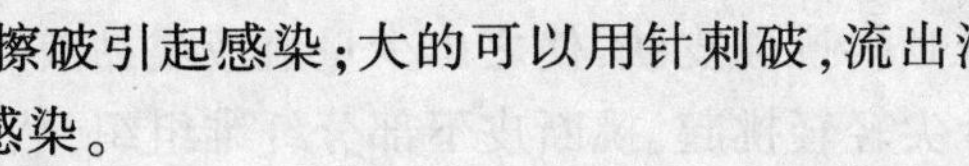

图2-24 三棱针

针具在使用前应先进行高压消毒，或放入75%的酒精内浸泡20~30分钟。施针前局部皮肤用2%的碘伏棉球消毒，再用酒精棉球脱碘。

(二)操作方法

三棱针的操作方法一般分为点刺法、散刺法、刺络法、挑刺法四种。

1.点刺法

针刺前，在预定针刺部位上下用左手拇食指向针刺处推按，使血液积聚于针刺部位，然后消毒。针刺时左手拇食中三指夹紧被刺部位或穴位，右手持针，用拇、食两指捏住针柄，中指指腹紧靠针身下端，针尖露出1~2分，对准针刺的穴位或部位，刺入1~2分，随即将针迅速退出，轻挤压针孔周围，使其出血少许。然后用消毒棉球按压针孔。此法多用于指趾末端穴位，如十宣、十二井穴等。

2.散刺法

散刺法是对病变局部周围进行点刺的一种方法，根据病变部位大小不同，可刺10~20针以上，由病变外缘环形向中心点刺，以促使淤滞的淤血或水肿得以排除，达到"宛陈则除之"，去淤生新，通经活络的目的。此法多用于局部淤血、血肿或水肿、顽癣等，针刺深浅根据局部肌肉厚薄、血管深浅而定。

3.刺络法

刺络法是刺入浅表血络或静脉放出适量血液的方法。先用止血带结扎在针刺部位上端(近心端)，然后迅速消毒。针刺时左手拇指压在被针刺部位下端。右手持三棱针对准被针刺部位的静脉，刺入脉中2~3mm即将针迅速退出，松开止血带使其流出少量血液，一般为3~5ml。出血停止后，再用消毒棉球按压针孔。当出血时，也可轻轻按静脉上端，以助淤血外出，毒邪得泻。此法多用于曲泽、委中等穴，治疗急性吐泄、中暑、发热等。一般隔2~3天治疗一次，出血量较多的可间隔1~2周1次。

4.挑刺法

挑刺法是用三棱针挑断穴位皮下纤维组织以治疗疾病的方法。用左手按压施术部位的两侧，或捏起皮肤，使之固定，右手持针迅速刺入皮肤1~2mm，随即将针身倾斜挑破皮肤，使之出少量血液或黏液。也可刺入5mm左右深，将针身倾斜并使针尖轻轻挑起，挑断皮下部分纤维组织，然后出针，覆盖敷料。挑刺法常用于治疗肩周炎、胃痛、颈椎病、失眠、支气管哮喘、血管神经性头痛、痔疮等。

(三)适应范围

三棱针刺络法具有通经活络、开窍泻热、消肿止痛等作用。各种实证、热证、淤证和经络淤滞、疼痛等症均可应用。

(四)注意事项

1.治疗前对患者要做好必要的解释工作，以消除思想顾虑。

2.注意无菌操作，以防感染。

3.点刺、散刺时，手法宜轻、宜浅、宜快。泻血法一般出血不宜过多，切勿刺伤深部大动脉。

4.虚证、孕妇、妇女产后及有自发出血倾向或损伤后出血不止的患者,不宜使用。

三、火针

火针疗法是利用一种特殊材料制成的针,将其在火上加热烧红后,迅速刺入人体一定部位或穴位的治疗疾病的一种方法。

(一)针具选择

一般用特制的钨锰合金所制的火针,若没有,也可用较粗的不锈钢针替代。有大小、粗细不同的规格及平头、三头火针,以适用于不同部位、不同病情的需要。平头、三头火针常用于对体表痣、疣等赘生物的治疗。

(二)操作方法

1.选穴与消毒

与毫针选穴的规律基本相同,辨证取穴或取阿是穴。取穴不宜过多,一般每次取2~3穴,实证和青壮年患者取穴可略多。选定穴位后用碘伏或75%酒精棉球进行常规消毒。

2.烧针

烧针是使用火针的关键步骤,《针灸大成·火针》说:“灯上烧,令通红,用方有功。若不红,不能去病,反损于人。”因此,在使用前必须先把针烧红,才能发挥作用。较为方便的方法是用酒精灯烧针。

3.针刺与深度

针刺时,用烧红的针具迅速刺入选定的穴位内,即迅速出针。关于针刺深度,《针灸大成·火针》中说,刺针“切忌太深,恐伤经络,太浅不能去病,惟消息取中耳。”火针针刺的深度要根据病情、体质、年龄和针刺部位的肌肉厚薄、血管深浅而定。一般而言,四肢、腰腹针刺稍深,可刺2~5分深,胸背部穴位针刺宜浅,可刺1~2分深。

(三)适用范围

火针有温经通络、祛风散寒、消肿散结等作用。主要用于痹证、胃下垂、胃脘痛、泄泻、痢疾、阳痿、瘰疬、风疹、顽癣、久不愈合的皮肤溃疡、月经不调、痛经、小儿疳积及扁平疣、痣等。

(四)注意事项

1.面部应用火针要慎重。《针灸大成·火针》说:“人身诸处,皆可行火针,惟面上忌之。”因火针刺后,有可能遗留有小疤痕,因此除治疗面部痣和扁平疣外,一般面部不用火针。

2.对于血管和主要神经分布部位亦不宜施用火针。

3.在针刺后1~2天内,局部应避免洗浴,以防感染。

4.发热的病症,不宜用火针。

5.针后局部发痒,不能用手搔抓,以防感染。

6.针孔处理:针后一般不需作特殊处理。若针刺较深,针孔较大,针刺后可用消毒纱布贴敷,以防感染。

四、电针

电针法是将毫针刺入腧穴得气后，在针柄上通接近人体生物电的微量电流，利用针和电两种刺激相结合，以防治疾病的一种方法。其优点是能代替人做较长时间的持续运针，增强针感，提高疗效，且能比较客观地控制刺激量。

（一）应用器材

电针器的种类较多，目前常见的有蜂鸣式电针器、电子管电针器、半导体电针器等数种。以半导体电针器临床应用最广泛。它采用振荡发生器，输出接近人体生物电的低频脉冲电流，既可用电针，又可用点状电极或板状电极直接放在穴位或患部进行治疗。具有不受电源限制、节能安全、调节方便、性能稳定、刺激量大等特点。

（二）操作方法

1.处方配穴

电针法的处方配穴与针刺选穴基本相同，宜成对选用。一般选用主穴后，配以邻近的辅助穴位，以选用身体同侧的1~3对穴位为宜。

2.操作方法

电针的用针一般选用26~28号粗细的毫针。电针仪在使用前，必须先把强度旋钮调至零位（无输出）。再把电针器上每对输出的两个电极分别连接在两根毫针柄上。一般同一对输出电极连接在身体的同侧，在胸背部的穴位上使用电针时，更不可将两个电极跨接在身体两侧。临床治疗，一般针刺穴位有了得气感应后，将输出电位器调至“0”度，负极接主穴，正极接配穴（也有不分正负极，将两根导线任接两支针柄），然后打开电源开关，根据病情及患者耐受性选择恰当的波型。密波：频率一般高于30Hz，能降低神经应激功能，常用于止痛、镇静、缓解肌肉和血管痉挛、针刺麻醉等。疏波：频率一般低于30Hz，其刺激作用强，能引起肌肉收缩，提高肌肉韧带张力，常用于治疗痿证、肌肉关节及韧带损伤等。疏密波：是疏波和密波交替出现的一种波形，该波形能克服单一波形容易产生适应的特点，促进代谢及血液循环，改善组织营养，消除炎症水肿等，常用于扭挫伤、关节炎、痛证、面瘫、肌无力等。断续波：是自动控制的有节律地时断时续的波形，此种波形机体不易产生适应性，作用强，能提高肌肉组织的兴奋性，对横纹肌有良好的刺激收缩作用，常用于治疗痿证、瘫痪。然后打开单个电极旋钮，慢慢调高至所需输出的电流量，一般以患者有感觉而又能耐受为宜。通电时间一般5~30分钟，针刺麻醉可持续更长时间。

（三）适用范围

电针的适应症和毫针刺法基本相同，因其刺激量较大，治疗范围较广，临床常用于各种痛证，痹证，痿证，癫证，脏腑功能失调疾病，肌肉、韧带、关节的损伤性疾病等，并可用于针刺麻醉。

（四）注意事项

1.每次治疗前，检查电针仪输出是否正常。治疗后，须将输出调节电钮全部退至零位，随后关闭电源，撤去导线。

2.通电和断电时要逐渐加大或减小电流强度,以免给患者造成突然的刺激,出现晕厥、弯针、断针等异常现象。

3.胸、背部穴位使用电针时,不可将两个电极跨接在身体两侧,以避免电流回路经过心脏。安装心脏起搏器者,禁止使用电针。在邻近延髓、脊髓部位使用电针时,电流的强度要小,切不可作强刺激,以免发生意外。

4.应用电针要注意“针刺耐受”现象,所谓“针刺耐受”就是多次反复应用电针,使机体对电针的刺激产生耐受,而导致疗效降低的现象。此时可适当增加电流强度。

5.曾作为温针使用过的毫针,针柄表面往往因氧化而导电不良,有的毫针柄是用铝丝绕制而成,并经氧化处理成金黄色,导电性能也不好。这类毫针最好不用,如使用须将输出电极夹在针体上。

6.在使用电针时,如遇到输出电流时断时续,往往是电针仪的输出部分发生故障或导线根部有断损,应修理后再用。

五、穴位注射

“穴位注射”又称“水针”,是根据病情选用适当的中药或西药注射液注入有关穴位以治疗疾病的一种方法。

(一)注射用具及常用药物

1.注射用具:即临床所用一次性注射器,根据使用药物的剂量大小及针刺的深度选用不同规格的注射器,常用的注射器为1ml(用于耳穴和眼区穴位)、2ml、5ml、10ml。

2.常用药物:穴位注射常用的药物有以下几类:(1)中草药制剂:复方当归注射液、黄芪注射液,丹参、夏天无、肿节风、鱼腥草、银黄注射液等多种中草药注射液。(2)维生素类制剂:如维生素B_6、B_{12},维生素C、维生素K_3等。(3)其他常用药物:如葡萄糖注射液、生理盐水、盐酸普鲁卡因注射液、卡介菌多糖注射液、阿托品、抗生素、注射用水等。从理论上讲,可供肌肉注射用的药物均可作穴位注射。临床应用时需要注意选择对机体刺激性比较小的药物。

(二)操作方法

1.穴位选择

(1)可根据针灸治疗时的处方原则进行辨证选穴,特别是一些特定穴,如原穴、合穴、有关背俞穴、募穴、郄穴等,以肌肉比较丰厚处为宜,以减轻疼痛,利于药物吸收。

(2)结合经络、经穴的触诊法选取阳性反应点进行治疗。方法:用拇指或食指以均匀的力量在患者体表进行按压、触摸、滑动,以检查其有无压痛、条索状或结节等阳性反应物,以及皮肤的凹陷、隆起或色泽变化等。触诊检查的部位一般是背腰部的背俞穴,四肢部则沿经络循行路线进行触摸按压探查,尤其是特定穴周围。在阳性反应点注入药物往往效果比较好。软组织损伤者可选取压痛最明显的点;比较长的肌肉肌腹或肌腱损伤时,可选取肌肉的起止点;腰椎间盘突出症,可将药液注入到神经根附近。耳穴根据耳针疗法中耳穴的探查方法选取有关穴位。一般每次取2~4穴,不宜过多。

2.操作程序:根据所选穴位及用药量的不同选择合适的注射器。局部皮肤常规消毒后,用无痛快速进针法将针刺入皮下组织,然后缓慢推进或上下提插,探得得气感应后,回抽一下,如无回血,即可将药物推入。

一般疾病用中等速度推入药液;慢性病体弱者用轻刺激,将药液缓慢轻轻推入;急性病体强者可用强刺激,快速将药液推入。如需推入较多药液,可将注射针由深部逐步提出到浅层,边退边推药,或将注射针头更换几个方向注射药液。

注射角度与深度:根据穴位所在部位与病变组织的不同要求,决定针刺角度及注射的深度。也可按病情需要决定注射深度,如:三叉神经痛可于面部触痛点,按皮试法在皮内注射成一"皮丘";腰肌劳损部位较深,注射时宜适当深刺等。

临床操作时需要注意:因为该疗法刺激比较大,进针后若患者一时没有困、胀等针感,不宜过度提插,以免损伤局部组织。

3.药物剂量:穴位注射的用药剂量取决于注射部位及药物的性质和浓度。头面部和耳穴等处用药量较小,每个穴位一次注入药量为0.1~0.5ml,四肢及腰背部肌肉丰厚处用药量较大,每个穴位一般一次注入量为2~5ml;刺激性较小的药物,如葡萄糖、生理盐水等用量较大,如软组织劳损时,局部注射葡萄糖液多为5~10ml,而刺激性较大的药物以及特异性药物(如阿托品、抗生素等)一般用量较小,每次用量多为常规用量的1/10~1/3。中药注射液一般为1~2ml。

4.疗程:根据具体病情而定。需要较长期治疗者,一般隔日注射一次,反应强烈者亦可隔2~3日一次,穴位宜左右交替使用。10次为一疗程,休息3~5天再进行下一个疗程的治疗。

(三)适应范围

穴位注射疗法的应用范围比较广,针灸适应症的大部分都可以用本法治疗。

(四)注意事项

1.治疗时应对患者说明治疗特点和注射后的正常反应,取得患者配合。

2.严格遵守无菌操作,防止感染。

3.注意药物的性能、药理作用、剂量、配伍禁忌、副作用和过敏反应等。凡是能引起过敏反应的药物如青霉素、链霉素、盐酸普鲁卡因等必须先作皮试,皮试阳性者不可应用。副作用较严重的药物,不宜采用。刺激性比较强的药物,应慎用。

4.药液一般不宜注入关节腔、脊髓腔和血管内。注射时如回抽有血,必须避开血管后再注射。如误入关节腔可引起关节红肿热痛等反应;如误入脊髓腔,会损害脊髓,切须注意。在神经干旁注射时,必须避开神经干,以免损伤神经。

5.年老体弱者,注射部位不宜过多,用药剂量可酌情减少,以免晕针。孕妇的下腹部、腰骶部和三阴交、合谷等孕妇禁针穴位,一般不宜作穴位注射,以免引起流产。

六、耳针

耳针疗法，是指用短毫针针刺或其他方法刺激耳廓上相应穴位或反映点，以诊治疾病的一种方法。机体出现病症时，往往在耳廓一定部位上出现阳性反应，如压痛点，敏感点，电阻变低，局部变色、变形等。这些反应部位就是耳针治病的刺激点，称为耳穴。通过刺激相应的耳穴，可以诊治机体的有关疾病。

（一）耳廓与耳穴分布

耳廓是外耳的组成部分，位于下颌窝和颞骨、乳突之间，呈垂直方向生长。耳的前外面凹陷，后内面隆凸。

1.耳廓前（正）面、后面解剖（见图 2–25）

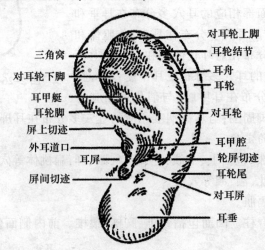

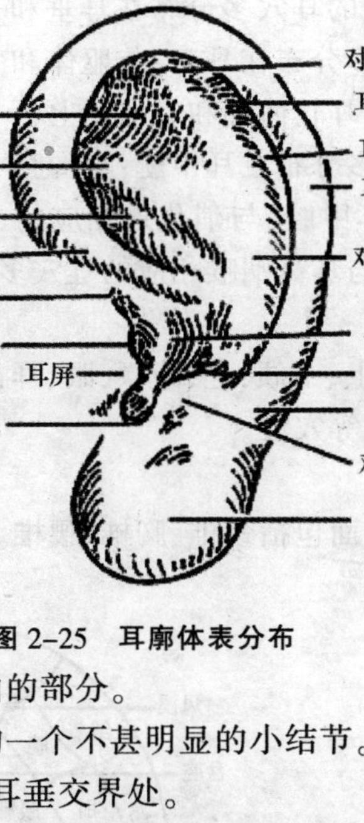

图 2–25 耳廓体表分布

耳轮 耳廓外缘向前卷曲的部分。

耳轮结节 耳轮后上方的一个不甚明显的小结节。

耳轮尾 在耳轮末端，与耳垂交界处。

耳轮脚 指耳轮深入到耳甲内的横行突起。

对耳轮 与耳轮相对呈"Y"字的隆起部，由对耳轮体、对耳轮上脚和对耳轮下脚三部分组成。

对耳轮上脚 对耳轮向上分支的部分。

对耳轮下脚 对耳轮向前分支的部分。

轮屏切迹 对耳轮与对耳屏之间的凹陷处。

耳舟 耳轮与对耳轮之间的凹沟。

三角窝 对耳轮上、下脚与相应耳轮之间的三角形凹窝。

耳甲艇 耳轮脚以上的耳甲部。

耳甲腔 耳轮脚以下的耳甲部。

耳屏 耳廓前方呈瓣状的隆起。

屏上切迹　耳屏与耳轮之间的凹陷处。

对耳屏　耳垂上方，与耳屏相对的瓣状隆起。

屏间切迹　耳屏与对耳屏之间的凹陷处。

耳轮背面　耳轮背部的平坦部分。

耳垂背面　耳垂背部的平坦部分。

三角窝隆起　三角窝在耳背呈现的隆起。

2.耳穴的分布

耳穴在耳廓上的分布，一般来说像一个在子宫内倒置的胎儿，头部朝下，臀部朝上，胸腹躯干在中间。因此，与头颅、面部相应的耳穴多分布在耳垂和对耳屏；与上肢相应的耳穴多分布在耳舟；与躯体和下肢相应的耳穴多分布在对耳轮体部和对耳轮上下脚；与腹腔脏器相应的耳穴多分布在耳甲艇；与胸腔脏器相应的耳穴多分布在耳甲腔；与消化道相应的耳穴多分布在耳轮脚周围；与耳鼻咽喉相应的耳穴多分布在耳屏四周。

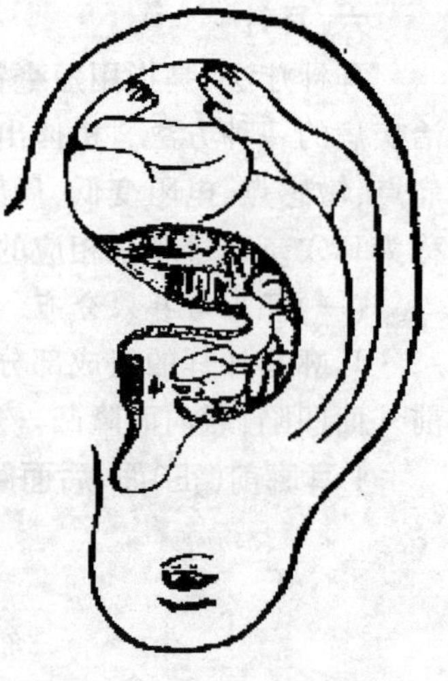

图 2–26　耳穴形象示意图

(二)常用耳穴的定位

耳垂相当于面部。包括上、下颌，上、下颚，眼、耳，扁桃体等穴位。对耳屏相当于头部，包括皮质下、枕、额、颞等穴位。

耳轮脚相当于膈肌。

对耳轮相当于脊柱。凸面包括颈椎、胸椎、腰椎。前内侧面包括颈、胸、腹等穴位。

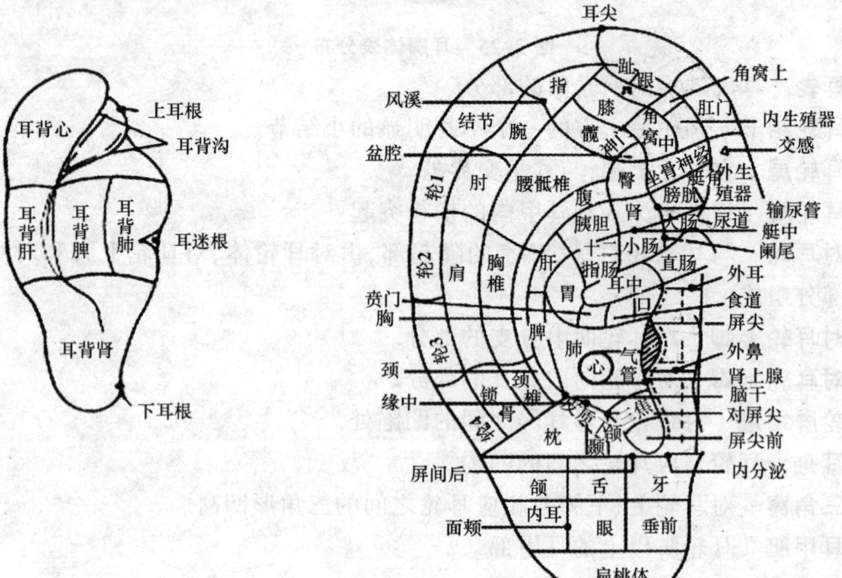

图 2–27　常用耳穴示意图

对耳轮上脚相当于下肢。包括趾、踝、膝等穴位。

对耳轮下脚相当于臀部。包括坐骨神经、臀、交感神经等穴位。

三角窝相当于内生殖器官。包括子宫、神门、盆腔等穴位。

耳舟相当于上肢。包括锁骨、肩、肘、腕、指等穴位。

耳屏包括内鼻、外鼻、屏尖、肾上腺等穴位。

屏上切迹相当于外耳。

屏间切迹包括内分泌、卵巢等穴位。

耳甲艇相当于腹部。包括膀胱、肾、胰、胆、肝、脾等穴位。

耳甲腔相当于胸部。包括心、肺、气管、三焦等穴位。

耳轮脚周围相当于消化系统。包括口、食道、贲门、胃、十二指肠、小肠、阑尾、大肠等穴位。

耳壳背面相当于背部,包括上背、下背、降压沟等穴位。

(三)耳穴操作

1.针具:28~30 号、0.5~1 寸不锈钢毫针,特制的揿钉样皮内针,王不留行籽等。

2.取穴:取穴要少而精,多数取同侧,少数取对侧或双侧穴位。

3.选穴:用针柄用力按压、或用探针探寻反映点、或用耳穴探测器探查"良导点",然后将针刺部位和针具用酒精消毒。

4.操作:毫针进针时以左手固定耳廓,右手进针,进针深度以不穿破耳廓软骨为原则;皮内针刺入皮肤,外用胶布固定;穴位注射不透过软骨,药液注射在软骨与皮肤之间。王不留行籽用胶布固定于耳部穴位上。

5.留针:毫针一般留针 15~30 分钟,慢性病可留针 1~2 小时或更长,留针期间可间隔捻针。皮内针和王不留行籽夏天可埋针 2~3 天,冬天可埋针 3~5 天。留针期间定期按压以加强刺激,增强疗效。

(四)耳针配穴

1.头痛:针额、枕、神门。顽固者埋针。

2.失眠:针额、枕、神门、皮质下、心、肾或埋针。睡前按压 2~3 分钟。

3.哮喘:针平喘、肺、肾上腺。在喘时针。

4.呃逆:膈、交感埋针。留针 3~5 天。

5.胸胁痛:针胸、肝、胆或埋针。

6.胃痛:胃、交感埋针。

7.腹痛腹泻:针大肠、小肠、交感或埋针。

8.便秘:针直肠、大肠、皮质下。

9.阑尾炎:针阑尾、交感、大肠、神门。

10.坐骨神经痛:针坐骨、臀、神门或埋针。

11.带状疱疹:相应部位、肺、神门埋针。

12.荨麻疹:相应部位、肺、神门、肝、脾埋针。

13.神经性皮炎：针相应部位、肺、神门，或埋针。

14.痛经：针子宫、皮质下、内分泌、交感或埋针。

15.牙痛：针屏尖、上、下颌，留针长捻。

(五)注意事项

1.严格消毒，防止感染。耳廓暴露在外，结构特殊，血液循环较差，容易感染，且感染后容易波及软骨，严重者可致软骨坏死、萎缩而导致耳廓畸变，故应重视预防。一旦感染，可局部涂擦四黄膏或消炎抗菌类的软膏，并口服抗生素。如果感染较重，局部化脓，恶寒发热，白细胞增高，发生软骨膜炎，当选用相应抗生素注射，并用0.1%~0.2%的庆大霉素冲洗患处，也可配合内服清热解毒剂，外敷中药或用艾条灸之。

2.耳廓上有湿疹、溃疡、冻疮破溃等，不宜用耳穴治疗。

3.有习惯性流产的孕妇禁用耳针治疗；妇女怀孕期间也应慎用，尤其不宜用于子宫、卵巢、内分泌、肾等穴。

4.对年老体弱、有严重器质性疾病者，治疗前应适当休息，治疗时手法要轻柔，刺激量不宜过大，以防意外。

5.耳针治疗时亦可能发生晕针，应注意预防并及时处理。

6.对肢体活动障碍及落枕、急性腰扭伤、踝扭伤等患者，在耳针留针期间，配合适量的肢体活动和功能锻炼，有助于提高疗效。

七、头针

头针是在头部特定的刺激区进行针刺，以治疗疾病的一种针刺方法，又称为头皮针。头针是在针灸头部腧穴治病的基础上逐渐发展完善的一种现代针刺疗法。该疗法可治疗多种疾病，特别在脑源性疾病治疗中有良好疗效。

(一)头皮刺激区的定位和主治

1.额区(见图 2-28)

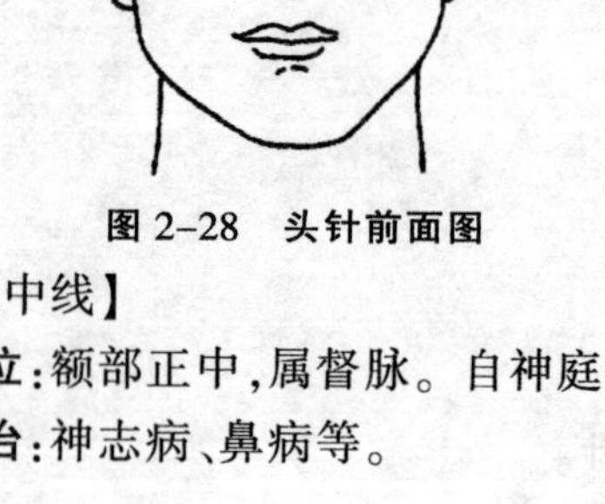

图 2-28 头针前面图

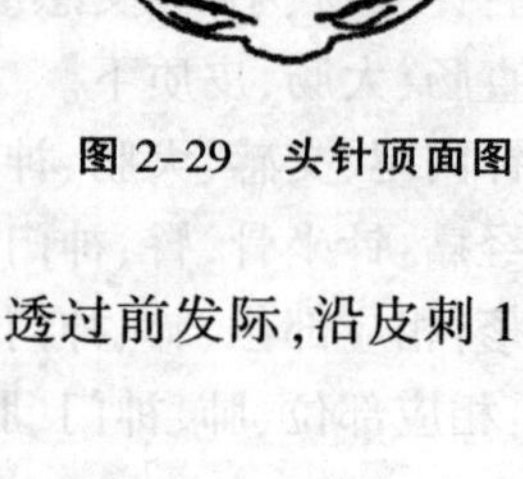

图 2-29 头针顶面图

【额中线】

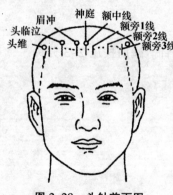

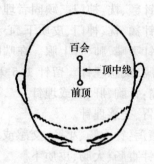

定位：额部正中，属督脉。自神庭穴向前，透过前发际，沿皮刺 1 寸。

主治：神志病、鼻病等。

【额旁1线】

定位:在额中线的外侧,直对目内眦,属足太阳膀胱经。自眉冲穴向前,透过前发际沿皮刺1寸。

主治:胸部病、鼻病等。

【额旁2线】

定位:在额旁1线的外侧,直对瞳孔,属足少阳胆经。自头临泣向前,透过前发际,沿皮刺1寸。

主治:腹部病、眼病等。

【额旁3线】

定位:在额旁2线的外侧,自足阳明胃经头维穴内侧0.5寸向前,透过前发际,沿皮刺1寸。

主治:功能性子宫出血、阳痿、早泄、子宫脱垂、眼病等。

2.顶区(见图2-29、2-30、2-31)

【顶中线】

定位:在顶部正中,属督脉。自前顶穴向百会穴,沿皮刺1.5寸。

主治:下肢瘫痪、麻木和疼痛等病证。

【顶颞前斜线】

定位:从顶中线的前神聪穴,沿皮刺向颞部的悬厘穴,贯穿督脉、足太阳膀胱经、足少阳胆经、足阳明胃经、手少阳三焦经。

主治:上1/5段,治疗对侧下肢瘫痪;中2/5段,治疗对侧上肢瘫痪;下2/5段(言语一区),治疗对侧面神经瘫痪、运动性失语、流涎、发音障碍等。

【顶颞后斜线】

定位:从顶中线的百会穴,沿皮刺向颞部的曲鬓穴,贯穿督脉、足太阳膀胱经、足少阳胆经、足阳明胃经、手少阳三焦经。

主治:上1/5段,治疗对侧腰腿痛、麻木、感觉异常及后头痛、颈项痛和脑鸣;中2/5段,治疗对侧上肢疼痛、麻木、感觉异常;下2/5段,治疗对侧头面麻木、疼痛等。

【顶旁1线】

定位:顶中线旁开1.5寸,属足太阳膀胱经,自通天穴沿皮向后刺1.5寸。

主治:腰痛、下肢瘫痪、麻木和疼痛等病证。

【顶旁2线】

定位:在顶旁1线的外侧,顶中线旁开2.25寸,属足少阳胆经。自正营穴沿皮向后刺1.5寸。

主治:上肢瘫痪、麻木和疼痛等病证。

3.颞区(见图2-31)

【颞前线】

定位:在颞部鬓角内,属足少阳胆经、手少阳三焦经,自颔厌穴向下,沿皮刺向悬厘穴。

主治:头、面、颈项病症,如瘫痪、麻木、疼痛、失语、齿、眼、鼻病等。

【颞后线】

定位:在颞部耳上方,属足少阳胆经。自率谷穴向前下方,沿皮刺向曲鬓穴。

主治:颈项部疾病、耳病、眩晕等。

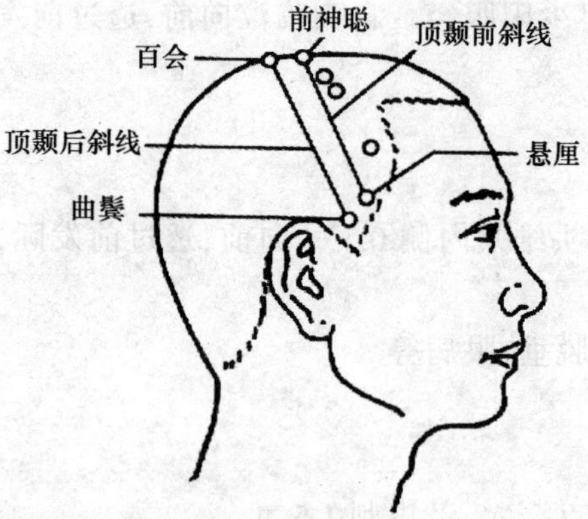

图 2-30 头针侧面图(一)

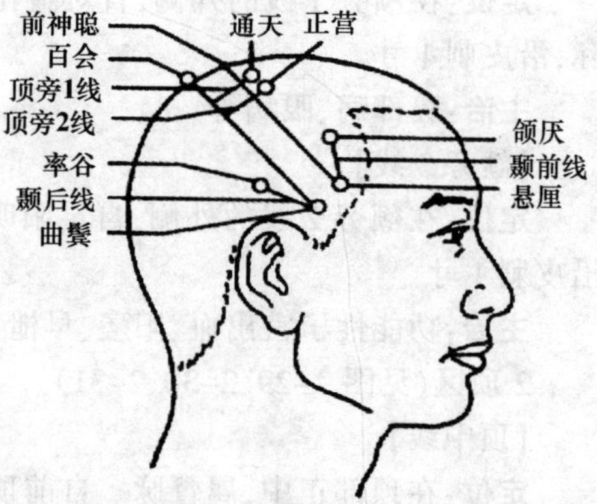

图 2-31 头针侧面图(二)

4.枕区(见图 2-32)

【枕上正中线】

定位:在枕外粗隆上方正中的垂直线,属督脉,自强间穴向下沿皮刺 1.5 寸,达脑户穴。

主治:眼病、头痛、神志病等。

【枕上旁线】

定位:在枕上正中线旁开 0.5 寸,与枕上正中线平行,属足太阳膀胱经。

主治:皮层性视力障碍、白内障、近视眼等。

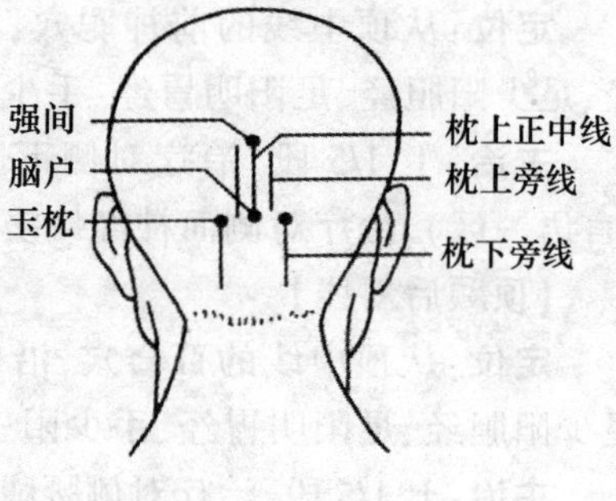

图 2-32 头针后面区

【枕下旁线】

定位:为枕外粗隆两侧向下的垂直线;属足太阳膀胱经。自玉枕穴向下,沿皮刺 2 寸。

主治:动作失衡等小脑病症。

(二)操作方法

1.体位

取坐位或卧位,依不同疾病选定刺激穴区,单侧肢体疾病选用对侧刺激区;双侧肢体疾病选用双侧刺激区;再选用有关刺激区配合治疗。

2.进针

局部常规消毒后,选用 28~30 号、1~2 寸长不锈钢毫针。针与头皮呈30 度左右夹角快速将针刺入头皮下,当针达到帽状腱膜下层时,指下感到阻力减小,然后使针与头皮平行继续捻转进针,根据不同穴区可刺入0.5~1寸。

3.运针

头针之运针只捻转不提插,为使针的深度固定不变及捻针方便,操作时以拇指掌侧面与食指桡侧面夹持针柄,以食指的掌指关节快速连续屈伸,使针身左右旋转,捻转速度200次/分左右。进针后持续捻转2~3分钟,留针5~10分钟,反复操作2~3次即可起针。偏瘫患者留针期间嘱其活动肢体(重症患者可作被动运动),加强肢体的功能锻炼。起针时,如针下无沉紧感,可快速出针。如针下紧涩,可缓缓捻转出针。出针后用消毒干棉球按压针孔片刻,以防止出血。

4.电针刺激

进针后亦可用电针治疗仪在主要穴区通电,以代替手法捻针,频率可用200~300次/分,亦可选用较高的频率,刺激波形选择可参考电针,刺激强度根据患者的反应而定。

5.疗程

每日或隔日针一次,10~15次为一个疗程。休息5~7天后,再进行下一疗程的治疗。

(三)适应范围

头针主要用于治疗脑源性疾患,如脑血管意外后遗症、皮层性视力障碍、小脑性平衡障碍、皮层性多尿、遗尿、帕金森病、舞蹈病等。此外,也可用于治疗非脑源性疾患,如腰腿痛、神经痛、哮喘、呃逆、耳源性眩晕、耳鸣、胃痛、子宫脱垂、外科手术的针刺麻醉等。由于头针运用的时间尚不长,适应症还在不断的实践探索中。

(四)注意事项

1.治疗时需掌握适当的刺激量,注意防止晕针,尤其取坐位时,应随时注意观察患者的面色及表情。

2.中风患者,急性期如因脑出血引起有昏迷、发热、血压过高时,暂不宜用头针治疗,待病情及血压稳定后再行针刺治疗。因脑血管意外引起的偏瘫者,宜及早采用头针及体针结合治疗。有高热、急性炎症及心力衰竭等症时,一般慎用头针治疗。

3.头皮血管丰富,容易出血,起针时要用干棉球按压针孔片刻,如有出血及皮下血肿出现,可轻轻揉按,促使其消散。

八、刮痧

刮痧是一种古老的非药物自然医疗保健疗法,是指应用光滑的硬物器具在人体表面特定部位,反复进行刮试、点按、拍打等物理刺激,造成皮肤表面淤血点、淤血斑或点状出血,通过刺激体表络脉,改善气血流通状况,从而达到预防和治疗疾病的功效。

(一)治疗方法

1.常用器具及介质

刮痧一般采用特制的刮痧板,系水牛角制成,具有清热解毒作用,且不导电、不传热。在几何形状上，做成不同的边、弯、角及不同的厚薄，施于人体，对各部位能曲尽其妙。另外，像小蚌壳、硬币、汤勺、有机玻璃纽扣等也都是常用的刮痧器具。

刮痧不宜干刮，应在刮痧工具与人体表面之间涂以刮痧介质，以减少刮痧时的阻力，方便刮拭，保护皮肤免受擦伤。介质中增添某些药物，还可以增强治疗效果。常用的介质有：市售的刮痧油、香油或其他植物油、特制的油质、凉开水等，病人发热时，可用温开水或白酒。

2.刮痧的体位及部位

刮痧的体位同针刺体位，以便于医者操作、患者感觉舒适为宜。常用的部位有：

(1)**头部** 常用太阳、百会、风池等穴。

(2)**颈部** 多刮拭颈部两侧及颈肩部、喉结两旁等。

(3)**背部** 背部正中为“阳脉之海”—督脉，两侧为膀胱经及华佗夹脊穴，是五脏六腑俞穴所在部位，为临床最常用的刮痧部位。肩胛冈上下、后背肋间隙也是常用的刮痧部位。

(4)**胸部、腹部** 包括腋下及肝脾区，都是常用的治疗和保健部位。经常刮拭，可以舒调气机，改善消化吸收功能，增强体质。

(5)**四肢** 包括肘窝、腘窝、腕、踝及双手心、足心，多由上向下刮拭，遇关节处，应按解剖学之特点进行，不可强行刮拭，以免损伤骨骼及筋肉。

3.常用操作方法

(1)**面刮法** 手持刮板，用刮板的三分之一边缘接触皮肤，刮板向刮拭的方向倾斜30至60度角，以45度角最为常用。利用腕力多次向同一方向刮拭，有一定刮拭长度。这种手法适用于身体比较平坦部位的经络和穴位。

(2)**角刮法** 用刮板角部在穴位上自上而下刮拭，刮板与刮拭皮肤呈45度倾斜。这种刮法多用于肩部肩贞穴，胸部中府、云门穴。

(3)**点按法** 刮板角与穴位呈90度(垂直)，由轻到重，逐渐用力按压，片刻后抬起使肌肉复原，再次按压。多次重复，手法连贯。适用于无骨骼的软组织处和骨骼凹陷部位，如人中穴、膝眼穴。

(4)**拍打法** 用刮板一端的平面拍打体表部位的经穴。多用在四肢特别是肘窝和膝窝部。拍打法可治疗四肢疼痛、麻木及心肺疾病。

(5)**按揉法** 将刮板角部呈20度角倾斜按压在穴位上，作柔和的旋转运动，刮板角平面始终不离开所接触的皮肤，速度较慢，按揉力度应深透至皮下组织或肌肉。常用于对脏腑有强壮作用的穴位，如合谷、足三里、内关以及后颈背腰部痛点的治疗。

(6)**厉刮法** 刮板角部与皮肤呈90度角(垂直)，刮板不离皮肤，并施以一定的压力作短距离(约1寸长)前后或左右摩擦。这种手法适用于头部穴区。

(7)**疏理经气法** 按经络走向，用刮板自下而上或自上而下循经刮拭，用力轻柔均匀，平稳和缓，连续不断。一次刮拭面宜长，一般从肘膝关节部位刮至指趾尖。常用于刮痧结束后或保健刮痧时对经络进行整体调理，松弛肌肉，缓解疲劳。

在治疗过程中，根据病情和刮拭部位，几种刮拭方法可以或单独或结合起来灵活运用。

(二)适应范围

刮痧具有祛除邪气、疏通经络、调理气血、改善脏腑功能等作用，适用于内、外、妇、儿、五官科等各科疾病及美容保健等。

内科疾病 感冒、咳嗽、哮喘、中暑、呕吐、泄泻、胃痛、腹痛、痢疾、便秘等。

外科疾病 风疹、肠痈、痔疮、疔疮、湿疹、牛皮癣、肘劳、扭伤等。

妇科疾病 月经不调、痛经、闭经、崩漏、不孕、阴挺、乳痈、产后腹痛、绝经前后诸症等。

儿科疾病 小儿惊风、顿咳、小儿泄泻、疳疾、遗尿、痄腮、小儿痿症等。

五官科疾病 目赤肿痛、睑缘炎、眼睑下垂、近视、咽喉肿痛、耳鸣耳聋、鼻渊、鼻衄、牙痛等。

其他 养颜美容、减肥、保健等。

(三)注意事项

1.治疗室要宽敞明亮、空气流通，并注意防风保暖，避免使患者感受风寒，导致病情加重。

2.选择舒适的刮痧体位，充分暴露刮拭部位，并擦洗干净。

3.选取的刮痧工具要注意清洁消毒，防止交叉感染。边缘要光滑，没有破损，以防划伤皮肤。

4.要边刮边蘸刮痧介质，不能干刮，介质不宜过厚。

5.刮痧时要时常询问病人有无疼痛，根据患者的反应来调节手法的轻重，以患者能耐受为度。

6.刮痧时一般先刮头颈部、背部，再刮胸腹部，最后刮四肢和关节。一般按由上而下、由内而外的顺序刮拭。用力要均匀适中，由轻渐重，不可忽轻忽重。刮拭要顺着一个方向刮，不要来回刮，以皮下出现轻微紫红或紫黑色痧点、斑块即可。应刮完一处再刮另一处，不要无序地刮拭。

7.每次刮治时间以20~25分钟为宜，初次治疗时间不宜过长，手法不宜过重，不可一味强求出痧。第二次应间隔5~7日或患者无痛时再进行。通常连续治疗7~10次为一疗程。间隔10日后再进行下一疗程治疗。

8.凡急危重症、有出血倾向的疾病，忌用本法治疗。皮肤病症不宜在病灶部位刮拭。孕妇腰骶部、下腹部，合谷、足三里、三阴交等均不宜刮拭，年老体弱者、空腹及对刮痧恐惧者用力宜轻不宜重。

9.在刮痧治疗过程中，如出现晕刮者(类似晕针，表现为面色苍白、冷汗或恶心呕吐等)应立即停止刮痧。嘱其平卧，休息片刻，饮温开水或糖水，一般会很快好转；若不奏效，可采用刮百会、内关、涌泉等穴位以急救。

(李菊莲编写)

第三章 针灸临床

第一节 治疗总论

一、针灸治疗的原则

针灸的治疗原则主要有下述三个方面。

(一)补虚泻实

补虚泻实就是扶助正气,祛除邪气。《素问·通评虚实论》说:“邪气盛则实,精气夺则虚。”因此,“虚”指正气不足,“实”指邪气盛。虚则补,实则泻,属于正治法则。《灵枢·经脉》说“盛则泻之,虚则补之,……陷下则灸之,不盛不虚以经取之。”在针灸临床上补虚泻实原则有其特殊的含义。

1.虚则补之,陷下则灸之

“虚则补之”就是虚证采用补法治疗。针刺治疗虚证用补法主要是通过针刺手法的补法、穴位的选择和配伍等来实现的。如在有关脏腑经脉的背俞穴、原穴施行补法,可改善脏腑功能,补益阴阳、气血等的不足。另外,应用偏补性能的腧穴如关元、气海、命门、肾俞等穴,也可起到补益正气的作用。

“陷下则灸之”,属于虚则补之的范畴,也就是说气虚下陷的治疗原则以灸治为主。当气虚出现陷下证候时,应用温灸方法可较好地起到温补阳气、升提举陷的目的。如子宫脱垂灸百会、气海、关元等。

2.实则泻之,菀陈则除之

“实则泻之”就是实证采用泻法治疗。针刺治疗实证用泻法主要是通过针刺手法的泻法、穴位的选择和配伍等来实现的。如在穴位上施行捻转、提插、开阖等泻法,可以起到祛除人体病邪的作用;应用偏泻性能的腧穴如十宣穴、水沟、素髎、丰隆、血海等,也可达到祛邪的目的。

“菀陈则除之”,“菀”同“淤”,有淤结、淤滞之义。“陈”即“陈旧”,引伸为时间长久。“菀陈”泛指络脉淤阻之类的病证;“除”即“清除”,指清除淤血的刺血疗法等。就是对络脉淤阻不通引起的病证,宜采用三棱针点刺出血,达到活血化淤的目的。如由于闪挫扭伤、丹毒等引起的肌肤红肿热痛、青紫肿胀,即可在局部络脉或淤血部位施行三棱针点刺出血法，以活血化淤、消肿止痛。如病情较重者，可点刺出血后加拔火罐，这样可以排出更多的恶血，促进病愈；又如腱鞘囊肿、小儿疳证的点刺放液治疗也属此类。

3.不盛不虚，以经取之

“不盛不虚”，并非病证本身无虚实可言，而是脏腑、经络的虚实表现不甚明显。主要指病变脏腑、经脉本身的病变，而不涉及其他脏腑、经脉，属本经自病。治疗应按本经循经取穴。在针刺时，多采用平补平泻的针刺手法。

（二）清热温寒

“清热”就是热性病证治疗用“清”法，“温寒”就是寒性病证治疗用“温”法。《灵枢·经脉》说：“热则疾之，寒则留之。”这是针对热性病证和寒性病证制定的清热、温寒的治疗原则。

1.热则疾之

热性病证的治疗原则是浅刺疾出或点刺出血，手法宜轻而快，可以不留针或针用泻法，以清泻热毒。例如，风热感冒者，当取大椎、曲池、合谷、外关等穴浅刺疾出，即可达到清热解表的目的。若伴有咽喉肿痛者，可用三棱针在少商穴点刺出血，以加强泻热、消肿、止痛的作用。

2.寒则留之

寒性病证的治疗原则是深刺而久留针，以达温经散寒的目的。因寒性凝滞而主收引，针刺时不易得气，故应留针候气；加艾灸更能助阳散寒，使阳气得复，寒邪乃散。如寒邪在表，留于经络者，艾灸法较为相宜；若寒邪在里，凝滞脏腑，则针刺应深而久留，或配合“烧山火”针刺手法，或加用艾灸，以温针法最为适宜。

（三）治病求本

治病求本就是在治疗疾病时要抓住疾病的根本原因，采取针对性的治疗方法。疾病在发生发展的过程中常常有许多临床表现，甚至出现假象，这就需要我们运用中医理论和诊断方法，认真分析其发病的本质，去伪存真，坚持整体观念和辨证论治，这样才能避免犯“头痛医头、脚痛医脚”的错误，只有抓住了疾病的本质，才能达到治愈疾病的目的。

1.急则治标

急则治标就是当标病处于紧急的情况下，首先要治疗标病，这是在特殊情况下采取的一种权宜之法，目的在于抢救生命或缓解病人的急迫症状，为治疗本病创造有利的条件。例如，不论任何原因引起的高热抽搐，应当首先针刺大椎、水沟、合谷、太冲等穴，以泻热、开窍、熄风止痉；任何原因引起的昏迷，都应先针刺水沟，醒脑开窍；当中风患者出现小便潴留时，应首先针刺中极、水道、秩边，急利小便，然后再根据疾病的发生原因从本论治。

2.缓则治本

在大多数情况下，治疗疾病都要坚持“治病求本”的原则，尤其对于慢性病和急性病的恢复期有重要的指导意义，正如《素问·阴阳应象大论》所说："治病必求于本"。正虚者固其本，邪盛者祛其邪；治其病因，症状可除；治其先病，后病可解。这就是"伏其所主，先其所因"的深刻含义。如肾阳虚引起的五更泄，泄泻是其症状为标，肾阳不足为本，治宜灸气海、关元、命门、肾俞。

3.标本同治

在临床上也可见到标病和本病并重的情况，这时我们应当采取标本同治的方法。如体虚感冒，如果一味解表可使机体正气更虚，而单纯扶正则可能留邪。因此，应当益气解表，益气为治本，解表为治标，宜补足三里、关元，泻合谷、风池、列缺等。

(四)三因制宜

"三因制宜"是指因时、因地、因人制宜，即根据患者所处的季节(包括时辰)、地理环境和个人的具体情况，制定适宜的治疗方法。

1.因时制宜

在应用针灸治疗疾病时，考虑患者所处的季节和时辰有一定意义，因为四时气候的变化对人体的生理功能和病理变化有一定的影响。春夏之季，阳气升发，人体气血趋向体表，病邪伤人多在浅表；秋冬之季，人体气血潜藏于内，病邪伤人多在深部。故治疗时春夏宜浅刺，秋冬宜深刺。因此，历代医家根据人体气血流注盛衰与一日不同时辰的相应变化规律，创立了子午流注针法等。另外，因时制宜还包括针对某些疾病的发作或加重规律而选择有效的治疗时机。如精神疾患多在春季发作，故应在春季之前进行治疗；乳腺增生症患者常在经前乳房胀痛较重，治疗也应在经前一周开始。

2.因地制宜

由于地理环境、气候条件不同，人体的生理功能、病理特点也有区别，治疗应有差异。如在寒冷的地区，治疗多用温灸，而且应用壮数较多；在温热地区，应用灸法较少。正如《素问·异法方宜论》指出："北方者……其地高陵居，风寒冰冽，其民乐野处而乳食，藏寒生满病，其治宜艾焫。南方者……其地下，水土弱，雾露之所聚也，其民嗜酸而食胕，故其民皆致理而赤色，其病挛痹，其治宜微针。"

3.因人制宜

就是根据患者的性别、年龄、体质等的不同特点而制定适宜的治疗方法。由于男女在生理上有不同的特点，如妇人以血为用，在治疗妇人病时要多考虑调理冲脉(血海)、任脉等。年龄不同，针刺方法也有差别。《灵枢·逆顺肥瘦》说："年质壮大，血气充盈，肤革坚固，因加以邪，刺此者，深而留之。……婴儿者，其肉脆血少气弱，刺此者，以毫针浅刺而疾发针，日再可也。"患者个体差异更是决定针灸治疗方法的重要因素，如体质虚弱、皮肤薄嫩、对针刺较敏感者，针刺手法宜轻；体质强壮、皮肤粗厚、针感较迟钝者，针刺手法可重些。

二、针灸治疗的作用

(一)疏通经络

疏通经络就是使淤阻的经络通畅而发挥其正常生理功能，是针灸最基本和最直接的治疗作用。经络“内属于腑脏,外络于肢节”,运行气血是其主要生理功能之一。经络功能正常时,气血运行通畅,脏腑器官、体表肌肤及四肢百骸得以濡养,均可发挥其正常的生理功能。若经络功能失常,气血运行受阻,则会影响人体正常的生理功能,出现病理变化而引起疾病的发生。

经络不通,气血运行受阻,其临床常常表现为疼痛、麻木、肿胀、淤斑等症状。针灸疏通经络主要是根据经络的循行，选择相应的腧穴和针刺手法及三棱针点刺出血、梅花针叩刺、拔罐等,使经络通畅,气血运行正常,达到治疗疾病的目的。

(二)调和阴阳

调和阴阳就是运用针灸方法调节阴阳的偏盛偏衰，可以使机体恢复“阴平阳秘”的状态,从而达到治愈疾病的目的。

针灸调和阴阳的作用，主要是通过经络阴阳属性、经穴配伍和针刺手法完成的。如中风后出现的足内翻,从经络辨证上可确定为阳(经)缓而阴(经)急,治疗时采用补阳经而泻阴经的针刺方法,平衡阴阳;阳气盛则失眠,阴气盛则多寐,根据阳跷、阴跷主眼睑开合的作用,取与阴跷相通的照海和与阳跷相通的申脉进行治疗,失眠应补阴跷(照海)泻阳跷(申脉),多寐则应补阳跷(申脉)泻阴跷(照海),使阴阳平衡。

(三)扶正祛邪

针灸的扶正祛邪作用就是扶助机体正气及祛除病邪。疾病的发生、发展及其转归的过程,实质上是正邪相争的过程。正胜邪退则病情缓解,正不胜邪则病情加重。因此,扶正祛邪既是疾病向良性方向转归的基本保证,又是针灸治疗疾病的作用过程。

针灸治病,就在于能够发挥其扶正祛邪的作用。《素问·刺法论》说:“正气存内,邪不可干。”《素问·评热病论》说:“邪之所凑,其气必虚。”说明疾病的发生,是由于正气相对不足,邪气相对强盛所致。因此,治疗上必须坚持扶正祛邪的原则。在临床上扶正祛邪就是通过补虚泻实来实现的。

三、针灸处方

针灸处方就是在中医理论尤其是经络学说等指导下，依据选穴原则和配穴方法,选取腧穴并进行配伍,确立刺灸法而形成的治疗方案。针灸处方包括两大要素,即穴位和刺灸法。

(一)穴位的选择

穴位是针灸处方的第一组成要素，穴位选择是否精当直接关系着针灸的治疗效果。在确定处方穴位时,我们应该遵循基本的选穴原则和配穴方法。

1.选穴原则

就是临证选取穴位应该遵循的基本法则,包括近部选穴、远部选穴和辨证对症选穴。

近部选穴和远部选穴是针对病变部位而确定腧穴的选穴原则。辨证对症选穴是针对疾病表现出的证候或症状而选取穴位的原则。

①近部选穴

就是在病变局部或距离比较近的范围选取穴位的方法,是腧穴局部治疗作用的体现。如巅顶痛取百会,胃痛选中脘,面瘫局部选颊车、地仓、颧髎,近部选风池。

②远部选穴

就是在病变部位所属和相关的经络上,距病位较远的部位选取穴位的方法,是"经络所过,主治所及"治疗规律的体现。如胃痛选足阳明胃经的足三里,上牙痛选足阳明胃经的内庭,下牙痛选手阳明大肠经的合谷穴等。

③辨证对症选穴

辨证选穴就是根据疾病的证候特点,分析病因病机而辨证选取穴位的方法。临床上有些病证,如发热、多汗、盗汗、虚脱、抽风、昏迷等均无明显局限的病变部位,而呈现全身症状,这时我们采用辨证选穴,如肾阴不足导致的虚热选肾俞、太溪,肝阳化风导致的抽风选太冲、行间等。另外,对于病变部位明显的疾病,根据其病因病机而选取穴位也是治病求本原则的体现,如牙痛根据病因病机可分为风火牙痛、胃火牙痛和肾虚牙痛,风火牙痛选风池、外关,胃火牙痛选内庭、二间,肾虚牙痛选太溪、行间。

对症选穴是根据疾病的特殊症状而选取穴位的原则,是腧穴特殊治疗作用及临床经验在针灸处方中的具体运用,如哮喘选定喘穴,虫证选百虫窝,腰痛选腰痛点,落枕选外劳宫,崩漏选断红穴等,这是大部分奇穴的主治特点。

④按特定穴选穴(在下一节中介绍)

⑤结合现代医学知识选取穴位

在辨证论治的基础上,在保持中医特点的同时,根据病情,结合现代医学知识,适当选取穴位,可以提高疗效,并有助于针灸原理的研究。

结合解剖部位选穴

在病变脏器或器官的附近选取穴位,哪个脏器或器官有病,就在其病变部位的附近选取穴位。如头痛、头晕和脑内的病变,可选取百会、四神聪、风府、风池等头部穴位,眼病可选取眼周围的穴位,如睛明、攒竹、瞳子髎、球后等。

按神经节段取穴

临床上可根据疼痛和感觉障碍的部位及其与节段分布的关系选取穴位。如上肢桡侧疼痛,可取颈5~8夹脊穴,上肢尺侧疼痛可选胸1~2夹脊穴,股外侧皮神经炎,可选取腰1~2夹脊穴等。

按神经干的走向和分布取穴

经络与神经有着密切的关系，本着这种精神，在辨证的基础上结合神经干刺激方法，对某些疾病，尤其是神经系统疾病，有一定的疗效，如颈椎病、坐骨神经痛、小儿麻痹等。常用的穴位有：

牵正：在耳垂前 0.5~1.0 寸，布有面神经分支，用于面神经麻痹等病。

夹承浆：承浆穴旁开 1.0 寸，下颌骨颏孔处，布有面、颏神经分支，用于三叉神经痛、面神经麻痹、面肌痉挛等病。

颈臂：在锁骨内 1/3 与外 2/3 交界处上 1.0 寸，胸锁乳突肌锁骨头后缘处，深层正当臂丛神经，用于手臂麻、上肢瘫痪等病。

臂中：腕横纹与肘横纹联线之中点，两骨之间，正当正中神经及前臂掌侧皮神经处，用于上肢瘫痪、前臀神经痛等。

外阴廉：在腹股沟韧带下一半横指，股动脉搏动处外侧，当阴廉穴外上方，股神经行走处，用于下肢瘫痪、腰腿痛、股神经痛等症。

⑥结合临床和实验室科研成果选穴

目前，在针灸的临床研究和实验室研究方面均取得了很多成果，我们可以结合这些成果用于临床实践，有助于提高治疗效果，即在辨证论治的基础上结合科学研究成果选取穴位。

呼吸系统

足三里可以增加肺的通气量，安静通气量比针前增加 6.6%，最大通气量增加 20%，故可用于哮喘病。

动物实验表明，针刺动物的素髎、人中、会阴等穴，均可引起呼吸即时性增强，对呼吸暂时停止具有急救作用。针刺素髎、水沟引起呼吸反应的发生率远较针刺会阴点高（素髎 92%，人中 85%，会阴 45%），针刺效应也比较明显。

循环系统

内关可调整心率，主要表现在心率快者可使之减慢，慢者可使之加快。

实验证明，针刺合谷、外关能引起血管扩张反应，针刺内关可引起血管收缩反应。

内关、足三里具有降压的作用；内关、素髎有升压作用，对中毒性休克，出血性、过敏性、心源性、药物中毒性休克有显著效果。

消化系统

针刺四缝穴可使胃蛋白酶活性升高，可使肠内胰蛋白酶、胰淀粉酶和胰脂肪酸的含量增加。可使营养不良和佝偻病患者的血清钙磷均上升，碱性磷酸酶活性降低，钙磷乘积增加，有助于患儿骨骼的发育和成长。针刺四缝穴可使肠管扩张，解除肠管痉挛，肠蠕动增快，排空加速。故四缝可用于消化不良、佝偻病和某些肠梗阻（如蛔虫性）。

合谷可调节胃酸，使胃液酸度降低者升高，胃酸缺乏者出现游离酸，胃酸过多者下降,合谷可使食道蠕动增强,内腔直径增宽。故合谷可调整胃酸和解除食道痉挛。

阳陵泉可增强胆囊运动和排空能力。

太冲能缓解奥狄氏括约肌的痉挛,故可用于胆囊病变。

泌尿系统

肾俞和照海可增强肾的泌尿功能,故可用于肾炎病的治疗。

免疫系统

足三里对白细胞有明显的调节作用,可增强白细胞的吞噬作用和吞噬能力,增强网状内皮系统的机能,有助于抗体的形成,对增强机体的抗病能力有重要意义,故足三里可用于抗感染,具有消炎止痛的作用。

在防卫方面,足三里、合谷、大椎对白细胞有明显的调节作用,可增强白细胞的吞噬能力和网状内皮系统机能,有助于抗体的形成,对增强机体的抗病能力有重要意义。故可用于抗感染、消炎止痛作用。

⑦结合现代医学中的生理学、病理学选取穴位

在中医辨证施治的基础上,还可结合现代医学的生理学、病理学选取穴位,有助于提高疗效,加速疾病的恢复,即辨证与辨病相结合。

脑源性疾病,如脑血管疾病、脑炎后遗症、大脑发育不全、帕金森氏病等,其病变多表现在肢体,现代医学则认为病变在脑,故这些病都可结合头部穴位进行治疗,如头针、四神聪、百会、风府、风池。再如神经衰弱、癔病、精神分裂症、癫痫等病,中医认为与心、肝有关,而现代医学则认为病变在脑,故治疗时可在辨证的基础上加用头部和督脉经穴位,如百会、四神聪、本神、神庭、风池、风府、哑门、大椎、陶道、身柱、筋缩等穴。

脊神经的病变,如小儿麻痹、截瘫、神经根炎、肥大性脊柱炎、肋间神经痛,其病变多表现为肢体的瘫痪、疼痛、麻木或功能障碍。治疗时可在循经取穴的基础上加用夹脊穴。

内脏病中像溃疡病,其病变部位在胃和十二指肠,现代医学认为其与精神因素导致大脑皮层的功能失调有关。据此,在治疗时,可加手足厥阴经穴和头部腧穴,如内关、太冲、四神聪。

2.配穴方法

就是在选穴原则的指导下,针对疾病的病位、病因病机等,选取主治作用相同或相近,或对于治疗疾病具有协同作用的腧穴进行配伍应用的方法。临床上穴位配伍的方法多种多样,但总体可归纳为两大类,即按经脉配穴法、按部位配穴法。

①按经脉配穴法

是以经脉或经脉相互联系为基础而进行穴位配伍的方法,主要包括本经配穴法、表里经配穴法、同名经配穴法。

本经配穴法

当某一脏腑、经脉发生病变时,即选该脏腑、经脉的腧穴配成处方。如胆经郁热

导致的少阳头痛,可近取胆经的率谷、风池,远取本经的荥穴侠溪;胃火循经上扰导致的牙痛,可在足阳明胃经上近取颊车,远取该经的荥穴内庭。

表里经配穴法

本法是以脏腑、经脉的阴阳表里配合关系为依据的配穴方法。当某一脏腑经脉发生疾病时,取该经和其相表里的经脉腧穴配合成方。如风热袭肺导致的感冒咳嗽,可选肺经的尺泽和大肠经的曲池、合谷。又如《灵枢·五邪》载:"邪在肾,则病骨痛,阴痹……取之涌泉、昆仑。"

另外,原络配穴法是表里经配穴法中的特殊实例。原络配穴是指相表里经的原穴与络穴配合应用。在应用时无论是表经还是里经,均以原穴为主,络穴为客,所以又称之为主客配穴法。本法应用的根据是表里经在经络上由络脉相互联系,在内脏上,阴经属脏络腑,阳经属腑络脏,故二经相配可起协助作用,加强疗效。

应用的原则有二:

一是根据脏腑经络的先病与后病。先病者为主,则取其原穴;后病者为客,则取其络穴。如肺经先病,则取其原穴太渊为主,大肠经后病,则取其络穴偏历为客。反之,大肠经先病,肺经后病,则取大肠经原穴合谷为主,肺经络穴列缺为客。

二是根据病变的脏腑。病变的脏腑取原穴为主,相表里的取络穴为客。如肝病导致视力模糊,可取肝经原穴太冲为主,胆经络穴光明为客。

同名经配穴法

是将手足同名经的腧穴相互配合的方法,基于同名经"同气相通"的理论。如阳明头痛取手阳明经的合谷配足阳明经的内庭;落枕取手太阳经的后溪配足太阳经的昆仑。

②按部位配穴法

是结合身体上腧穴分布的部位进行穴位配伍的方法,主要包括上下配穴法、前后配穴法、左右配穴法。

上下配穴法

是指将腰部以上或上肢腧穴与腰部以下或下肢腧穴配合应用的方法,在临床上应用较为广泛。如胃脘痛可上取内关,下取足三里;阴挺(子宫脱垂)可上取百会,下取三阴交;肾阴不足导致的咽喉肿痛,可上取曲池或鱼际,下取太溪或照海。八脉交会穴的配对应用也属本配穴法,具体配伍应用将在特定穴的临床应用中介绍。

前后配穴法

是指将人体前部和后部的腧穴配合应用的方法,主要指胸腹部和背腰部腧穴的配合应用,在《内经》中称"偶刺"。本配穴方法常用于治疗脏腑疾患,如膀胱疾患,前取水道或中极,后取膀胱俞或秩边;肺病可前取华盖、中府,后取肺俞。临床上常见的俞、募穴配合应用就属于本配穴法的典型实例。

俞募配穴法是指胸腹部的募穴和腰背部的俞穴相配合应用。俞募配穴法的应用根据有两点:

一是俞穴和募穴都是脏腑之气输注或汇聚之处，与脏腑关系极为密切，既可反应脏腑的疾病，又可调节脏腑功能治疗脏腑病。如《难经·六十七难》说："阴病行阳，阳病行阴，故令募在阴，俞在阳。"这就是说功能失调属阴的脏病，常在属阳的腰背部俞穴出现压痛、敏感区或硬结等异常现象；功能失调属阳的腑病，常在属阴的胸腹部募穴出现压痛、敏感区和硬结等异常现象。

二是遵照《素问·阴阳应象大论》所说："故善用针者，从阴引阳，从阳引阴。"可见俞穴和募穴可调节脏腑之阴阳。所谓从阴引阳，即属于阳腑病的病气，常出现于阴分的募穴，多用来治疗属阳的腑病。所谓从阳引阴，即五脏病常反应于阳分的背俞穴，可用来治疗属阴的脏病。在临床上病变是复杂的，往往脏病及腑，腑病及脏，或虚实并见，寒热错杂，故可俞募同用，以加强调节脏腑的功能。

俞募配穴法的基本原则是"从阳引阴，从阴引阳。"所以在临床上应用时，不可拘限于俞穴、募穴，其他经穴亦可采用。如胃痛，背部取胃仓，腹部取梁门，这种方法为前后配穴法。在《灵枢·官针》中称为"偶刺"，应用时先以手在胸腹部探明痛点，然后向背腰部划一平行弧线直对痛点，前后各斜刺一针。前指胸腹，后指腰背。此法多用于胸腹疼痛疾患，类似俞募配穴法。

左右配穴法

是指将人体左侧和右侧的腧穴配合应用的方法。本方法是基于人体十二经脉左右对称分布和部分经脉左右交叉的特点总结而成的。在临床上常选择左右同一腧穴配合运用，是为了加强腧穴的协同作用，如胃痛可选双侧足三里、梁丘等。当然左右配穴法并不局限于选双侧同一腧穴，如左侧偏头痛，可选同侧的太阳、头维和对侧的外关、足临泣；左侧面瘫可选同侧的太阳、颊车、地仓和对侧的合谷。

以上介绍的选穴原则和常见的几种配穴方法，在临床应用时要灵活掌握，因为一个针灸处方常是几种选穴原则和多种配穴方法的综合运用，如上述的左侧偏头痛，选同侧的太阳、头维和对侧的外关、足临泣，既包含了左右配穴法，又包含了上下配穴法。因此，选穴原则和配穴方法从理论上提供了针灸处方选穴的基本思路。

(二)刺灸法的选择

刺灸法是针灸处方的第二组成要素，包括疗法的选择、操作方法和治疗时机的选择。

1.疗法的选择

是针对患者的病情和具体情况而确立的治疗手段。如是用毫针疗法、灸疗法、火针法，还是用拔罐疗法、皮肤针疗法等，均应说明。

2.操作方法的选择

当确立了疗法后，要对疗法的操作进行说明，如毫针疗法用补法还是泻法，艾灸用温和灸还是瘢痕灸等。尤其对于处方中的部分穴位，当针刺操作的深度、方向等不同于常规的方法时，要特别强调。此外，针刺治疗疾病可每日 1 次或每日2 次等，应根据疾病的具体情况而定。

3.治疗时机的选择

治疗时机是提高针灸疗效的重要方面。一般来说,针灸治疗疾病没有特殊严格的时间要求。但是,临床上针灸治疗部分疾病在时间上有极其重要的意义。如痛经在月经来潮前几天开始针灸,直到月经过去为止;女性不孕症,在排卵期前后几天连续针灸等等,这样都能大大地提高疗效,因此,也应在处方中说明。

四、特定穴的应用

(一)五输穴的临床应用

五输穴在临床上的应用非常广泛,是远部选穴的主要穴位。十二经脉中每条经有5个穴位属于五输穴,故人体共有五输穴60个。五输穴不仅有经脉归属,而且具有自身的五行属性,按照"阴井木"、"阳井金"的规律进行配属。十二经脉五输穴穴名及其五行属性如表3-1、表3-2所示。

表3-1 阴经五输穴表

经脉名称	井(木)	荥(火)	输(土)	经(金)	合(水)
手太阴肺经	少商	鱼际	太渊	经渠	尺泽
手厥阴心包经	中冲	劳宫	大陵	间使	曲泽
手少阴心经	少冲	少府	神门	灵道	少海
足太阴脾经	隐白	大都	太白	商丘	阴陵泉
足少阴肾经	涌泉	然谷	太溪	复溜	阴谷
足厥阴肝经	大敦	行间	太冲	中封	曲泉

表3-2 阳经五输穴表

经脉名称	井(金)	荥(水)	输(木)	经(火)	合(土)
手阳明大肠经	商阳	二间	三间	阳溪	曲池
手少阳三焦经	关冲	液门	中渚	支沟	天井
手太阳小肠经	少泽	前谷	后溪	阳谷	小海
足阳明胃经	厉兑	内庭	陷谷	解溪	足三里
足少阳胆经	足窍阴	侠溪	足临泣	阳辅	阳陵泉
足太阳膀胱经	至阴	足通谷	束骨	昆仑	委中

根据古代文献和临床实际,五输穴的应用可归纳为以下几点:

1.按五输穴主病特点选用

《灵枢·邪气脏腑病形》说:"荥输治外经",是说荥穴和输穴主要治疗经脉循行所过部位的病证,这是与下合穴主要治疗内腑病证特点相对而言的。《灵枢·顺气一日分为四时》云:"病在脏者,取之井;病变于色者,取之荥;病时间时甚者,取之输;病变于音者,取之经;经满而血者,病在胃以及饮食不节得病者,取之合。"其后《难经·六十八难》又作了补充:"井主心下满,荥主身热,输主体重节痛,经主喘咳寒热,合主逆气而泄。"综合近代临床的应用情况，井穴多用于急救，如点刺十二井穴可抢救昏迷；荥穴主要用于治疗热证，如胃火牙痛选胃经的荥穴内庭，可清泻胃火。

2.按五行生克关系选用

《难经·六十九难》提出了"虚者补其母，实者泻其子"的观点，将五输穴配属五行，然后按"生我者为母，我生者为子"的原则，虚证用母穴，实证用子穴。这一取穴法亦称为子母补泻取穴法。在具体运用时，分本经子母补泻和他经子母补泻两种方法。例如，肺经的实证应"泻其子"，肺在五行中属"金"，因"金生水"，"水"为"金"之子，故可选本经五输穴中属"水"的合穴即尺泽；肺经的虚证应"补其母"，肺属"金"，"土生金"，"土"为"金"之母，因此，应选本经属"土"的五输穴，即输穴太渊。这都属于本经子母补泻法。同样用肺经实证来举例，在五行配属中肺属"金"，肾属"水"，肾经为肺经的"子经"，根据"实则泻其子"的原则，应在其子经（肾经）上选取"金"之"子"即属"水"的五输穴，为肾经合穴阴谷。各经五输穴子母补泻取穴详见表3–3。

表3–3　五输穴子母补泻取穴

金	水	木	火	相火	土	金	水	木	火	相火	土
经脉肺经	肾经	肝经	心经	心包经	脾经	大肠经	膀胱经	胆经	小肠经	三焦经	胃经
母穴太渊	复溜	曲泉	少冲	中冲	大都	曲池	至阴	侠溪	后溪	中渚	解溪
子穴尺泽	涌泉	行间	神门	大陵	商丘	二间	束骨	阳辅	小海	天井	厉兑
母经脾经	肺经	肾经	肝经	肝经	心经	胃经	大肠经	膀胱经	胆经	胆经	小肠经
母穴太白	经渠	阴谷	大敦	大敦	少府	足三里	商阳	足通谷	足临泣	足临泣	阳谷
子经肾经	肝经	心经	脾经	脾经	肺经	膀胱经	胆经	小肠经	胃经	胃经	大肠经
子穴阴谷	大敦	少府	太白	太白	经渠	足通谷	足临泣	阳谷	足三里	足三里	商阳

3.按时选用

天人相应是中医整体观念的重要内容，经脉的气血运行和流注也与季节和每日时辰的不同有密切的关系。《难经·七十四难》云："春刺井，夏刺荥，季夏刺输，秋刺经，冬刺合。"这实质上是根据手足三阴经的五输穴均以井木为始，与一年的季节顺序相应而提出的季节选穴法。另外，子午流注针法则根据一日之中十二经脉气血盛衰开合的时间，而选用不同的五输穴，本针法将在附篇中介绍。

（二）原穴、络穴的临床应用

原穴与脏腑之原气有着密切的联系，《难经·六十六难》说："三焦者，原气之别使也，主通行原气，历经于五脏六腑。"三焦为原气之别使，三焦之气源于肾间动气，输布全身，调和内外，宣导上下，关系着脏腑气化功能，而原穴正是其所流注的部位。《灵枢·九针十二原》指出："五脏六腑之有疾者，皆取其原也。"因此，原穴主要用于治疗相关脏腑的疾病，也可协助诊断。

络穴是络脉从本经别出的部位，络穴除可治疗其络脉的病证外，由于十二络脉具有加强表里两经联系的作用，因此，络穴又可治疗表里两经的病证，正如《针经指南》所云："络穴正在两经中间……，若刺络穴，表里皆活。"如肝经络穴蠡沟，既可治疗肝经病证,又可治疗胆经病证;同样胆经络穴光明,既可治疗胆经病证,又可治疗肝经病证。络穴的作用主要是扩大了经脉的主治范围。

临床上常把先病经脉的原穴和后病的相表里的经脉络穴相配合,称为原络配穴法或主客原络配穴法,是表里经配穴法的典型实例。如肺经先病,先取其经的原穴太渊,大肠后病,再取该经络穴偏历。反之,大肠先病,先取本经原穴合谷,肺经后病,后取该经络穴列缺。十二经脉原穴、络穴见表3-4。

表3-4 十二经脉原穴、络穴

经脉	原穴	络穴	经脉	原穴	络穴
手太阴肺经	太渊	列缺	手阳明大肠经	合谷	偏历
手厥阴心包经	大陵	内关	手少阳三焦经	阳池	外关
手少阴心经	神门	通里	手太阳小肠经	腕骨	支正
足太阴脾经	太白	公孙	足阳明胃经	冲阳	丰隆
足厥阴肝经	太冲	蠡沟	足少阳胆经	丘墟	光明
足少阴肾经	太溪	大钟	足太阳膀胱经	京骨	飞扬

【附】原穴和络穴歌

原穴原气留止处,阴经阳经各有别。手足阴经输代原,阳经肢端第四穴。
神门大陵与太渊,阳池合谷腕骨接,太溪太冲与太白,冲阳丘墟京骨列。
肺络列缺肠偏历,胃络丰隆脾公孙,心络通里小支正,膀胱飞扬大钟肾。
心包三焦内外关,肝络蠡沟胆光明,督脉长强任鸠尾,脾之大络大包存。

(三)背俞穴、募穴的临床应用

背俞穴位于背腰部的膀胱经第1侧线上,募穴则位于胸腹部,故又称为"腹募穴"。由于背俞穴和募穴都是脏腑之气输注和汇聚的部位,在分布上大体与对应的脏腑所在部位的上下排列相接近,因此,主要用于治疗相关脏腑的病变。如肺热咳嗽,可泻肺之背俞穴肺俞;寒邪犯胃出现的胃痛,可灸胃之募穴中脘。另外,背俞穴和募穴还可用于治疗与对应脏腑经络相联属的组织器官疾患,如肝开窍于目,主筋,目疾、筋病可选肝俞;肾开窍于耳,耳疾可选肾俞。

根据《难经·六十七难》"阴病行阳,阳病行阴。故令募在阴,俞在阳。"及《素问·阴阳应象大论》"从阴引阳,从阳引阴"等论述,脏病(阴病)多与背俞穴(阳部)相关,腑病(阳病)多与募穴(阴部)联系。临床上腑病多选其募穴,脏病多选其背俞穴。当然,这仅是从阴阳理论角度来运用俞、募穴的一种方法,并不是绝对的。《灵枢·卫气》云:"气在胸者,止之膺与背俞。气在腹者,止之背俞,……"说明了脏腑之气可通过气街与其俞、募穴相联系。由于俞、募穴均与脏腑之气密切联系,因此,临床上常常把病变脏腑的俞、募穴配合运用,以发挥其协同作用,就是俞募配穴法,是前后配穴法典型的实例。《素问·奇病论》载:"口苦者……此人者,数谋虑不决,故胆虚气上溢而为之口苦,治之以胆募、俞。"即是最早记载的俞募配穴法。脏腑背俞穴与募穴见表3-5。

表 3-5 脏腑背俞穴与募穴

六脏	背俞穴	募穴	六腑	背俞穴	募穴
肺	肺 俞	中府	大肠	大肠俞	天枢
心包	厥阴俞	膻中	三焦	三焦俞	石门
心	心 俞	巨阙	小肠	小肠俞	关元
脾	脾 俞	期门	胃	胃 俞	中脘
肝	肝 俞	章门	胆	胆 俞	日月
肾	肾 俞	京门	膀胱	膀胱俞	中极

【附】募穴歌

膻中心包巨阙心，小肠关元焦石门，膀胱中极胃中脘，六穴都在任脉寻。

本经肺肝加上胆，他经大肠及脾肾，肺府肝期胆日月，肠枢脾章肾京门。

(四)八脉交会穴的临床应用

八脉交会穴是古人在临床实践中总结出的可治疗奇经八脉病证的 8 个腧穴，认为这 8 个腧穴分别与相应的奇经八脉经气相通。《医学入门》说："周身三百六十穴，六十六穴又统于八穴。"这里的"八穴"就是指八脉交会穴，足见古人对其的重视。在临床上当奇经八脉出现相关的疾病时，可以对应的八脉交会穴来治疗。如督脉病变出现的腰脊强痛，可选后溪；冲脉病变出现的胸腹气逆，可选公孙。另外，临床上也可把公孙和内关、后溪和申脉、足临泣和外关、列缺和照海相配，治疗有关部位的疾病。古人还以八脉交会穴为基础，创立按时取穴的灵龟八法和飞腾八法。

现将八脉交会穴配伍及主治病证列表如表 3-6。

表 3-6 八脉交会穴配伍及主治病证

穴名	主治	相配合主治
公孙	冲脉病证	心、胸、胃疾病
内关	阴维脉病证	
后溪	督脉病证	目内眦、颈项、耳、肩部疾病
申脉	阳跷脉病证	

穴名	主治	相配合主治
足临泣	带脉病证	
外关	阳维脉病证	目锐眦、耳后、颊、颈、肩部疾病
列缺	任脉病证	
照海	阴跷脉病证	肺系、咽喉、胸膈疾病

【附】八脉交会八穴歌

公孙冲脉胃心胸，内关阴维下总同。临泣胆经连带脉，阳维目锐外关逢。

后溪督脉内眦颈，申脉阳跷络亦通。列缺任脉行肺系，阴跷照海膈喉咙。

(五)八会穴的临床应用

八会穴即脏会章门，腑会中脘，气会膻中，血会膈俞，筋会阳陵泉，脉会太渊，骨会大杼，髓会绝骨。这八个穴位虽属于不同经脉，但对于各自所会的脏、腑、气、血、筋、脉、骨、髓相关的病证有特殊的治疗作用，临床上常把其作为治疗这些病证的主要穴位。如六腑之病，可选腑会中脘，血证可选血会膈俞等。《难经·四十五难》说："热病在内者，取其会之穴也。"提示八会穴还可治疗相关的热病。

【附】八会穴歌

腑会中脘脏章门，血会膈俞气膻中，脉会太渊髓绝骨，骨会大杼筋阳陵。

(六)郄穴的临床应用

郄穴是治疗本经和相应脏腑病证的重要穴位，尤其在治疗急症方面有独特的疗效。如急性胃脘痛，取胃经郄穴梁丘；肺病咯血，取肺经郄穴孔最等。脏腑疾患也可在相应的郄穴上出现疼痛或压痛，有助于诊断。各经郄穴见表 3–7。

表 3–7 各经郄穴

经脉	郄穴	经脉	郄穴
手太阴肺经	孔最	手阳明大肠经	温溜
手厥阴心包经	郄门	手少阳三焦经	会宗
手少阴心经	阴郄	手太阳小肠经	养老
足太阴脾经	地机	足阳明胃经	梁丘
足厥阴肝经	中都	足少阳胆经	外丘
足少阴肾经	水泉	足太阳膀胱经	金门
阴维脉	筑宾	阳维脉	阳交
阴跷脉	交信	阳跷脉	跗阳

【附】十六郄穴歌

十六郄穴治急病，阳郄疼痛阴血症，肺郄孔最肠温溜，小肠养老心阴郄，
三焦会宗包郄门，脾郄地机胃梁丘，肾郄水泉膀金门，胆郄外丘肝中都，
阴阳跷脉跗阳(交)信，阴阳维脉阳(交)筑宾。

(七)下合穴的临床应用

下合穴主要用于治疗六腑疾病。《灵枢·邪气脏腑病形》指出："合治内腑"，概括了下合穴的主治特点。六腑胃、大肠、小肠、胆、膀胱、三焦的下合穴依次分别为足三里、上巨虚、下巨虚、阳陵泉、委中、委阳。临床上六腑相关的疾病常选其相应的下合穴治疗，如肠痈取上巨虚，泻痢选下巨虚。另外，下合穴也可协助诊断。

【附】下合穴歌

胃腑下合三里乡，上下巨虚大小肠，膀胱正合委中穴，三焦下合在委阳，
胆腑下合阳陵泉，腑病用之效必彰。

(八)交会穴的临床应用

交会穴具有治疗交会经脉疾病的特点。如三阴交本属足太阴脾经腧穴,它又是足三阴经的交会穴,因此,它不仅治疗脾经病证,也可治疗足少阴肾经和足厥阴肝经的病证。

(何天有、赵耀东编写)

第二节 急 症

晕 厥

晕厥是指骤起而短暂的意识和行动的丧失。其特征为突感眩晕、行动无力,迅速失去知觉而昏倒,数秒至数分钟后恢复清醒。西医学的一过性脑缺血发作可见晕厥症状。

一、病因病机

晕厥多由元气虚弱,病后气血未复,产后失血过多,每因操劳过度、骤然起立等致使经气一时紊乱,气血不能上充于头,阳气不能通达于四末而致;或因情志异常波动,或因外伤剧烈疼痛,以致经气逆乱,清窍受扰而突然昏倒。

二、辨证

(一)虚证

自觉头晕乏力,眼前发黑,泛泛欲吐,继则突然昏倒不醒人事。兼见素体虚弱,疲劳惊恐而致昏仆,面色苍白,四肢厥冷,气短眼花,汗出,舌淡,脉细缓无力。

(二)实证

自觉头晕乏力,眼前发黑,泛泛欲吐,继则突然昏倒不醒人事。素体健壮,偶因外伤、恼怒等致突然昏仆,不醒人事,呼吸急促,牙关禁闭,舌淡薄白,脉沉弦。

三、治疗

(一)针刺疗法

治法:苏厥醒神。

主穴:水沟、中冲、涌泉、足三里。

配穴:虚证者,加气海、关元、百会;实证者,加合谷、太冲。

操作:足三里用补法,水沟、中冲用泻法,涌泉用平补平泻法。配穴按虚补实泻法操作,气海、关元、百会用灸法。

(二)其他疗法

1.耳针

选穴：神门、肾上腺、心、皮质下。

操作：毫针刺，强刺激。

2.刺络法

选穴：十二井穴、十宣、大椎。

操作：毫针刺后，大幅度捻转数次，出针后使其出血数滴，适用于实证。

虚脱

虚脱是以面色苍白、神志淡漠，或昏迷、肢冷汗出、血压下降为特征的危重证候。虚脱可见于西医学的休克。

一、病因病机

本病多由大量出血、大吐、大泻，或因六淫邪毒，情志内伤，药物过敏或中毒，久病虚衰等严重损伤气血津液，致脏腑阴阳失调，气血不能供养全身所致。甚者导致阴阳衰竭，出现亡阳亡阴之危候。

二、辨证

（一）亡阳

面色苍白或紫绀，神志淡漠，反映迟钝或昏迷，或烦躁不安，尿量减少，张口自汗，肢冷肤凉，血压下降，脉微细或芤大无力。兼见呼吸微弱，唇发紫，舌质胖，脉细无力。

（二）亡阴

面色苍白或紫绀，神志淡漠，反映迟钝或昏迷，或烦躁不安，尿量减少，张口自汗，肢冷肤凉，血压下降，脉微细或芤大无力。兼见口渴，烦躁不安，唇舌干红，脉细数无力。

三、治疗

（一）针刺疗法

治法：回阳固脱，苏厥救逆。

主穴：素髎、水沟、内关。

配穴：神志昏迷者，加中冲、涌泉；肢冷脉微者，加关元、神阙、百会。

操作：素髎、水沟用泻法，内关用补法。配穴中冲、涌泉用点刺法，关元、神阙、百会用灸法。

（二）其他疗法

1.耳针

选穴：肾上腺、皮质下、心。

操作：毫针刺，中等刺激强度。

2.艾灸

选穴：百会、膻中、神阙、关元、气海。

操作：艾炷直接灸，每次选2~3穴，灸至脉复汗收为止。

高 热

高热是体温超过39°C的急性症状,中医学所称的“壮热”、“实热”、“日晡潮热”等,均属于高热的范畴。西医学的急性感染、急性传染病,以及中暑、风湿热、结核病、恶性肿瘤等病中可见高热。

一、病因病机

高热可由外感湿热之邪从口鼻而入,卫失宣散,肺失清肃;或温邪疫毒侵袭人体,燔于气分,或内陷营血引起。也有因外感暑热之邪,内犯心包而致者。

二、辨证

(一)风热表证

体温升高,超过39℃。兼见高热恶寒,咽干,头痛,咳嗽,舌红,苔黄,脉浮数。

(二)肺热证

体温升高,超过39℃。兼见咳嗽,痰黄而稠,咽干,口渴,脉数。

(三)热在气分

体温升高,超过39℃。兼见高热汗出,烦渴引饮,舌红,脉洪数。

(四)热入营血

体温升高,超过39℃。兼见高热夜甚,斑疹隐隐,吐血、便血或衄血,舌绛心烦,甚则出现神昏谵语,抽搐。

三、治疗

(一)针刺疗法

治法:清泻热邪。

主穴:大椎、十二井、十宣、曲池、合谷。

配穴:风热者,加鱼际、外关;肺热者,加尺泽;气分热盛者,加内庭;热入营血者,加内关、血海;抽搐者,加太冲;神昏者,加水沟、内关。

操作:毫针泻法。大椎刺络、拔罐放血,十宣、井穴点穴出血。

(二)其他疗法

1.耳针

选穴:耳尖、耳背静脉、肾上腺、神门。

操作:耳尖、耳背静脉用三棱针点刺出血,余穴用毫针刺,强刺激。

2.刮痧

选穴:脊柱两侧和背俞穴。

操作:用特制刮痧板或瓷汤匙蘸食油或清水,刮脊柱两侧和背俞穴,刮至皮肤红紫色为度。

抽 搐

抽搐是指四肢不随意的肌肉抽搐,或兼有颈项强直、角弓反张、口噤不开等。引起抽搐的原因很多，临床根据有无发热分为发热性抽搐和无发热性抽搐两类。西医学的小儿惊厥、破伤风、癫痫、颅脑外伤和癔病等可出现抽搐。

一、病因病机

抽搐多为感受时邪，郁闭于内，化热化火；或饮食不节，湿热壅滞，郁久化火，火扰神明，热极引动肝风，经筋功能失常而抽搐；或因脾虚湿盛，聚液成痰，上蒙清窍而致；也有脾胃素虚、气血不足而致虚风内动者。

二、辨证

(一)热极生风

以四肢抽搐为特征，或有短时间的意识丧失，两目上翻或斜视，牙关紧闭，或口吐白沫，二便失禁，严重者伴有昏迷。兼见表证，起病急骤，有汗或无汗，头痛神昏。

(二)痰热化风

以四肢抽搐为特征，或有短时间的意识丧失，两目上翻或斜视，牙关紧闭，或口吐白沫，二便失禁，严重者伴有昏迷。兼见壮热烦躁，昏迷痉厥，喉间痰鸣，牙关紧闭。

(三)血虚生风

以四肢抽搐为特征，或有短时间的意识丧失，两目上翻或斜视，牙关紧闭，或口吐白沫，二便失禁，严重者伴有昏迷。兼见无发热，伴有手足抽搐，露睛，纳呆，脉细无力。

三、治疗

(一)针刺疗法

治法：醒脑开窍，熄风止痉。

主穴：水沟、内关、合谷、太冲。

配穴：发热者，加大椎、曲池；神昏者，加十宣、涌泉；痰盛者，加阴陵泉、丰隆；血虚者，加血海、足三里。

操作：毫针泻法。

(二)其他疗法

耳针

选穴：皮质下、肝、脾、缘中、耳中、心。

操作：每次选3~4穴，毫针刺，强刺激。

出　血

出血证是指机体不同部位各种出血的病证。其急症包括咯血、吐血、衄血、便血、尿血等。血证有虚实之分：实证多由胃热肺燥，心肝火盛，迫血妄行，渗溢络外；虚证多因肺肾阴虚，虚火妄动，络伤血溢，或由脾胃气虚，气失统摄所致。具体情况如下。

一、咯血

凡因气管、支气管、肺组织出血，经口腔排出者，称为咯血。咯血轻者，仅见痰中带血；严重者血从口鼻涌出，可因血块阻塞气道而引起窒息，或因大量出血而休克。出血停止后，还可见持续性血痰。

（一）病因病机

咯血多见于肺结核、支气管扩张，也可见于肺脓肿、肺癌、肺淤血和血液病患者。

（二）治疗

治法：滋阴降火，清热凉血。

主穴：列缺、尺泽、肺俞、鱼际、孔最。

配穴：肺热者，加大椎、少商；肝火者，加行间、太溪。

操作：毫针泻法。大椎、少商点刺出血。

二、吐血

吐血又称呕血，是上消化道出血的主要症状，其血色鲜红或呈褐色，常混有食物残渣；呕血量大时鲜血喷射而出，若不急救，常危及生命。吐血常并发黑便。

（一）病因病机

常见于胃、十二指肠溃疡出血和肝硬化并发食道静脉曲张出血及肿瘤等。

（二）治疗

治法：和胃止血。

主穴：足三里、公孙、膈俞、内关。

配穴：胃热者，加内庭；肝火者，加行间；久病体虚者，加关元、气海、隐白。

操作：足三里、公孙用补法，膈俞、内关用泻法。配穴按虚补实泻法操作，隐白可用灸法。

三、衄血

衄血是指鼻出血，为一种常见病证。轻者出血较少，尚易止住；重者血流不止，甚者大量出血，称为“鼻洪”。

（一）病因病机

本证可见于热病、血热病、高血压、肝硬化、子宫内膜异位症、药物中毒、多种急性传染病、尿毒症及鼻腔疾患等。

（二）治疗

治法：清热止血。

主穴：孔最、合谷、迎香、上星。

配穴：肺热者，加少商；胃热者，加内庭；肝热者，加太冲；气血两虚者，加关元、足三里。

操作：主穴用毫针泻法。配穴少商可点刺出血，内庭、太冲用泻法，关元、足三里用补法或灸法。

四、便血

便血是血从大便而下，或便前便后，或便与血相混杂，甚至单纯下血者，统称为便血。便血量多少不一，血色鲜红或暗红。

(一)病因病机

本证常见于消化道出血、痔疮、脱肛、肛裂、直肠息肉、肿瘤等。

(二)治疗

治法：清热化湿，化淤止血。

主穴：长强、承山、大肠俞、脾俞、次髎。

配穴：劳倦内伤者，加百会、命门、关元；湿热下注者，加太白、阴陵泉。

操作：脾俞用平补平泻法，余穴用泻法。配穴按虚补实泻法操作。

五、尿血

尿血指尿液中混有血液，又称血尿。少量血尿，用显微镜检查尿液才能发现。

(一)病因病机

常见引起血尿的原因有肾结核、泌尿系结石、肾炎、肿瘤等。

(二)治疗

治法：清热凉血。

主穴：肾俞、膀胱俞、血海、阴陵泉、三阴交。

配穴：湿热下注者，加中极、行间；心火亢盛者，加大陵、神门；脾胃虚弱者，加关元、足三里。

操作：肾俞用平补平泻法，余穴用泻法。配穴按虚补实泻法操作。

中　暑

中暑是夏季在烈日或高温环境下劳动、生活或活动，因暑热侵袭，致邪热内郁，体温调节功能失常，而发生的急性病变。但见头晕、头痛、懊、呕恶者称“伤暑”，根据不同临床表现又可分为“阴暑”和“阳暑”。猝然昏倒者称“暑厥”，兼见抽搐者称“暑风”。本病相当于现代医学的中暑。

一、病因病机

引起本病的病因是感受暑湿。本病的发生多有夏季暴晒或高温环境下体力劳动、长途行走、田间作业史。病机一是伤暑，因暑热夹湿，郁于肌表，汗出不畅，热不外泄。二是暑陷心包，暑热燔灼，内犯心包，蒙蔽心窍。

二、辨证

(一)轻症

有中暑先兆，体温38℃以上，面色潮红，肌肤灼热，或呼吸循环衰竭的早期表现。

(二)重症

有轻症症状，体温在40℃以上，并有昏倒、痉挛、抽搐、皮肤干燥等表现。

三、治疗

(一)针刺疗法

1.中暑轻症

治法:解表清暑,和中化湿。

主穴:大椎、合谷、曲池、陷谷、内关、足三里。

配穴:头痛者,加头维;呕吐者,加中脘。

操作:阳暑针用泻法;阴暑针用平补平泻法。

2.中暑重症

治法:清泻暑热,宁心开窍。

主穴:百会、水沟、十宣或十二井、曲泽、委中、合谷、曲池、大椎。

配穴:手足痉挛或抽搐者,加太冲、阳陵泉;烦躁不安者,加四神聪。

操作:针用泻法,并可在十宣、曲泽、委中穴处刺络出血。

(二)其他疗法

1.耳针

选穴:耳尖、神门、肾上腺、心、枕。

操作:取双侧,强刺激,留针 20 分钟,耳尖点刺出血。

2.刮痧

选穴:脊背两侧、颈部、胸肋间隙、肩、臂、肘窝及腘窝等处。

操作:适应于中暑轻症。用光滑平整的陶瓷汤匙蘸食油或清水,刮脊背两侧、颈部、胸胁间隙、肩、臂、肘窝及腘窝等处,刮至皮肤紫红为度。

心绞痛

心绞痛是指因冠状动脉供血不足,心肌急剧地、暂时性缺血与缺氧所引起的以胸痛为突出表现的综合征。典型的心绞痛是突然发作的胸骨下部后方或心前区压榨性、闷胀性或窒息性疼痛,可放射到左肩、左上肢前内侧及无名指和小指。疼痛一般持续 5~15 分钟,很少超过 15 分钟,伴有面色苍白、表情焦虑、出汗和恐惧感。

一、病因病机

多因劳累、情绪激动、饱食、受寒等因素诱发。

二、治疗

(一)针刺疗法

治法:通阳行气,活血止痛。

主穴:内关、阴郄、膻中。

配穴:气滞血淤者,加血海、太冲。

操作:毫针泻法。

(二)其他疗法

耳针

选穴:心、小肠、交感、神门、内分泌。

操作:每次选 3~5 穴,毫针刺,中等刺激强度。

胆绞痛

胆绞痛常见于急性胆囊炎、胆石症和胆道蛔虫症。

急性胆囊炎系指细菌感染、高度浓缩的胆汁或返流入胆囊的胰液的化学刺激所致的急性炎症性疾病。主要表现为右上腹痛,呈持续性,并阵发性加剧,疼痛常放射至右肩胛区,伴有恶心、呕吐,右上腹胆囊区有明显压痛和肌紧张。部分患者可出现黄疸和高热,或摸到肿大的胆囊。

胆石症是指胆道系统的任何部位发生结石的疾病,其临床表现决定于结石的部位、动态和并发症,主要为胆绞痛,其疼痛剧烈,恶心呕吐,并可有不同程度的黄疸和高热。胆绞痛发作一般时间短暂,也有延及数小时的。胆囊炎、胆石症可同时存在,相互影响。

胆道蛔虫症是指蛔虫钻进胆道所引起的一种急性病症。临床表现为上腹中部和右上腹突发的阵发性剧烈绞痛或剑突下"钻顶"样疼痛,可向肩胛区或右肩放射,伴有恶心、呕吐,有时吐出蛔虫,继发感染时有发热。疼痛时间数分钟到数小时,一日发作数次。间隔期疼痛可消失或很轻微。

一、病因病机

胆绞痛常见于急性胆囊炎、胆石症和胆道蛔虫症等病症,且常常相互影响,互为致病因素。

二、治疗

(一)针刺疗法

治法:疏肝利胆,行气止痛,驱蛔解痉。

主穴:胆囊穴、阳陵泉、胆俞、肝俞、日月、期门。

配穴:呕吐者,加内关、足三里;黄疸者,加至阳;发热者,加曲池、大椎。

操作:毫针泻法。

(二)其他疗法

耳针

选穴:肝、胰胆、交感、神门、耳迷根。

操作:急性发作时用毫针刺,强刺激,持续捻针;剧痛缓解后再行耳穴压丸法,两耳交替进行。

肾绞痛

肾绞痛多见于泌尿系结石症,结石可发生于泌尿系统的任何部位,但多源于肾脏。其临床表现为绞痛突然发生,疼痛多呈持续性或间歇性,并沿输尿管向髂窝、会阴、阴囊及大腿内侧放射,并出现血尿或脓尿,排尿困难或尿流中断,肾区可有叩击痛。

一、病因病机

本病的常见病因是肾结石、输尿管结石等病症。

二、治疗

(一)针刺疗法

治法:清利湿热,通淋止痛。

主穴:肾俞、三焦俞、关元、阴陵泉、三阴交。

配穴:血尿者,加血海、太冲;湿热重者,加委阳、合谷。

操作:毫针泻法。

(二)其他疗法

耳针

选穴:肾、输尿管、交感、皮质下、三焦。

操作:毫针刺,强刺激。

(何天有、赵耀东编写)

第三节 内科病症

感冒

感冒是以鼻塞、流涕、咳嗽、恶寒、发热、头身疼痛为主要临床表现的疾病。本病为常见病,一年四季均可发生,但以冬春季及季节交替时发病率较高。轻者称为伤风,重者称为重伤风,若同时在某一地区内流行,则称为时行感冒。

本病相当于现代医学的普通感冒和流行性感冒。

一、病因病机

感冒的发生,往往是在正气不足的情况下,外感风邪,侵入肺卫而发生的。风为外感病的致病先导。气候骤变,淋雨受凉,出汗后受风易致风邪侵袭患感冒。

风邪致病在冬季易挟寒(风寒),在春季易挟热(风热),在夏季易暑湿,在秋季易燥。

二、辨证

(一)风寒束表

恶寒发热,无汗,头痛身疼,鼻塞流涕,喷嚏,苔薄白,脉浮紧或浮滑。

(二)风热犯肺

发热恶风，汗出，头胀痛，鼻塞流黄涕，咽喉肿痛，咳嗽，舌边尖红，苔白或薄黄，脉浮数。

（三）暑湿袭表

见于夏季，头昏胀重，鼻塞流涕，恶寒发热，或身热不扬，无汗或少汗，胸闷泛恶，苔黄腻，脉濡数。

三、治疗

（一）针刺疗法

治法：疏风解表。以手太阴肺经、手阳明大肠经和督脉穴为主。

主穴：列缺、风门、风池、合谷 、外关、大椎。

配穴：风寒者，加肺俞、尺泽；风热者，加曲池、鱼际；暑湿，加中脘、阴陵泉；体虚感冒，加足三里；头痛，加印堂、太阳；咽喉肿痛者，加少商；咳嗽，加天突；恶心呕吐，加内关；鼻塞，加迎香。

操作：针用泻法。风热感冒，大椎行刺络拔罐；少商点刺出血；足三里用补法或平补平泻法。每日 1 次，每次留针 30 分钟，10 次为 1 个疗程。

（二）其他疗法

1.耳针

选穴：肺、气管、内鼻、耳尖、三焦。

操作：用王不留行籽耳穴贴压，要求每天用手指按压 3~5 次，每次 5~10 分钟。或者用揿针（皮内针）埋针治疗，每 3 天 1 换。或毫针刺激，每次选 2~3 穴，强刺激，每次留针 30 分钟，每日 1 次，10 次为 1 个疗程。

2.拔罐

选穴：大椎、肺俞、风门。

操作：留罐 15 分钟，或背部膀胱经分布处用走罐法。每日 1 次，10 次为 1 个疗程。

3.刺络拔罐

选穴：大椎、肺俞。

操作：局部常规消毒后用三棱针点刺，使其自然出血，火罐拔于穴位上，留罐 10 分钟后起罐，清洁血迹并再次消毒针眼。每日 1 次，10 次为 1 个疗程。

咳 嗽

咳嗽是因外邪侵袭肺系，肺失宣肃，肺气不清所致，以咳嗽、咯痰为主要症状的病证。“咳”指有声无痰，“嗽”指有痰无声，有声有痰为“咳嗽”。慢性咳嗽迁延日久，或年老体弱，肺气大伤，则可并发喘息，成为咳喘。

现代医学的呼吸道感染，急、慢性气管炎，支气管扩张等，凡以咳嗽为主要临床表现者，均可参照治疗。

一、病因病机

咳嗽有外感、内伤两大类。外感咳嗽多为外邪侵袭肺系；内伤咳嗽为脏腑功能失调，内伤于肺。不论邪从外入或自内发，均可引起肺失宣肃、肺气上逆而咳嗽。外感咳嗽发病较急，除咳嗽主症外，常兼见表证，若治疗不当，可转为慢性咳嗽；内伤咳嗽经久难愈，感受外邪亦可急性发作。

1.外感咳嗽

外邪侵袭，遂使肺气不宣，升发肃降失常，使肺气上逆而为咳嗽。由于六淫中风、寒、燥、热等表现的性质不同，因而临床可出现风寒、风热、燥热等不同咳嗽。

2.内伤咳嗽

如饮食不节，嗜食肥甘辛辣，损伤脾胃，脾失健运，酿湿生痰，痰湿上贮于肺；或七情所伤，肝失条达，气郁化火，气火循经上逆犯肺所致。

二、辨证

(一)外感咳嗽

外感咳嗽发病较急，除咳嗽外，常兼见表证。咳嗽声重，咳痰稀薄色白，伴头痛鼻塞、恶寒发热、无汗等表证，苔薄白，脉浮或浮紧者，为风寒。咳嗽痰黄稠，咳而不爽，口渴咽痛，身热，或见头痛，恶风有汗，苔薄黄，脉浮数者，为风热。干咳少痰，咯痰不爽，鼻咽干燥，口干，舌尖红，苔薄黄少津，脉细数者，为燥热伤肺。

(二)内伤咳嗽

内伤咳嗽经久难愈，可兼有脏腑功能失调症状。咳嗽气粗，痰多黄稠，烦热口干，舌红，苔黄腻，脉滑数，为痰热壅肺。气逆作咳，痰少质黏，咳嗽阵阵，面红咽干，咳时引胁作痛，舌红，苔薄黄少津，脉弦数，为肝火犯肺。干咳少痰，或痰中带血，潮热，失眠盗汗，心烦，手足心热，形瘦乏力，舌红少苔，脉细数，为肺阴亏虚。咳嗽痰多，色白而黏，胸脘作闷，身重易倦，苔白腻，脉濡滑，为痰湿蕴肺。咳声低微，咳而伴喘，咯痰清稀色白，食少，气短胸闷，神倦乏力，自汗畏寒，舌淡嫩，苔白，脉弱，为肺气亏虚。

三、治疗

(一)针刺疗法

1.外感咳嗽

治法：疏风解表，宣肺止咳。以手太阴肺经、手阳明大肠经穴为主。

主穴：中府、列缺、肺俞、尺泽。

配穴：风寒者，加孔最、外关；发热者，加大椎、曲池；头痛者，加风池、上星；肢体痛楚者，加昆仑、身柱；咽喉痛者，加少商。

操作：针用泻法。发热时大椎、肺俞刺络拔罐；风寒并可加灸。少商可点刺出血。

2.内伤咳嗽

治法：润肺化痰，降逆止咳。以手太阴肺经、足少阴肾经穴为主。

主穴：太溪、肺俞、列缺、天突、尺泽。

配穴：痰热壅肺，加曲池、丰隆；肝火犯肺，加阳陵泉、行间；肺阴亏虚，加膏肓俞、足三里；痰湿蕴肺，加中脘、阴陵泉；肺气亏虚，加脾俞、气海；咳血者，加孔最、血海。

操作：针用平补平泻法。实证用泻法，虚证用补法。每日 1 次，每次留针 30 分钟，10 次为 1 个疗程。

(二)其他疗法

1.耳针

选穴：交感、神门、肺、气管。

操作：用王不留行籽耳穴贴压，要求每天用手指按压 3~5 次，每次 5~10 分钟。或者用揿针(皮内针)埋针治疗，每 3 天 1 换。或毫针刺激，中等刺激强度，每次留针 30 分钟，每日 1 次，10 次为 1 个疗程。

2.穴位注射

选穴：肺俞、足三里。

操作：胎盘组织液 2ml。局部常规消毒，在选定穴位处刺入，待局部有酸麻或胀感后再将药物注入。每穴 0.5ml，每日或隔日 1 次。

3.拔罐

选穴：大椎、肺俞、风门。

操作：每日 1 次，留罐 15 分钟。

4.穴位贴敷

选穴：肺俞、膏肓俞、脾俞、风门。

操作：用白芥子、甘遂、附子、麻黄等研成细末，加入基质，调成膏状，制成1cm×1cm 药饼，贴在穴位上，用胶布固定，留 6~8 小时，一周一次，5 次 1 个疗程。三伏天使用最好。

支气管哮喘(附过敏性哮喘)

以发作性喉中哮鸣有声，呼吸困难，甚则喘息不能平卧为主要表现。其区别在于：哮病有宿根，为一种经常发作性疾病；喘病则多并发于各种急、慢性疾病中。哮必兼有喘，故一般通称哮喘，而喘未必兼有哮。

现代医学的支气管哮喘、喘息性支气管炎、慢性阻塞性肺气肿、肺源性心脏病、嗜酸性粒细胞增多症、心源性哮喘，以及其他肺部过敏性疾病均可参照治疗。

一、病因病机

先有宿痰伏肺，再因外邪、饮食、情志、劳倦等因素致气滞痰阻，气道挛急、狭窄而发病。本病的病因主要是痰饮内伏于肺，病位主要在肺，但亦与脾肾关系密切。“伏痰”(宿痰)内伏于肺，每因外感、饮食、情志、劳倦等诱因而引发。

二、辨证

(一)发作期

喉中哮鸣有声，胸膈满闷，咳痰稀白，面色晦滞，或有恶寒发热、头身痛，舌淡，苔白滑,脉浮紧,为冷哮。喉中哮鸣有声,气粗息涌,胸膈烦闷,呛咳阵作,痰黄黏稠,面红,伴有发热,心烦口渴,舌红,苔黄腻,脉滑数,为热哮。

(二)缓解期

平时有自汗,怕风,常易感冒,每因气候变化而诱发,发病前喷嚏频作、鼻流清涕,苔薄白,脉浮,为肺气亏虚。平素痰多,倦怠无力,食少便溏,每因饮食不当而诱发,苔薄白,脉细缓,为脾气亏虚。平素气息短促,动则加重,腰酸腿软,脑转耳鸣,不能劳累,下肢不温,小便清长,舌淡,脉沉细,为肾气亏虚。

三、治疗

(一)针刺疗法

1.发作期

治法:宣肺化痰,豁痰降逆。以手太阴肺经、任脉穴为主。

主穴:列缺、尺泽、肺俞、天突、中府、膻中。

配穴:热哮者,加曲池、大椎;头痛身痛者,加温溜;寒热者,加外关;痰多者,加丰隆;呕恶者,加内关。

操作:针用泻法,背部穴位加灸。每日1次,每次留针30分钟,10次为1个疗程。

2.缓解期

治法:固本培元,止哮。以手太阴肺经穴、足少阴肾经穴、背俞穴为主。

主穴:定喘、肓俞、肺俞、太渊、孔最。

配穴:脾气虚,加脾俞、足三里、气海;肾气虚,加肾俞、太溪;鼻塞痒者,加印堂、迎香;恶心者,加内关;眩晕者,加百会、率谷;腹胀痛者,加天枢、下脘;五心烦热、盗汗者,加复溜、阴郄;浮肿者,加复溜、水分;夜尿多者,加关元。

操作:针用补法,或补泻兼施,或用灸法。每日1次,每次留针30分钟,10次为1个疗程。

(二)其他疗法

1.耳针

选穴:肺、气管、皮质下、交感。

操作:每次选2~3穴,强刺激,留针30分钟,每日1次,10次为1个疗程。

2.穴位注射

选穴:肺俞、足三里。

操作:胎盘组织液2ml。局部常规消毒,在选定穴位处刺入,待局部有酸麻或胀感后再将药物注入,每穴0.5ml,每日1次,10次为1个疗程。

3.拔罐

选穴:大椎、肺俞、风门。

操作:留罐15分钟。每日1次,10次为1个疗程。

4.穴位贴敷

选穴：肺俞、膏肓俞、脾俞、风门。

操作：用白芥子、甘遂、附子、麻黄等研成细末，加入基质，调成膏状，制成1cm×1cm药饼，贴在穴位上，用胶布固定，留6~8小时，一周一次，5次1个疗程。三伏天使用最好。

附：过敏性哮喘

过敏性哮喘是一种比较顽固的疾病，是一种以气道慢性炎症和气道高反应性为特征的过敏性疾病。临床表现为反复发作的伴有哮鸣音的呼气性呼吸困难，胸闷和咳嗽，症状大多具有可逆性，可自行或经治疗后缓解。大部分哮喘患者都存在过敏现象或者有过敏性鼻炎，有过敏性鼻炎的哮喘患者的发病前兆有打喷嚏、流鼻涕、鼻痒、眼痒、流泪等症状。

一、病因病机

过敏性哮喘不同于一般的普通哮喘，它是由于免疫系统发生变态反应导致的一种气道突变狭窄，从而引发的由肥大细胞、嗜酸性粒细胞和T淋巴细胞等多种细胞参与的慢性气道炎症。冷空气、花粉、尘螨等吸入性物质是引发过敏性哮喘的主要过敏源，某些易致过敏的食物和药物也能引发过敏。当这些物质被人体吸入或接触后，破坏气道黏膜，出现黏膜的水肿、分泌物增多等症状，黏膜下层平滑肌痉挛收缩，最终导致气道狭窄，哮喘由此发生。过敏性哮喘发生时，常伴有咳嗽和打喷嚏等症状。

二、辨证

过敏性哮喘发作前有先兆症状，如打喷嚏、流涕、咳嗽、胸闷等，如不及时处理，可因支气管阻塞加重而出现哮喘，严重者被迫采取坐位或呈端坐呼吸，干咳或咯大量白色泡沫痰，甚至出现紫绀等。但一般自行或用平喘药物等治疗后可以缓解。某些患者在缓解数小时后可再次发作，甚至导致哮喘持续状态。

三、治疗

（一）针刺疗法

治法：宣肺化痰，豁痰降逆。以手太阴肺经、任脉穴为主。

主穴：列缺、尺泽、肺俞、天突、中府、膻中。

配穴：鼻塞者，加印堂、迎香；痰多，加丰隆；呕恶，加内关；腹胀痛者，加天枢、下脘；五心烦热、盗汗者，加复溜、阴郄；浮肿者，加复溜、水分；夜尿多者，加关元。

操作：针用泻法，背部穴位加灸。每日1次，每次留针30分钟，10次为1个疗程。

（二）其他方法

1.耳针

选穴：肺、气管、皮质下、交感。

操作：每次选2~3穴，强刺激，留针30分钟，每日1次，10次为1个疗程。

2.穴位注射

选穴：肺俞、足三里。

操作：胎盘组织液2ml。局部常规消毒，在选定穴位处刺入，待局部有酸麻或胀感后再将药物注入。每穴0.5ml，每日1次，10次为1个疗程。

3.拔罐

选穴：大椎、肺俞、风门。

操作：留罐15分钟。每日1次，10次为1个疗程。

4.穴位贴敷

选穴：肺俞、膏肓俞、脾俞、风门。

操作：用白芥子、甘遂、附子、麻黄等研成细末，加入基质，调成膏状，制成1cm×1cm药饼，贴在穴位上，用胶布固定，留6~8小时，一周一次，5次1个疗程。三伏天使用最好。

呕 吐

是指胃失和降，气逆于上，迫使胃中的食物从口中吐出的一种病证。有声有物称为“呕”，有物无声称为“吐”，无物有声称为“干呕”，又名“吐逆”。

急性胃炎、胃黏膜脱垂症、神经性呕吐、幽门梗阻、贲门痉挛、肠梗阻、急性肝炎、急性胆囊炎、急性胰腺炎、胆石症、胆道蛔虫症、急性阑尾炎、心源性呕吐、尿毒症、颅脑疾病、细菌性食物中毒、内耳性眩晕等有呕吐症状的均可参照治疗。

一、病因病机

呕吐由外感六淫、内伤饮食、情志失调、脏腑虚弱导致胃失和降，胃气上逆而致。

外感六淫之秽浊之气侵犯胃府导致胃失和降，食物上逆发为呕吐。饮食过多，暴饮暴食或多食不洁食物导致食滞不化，胃气不降而上逆发为呕吐。肝气不舒，横逆犯胃，胃气不降，发为呕吐。素体阴虚，或久病不愈，或热病伤阴，胃阴不足，无力和降，引起呕吐。

二、辨证

（一）寒邪犯胃

呕吐食物残渣，量多如喷，胸脘满闷，可伴有恶寒发热、头身疼痛，苔白腻，脉浮滑。

（二）食滞胃肠

呕吐酸腐食物，吐出为快，大便秘结或秽臭不利，嗳气厌食，脘痞腹胀，苔厚腻，脉滑或沉实。

（三）肝气犯胃

呕吐泛恶，口苦嗳气，胸胁烦闷不适。嘈杂，舌边红，苔薄腻或微黄，脉弦。

（四）胃阴亏虚

干呕，呕吐少量食物黏液，反复发作，胃脘嘈杂，饥不欲食，口燥咽干，大便干结，舌红少津，脉细数。

三、治疗

(一)针灸治法

治法:理气和胃,降逆止呕。以任脉、足阳明胃经穴和背俞穴为主。

主穴:中脘、足三里、内关、合谷、胃俞。

配穴:寒邪犯胃,加关元;食滞胃肠,加腹结、梁丘;肝气犯胃,加行间、肝俞;胃阴亏虚,加胃俞、脾俞;呕吐黄水,加丘墟;腹胀,加气海;泛酸干呕,加内关、公孙;胃灼热,加内庭。

操作:针用泻法,并可加灸。每日1次,每次留针30分钟,10次为1个疗程。

(二)其他疗法

耳针

选穴:胃、肝、交感、皮质下、神门。

操作:用王不留行籽耳穴贴压,要求每天用手指按压3~5次,每次5~10分钟。或者用揿针(皮内针)埋针治疗,每3天1换。或毫针刺激,每次取2~3穴,中等刺激强度,留针30分钟,每日1次,10次为1个疗程。

胃脘痛

胃脘痛以上腹部近心窝处经常发生的疼痛为主症,又称"胃痛",是临床常见病证。

本病相当于现代医学的胃和十二指肠炎、消化性溃疡、胃痉挛、胃下垂、胃黏膜脱垂症、功能性消化不良、痉挛等疾病,可参照治疗。

一、病因病机

胃脘痛系因感受外邪,内伤饮食,情志失调,劳倦过度,伤及于胃,导致胃气郁滞,气血不畅,胃气失和,气机郁滞(气滞血淤,宿食停滞,胃气郁滞),不通则痛;阳气不足,中焦虚寒导致胃络失于温养,胃阴不足则胃失濡养;脉络拘急则气血运行不畅而出现疼痛。

二、辨证

(一)寒邪犯胃

胃脘冷痛暴作,呕吐清水痰涎,畏寒喜暖,口不渴,苔白,脉弦紧。

(二)食滞胃肠

胃脘胀痛,嗳腐吞酸或呕吐不消化食物,吐后痛缓,苔厚腻,脉滑或实。

(三)肝郁气滞

胃脘痞胀疼痛或攻窜胁背,嗳气频作,苔薄白,脉弦。

(四)胃阴亏虚

胃痛隐隐,灼热不适,嘈杂似饥,食少口干,大便干燥,舌红少津,脉细数。

三、治疗

(一)针刺疗法

治法:行气理气,和胃止痛。以任脉、足阳明胃经穴为主。

主穴:中脘、足三里、天枢、内关、公孙。

配穴:寒邪犯胃,加灸神阙;食滞胃肠,加梁丘、内庭;肝郁气滞,加期门、行间;胃阴亏虚,加胃俞、脾俞;痛甚者,加梁丘;胃脘胀痛、苔厚腻者,加阴陵泉;嗳气甚者,加内关、膻中;便黑者,加隐白、膈俞。

操作:针用平补平泻法。或实证用泻法,虚证用补法。可加灸,神阙隔姜灸。每日1次,每次留针30分钟,10次为1个疗程。

(二)其他疗法

1.耳针

选穴:脾、胃、交感、神门、皮质下。

操作:用王不留行籽耳穴贴压,要求每天用手指按压3~5次,每次5~10分钟。或者用揿针(皮内针)埋针治疗,每3天1换。或毫针刺激,每次选用2~3穴。疼痛剧烈时用强刺激,疼痛缓解时用中等刺激强度,留针30分钟,每日1次,10次为1个疗程。

2.拔罐

选穴:膀胱经脾俞、胃俞、肝俞、胆俞。

操作:每次留罐15分钟。每日1次,10次为1个疗程。

膈肌痉挛

膈肌痉挛俗称"打嗝",以胃气上逆触动膈肌,喉间发出呃呃声为主症,声音短促而频繁,连续或间断发作,且难以自制。呃逆可偶然单独发生,亦可为其他疾病的兼有症状。若在急食饱餐,喝吸冷风之后,而出现一时性打嗝,症状轻微,且不治自愈的,一般不视为病态。若在一些急、慢性疾病中或大病后期突然出现呃逆,多为病趋危重的预兆。

现代医学的胃肠神经官能症、胃炎、胃扩张、肝硬化晚期、脑血管疾病、尿毒症及其他胃、肠、腹膜、纵膈、食管的疾病,引起膈肌痉挛发生打嗝的,都可参照辨证治疗。

一、病因病机

进食过快、过冷、过服寒凉药物,使寒邪停滞于胃中,胃气上逆动膈而发生呃逆。恼怒伤肝,肝气横逆犯胃,胃失和降,气逆动膈,发为呃逆。或忧思伤脾,导致脾运化失职,产生的痰浊停滞于胃中,胃气上逆动膈而发生呃逆。或重病久病之后,或误用吐、下之剂,或耗伤中气,或损及胃阴,均可使胃失和降而发呃逆。如病深入肾,则呃逆多为肾气失于摄纳,冲气上乘,挟胃气动膈所致。

二、辨证

(一)胃中寒冷

呃声沉缓有力,膈间及胃脘不舒,得热则减,遇寒则重,食欲减少,口不渴,苔白,脉迟缓。

(二)胃火上逆

呃逆声音洪亮,口臭烦渴,喜冷饮,小便短赤,大便秘结,苔黄,脉滑数。

(三)气滞痰阻

呃逆连声,胀闷不舒,常因情志不畅而诱发或加重,食少,恶心嗳气,肠鸣矢气,苔薄腻,脉弦而滑。

(四)脾胃阳虚

呃声低弱无力,气不得续,面色苍白,手足不温,食少困倦,舌淡苔白,脉沉细弱。

三、治疗

(一)针刺疗法

治法:理气和胃,降逆止呃。以足阳明胃经、手厥阴心包经穴为主。

主穴:天突、内关、足三里、中脘。

配穴:胃中寒冷,加关元;胃火上逆,加天枢、内庭;气滞痰阻,加期门、太冲;脾胃阳虚,加脾俞、胃俞、气海;呕吐酸水或清水,加梁门;口干口苦,加阳陵泉、太溪;眩晕,加风池、百会。

操作:针用平补平泻法,关元加灸。实证用泻法,虚证用补法。每日 1 次,每次留针 30 分钟,10 次为 1 个疗程。

(二)其他疗法

1.耳针

选穴:耳中、神门、交感、脾、肝。

操作:用王不留行籽耳穴贴压,要求每天用手指按压 3~5 次,每次 5~10 分钟。或者用揿针(皮内针)埋针治疗,每 3 天 1 换。或毫针刺激,每次选 2~3 穴,中等刺激强度,每次留针 30 分钟,每日 1 次,10 次为 1 个疗程。

2.呃逆轻症,可用如下方法治疗,也可用作辅助治疗,以加强针灸疗效。

(1)刺鼻取嚏法:以草刺鼻,嚏作而呃逆已。

(2)大惊法:突然惊吓患者,适用于情志因素而患病者。

(3)控制呼吸法:捏住患者鼻子,屏气 1 分钟。

(4)饮温水法:饮服温热水。

(5)压眼法:按压眼球至酸胀为度。

(6)指压天突穴法:用拇指按压天突穴,由轻到重,指端稍向下用力,患者自觉有酸胀感,并憋气,约 1 分钟左右起手。

(7)按中魁穴法:用拇指按压中魁穴,持续 3~5 分钟。

腹 痛

指胃脘部以下,耻骨毛际以上部位发生疼痛为主症的病证。

现代医学的肠易激综合征、消化不良、胃肠痉挛、不完全性肠梗阻、肠黏连、泌尿系结石、急慢性胰腺炎、肠道寄生虫等疾病均可参照治疗。

一、病因病机

外邪侵袭,风、寒、暑、湿、热之邪,侵入脾胃,脾胃失调,气机受阻,腑气不通则痛;暴饮暴食,过食生冷、肥甘厚腻或辛辣,损伤脾胃,气机不畅,导致腑气通降不利而发腹痛;情志失调,肝气横逆犯胃导致肝胃不和,气机不畅而不通则痛;跌仆外伤,或腹部手术后出现气滞血淤,脉络阻塞则疼痛。总之,外邪、阳气素虚、情志失调、饮食不节、内有所伤,均可引起脏腑气机不利,邪气阻滞于腹中,经脉运行不畅,脏腑经络失养,而致腹痛。

二、辨证

(一)辨腹痛的性质

寒痛——腹痛拘急,疼痛剧烈,持续疼痛,遇冷痛剧,得热痛减。

热痛——痛在脐腹,痛处有热感,时轻时重,或伴便秘,得冷痛减。

气滞痛——腹痛时轻时重,痛无定处,伴胸胁不舒,腹胀,嗳气或矢气后胀痛减轻。

血淤痛——少腹刺痛,痛无休止,痛处不移而拒按,常夜间加剧,伴面色晦暗。

伤食痛——因饮食不当,脘腹胀痛,嗳气频作,嗳后稍舒,便后痛减。

新病——多实,伴腹胀、呕逆、拒按。

久病——多虚,痛势绵绵,喜揉喜按。

(二)辨腹痛部位

胁肋、少腹痛——多属肝经病变。

脐以上大腹痛——多为脾胃病变。

脐以下小腹痛——多属膀胱及大小肠病变。

三、治疗

(一)针灸治法

治法:散寒温里,理气止痛。以任脉、足阳明胃经穴为主。

主穴:下脘、足三里、天枢、关元。

配穴:寒邪内阻,加灸关元、神阙;湿热壅滞,加阴陵泉、大都;饮食积滞,加内庭、建里;肝郁气滞,加太冲、期门;淤血内停,加膈俞、三阴交;脾胃虚寒,加脾俞、胃俞、章门、中脘;痛甚者,加梁丘;少腹痛,加阳陵泉、地机;下少腹痛,加上巨虚、昆仑;口苦、舌红甚者,加侠溪;脘腹胀满、苔厚腻者,加阴陵泉;厌食,挑四缝;嗳气甚者,加内关、膻中;心悸气短者,加内关、神门。

操作:针用平补平泻法,神阙、关元可加灸。实证用泻法,虚证用补法。每日1次,每次留针30分钟,10次为1个疗程。

(二)其他疗法

1.耳针

选穴:脾、胃、交感、神门、皮质下。

操作：用王不留行籽耳穴贴压，要求每天用手指按压3~5次，每次5~10分钟。或者用揿针（皮内针）埋针治疗，每3天1换。或毫针刺激，每次选用2~3穴。疼痛剧烈时用强刺激，疼痛缓解时用中等强度刺激。留针30分钟，每日1次，10次为1个疗程。

2.拔罐

选穴：脾俞、胃俞、肝俞、胆俞、肾俞、气海俞、三焦俞。

操作：每次留罐15分钟。每日1次，10次为1个疗程。

便　秘

以排便间隔时间延长超过3天以上，大便干结难解为主要临床表现。

本病多见于各种急、慢性疾病中，以便秘为主要症状。现代医学的功能性便秘、药物性便秘、各种原因致肠蠕动减弱引起的便秘等均可参照治疗。

一、病因病机

食物入胃，经过脾胃的消化、吸收其营养之后，所剩糟粕最后由大肠传送而出，遂为大便。便秘是因过食辛辣，少食蔬菜，以致肠腑积热，津液少，肠道失润，因而大便干燥而腑气不通。肝气郁滞，疏泄失职；或久坐少动，气机郁滞不能下行，因而大便秘结。脾虚气弱、劳倦、饮食内伤或病后、产后以及年老体虚之人，致脾气受损，化源不足，气血两亏，气虚则转运无力，血虚则肠失润泽，则大便秘结。总之，为气阴不足，燥热内结，腑气不畅所致。

二、辨证

（一）肠道实热

大便干结，腹部胀满，按之作痛，口干或口臭，苔黄燥，脉滑实。

（二）气滞肠道

大便不畅，欲解不得，甚则少腹作胀，嗳气频作，苔白，脉细弦。

（三）脾虚气弱

大便秘结，临厕无力努挣，挣则汗出气短，面色（白光）白，神疲气怯，舌淡，苔薄白，脉弱。

（四）脾肾阳虚

大便秘结，面色苍白无华，时作眩晕、心悸，甚则少腹冷痛、小便清长、畏寒肢冷，舌淡，苔白润，脉沉迟。

（五）阴虚肠燥

大便干结，状如羊屎，口干少津，神疲纳呆，舌红苔少，脉细数。

三、治疗

（一）针刺疗法

治法：调理气机，通腑利便。以手阳明大肠经穴为主。

主穴：天枢、合谷、腹结、上巨虚。

配穴：肠道实热，加曲池；肠道气滞，加支沟、行间；脾虚气弱，加脾俞、气海；脾肾阳虚，加肾俞、太溪；阴虚肠燥，加大肠俞、天枢；烦热口渴，加少府、廉泉；口臭，加二间、内庭；胸胁胀满疼痛，加期门、丘墟；腹胀甚，加大横；多汗，加复溜；心悸，加内关；脱肛，加长强、百会；腰冷痛，加委中、命门；口干少津，加金津、玉液；心烦少寐，加神门、行间。

操作：针用泻法，或针用平补平泻法。气海、命门、肾俞可加灸。实证用泻法，虚证用补法。每日1次，每次留针30分钟，10次为1个疗程。

（二）其他疗法

耳针

选穴：大肠、直肠、胃、脾、肝。

操作：用王不留行籽耳穴贴压，要求每天用手指按压3~5次，每次5~10分钟。或者用揿针（皮内针）埋针治疗，每3天1换。或毫针刺激，中等刺激强度，每次留针30分钟，每日1次，10次为1个疗程。

泄泻

是排便次数增多，粪便稀溏或完谷不化，甚至泻出如水样的病证。本病一年四季均可发生，尤以夏秋两季最为多见。急性暴泻，起病突然，病程短，可伴有恶寒、发热等症；慢性久泻，起病缓慢，病程较长，反复发作，时轻时重。

本病相当于现代医学的急慢性肠炎、肠结核、过敏性结肠炎、慢性胰腺炎、肠易激综合征、肠道肿瘤、肠功能紊乱、吸收不良综合征等疾病，均可参照治疗。

一、病因病机

感受外邪，寒、暑、湿、热外邪入侵肠胃，肠胃失调而泄泻；或为饮食所伤，饮食过量、多吃辛辣肥甘及生冷、误食馊腐不洁之物损伤脾胃，运化失职，清浊不分而泄泻；情志失调，肝气郁结，横逆克脾，脾失健运，升降失调则泄泻；或脾胃本身虚弱，或由他脏影响，均可导致脾胃功能失调而清浊不分，水谷混杂而下，造成泄泻。本证的主要病变在于脾胃和大小肠。总之，因感受外邪、饮食所伤、七情不和及脏腑虚弱等，脾胃受损，运化失司，小肠无以分清别浊，大肠传化失司，水为湿，谷为滞，水谷合污而下，发为泄泻。

二、辨证

（一）寒湿困脾

大便清稀或如水样，腹痛肠鸣，恶寒食少，苔白滑，脉濡缓。

（二）肠腑湿热

腹痛即泻，泻下急迫，粪色黄褐秽臭，肛门灼热，可伴有发热，舌红，苔黄腻，脉濡数。

（三）食滞胃肠

腹满胀痛，大便臭如败卵，泻后痛减，纳呆，嗳腐吞酸，苔垢或厚腻，脉滑。

(四)肝气郁滞

腹痛,肠鸣泄泻,每因情志不畅而发,舌红,苔薄白,脉弦。

(五)脾气亏虚

大便溏薄,夹有不消化食物,稍进油腻则便次增多,伴有神疲乏力,舌淡,苔薄白,脉细。

(六)肾阳亏虚

晨起泄泻,大便夹有不消化食物,脐腹冷痛,喜暖,形寒肢冷,舌淡胖,苔白,脉沉细。

三、治疗

(一)针刺疗法

治法:理气和中,调肠止泻。以手阳明大肠经、足阳明胃经穴为主。

主穴:中脘、天枢、上巨虚、合谷、水分。

配穴:寒湿困脾,加神阙、阴陵泉;肠腑湿热,加曲池、内庭;食滞胃肠,加足三里、梁丘;肝气郁滞,加期门、行间;脾气亏虚,加脾俞、章门、大肠俞;肾阳亏虚,加肾俞、关元;腹痛,加神阙、足三里;伴发热,加合谷、大椎;伴呕吐,加内关、公孙;胸胁痞闷,加内关;脐腹冷痛,加神阙、关元。

操作:针用平补平泻法,神阙、关元可加灸。实证用泻法,虚证用补法。每日1次,每次留针30分钟,10次为1个疗程。

(二)其他疗法

1.耳针

选穴:小肠、大肠、胃、脾、肝、肾、交感、神门。

操作:用王不留行籽耳穴贴压,要求每天用手指按压3~5次,每次5~10分钟。或者用揿针(皮内针)埋针治疗,每3天1换。或毫针刺激,每次取3~5穴,中等刺激强度,留针30分钟,每日1次,10次为1个疗程。

2.穴位注射

选穴:天枢、胃俞、脾俞、上巨虚。

操作:每次选2~3穴,用黄连素注射液,或维生素B_1注射液,每次每穴注射0.5~1ml,每日或隔日1次。

痢疾

痢疾是以腹痛、腹泻、里急后重、大便呈赤白黏冻或脓血为主的病症。本病常见于夏秋季节,多有饮食不洁史。急性痢疾发病骤急,可伴有恶寒发热;慢性痢疾则反复发作,迁延难愈。

现代医学的细菌性痢疾、阿米巴痢疾、中毒性痢疾、溃疡性结肠炎等疾病均可参照治疗。

一、病因病机

本病多由饮食生冷不洁之物或感受暑湿疫毒所致。感受湿热疫毒，积滞肠腑，肠膜血络受伤，外邪与食滞交阻肠腑，大肠传导功能失职，气血凝滞，络脉破损，遂致痢下赤白脓血。邪伤气分，则白多赤少；邪伤血分，则赤多白少；气血两伤，则痢下赤白夹杂。

二、辨证

（一）湿热壅结

腹痛，里急后重，大便赤白脓血，每日数次到数十次，肛门灼热，可伴发热，舌红，苔黄腻，脉滑数。

（二）寒湿困脾

腹痛，里急后重，大便赤白黏冻，白多赤少，伴有头身困重、脘痞纳少、口黏不渴，苔白腻，脉濡缓。

（三）正虚邪恋

腹泻时发时止，发时大便赤白黏冻或呈果酱样，腹痛后重；不发时疲倦乏力，食少，腹胀或隐痛，舌淡，苔薄白，脉细。

三、治疗

（一）针刺疗法

治法：疏调肠胃，涩肠止痢。以手足阳明经穴为主。

主穴：合谷、天枢、上巨虚、中脘。

配穴：湿热壅结，加曲池、内庭；寒湿困脾，加关元、阴陵泉；正虚邪恋，加脾俞、胃俞、足三里；发热、烦躁不安，甚至昏迷者，加大椎、水沟、十宣点刺出血；伴恶心，加内关；大便黏滞带血，加地机；午后低热，加照海；心烦口干，加血海、太溪。

操作：针用补泻兼施，关元加灸。实证用泻法，虚证用补法。每日1次，每次留针30分钟，10次为1个疗程。

（二）其他疗法

1.耳针

选穴：大肠、小肠、直肠、神门、脾、肾。

操作：用王不留行籽耳穴贴压，要求每天用手指按压3~5次，每次5~10分钟。或者用揿针（皮内针）埋针治疗，每3天1换。或毫针刺激，每次取3~5穴，急性痢疾用强刺激，留针30分钟，每日1~2次。慢性痢疾用轻刺激，留针20分钟，每日1次，10次为1个疗程。

2.刺络拔罐

选穴：取脐周围1cm处。

操作：以三棱针点刺皮肤2~3分深，以出血为度，再拔火罐，每日1次，10次为1个疗程。

3. 穴位注射

选穴：天枢。

操作：用5%葡萄糖注射液，分注两侧天枢穴，每穴1ml，每日1次，10次为1个疗程。

肝炎(附胆囊炎)

病毒性肝炎，简称肝炎，是肝脏的炎症，是一种常见的传染病，它发病率高，流行强度大，治疗难度大。肝炎相当于中医的"黄疸"、"胁痛"、"积聚"等，肝炎分急性和慢性肝炎。

现代医学的急、慢性病毒性乙肝、甲肝、丙肝、胰腺炎、胆石症、肝硬化等疾病，可参照治疗。

一、病因病机

肝炎的病因有内外两个方面。外因多由感受外邪，饮食不节所致。内因多与脾胃虚寒，内伤不足有关。正气不足加饮食不节，损伤了脾胃，湿热内生，困脾伤肝，造成肝胆脾胃不和，从而加剧了对正气的损伤，导致了肝炎的发生。此外，正气不足，极容易感染疫毒，所以，肝炎流行的主要原因是大众不良的饮食习惯。湿热或疫毒入侵是慢性肝炎的外因，血淤是慢性肝炎的重要病机。

二、辨证

(一)肝胆湿热

身目俱黄，黄色鲜明，发热口渴，口干而苦，恶心欲吐，腹满胁痛，大便秘结或呈灰白色，小便短黄，舌红，苔黄腻，脉弦数。

(二)湿困脾胃

身目俱黄，黄色晦滞，头重身困，脘腹痞满，恶心食少，腹胀，大便溏薄，苔腻微黄，脉弦滑或濡缓。

(三)热毒炽盛

发病急骤，黄疸迅速加深，色如金黄，伴有高热烦渴、神昏谵语，或见出血、便血、肌肤淤斑，舌红降，苔黄而燥，脉弦滑数。

三、治疗

(一)针刺疗法

治法：清利湿热，疏泄肝胆。以足厥阴肝经、足少阳胆经穴为主。

主穴：胆俞、阳陵泉、太冲、至阳、脾俞。

配穴：肝胆湿热，加肝俞、合谷；湿困脾胃，加阴陵泉、三阴交；热毒炽盛，加大椎、水沟；热重，加大椎；便秘，加大肠俞；腹胀便溏甚，加天枢、关元；神昏谵语，加中冲、少冲。

操作：针用泻法，或针用平补平泻。关元可加灸，大椎、中冲、少冲可点刺出血。每日1次，每次留针30分钟，10次为1个疗程。

(二)其他疗法

1.耳针

选穴:胆、肝、脾、胃、耳中。

操作:用王不留行籽耳穴贴压,要求每天用手指按压3~5次,每次5~10分钟。或者用揿针(皮内针)埋针治疗,每3天1换。或毫针刺激,每次取2~3穴,中等刺激强度,每次留针30分钟左右,10天为1个疗程。

2.穴位注射

选穴:肝俞、胆俞、期门、日月、中渚。

操作:每次选2~3穴,以板蓝根注射液或维生素 B_1 注射液注入,每穴注射药液0.5~1ml,每日1次。

附:胆囊炎

胆囊炎表现为突发性右上腹或剑突下剧烈绞痛,放射至右侧后背、肩部、肩胛区或前胸等处,发作时常伴有恶心呕吐及黄疸,右上腹压痛,有时可触到肿胀的胆囊。本病属中医学的"胆胀"、"胁痛"等范畴。胆囊炎在临床上分为急性胆囊炎与慢性胆囊炎,前者以胆囊壁的充血、水肿,胆囊扩张,严重时甚至化脓、坏死为其病理特点。后者则因胆囊功能障碍及感染,胆固醇的代谢失常及胆囊壁的血管病变导致胆囊黏膜的损害。两者都以右上腹疼痛,消化不良为主要临床表现。

一、病因病机

胆囊炎是由于肝胆气滞,湿热壅阻,影响肝脏的疏泄和胆腑的通降机能而发病,与饮食不节,寒温不适等因素有关。急性发作期以实证为主,慢性或缓解期以本虚标实为主。湿可从热化,亦可从寒化。如果情志失调,则肝气郁结;或者酒食不节,劳伤过度等,会损伤脾胃,以致脾失健运,湿浊内停,郁而化热,湿热内蒸,导致胆汁流通不畅,而发生疼痛、黄疸等。总之,本病病位为肝胆、脾胃、肾,而病理因素是湿热、气滞、血淤、气虚、毒盛。

二、辨证

(一)肝郁气滞

右上腹有轻或短暂的隐痛,疼痛每因情志变化而痛,痛连肩背,胸闷不舒,饮食减少,嗳气频发,口苦咽干,无寒热,小便黄,舌苔薄白或薄黄,舌质红,脉弦。

(二)肝胆湿热

起病较急,右胁疼痛阵发性加剧,拒按,发热,口苦,恶心呕吐,目赤肤黄,小便黄,大便不畅或便秘,舌质红,舌苔黄腻,脉弦滑数。

(三)肝郁脾虚

胁痛绵绵,疼痛时发,食少神倦,食后脘腹胀,面黄少华,大便不实,舌质淡或有齿痕,苔薄白,脉细弦或濡。

(四)热毒炽盛

发热,黄疸,脘腹硬满,疼痛拒按,小便赤而少,甚则四肢厥冷,大汗淋漓,谵语神昏,舌质红绛,舌苔黄燥,脉弦细数。

三、治疗

(一)针刺疗法

治法:清利湿热,疏泄肝胆。以足厥阴肝经、足少阳胆经、足太阳膀胱经穴为主。

主穴:胆俞、肝俞、日月、阳陵泉、胆囊穴、期门、太冲。

配穴:绞痛,加合谷、郄门;黄疸,加至阴;呕吐,加内关;热重,加大椎、曲池;肝胆湿热,加肝俞、合谷;湿困脾胃,加阴陵泉、三阴交;热毒炽盛,加大椎、水沟;便秘,加大肠俞;腹胀便溏,加天枢、关元;神昏谵语,加中冲、少冲。

操作:针用泻法,或针用平补平泻。关元可加灸,大椎、中冲、少冲可点刺出血。每日1次,每次留针30分钟,10次为1个疗程。

(二)其他治法

1.耳针

主穴:胰、胆、肝、十二指肠、神门、交感、三焦等穴。

配穴:黄疸者,加肾上腺、内分泌;腹胀者,加脾、胃、贲门;恶心呕吐者,加食道、枕。

操作:每次选反应敏感穴3~5个,用短毫针强刺激,持续捻转,以病人能耐受为度;留针30分钟,间歇行针,每日1次,10次为1个疗程。

2.电针

选穴:取胆俞、胆囊穴、日月、中脘、梁门、太冲。

操作:进针得气后连接电针,用间歇波,刺激由弱渐强,以能耐受为度。每日1次,每次留针30分钟,10次为1个疗程。

甲亢

甲状腺功能亢进症,简称“甲亢”。是甲状腺本身或甲状腺以外的多种原因引起的甲状腺激素分泌过量,作用于全身的组织和器官,造成机体的脏腑、气血、阴阳的偏盛和偏衰,以及代谢亢进为主要表现的疾病的总称。

现代医学的单纯性甲状腺肿大、甲状腺炎、甲状腺腺瘤等可参照治疗。

一、病因病机

突然受到剧烈的精神创伤或长期思想忧郁、精神压抑、七情不遂而导致肝郁气滞,气郁化火,火随气窜,上攻于头而发病;如果长期忧虑则伤心,心肾阴虚、神失内守,则会致病;体质因素是指素体阴虚,特别是女同志,因为处在发育、妊娠、哺乳期的女性体质较虚弱,一旦有气郁,就容易化火,肝火亢盛则灼伤阴血,这样就容易致病。痰气凝聚于目,则会出现眼球突出。

二、辨证

突眼、颈部粗大、兴奋貌,怕热、多汗、手震颤,腹泻、易饥、肌无力,心悸、消瘦。

伴急躁易怒、面红目赤、口苦咽干、头晕、眼花，舌质红，苔黄腻，脉弦，为肝火旺盛型。伴消谷善饥，消瘦乏力，舌质红，苔淡，脉细，为阴虚火旺型。伴心悸心慌、失眠多梦，女性月经紊乱，男性遗精甚至阳痿或乳房发育等，舌质红，苔淡，脉细数，为肝肾阴虚型。

三、治疗

（一）针刺疗法

治法：滋阴降火，行气化痰。以任脉、足阳明胃经穴为主。

主穴：天突、人迎、膻中、合谷、气海、丰隆。

配穴：肝火旺盛，加太冲、期门；阴虚火旺，加太溪、复溜；肝肾阴虚，加肾俞、肝俞、关元；口苦咽干，加阳陵泉、照海；头晕眼花，加百会、率谷、攒竹；心悸心慌，加内关、阴郄；失眠多梦，加百会、安眠、脾俞。

操作：针用补泻兼施，关元加灸。实证用泻法，虚证用补法。每日 1 次，每次留针 30 分钟，10 次为 1 个疗程。

（二）其他疗法

耳针

选穴：神门、内分泌、皮质下、交感、对屏尖、颈。

操作：用王不留行籽耳穴贴压，要求每天用手指按压 3~5 次，每次 5~10 分钟。或者用揿针（皮内针）埋针治疗，每 3 天 1 换。或毫针刺激，每次取 3~5 穴，中等刺激强度，留针 30 分钟，每日 1 次，10 次为 1 个疗程。

胁痛（附肋间神经痛）

胁痛是以一侧或两侧胁肋部疼痛为主要临床表现的病证，也是临床比较多见的一种自觉症状。

本证可见于现代医学的急慢性肝炎、胆囊炎、胆结石、胆道蛔虫、胆绞痛、肋间神经痛等，凡上述疾病中以胁痛为主要表现者，可参照治疗。

一、病因病机

肝位于胁部，其经脉布于两胁，胆附于肝，其脉亦循于胁，故本证主要责于肝胆，且与脾、胃、肾有关。其病情有虚有实，实证以气滞、血淤、湿热为主，三者之中又以气滞为先；虚证多属阴血亏损，肝失所养。实证日久，又可化热伤阴致肝肾阴虚。亦可虚实并见。

二、辨证

（一）实证

胁痛以胀痛为主，疼痛每因情志而增减，胸闷而胀，伴疼痛游走不定，饮食减少，嗳气频频，苔薄，脉弦，为肝气郁结；胁痛以刺痛为主，痛有定处，入夜更甚，胁下或见痞块，舌紫黯，脉沉涩，为淤血内停；伴有恶心呕吐，口苦，舌红，苔黄腻，脉弦滑数，为湿热内郁肝胆。

(二)虚证

胁肋隐痛,绵绵不休,遇劳加重,口干咽燥,心中烦热,头晕目眩,舌红少苔,脉细弦而数。

三、治疗

(一)针刺疗法

治法:疏肝利胆,通络止痛。以足厥阴肝经、足少阳胆经穴为主。

主穴:期门、支沟、阳陵泉、足三里、太冲、日月。

配穴:呕恶,加中脘、内关;淤血内停、痛有定处,加膈俞、三阴交;湿热重、口黏及恶心,加阴陵泉、中脘;头晕,加百会;虚证加肝俞、胆俞、期门、三阴交。

操作:针用补泻兼施。实证用泻法,虚证用补法。每日1次,每次留针30分钟,10次为1个疗程。

(二)其他疗法

1.耳针

选穴:肝、胆、神门、胸。

操作:用王不留行籽耳穴贴压,要求每天用手指按压3~5次,每次5~10分钟。或者用揿针(皮内针)埋针治疗,每3天1换。或毫针刺激,取对侧,中等强度,每次留针30分钟左右,10天为1个疗程。

2.穴位注射

选穴:华佗夹脊穴。

操作:用维生素B_1注射液2ml,注射于相应节段的夹脊穴,每次选2~3穴,每穴0.5ml,直达神经根部附近,待有明显针感后,将针稍向上提再注入药液,取穴宜与胁肋痛点成水平。每日1次,10天为1个疗程。

3.电针

选穴:同针刺疗法。

操作:胁痛发作时,在体针基础上,将电针电极接在任意两对主穴上,疏密波,快频率,强电流连续刺激30分钟。每日1次,10天为1个疗程。

附:肋间神经痛

肋间神经痛是一组症状,指胸神经根(即肋间神经)由于不同原因的损害而产生的压迫、刺激,出现炎性反应,而以胸部肋间或腹部呈带状疼痛为主要表现的周围神经疾病的综合征。该病属于中医"胁痛"范畴,由气滞、血淤、湿热阻滞胁络或阴虚失养所致。

一、病因病机

中医学认为胁属少阳,本病或内因于肝胆病变,或外伤于风寒湿邪,均可导致少阳经气不利,使经络阻滞不畅,引起胁肋疼痛。由气滞、血淤及湿热阻滞胁络或阴虚失养所致。风寒湿邪或温热之邪阻闭脉络,而发痹症。病久淤血阻络,气血不养筋脉，而致拘挛。肋间神经痛其病因有原发性和继发性两种，前者与感染和中毒有关；后者则多继发于邻近器官和组织的感染、外伤、肿瘤、异物压迫及带状疱疹。

二、辨证

疼痛部位大多于左侧 5~9 肋间。疼痛性质为刺痛或灼痛，时时有发作性的增剧，在剧烈运动、喷嚏、咳嗽或深吸气时，疼痛加剧。沿病变的神经有压痛点，受累神经分布区常有感觉过敏或减退。

(一)风寒阻络

胁肋冷痛，遇阴寒天疼痛加剧，畏寒肢冷，舌质淡，苔白，脉沉细。

(二)湿热浸淫

胁肋酸痛，或酸麻胀痛，口苦潮热，心烦，纳呆，小便短黄，舌质红，苔黄腻，脉弦数或濡数。

(三)淤血阻络

胁肋刺痛，痛如刀割，部位固定，夜间痛甚，舌质紫黯或有淤斑，脉弦细。

三、治疗

(一)针刺疗法

治法：疏肝利胆，通络止痛。以足厥阴肝经、足少阳胆经穴为主。

主穴：阿是穴、期门、阳陵泉、绝骨、外关。

配穴：风寒重，加风池、大椎；湿热重，加阴陵泉、曲池；淤血阻络，加血海、膈俞。

操作：针用泻法。每日 1 次，每次留针 30 分钟，10 次为 1 个疗程。

(二)其他治法

1.耳针

选穴：肝、胆、神门、胸。

操作：用王不留行籽耳穴贴压，要求每天用手指按压 3~5 次，每次 5~10 分钟。或者用揿针(皮内针)埋针治疗，每 3 天 1 换。或毫针刺激，取对侧，中等刺激强度，每次留针 30 分钟左右，10 天为 1 个疗程。

2.穴位注射

选穴：夹脊穴。

操作：用维生素 B_1 注射液 2ml，注射于相应节段的夹脊穴，每次选 2~3 穴，每穴 0.5ml，直刺达神经根部附近，待有明显针感后，将针稍向上提再注入药液。取穴宜与胁肋痛点成水平。每日 1 次，10 天为 1 个疗程。

3.电针

选穴：同针刺疗法。

操作：胁痛发作时，在体针基础上，将电针电极接在任意两对主穴上，疏密波，快频率，强电流连续刺激 30 分钟。每日 1~2 次，10 天为 1 个疗程。

糖尿病

糖尿病是以多饮、多食、多尿、乏力、消瘦,或尿有甜味为主要临床表现的一种疾病,其中口渴引饮为上消,善食易饥为中消,饮一溲一为下消,统称消渴。

本病相当于现代医学的糖尿病。尿崩症具有多饮、多尿等症状,亦可参照治疗。

一、病因病机

糖尿病的病因比较复杂,禀赋不足、饮食失节、情志失调、劳欲过度等原因均可导致本病。本病病变的脏腑主要在肺、胃、肾,其病机主要在于阴津亏损,燥热偏胜,而以阴虚为本,燥热为标,两者互为因果。阴愈虚则燥热愈盛,燥热愈盛则阴愈虚。病变的脏腑主要在肺、胃、肾,尤以肾为关键,往往互相影响。迁延日久,还可造成气阴两伤、阴阳俱虚。

二、辨证

糖尿病由禀赋不足、阴虚燥热所致,以多饮、多食、多尿为主症。

(一)燥热伤肺

烦渴多饮,口干咽燥,多食易饥,小便量多,大便干结,舌红,苔薄黄,脉数。

(二)胃热津伤

消谷善饥,大便秘结,口干欲饮,形体消瘦,舌红,苔黄,脉滑有力。

(三)肾阴亏虚

尿频量多,混如脂膏,头晕目眩,耳鸣,视物模糊,口干唇燥,失眠心烦,舌红无苔,脉细弦数。

(四)阴阳两虚

尿频,色混如青,面色黧黑,耳轮枯焦,腰膝酸软,消瘦显著,阳痿或月经不调,畏寒面浮,舌淡苔白,脉沉细无力。

三、治疗

(一)针刺疗法

治法:清热润燥,养阴生津。以足少阴肾经、足阳明胃经、足太阴脾经穴为主。

主穴:胰俞、脾俞、胃俞、肝俞、三阴交、太溪。

配穴:上消,加肺俞、太渊;中消,加内庭、足三里;下消,加膀胱俞、三焦俞;阴阳两虚,加气海、关元;烦渴引饮者,加廉泉、内庭;嘈杂善饥者,加中脘、内关;视物模糊者,加攒竹、光明;头晕者,加上星、率谷;眩晕者,加太冲、透涌泉;失眠者,加神门、三阴交。

操作:针用平补平泻法,或针用补泻兼施法;或实证用泻法,虚证用补法。每日1次,每次留针30分钟,10次为1个疗程。

(二)其他疗法

1.耳针

选穴:胰、内分泌、肾、三焦、耳迷根、神门、肝。

操作:用王不留行籽耳穴贴压,要求每天用手指按压3~5次,每次5~10分钟。

或者用揿针(皮内针)埋针治疗,每3天1换。或毫针刺激,中等刺激强度,每次留针30分钟,每日1次,10次为1个疗程。

2.皮肤针

选穴:胸7~10两侧旁1.5寸。

操作:叩刺胸7~10两侧,隔日或每日1次,10次为1个疗程。

3.穴位注射

选穴:胸8夹脊穴、脾俞,或胸8夹脊穴、肾俞。

操作:用当归注射液或小剂量胰岛素,每穴注射0.5~2ml,隔日1次,10次为1个疗程。

肥 胖

肥胖是由于多种原因导致体内脂肪堆积过多,体重异常增加,并伴有头晕乏力、神疲懒言、少动气短等症状的一类病证。

现代医学的单纯性(体质性)肥胖病、继发性肥胖病(如继发于下丘脑及垂体病、胰岛病及甲状腺功能低下等的肥胖病),可参照治疗。

一、病因病机

肥胖多因年老体弱、过食肥甘、缺乏运动、先天禀赋等导致气虚阳衰、痰湿淤滞形成。

早在《黄帝·内经》就认识到肥胖与人的体质有关,现代已明确认识到,肥胖的发生具有家族性。阳热体质,胃热偏盛者,食欲亢进,食量过大,脾运不及,可致膏脂痰湿堆积而成肥胖。此外,肥胖的发生还与性别、地理环境等因素有关,由于女性活动量较男性少,故女性肥胖者较男性为多。

病机总属阳气虚衰、痰湿偏盛。脾气虚弱则运化传输无力,水谷精微失于输布,化为膏脂和水湿,留滞体内而致肥胖;肾阳虚衰,则血液鼓动无力,水液失于蒸腾气化,致血行迟缓,水湿内停,而成肥胖。

病位主要在脾与肌肉,与肾虚关系密切,亦与心肺的功能失调及肝失疏泄有关。

二、辨证

体重超出标准体重[标准体重(kg)=(身高(cm)-100)×0.9)(Bmca标准体重)]的20%以上,或体重质量指数[体重质量指数=体重(kg)/身高(m)]超过24为肥胖,排除肌肉发达或水分潴留因素,即可诊断为本病。

初期轻度肥胖体重仅增加20%~30%,常无自觉症状。中重度肥胖常见伴随症状,如神疲乏力、少气懒言、气短气喘、腹大胀满。甚者动则汗出、面浮肢肿。

三、治疗

(一)针刺疗法

治法:祛湿化痰,活血通络。以手、足阳明经及足太阴脾经穴为主。

主穴:曲池、天枢、中脘、阴陵泉、丰隆、内庭。

配穴：上腹胖者，加上脘、建里；下腹胖者，加大巨、水道；便秘者，加支沟、腹结；神疲乏力、少气懒言者，加脾俞、足三里；动则汗出者，加内关、复溜。

操作：针用泻法，或针用平补平泻法；或实证用泻法，虚证用补法。每日 1 次，每次留针 30 分钟，10 次为 1 个疗程。

(二)其他疗法

1.耳针

选穴：胃、内分泌、三焦、脾、饥点。

操作：用王不留行籽耳穴贴压，要求每天用手指按压 3~5 次，每次 5~10 分钟。或者用揿针(皮内针)埋针治疗，每 3 天 1 换。或毫针刺激，每次选穴 2~3 个，中等刺激强度，留针 30 分钟，每日 1 次，10 次为 1 个疗程。

2.拔罐

选穴：背俞穴，或同针刺穴。

操作：在腹部穴位或背俞穴拔罐，或上述穴位留针罐、留罐 30 分钟，或背部走罐以红为度，每日 1 次，10 次为 1 个疗程。

冠心病

冠心病是以胸部闷痛，甚则心痛连背、喘息不能平卧为主症的一种心脏疾病，轻者仅感胸闷，呼吸不畅，重者胸痛，严重者心痛彻背，背痛彻心。以中、老年发病者居多。

本病多见于现代医学的冠状动脉硬化性心脏病、缺血性心脏病中的心绞痛、心肌梗死、心包炎、二尖瓣脱垂综合征、病毒性心肌炎、心肌病、慢性气管炎、慢性阻塞性肺气肿、慢性胃炎等。出现胸闷、心痛彻背、短气、喘不得卧等症状者，均可参照治疗。

一、病因病机

本病的发生由邪阻心络、气血运行不畅而致，多与寒邪、饮食、情志不调、年老体虚有关。其病机有虚实两方面，实为寒凝、气滞、血淤、痰阻等痹阻胸阳，阻滞心脉；虚为心脾肝肾亏虚，心脉失养。

二、辨证

(一)心血淤阻

心胸阵痛，如刺如绞，固定不移，入夜为甚，伴有胸闷心悸、面色晦黯，舌紫黯，或伴有淤斑，舌下络脉青紫，脉沉涩或结代。

(二)寒凝心脉

心胸痛如缩窄，遇寒而作，形寒肢冷，胸闷心悸，甚则喘息不得卧，舌淡，苔白滑，脉沉细或弦紧。

(三)痰浊内阻

心胸窒闷如有物压感，气短喘促，多形体肥胖，肢体沉重，脘痞，痰多口黏，苔白腻，脉滑。痰浊化热则心痛如灼,心烦口干,痰多黄稠,大便秘结,舌红,苔黄腻,脉滑数。

(四)心气虚弱

心胸隐痛,反复发作,胸闷气促,动则喘息,心悸自汗,倦怠懒言,面色㿠白,舌淡或有齿痕,苔薄白,脉弱或结代。

(五)心肾阴虚

心胸隐痛,久发不愈,心悸盗汗,心烦少寐,腰酸膝软,耳鸣头晕,气短乏力,舌红,苔少,脉细数。

三、治疗

(一)针刺疗法

治法:活血化淤,通络止痛。以手厥阴心包经、手少阴心经穴为主。

主穴:阴郄、神门、心俞、膈俞、巨阙、膻中。

配穴:心血淤阻,加至阳、内关;寒凝心脉,加厥阴俞、关元;痰浊内阻,加膻中、丰隆;心气虚弱,加气海、足三里;心肾阴虚,加肾俞、太溪;舌紫黯,加少商、少冲;恶寒,加灸肺俞、风门;脘闷纳呆,加足三里、中脘;痰浊化热,加内庭、合谷、阴陵泉;兼见形寒肢冷、舌淡或紫黯,加灸关元、命门;脉结代,加太渊;便秘,加天枢、照海。

操作:针用泻法,或平补平泻法。可灸关元、命门,少商、少冲可点刺出血。每日1次,每次留针30分钟,10次为1个疗程。

(二)其他疗法

耳针

选穴:心、小肠、交感、皮质下,配缘中、肺、肝、胸、降压沟、枕。

操作:用王不留行籽耳穴贴压,要求每天用手指按压3~5次,每次5~10分钟。或者用揿针(皮内针)埋针治疗,每3天1换。或毫针刺激,每次选3~5穴,中等刺激强度,留针30分钟左右,每日1次,10天为1个疗程。

心率失常

心率失常是由心失所养或邪扰心神,致心跳异常、自觉心慌悸动不安,甚则不能自主的一种病证。临床一般多呈反复发作性,每因情绪波动或劳累而发作。可伴胸闷胸痛,气短喘息,或头晕失眠等症。病情较轻者为惊悸,病情较重者为怔忡,可呈持续性。

各种原因所致之心律失常:心动过速、心动过缓、过早搏动、房颤、室颤、房扑、室扑、房室传导阻滞、预激综合征、病态窦房结综合征、心功能不全、心肌炎、心脏神经官能症等均可参照治疗。

一、病因病机

心主血脉主神志,心神不宁是本病的基本机制。导致心神不宁的外部因素有七情所伤、劳倦过度、药食不当等,其内因常与禀赋不足,素质虚弱,久病失养等有关。其病变常虚实兼夹,但以虚为主。气血阴阳亏虚致心失所养,邪扰心神而致心神不宁。虚证为气血阴阳亏虚致心神失养,实证为痰火扰心、水饮凌心、淤血阻脉致气血运行不畅。

二、辨证

(一)心虚胆怯

心悸因惊恐而发,悸动不安,气短自汗,神倦乏力,少寐多梦,舌淡,苔薄白,脉细弦。

(二)心脾两虚

心悸不安,失眠健忘,面色皖白,头晕乏力,气短易汗,纳少胸闷,舌淡红,苔薄白,脉弱。

(三)阴虚火旺

心悸不宁,思虑劳心尤甚,心中烦热,少寐多梦,头晕目眩,耳鸣,口干,面颊烘热,舌红,苔薄黄,脉细弦数。

(四)心血淤阻

心悸怔忡,胸闷心痛阵发,或面唇紫黯,舌紫黯或有淤斑,脉细涩或结代。

(五)水气凌心

心惊悸怔忡不已,胸闷气喘,咳吐大量泡沫痰涎,面浮足肿,不能平卧,目眩,尿少,苔白腻或白滑,脉弦滑数。

(六)心阳虚弱

心悸,动则加重,胸闷气短,形寒肢冷,头晕,面色苍白,舌胖苔白,脉沉细迟或结代。

三、治疗

(一)针刺疗法

治法:益气安神。以手少阴心经、手厥阴心包经穴为主。

主穴:心俞、巨阙、间使、神门、膻中。

配穴:心虚胆怯,加胆俞、大陵;心脾两虚,加脾俞、足三里;阴虚火旺,加太溪、阴郄;心血淤阻,加膈俞、血海;水气凌心,加阴陵泉、内关;心阳虚弱,加厥阴俞、至阳、气海;善惊,加大陵;自汗、气短,加足三里、复溜;腹胀、便溏,加上巨虚、天枢;手足心热,加劳宫、涌泉;失眠健忘,加四神聪、印堂;气短、自汗,加复溜;腹胀、便清,加公孙、天枢。

操作:针用补法,或针用平补平泻法,气海加灸。实证用泻法,虚证用补法。每日1次,每次留针30分钟,10次为1个疗程。

(二)其他疗法

1.耳针

选穴:心、神门、胸、肺、皮质下、肾。

操作:用王不留行籽耳穴贴压,要求每天用手指按压3~5次,每次5~10分钟。或者用揿针(皮内针)埋针治疗,每3天1换。或毫针刺激,每次选2~3穴,中等刺激强度，留针30分钟，每日或隔日治疗1次，10天为1个疗程。

2.穴位注射

选穴：取心俞、内关。

操作：用维生素B_1注射液2ml，分注2穴，每穴0.5ml，每日或隔日治疗1次，10天为1个疗程。

神经衰弱

神经衰弱是因患者长期的精神创伤或突然受到某种精神刺激而造成的一种神经官能性疾病，主要症状为失眠、健忘、多梦、心悸、记忆力减退、注意力不集中、头痛、头昏、易烦躁、食欲不振等。

现代医学的神经官能症、更年期综合征、脑震荡后遗症、甲亢、肝病、贫血、动脉粥样硬化症（脑动脉）、慢性中毒、精神分裂症早期等均可参照本病治疗。

一、病因病机

情志不畅，肝气郁结可使肝失条达，气郁不舒，郁而化火，上扰心神，神不得安则发病。心脾两虚，思虑过度，劳伤心脾；饮食不节，或过食少食，使肠胃受伤，胃气不和；体虚久病，身体虚弱，肾阴耗伤或肾虚精亏，脏腑机能减退，导致心脾不足，故而为病。肝气郁结，气机不畅，嗜酒成性，过食油腻，损伤脾胃，滋生痰热都是其致病因素。

二、辨证

（一）肝郁化火

心烦不能入睡，烦躁易怒，胸闷胁痛，头痛面红，目赤口苦，便秘尿黄，舌红，苔黄，脉弦数。

（二）痰热内扰

睡眠不安，心烦懊恼，胸闷脘痞，口干痰多，头晕目眩，舌红，苔黄腻，脉滑或滑数。

（三）阴虚火旺

心烦不寐，或时寐时醒，手足心热，头晕耳鸣，心悸健忘，颧红潮热，口干少津，舌红苔少，脉细数。

（四）心脾两虚

多梦易醒，心悸健忘，头晕目眩，神疲乏力，面色少华，舌淡苔薄，脉细弱。

（五）心虚胆怯

夜寐多梦易惊，心悸胆怯，舌淡，苔薄，脉弦细。

三、治疗

（一）针刺疗法

治法：调理阴阳，安神利眠。以手厥阴心包经、手少阴心经穴为主。

主穴：风池、神门、印堂、百会、安眠、照海、申脉。

配穴：肝郁化火，加行间、足窍阴；痰热内扰，加丰隆、曲池；阴虚火旺，加大陵、太溪；心脾两虚，加脾俞、心俞、三阴交；心虚胆怯，加胆俞、阳陵泉；耳鸣者，加听会、中渚；目赤者，加太阳、攒竹；眩晕者，加率谷；耳鸣者，加听宫；遗精者，加志室；便秘者，加天枢、上巨虚；多梦者，加魄户；健忘者，加志室、百会；神疲体倦者，加中脘、足三里；多汗者，加肓俞。

操作：针用补泻兼施法，可灸百会。每日1次，每次留针30分钟，10次为1个疗程。

（二）其他疗法

1.耳针

选穴：皮质下、交感、心、脾、神门。

操作：用王不留行籽耳穴贴压，要求每天用手指按压3~5次，每次5~10分钟。或者用揿针（皮内针）埋针治疗，每3天1换。或毫针刺激，每次取2~3穴，中等刺激强度，每次留针30~40分钟，每日一次，10次为1个疗程。

2.拔罐

选穴：背俞穴。

操作：沿背部膀胱经分布处留罐15分钟；或用走罐法，以背部潮红为度。每日1次，10次为1个疗程。

癔　病

癔病由于情志不畅、气机郁滞所致，以心情抑郁、情绪不宁，胸部满闷、胁肋胀痛，或易怒喜哭，或咽中如有异物梗塞等症为主要临床表现。

现代医学的焦虑症、更年期综合征及反应性精神病，都可参考辨证治疗。

一、病因病机

七情过极，刺激过于持久，超过机体的调节能力，导致情志失调，尤以悲忧恼怒最易致病，思虑不遂或忧思过度，久郁伤脾，脾失健运，长期肝郁不解，情志不畅，肝失疏泄，可引起五脏气血失调。

总之，癔病主要为七情所伤。情志不遂，或郁怒伤肝，导致肝气郁结而为病，故病位主要在肝，但可涉及心、脾、肾。肝失疏泄、脾失健运、心失所养、脏腑阴阳气血失调是癔症的主要病机。此外，本病的发生与先天禀赋有关。

二、辨证

（一）痰气郁结

精神抑郁，神志呆钝，胸闷叹息，忧虑多疑，自语或不语，不思饮食，苔薄白而腻，脉弦细或弦滑。

（二）气虚痰结

精神抑郁，淡漠少语，甚则目光呆滞，妄闻妄见，面色萎黄，便溏，舌淡，舌体胖，苔白腻，脉滑或弱。

(三)心脾两虚

神志恍惚,言语错乱,心悸易惊,善悲欲哭,夜寐不安,食少倦怠,舌淡,苔白,脉细弱。

(四)阴虚火旺

神志恍惚,多言善惊,心烦易躁,失眠,形瘦面红,口干,舌红,苔少,脉细数。

三、治疗

(一)针刺疗法

治法:理气解郁,化痰开窍。以足厥阴肝经穴、足阳明胃经穴和背俞穴为主。

主穴:肝俞、太冲、心俞、神门、三阴交。

配穴:痰气郁结,加脾俞、丰隆;气虚痰结,加脾俞、丰隆、足三里;心脾两虚,加心俞、脾俞、足三里;阴虚火旺,加肾俞、太溪;妄见,加睛明;妄闻,加听宫;悲泣,加太渊、肺俞;不思饮食,加下脘、内关;自汗、短气,加大椎、内关;心悸者,加神门、至阳。

操作:针用泻法,或针用平补平泻法。每日1次,每次留针30分钟,10次为1个疗程。

(二)其他疗法

1.耳针

选穴:神门、皮质下、肾、枕、内分泌、心、肾等穴。

操作:用王不留行籽耳穴贴压,要求每天用手指按压3~5次,每次5~10分钟。或者用揿针(皮内针)埋针治疗,每3天1换。或毫针刺激,每次选用3~4穴,中等刺激强度,留针30分钟左右,每日1次,10次为1个疗程。

2.电针

选穴:足三里、内关、太冲、三阴交。

操作:每次对称取穴2~4个,用毫针刺入,得气后通上电极,使用断续波刺激,电刺激量缓慢增大至患者可耐受的程度,通电30分钟,每日治疗1次。10次为1个疗程。

3.穴位注射

选穴:厥阴俞、内关。

操作:用丹参注射液2ml,注射双侧厥阴俞、内关,每次每穴0.3~0.5ml,如失眠重则睡前注射,每日1次,10次为1个疗程。

抑郁症

本病因情志不畅、气机郁滞而致,以抑郁善忧、情绪不宁或易怒善哭为主症。临床甚为常见,以女性发病居多,并多有郁怒、悲哀、忧愁等情志所伤史。可兼有精神不振,胸闷胁胀,善太息,不思饮食,失眠多梦等症状。

相当于现代医学的神经官能症、神经衰弱、焦虑症等。另外,也见于更年期综合征及反应性精神病等，均可参考治疗。

一、病因病机

本病发生的主要原因为情志失调，尤以怒、郁、思、悲为主因，可致气机失常，郁滞为患。终至五脏气机失和，以肝、脾、心的功能失调为主而发病。初起多实，日久转虚或虚实夹杂。本病虽以气、血、湿、痰、火、食六郁邪实为主，但病延日久则易由实转虚，或因火郁伤阴而导致阴虚火旺，心肾阴虚之证；或因脾伤气血生化不足，心神失养，而导致心脾两虚之证。

二、辨证

（一）肝气郁结

精神抑郁，胸胁作胀，或脘痞，嗳气频作，善太息，或月经不调，苔薄白，脉弦。

（二）气郁化火

急躁易怒，胸闷胁胀，头痛目赤，口苦，嘈杂泛酸，便结尿黄，舌红，苔黄，脉弦数。

（三）忧郁伤神

神志不安，心胸烦闷，多梦易醒，悲忧善哭，舌尖红，苔薄白，脉弦细。

（四）心脾两虚

善思多虑，胸闷心悸，失眠健忘，面色萎黄，头晕，神疲倦怠，自汗，纳呆，舌淡，苔薄白，脉弦细或细数。

（五）阴虚火旺

虚烦少寐，烦躁易怒，心悸头晕，颧红，手足心热，口干咽燥，或见盗汗，舌红、苔薄，脉弦细或细数。

三、治疗

（一）针刺疗法

治法：疏肝、理气、解郁。以手、足厥明经及足少阳胆经穴为主。

主穴：期门、阳陵泉、神门、内关、足三里、百会。

配穴：肝气郁结，加肝俞、太冲；气郁化火，加行间、内庭；忧郁伤神，加膻中、心俞；心脾两虚，加心俞、脾俞、三阴交、足三里；阴虚火旺，加三阴交、太溪、太冲；月经不调者，加三阴交、合谷；吐苦水者，加日月；呕恶、口苦者，加中脘、侠溪；善惊易恐者，加胆俞、肝俞；心胸烦闷，加公孙、中脘；神志恍惚，加百会、神庭；郁闷不舒者，加内关、太冲；失眠健忘，加百会、安眠；心悸头晕，加内关、率谷。

操作：针用平补平泻法，或补泻兼施。每日1次，每次留针30分钟，10次为1个疗程。

（二）其他疗法

1.耳针

选穴：神门、交感、内分泌、心、肾等穴。

操作：用王不留行籽耳穴贴压，要求每天用手指按压3~5次，每次5~10分钟。

或者用揿针(皮内针)埋针治疗,每3天1换。或毫针刺激,每次选2~3穴,中等刺激强度,留针30分钟,每日1次,10次为1个疗程。

2.电针

选穴:足三里、内关、太冲、三阴交。

操作:每次对称取穴2~4个,用毫针刺入,得气后通电,使电刺激量缓慢增大至患者可耐受的程度。通电30分钟,每日治疗1次,10次为1个疗程。

3.穴位注射

选穴:心俞、内关。

操作:用丹参注射液2ml,注射双侧心俞、内关,每次每穴0.3~0.5ml,如失眠重则睡前注射,每日1次,10次为1个疗程

精神分裂症

本病因七情化火、煎熬津液为痰、痰热壅盛、迷塞心窍所致,是以精神亢奋、躁扰不宁、打人毁物、动而多怒为特征的临床常见的精神失常疾病,多见于青少年。

现代医学的精神分裂症抑郁型、单纯型,精神分裂症的紧张性兴奋型、青春型及偏执型,躁狂抑郁症的躁狂型,以及急性反应性精神病中的反应性兴奋状态等,均可参照治疗。

一、病因病机

本病的发生多由内伤七情,脏腑功能逆乱,阴阳失调,痰热壅盛,迷塞心窍所致。也有因淤血内阻所致者。七情内伤,饮食失节,禀赋不足致痰气郁结,或痰火壅盛,则脏腑功能失调,阴阳不平,闭塞心窍,气血逆乱。总之与痰、气、火、淤相关,四者常相互兼夹、相互影响,且以气郁为先。

二、辨证

(一)痰火上扰

彻夜不眠,头痛躁狂,两目怒视,面红目赤,甚则狂乱莫制,骂人毁物,逾垣上屋,高歌狂呼,舌红,苔多黄腻或黄燥,脉弦大滑数。

(二)火盛阴伤

狂躁日久,病势较缓,时而烦躁不宁,时而多言善惊,恐惧不安,形瘦面红,心烦不寐,口干唇红,舌红无苔,脉细数。

(三)气滞血淤

躁扰不安,恼怒多言,甚则登高而歌,或妄闻妄见,面色暗滞,胸胁满闷,头痛心悸,舌紫黯有淤斑,脉弦数或细。

三、治疗

(一)针刺疗法

治法:清心豁痰,安神定志。以督脉、手少阴心经、足厥阴肝经穴为主。

主穴:水沟、太冲、劳宫、印堂、神庭、神门。

配穴：痰火上扰，加丰隆、中脘；火盛阴伤，加郄门、大陵、然谷；气滞血淤，加合谷、血海、膈俞；便秘者，加支沟、天枢；头痛者，加上星、头维、太阳；心悸者，加内关；妄闻妄见者，加听宫、睛明。

操作：针用泻法，或针用平补平泻法。每日 1 次，每次留针 30 分钟，10 次为 1 个疗程。

(二)其他疗法

1.耳针

选穴：神门、交感、内分泌、心、肝等。

操作：用王不留行籽耳穴贴压，要求每天用手指按压 3~5 次，每次 5~10 分钟。或者用揿针(皮内针)埋针治疗，每 3 天 1 换。或毫针刺激，每次选 2~3 穴，强刺激，留针 30 分钟左右，每日 1 次，10 次为 1 个疗程。

2.电针

选穴：(1)水沟、神庭；(2)大椎、风府。

操作：每次选用 1 组穴，针后通以脉冲电流 40 分钟，或用连续波作时间较长的强刺激。每日 1 次，10 次为 1 个疗程。

3.穴位注射

选穴：心俞、间使、足三里、三阴交。

操作：用氯丙嗪注射液 25~50mg，每日注射 1 次，每次选用 1~2 穴，各穴交替使用。10 次为 1 个疗程。

癫　痫

本病是一种反复发作性的神志异常的病证，俗称“羊痫风”。临床表现为，突然意识丧失，甚则仆倒，不省人事，强直抽搐，口吐涎沫，两目上视或口中怪叫，过时自醒，醒后如常人。本病多见于青少年，男性多于女性。

本病相当于现代医学的癫病，故原发性癫痫和继发性癫痫均可参照本病治疗。

一、病因病机

本病的形成多由七情失调、饮食不节、劳累过度和先天因素，致使脏腑功能失调，顽痰阻闭心窍。肝经风火内动，常因风、火触动痰浊，痰淤内阻，脏腑功能失调，阴阳偏盛偏衰，元神失控，蒙蔽清窍而发病。

二、辨证

(一)痰火上扰

卒然仆倒，不醒人事，四肢强痉拘挛，口中有声，口吐白沫，烦躁不安，气高息粗，口臭便干，舌红或黯红，苔黄腻，脉弦滑。

(二)风痰闭窍

发则卒然昏仆，目睛上视，口吐白沫，手足抽搐，喉中痰鸣，舌淡红，苔白腻，脉滑。

(三)淤阻脑络

发则卒然昏仆,全身抽搐,或单以口角、眼角、肢体抽搐,颜面口唇青紫,舌紫黯或有淤点,脉涩。

(四)血虚风动

或卒然仆倒,或面部烘热,或两目上视,或局限性抽搐,或四肢抽搐无力,手足蠕动,二便自遗,舌淡少苔,脉细弱。

(五)心脾两虚

久发不愈,卒然昏仆,或仅头部下垂,四肢无力,伴面色苍白、口吐白沫、四肢抽搐无力、口黏目闭、二便自遗,舌淡,苔白,脉弱。

(六)肝肾阴虚

发则卒然昏仆,或失神发作,或语蹇,四肢逆冷,肢体抽搐瘫痪,手足抽动,健忘失眠,腰膝酸软,舌红绛,少苔或无苔,脉弦细数。

三、治疗

(一)针刺疗法

1.发作期

治法:开窍醒神。以任、督两脉及足厥阴肝经穴为主。

主穴:水沟、百会、涌泉、后溪、神庭、神门。

操作:针用泻法。强刺激,每日1次,每次留针30分钟,10次为1个疗程。

2.缓解期

治法:熄风止搐。以任、督两脉及足少阳胆经、足厥阴肝经穴为主。

处方:水沟、百会、阳陵泉。

配穴:痰火上扰,加阳陵泉、丰隆;风痰闭窍,加风池、太冲、丰隆;淤阻脑络,加血海、膈俞;血虚风动,加脾俞、血海、足三里;心脾两虚,加心俞、中脘、足三里;肝肾阴虚,加肝俞、肾俞、太溪、太冲;夜间发作,加照海;白昼发作,加申脉;眩晕者,加合谷、率谷;头痛者,在局部以梅花针叩刺微出血;虚烦不眠者,加三阴交、神门;心悸气短者,加内关、膻中;发作持续昏迷不醒者,可针涌泉,灸气海;神疲面白、久而不复者,为阴精气血俱虚之象,加气海、足三里、百会。

操作:针刺实证用泻法,虚证用补法。气海、足三里、百会可灸。每日1次,每次留针30分钟,10次为1个疗程。

(二)其他疗法

1.耳针

选穴:胃、神门、心、枕、脑点。

操作:用王不留行籽耳穴贴压,要求每天用手指按压3~5次,每次5~10分钟。或者用揿针(皮内针)埋针治疗,每3天1换。或毫针刺激,每次选2~3穴,中等刺激强度,留针30分钟,隔日1次,10次为1个疗程。

2.穴位注射

选穴：足三里、内关、大椎、风池。

操作：用维生素 B_1 注射液 2ml，或维生素 B_{12} 注射液 2ml，每穴注入 0.5ml，每次选用 2~3 穴。每日 1 次，10 次为 1 个疗程。

痴呆

痴呆是一种以智能减退为主要临床表现的神志异常的疾病，表现为智力低下，记忆力、理解力、判断力、计算力、思维能力均明显减退，记忆近事及远事的能力减退，理解别人语言和有条理地回答问题的能力障碍，甚至生活不能自理。

现代医学的老年性痴呆(真性老年性痴呆)，早老性痴呆(阿尔海默氏痴呆)、血管性痴呆(脑动脉硬化性痴呆，为第二位原因)、混合性痴呆、脑叶萎缩症、正压性脑积水、脑淀粉样血管病、代谢性脑病、中毒性脑病(如一氧化碳中毒性痴呆)、麻痹性痴呆、小儿痴呆等均可参照治疗。

一、病因病机

老年性痴呆与衰老关系密切，由于脑神经细胞退性行改变和死亡，造成脑组织弥漫性萎缩而引起痴呆。小儿痴呆与小儿大脑发育不全有关。中风、眩晕等病日久，或失治误治导致脏腑气血亏损不足，而致脑髓失养，以及久病入络，脑脉闭阻，脑与脏气不相顺接而发为痴呆。总之是肝肾不足、气血亏虚、经脉失养、髓海空虚，以及淤血痰浊阻滞经脉而致。

二、辨证

轻者——神情淡漠，寡言少语，反应迟钝，善忘。

重者——终日不语，或闭门独居，或口中喃喃独语，言辞颠倒，行为异常，笑哭无常，或不欲食，数日不知饥饿。

(一)髓海不足

智能减退，记忆力、计算力、定向力、判断力明显减退，神情呆钝，词不达意，头晕耳鸣，腰酸骨软，齿枯发焦，舌瘦色淡，苔薄白，脉沉细弱。

(二)脾肾亏虚

表情呆滞，沉默寡言，记忆力减退，失认失算，口齿含糊，词不达意，食少纳呆，气短懒言，口涎外溢，四肢不温，腰膝酸软，舌质淡白，舌红少苔或无苔，脉沉细弱 。

(三)痰蒙清窍

表情呆钝，智力减退，哭笑无常，喃喃自语，或终日不语，呆若木鸡，伴不思饮食，脘腹胀满，痞满不适，口多涎沫，头重如裹，舌质淡，苔白腻，脉滑。

(四)淤血内阻

表情呆钝，言语不利，善忘，易于惊恐，思维异常，行为古怪，伴肌肤甲错，口干不欲饮，舌质黯，或有淤点、淤斑，脉细涩。

三、治疗

(一)针刺疗法

治法:补肾填精,益神健脑。以任、督、足少阴肾经穴为主。

主穴:百会、四神聪、神庭、太溪、阳陵泉、绝骨。

配穴:脾肾亏虚,加脾俞、足三里、肾俞;肝肾不足,加肝俞、肾俞、太冲、照海;痰蒙清窍,加丰隆、中脘;淤血内阻,加血海、膈俞、委中;气血亏虚,加气海、足三里、膈俞;头晕耳鸣,加率谷、听会、外关;气短懒言,加脾俞、中脘、足三里;口多涎沫,加脾俞、地仓、廉泉。

操作:针用补泻兼施法。可灸百会。每日1次,每次留针30分钟,10次为1个疗程。

(二)其他治法

1.耳针

选穴:心、肝、肾、神门、脑点、肾上腺。

操作:用王不留行籽耳穴贴压,要求每天用手指按压3~5次,每次5~10分钟。或者用揿针(皮内针)埋针治疗,每3天1换。或毫针刺激,每次取2~3穴,中等刺激强度,留针30分钟左右,每日1次,10次为1个疗程。

2.头针

选穴:取顶中线、额中线、颞前线、颞后线。

操作:每次选2~3穴,毫针强刺激,留针30分钟,每日1次,10次1个疗程。或配合使用电针,疏密波,中等刺激强度,留针30分钟,每日1次,10次1个疗程。

头痛

头痛是临床常见的自觉症状,可单独出现,亦见于多种疾病的过程中。疼痛部位多在头部额、颞、巅顶,或左或右辗转发作,或呈全头痛。疼痛的性质多为跳痛、刺痛、胀痛、昏痛、隐痛,或头痛如裂等。本病常为隐袭起病,逐渐加重或反复发作。每次发作可持续数分钟、数小时或数日,也有持续数周的。

现代医学的血管神经性头痛、紧张性头痛、三叉神经痛、外伤后头痛及高血压病和脑动脉硬化等病造成的头痛、神经官能症及某些感染性疾病、五官科疾病的头痛等,均可参照治疗。

一、病因病机

本病病因诸多,盖头为诸阳之会,又为髓海所在,人的气血皆上注于头,故内伤诸疾导致气血逆乱,淤阻经络,脑失所养,均可发生头痛。头痛之病因不外外感与内伤两类。外感多因六淫邪气侵袭,内伤多与情志不遂、饮食劳倦、跌仆损伤,体虚久病、禀赋不足、房劳过度等因素有关。头痛可分为外感和内伤两大类。外感头痛多因外邪上扰清窍,壅滞经络,络脉不通。内伤头痛之病机多与肝、脾、肾三脏的功能失调有关。

二、辨证

头痛部位可发生在前额、两颞、巅顶、枕项或全头部。疼痛性质可为跳痛、刺痛、胀痛、灼痛、重痛、空痛、昏痛、隐痛等。头痛发作形式可为突然发作,或缓慢起病,或反复发作,时痛时止。头为诸阳之会,阳明头痛,在前额部及眉棱骨等处;太阳头痛,在头后部,下连于项;少阳头痛,在头之两侧,并连及于耳;厥阴头痛则在巅顶部位,或连目系。

(一)肝阳上亢

头痛而胀,或抽掣而痛,痛时常有烘热,面红目赤,耳鸣如蝉,心烦口干,舌红,苔薄黄,脉弦。

(二)痰浊上扰

头痛胀重,或兼目眩,胸闷脘胀,恶心食少,痰多,苔白腻,脉弦滑。

(三)淤阻脑络

头痛反复,经久不愈,痛处固定,痛如锥刺,舌紫黯或有淤斑,苔薄白,脉细弦或细涩。

(四)气血亏虚

头痛绵绵,两目畏光,午后加重,神疲乏力,面色皖白,心悸寐少,舌淡,苔薄,脉弱。

(五)肝肾阴虚

头痛眩晕,时轻时重,视物模糊,五心烦热,口干,腰酸腿软,舌红少苔,脉细弦。

三、治疗

(一)针刺疗法

治法:疏通头窍,通络止痛。以督脉、手足厥阴肝经、足少阳胆经穴为主。

主穴:风池、阿是穴、太阳、合谷、列缺、神庭。

配穴:肝阳上亢,加期门、行间;痰浊上扰,加中脘、丰隆;淤阻脑络,加膈俞、委中;气血亏虚,加足三里 、三阴交;肝肾阴虚,加肝俞、肾俞、太冲、太溪;眩晕者,加四神聪;耳鸣如蝉,加听会、率谷;呕吐者,加内关;便秘者,加天枢;阳明头痛者,加印堂、头维;少阳头痛者,加率谷、绝骨;太阳头痛者,加天柱、后溪;厥阴头痛者,加四神聪、内关;头痛缓解后,酌灸肝俞、脾俞、气海等穴;五心烦热甚者,加劳宫、涌泉。

操作:针用补泻兼施,或阿是穴、委中可刺络出血。亦可加灸。每日1次,每次留针30分钟,10次为1个疗程。

(二)其他疗法

1.耳针

选穴:枕、额、脑、神门。

操作:用王不留行籽耳穴贴压,要求每天用手指按压3~5次,每次5~10分钟。或者用揿针(皮内针)埋针治疗,每3天1换。或毫针刺激,每次选2~3穴,中等刺激强度,留针30分钟,每日1次,10次为1个疗程。顽固性头痛可在耳背静脉点刺出血。

2.皮肤针

选穴：太阳、印堂、阿是穴。

操作：用皮肤针重叩太阳、印堂及头痛处出血，加拔火罐。每日1次，10次为1个疗程。本法适用于实证头痛。

三叉神经痛

本病指面颊抽掣疼痛而言。本病多发于一侧，亦有两侧俱病者。发病年龄以40~60岁为多。初起每次疼痛时间较短，发作间隔时间较长，久则发作次数越来越频，疼痛程度越来越重，病情顽固，自愈者极少。

一、病因病机

本病系外邪侵袭面部筋脉，凝滞筋脉，气血痹阻，或因外伤，致气滞血淤而发面痛，或气血痹阻而致。

二、辨证

疼痛突然发作，呈阵发性电击样疼痛，如撕裂、针刺、火灼一样，患者极难忍受，每次疼痛时间很短，数秒钟或数分钟后自行缓解，但连续在数小时或数日内反复发作。疼痛时间短可几日，长可数年，周期不定。疼痛部位以面颊、上下颌部为多，额部疼痛较为少见。疼痛常有一起点，可因吹风、洗脸、说话、吃饭等刺激此点而发作。

风寒证，多伴有鼻流清涕，苔白，脉浮。风热证，痛处有灼热感，多伴流涎，目赤流泪，苔薄黄，脉数。气滞血淤，可由情志因素而诱发，多伴痛处不移，舌黯或有淤斑，脉细涩。

三、治疗

(一)针刺疗法

治法：疏通经脉，祛风止痛。以手阳明大肠经、足阳明胃经穴为主。

主穴：额部痛：攒竹、阳白、头维、率谷、合谷、内庭。

上颌痛：四白、颧髎、上关、迎香、合谷、陷谷。

下颌痛：承浆、颊车、下关、翳风、合谷、解溪。

配穴：风寒表证者，加风池、列缺；风热表证者，加大椎、曲池；气滞血淤者，加太冲、三阴交。

操作：针用泻法。针刺应采用“静以久留”的补法，以扶正祛邪。每日1次，每次留针30~60分钟，10次为1个疗程。

(二)其他疗法

1.耳针

选穴：面颊、颌、额、神门。

操作：用王不留行籽耳穴贴压，要求每天用手指按压3~5次，每次5~10分钟。或者用揿针(皮内针)埋针治疗，每3天1换。或毫针刺激，每次取2~3穴，强刺激，留针 30 分钟左右，每日 1 次，10 次为 1 个疗程。

2.穴位注射

选穴：阿是穴。

操作：用维生素 B_{12} 或 B_1 注射液或 1%普鲁卡因注射液注射压痛点，每次取1~2点，每点注入 0.5ml。每隔 2~3 日注射 1 次，5 次为 1 个疗程。

面 瘫

面瘫是以口眼歪斜为主要症状的疾病。任何年龄、任何季节均可发病，但以青壮年为多见。本病发病急速，为单纯性的一侧面部发病，无半身不遂、神志不清等症状。本病又称口歪、口眼歪斜等。

现代医学的周围性面神经麻痹和周围性面神经炎，均可参照治疗。

一、病因病机

本病多由经络空虚，风寒或风热之邪乘虚侵袭阳明、少阳经络，以致经气阻滞，经筋失养，筋肉纵缓不收而发病。风寒证多有面部受凉因素，如迎风睡眠、电风扇对着一侧面部吹风过久等。风热证往往继发于感冒发热、中耳炎、牙龈肿痛之后，伴有耳内、乳突轻微作痛。

二、辨证

起病突然，每在睡眠醒来时，发现一侧面部板滞、麻木、瘫痪，不能作蹙额、皱眉、露齿、鼓颊等动作；口角歪斜，漱口漏水，进餐时食物常常停滞于病侧齿颊之间；病侧额纹、鼻唇沟消失，眼睑闭合不全，迎风流泪。部分患者初起有耳后、耳下及面部疼痛，还可出现患侧舌前 2/3 味觉减退或消失、听觉过敏等症。病程延久，部分患者口角歪向病侧，名为“倒错”现象。

三、治疗

(一)针刺疗法

治法：疏经活血，通络祛风。以手、足阳明经及手少阳三焦经和足少阳胆经穴为主。

主穴：风池、阳白、翳风、地仓、颊车、合谷、太冲。

配穴：鼻唇沟平坦者，加迎香、禾髎；鼻唇沟歪斜者，加水沟；额唇沟歪斜者，加承浆；目不能合者，加丝竹空、攒竹或申脉、照海；燥热伤阴者，加太溪；肝气郁结，加行间、期门；脾胃虚弱，加天枢、足三里。

操作：初期针用泻法，后期针用补法，加灸。每日 1 次，每次留针 30 分钟，10 次为 1 个疗程。

(二)其他疗法

1.皮肤针

选穴：阳白、太阳、地仓、颊车、合谷。

操作：用皮肤针叩刺上穴，以局部微红为度。每日或隔日 1 次，10 次为 1 个疗程。

2.耳针

选穴:面颊、肺、脾、神门、交感。

操作:用王不留行籽耳穴贴压,要求每天用手指按压3~5次,每次5~10分钟。或者用揿针(皮内针)埋针治疗,每3天1换。或毫针刺激,中等刺激强度,每次留针30分钟左右,每日1次,10次为1个疗程。

3.电针

选穴:地仓、颊车、阳白、童子髎。

操作:在以上穴位通电20分钟,通电量以患者感到舒适、面部肌肉微见跳动为宜。每日1次,10次为1个疗程。面瘫后期使用。

4.拔罐

选穴:面部诸穴。

操作:面部闪罐,以面部红润为度。或面部刺络拔罐。每日1次,10次为1个疗程。本病在针灸治疗期间,可配合湿热敷,每次10分钟,每日1~2次。

眩晕(附高血压、低血压)

眩指眼花或眼前发黑,晕指头晕甚或感觉自身或周围景物旋转。以头晕目眩,视物运转为主要表现。轻者闭目即止;重者如坐车船,旋转不定,不能站立,或伴有恶心呕吐,甚则昏倒等。本证亦称头眩、掉眩、风眩等。二者常同时并见,故统称为"眩晕"。

现代医学的内耳性眩晕、颈椎病、椎一基底动脉系统血管病、高血压、脑动脉硬化及贫血、梅尼埃综合征、神经衰弱等临床表现以眩晕为主症者,均可参考治疗。

一、病因病机

眩晕由风阳上扰,痰淤内阻或脑髓不充,脑窍失养所致。眩晕之病因虽有多种,但其基本病理变化,不外虚实两端。虚者为髓海不足,或气血亏虚,清窍失养;实者为风、火、痰、淤扰乱清空。本病的病位在于头,其病变与肝、脾、肾三脏相关。

二、辨证

(一)肝火上扰

眩晕耳鸣,头痛且胀,易怒,失眠多梦,或面红目赤,口苦,舌红,苔黄,脉弦。

(二)痰湿中阻

头重如裹,视物旋转,胸闷作恶,呕吐痰涎,苔白腻,脉滑。

(三)气血亏虚

头晕目眩,面色淡白,神疲乏力,心悸少寐,舌淡,苔薄白,脉弱。

(四)肝肾阴虚

眩晕久发不已,视力减退,少寐健忘,心烦口干,耳鸣,神疲乏力,腰膝酸软,舌红,苔薄,脉弦细。

三、治疗

(一)针刺疗法

1.实证

治法:平肝潜阳,熄风定眩。以手、足厥阴肝经及足少阳胆经穴为主。

主穴:风池、百会、率谷、合谷、内关。

配穴:肝火上扰,加肝俞、行间;痰湿中阻,加阴陵泉、丰隆、中脘;失眠多梦甚者,加神门、三阴交;口苦,加阳陵泉;耳鸣,加听会、外关。

操作:针用泻法,或针用平补平泻法。每日1次,每次留针30分钟,10次为1个疗程。

2.虚证

治法:益气升阳,养血定眩。以足少阴肾经、足太阴脾经穴为主。

主穴:风池、百会、肝俞、肾俞、内关、足三里、三阴交。

配穴:气血亏虚,加血海、膈俞、气海;肝肾阴虚,加太溪、太冲;气短自汗者,加膻中、复溜;面色淡白、神疲乏力,加脾俞、中脘;心悸少寐,加内关、神门;五心烦热者,加内关、三阴交;耳鸣,加耳门、翳风;视力减退,加睛明、球后;少寐健忘,加四神聪、神门。

操作:针用补法或用灸法。百会、气海用灸法。每日1次,10次为1个疗程。

(二)其他疗法

1.耳针

选穴:(1)肝火上扰:肝、胆、高血压点、目1、目2。

(2)气血亏虚:肾上腺、皮质下、脾、胃。

(3)肝肾不足:肾、肝、肾上腺、内分泌、皮质下。

(4)痰湿中阻:脾、胃、肺、耳尖。

操作:常规消毒,每次选2~4穴,以毫针刺,留针30分钟,留针期间可间隔捻针。亦可用穴位注射,注射维生素B_{12}注射液1ml,每次每穴0.2ml,每日1次,10次为1个疗程。

2.头针

选穴:晕听区。

操作:针与头皮呈30°左右夹角,用夹持进针法刺入帽状腱膜下,达到该区的应用长度后,每1分钟捻转200次;捻转2~3分钟,留针20分钟。每日1次,10次为1个疗程。

3.穴位注射

选穴:(1)肝火上扰,取三阴交、肝俞、胆俞。

(2)心脾两虚,取足三里、血海、脾俞。

(3)痰浊中阻,取丰隆、中脘、阴陵泉。

(4)肝肾不足,取肝俞、肾俞、悬钟。

操作:肝火上扰取三阴交、肝俞、胆俞,注入当归注射液,每穴各0.3ml,左右交替,每日1次。心脾两虚取足三里、血海、脾俞,注入胞二磷胆碱注射液2ml,每次0.3~0.5ml,每日1次。痰浊中阻取丰隆、中脘,注射维生素B_1,每穴0.3ml。肝肾不足取肝俞、肾俞、悬钟,注入维生素B_{12},每穴0.3ml,每日1次。均令注药穴位产生较强的酸胀感。10次为1个疗程。

附:高血压

高血压病指在静息状态下动脉收缩压和/或舒张压增高(≥140/90mmHg),常伴有脂肪和糖代谢紊乱以及心、脑、肾和视网膜等器官功能性或器质性改变,是以器官重塑为特征的全身性疾病。休息5分钟以上,两次以上非同日测得的血压≥140/90mmHg,可以诊断为高血压。

一、病因病机

高血压病多因长期精神紧张、忧思恼怒、机体阴阳平衡失调,或嗜食肥甘厚腻、烟酒过度,也与遗传因素等有关。情志失调,肝火上炎;肝肾阴虚,水不涵木,或肝阳上亢,肾水不足;肝肾不足,冲任失调(更年期阶段的妇女,常可出现肝肾不足、冲任失调的高血压病);气阴两虚,久病不愈,气阴、阴阳俱损;饮食失常,痰浊内蕴,嗜酒肥甘、膏粱厚味、饥饱无度,可致高血压病。

二、辨证

高血压的症状因人而异。早期可能无症状或症状不明显,仅仅会在劳累、精神紧张、情绪波动后血压升高,并在休息后恢复正常。随着病程延长,血压明显地持续升高,逐渐会出现各种症状。此时被称为缓进型高血压病。

(一)肝阳偏盛

眩晕、头痛、性情急躁、失眠、口苦、面红目赤,舌红,苔黄,脉弦。

(二)肝肾阴虚

头部空虚感、头痛、眩晕、耳鸣、面部潮红、手足心热、腰膝无力、易怒、心悸、乏力、失眠、健忘,舌红,苔薄白,脉弦细。

(三)阴阳两虚

严重的眩晕,走路轻浮无力,心悸气促,面部或双下肢水肿,夜尿多,记忆力减退,畏寒肢冷,腰膝酸软,胸闷,呕吐或突然晕倒。舌淡,苔白,脉细。

三、治疗

(一)针刺疗法

治法:滋阴降火,清利头目。以督脉、足厥阴肝经穴为主。

主穴:百会、风池、曲池、合谷、涌泉。

配穴:肝火旺,加行间、太冲;肾阴虚,加肾俞、太溪;肾阳虚,加命门、关元;痰湿盛,加丰隆、阴陵泉;气血虚,加气海、足三里;阴阳两虚,加关元、肾俞;头痛,加印堂、神庭、列缺;失眠,加神门、安眠;心慌心悸,加内关、心俞;记忆力减退,加四神聪;夜尿多,加中极、关元。

操作:针用平补平泻法,或补泻兼施,实证用补法,虚证用泻法。每日1次,每次留针30分钟,10次为1个疗程。

(二)其他方法

1.耳针

选穴:降压沟、肾上腺、耳尖、交感、神门、心。

操作:用王不留行籽耳穴贴压,要求每天用手指按压3~5次,每次5~10分钟。或者用揿针(皮内针)埋针治疗,每3天1换。或毫针刺激,每次取2~3穴,中等刺激强度,每次留针30分钟,隔日1次,10次为1个疗程。

2.三棱针

选穴:取耳尖、大椎、曲池、印堂、委中。

操作:每次选2~3穴,点刺出血2~3滴,隔日1次。或点刺完毕在上穴拔罐,出血1~2ml,隔日1次,10次为1个疗程。

3.刮痧

选穴:背部:膀胱经——双侧厥阴俞至膈俞、肾俞、志室。

胸部:任脉——膻中至中脘。

上肢:心包经——双侧内关。

下肢:胃经——双侧足三里。脾经——双侧三阴交。肾经——双侧涌泉。

操作:用刮痧板在上述部位上刮痧,以出痧印为度,一周2次,10次为1个疗程。

附:低血压

低血压是指:收缩压低于12千帕(90mm汞柱),舒张压低于8千帕(60mm汞柱);65岁以上的人收缩压低于13.33千帕(100mm汞柱),舒张压低于8千帕(60mm汞柱)。低血压伴有精神怠倦、头昏眩晕、心慌气短、肢冷畏寒。低血压可分为原发性低血压、体位性低血压和症状性低血压,其中的体质性慢性低血压为临床所常见。低血压属于中医学"眩晕"、"虚劳"、"晕厥"等范畴。

一、病因病机

低血压因气虚阳弱,气机升降失调,清阳不升,阴阳失调,脏腑功能低下所致。本病多为先天禀赋不足,后天失养,思虑过度而致气血衰少,气虚阳弱,鼓动无力,气血不能充分通达四末而血压下降;供血不足,脑失滋养,故见头昏、眩晕,甚至晕厥;病久体虚不复,积劳,脏腑气血阴阳亏损;脾胃虚寒,中阳不足,心脾两亏,肾气虚弱,心脉搏动无力所致。

二、辨证

(一)气虚型

头晕眼花,身倦疲劳,气短乏力,食后腹胀,四肢无力,舌质淡,脉弱。

(二)阳虚型

经常头晕,喜热怕冷,手足不温,口淡不渴,心悸气短,舌质淡,苔薄腻,脉细沉。

(三)气阴两虚

心悸心慌,头晕头昏,气短,易疲劳,自汗,便干,舌质嫩红,脉细。

三、治疗

(一)针刺疗法

治法:补气养血。以任、督、足太阳膀胱经穴为主。

主穴:百会、气海、足三里、脾俞、血海。

配穴:心阳虚,加心俞、内关;肾阳虚,加肾俞、命门、关元;中气不足,加中脘、三阴交;阳气虚脱,加神阙、关元;头晕头痛,加风池、太阳;心悸心慌,加内关、厥阴俞;自汗便干,加天枢、复溜;失眠健忘,加四神聪、印堂。

操作:针用平补平泻法,或补泻兼施。百会、神阙、关元重灸,足三里宜常年施灸。每日1次,每次留针30分钟,10次为1个疗程。

(二)其他方法

耳针

选穴:心、肾上腺、升压点、脾、枕、神门。

操作:用王不留行籽耳穴贴压,要求每天用手指按压3~5次,每次5~10分钟。或者用揿针(皮内针)埋针治疗,每3天1换。或毫针刺激,每次取2~3穴,中等刺激强度,留针30分钟,隔日1次,10次为1个疗程。

中　风

中风是以卒然昏仆,不省人事,伴半身不遂,口眼歪斜,语言不利为主症的病证。病轻时可无昏仆而仅见半身不遂及口眼歪斜等症状。本病患者多在中年以上。因其发病突然,变证多端,变化迅速,犹如风善行而数变,故类比而称中风,又称卒中。本病发病前多有头晕、头痛、肢体麻木等先兆症状。中风是中老年的常见病、多发病,是当今世界对人类危害最大的3种疾病之一,具有发病率高、死亡率高、致残率高、复发率高及并发症多的"四高一多"的特点。近来,由于诊疗水平的提高,中风的死亡率有所降低,但致残率仍居高不下,约80%的存活者尚有不同程度的功能障碍,即中风后遗症,主要表现为肢体瘫痪,失语,口眼歪斜,吞咽困难,思维迟钝,联想困难,记忆减退,烦躁抑郁等。

现代医学的脑出血、脑血栓形成、脑栓塞、蛛网膜下腔出血、短暂性脑缺血发作等病,均可参照治疗。

一、病因病机

本病多发于中老年人。由于本病多是在内伤积损的基础上,加之劳逸失常、情志不遂、饮酒饱食,或外邪侵袭等引起脏腑阴阳失调、气血逆乱,导致脑脉痹阻或血溢于脑而形成。中风的形成虽有上述各种原因,但其基本病机总属阴阳失调,气血逆乱。病位在心脑，与肝肾密切相关。窍闭神匿，神不导气为本病的主要病理机制。

二、辨证

中风属本应标实之证。在本为阴阳失调，气血衰少；在标为风火相煽，痰湿壅盛，气血郁阻。但因病位有浅深，病情有轻重，标本虚实也有先后缓急之差异，故中风在临床分为中经络和中脏腑两大类。

(一)中经络

半身不遂，口眼歪斜，语言不利，但意识清楚；轻症仅见眩晕，偏身麻木，口眼歪斜，半身不遂等。伴心烦易怒，口苦咽干，便秘尿黄，舌红或蹇，苔黄或燥，脉弦有力，为肝阳上亢症。伴肢体麻木或手足拘急，头晕目眩，苔白腻或黄腻，脉弦滑，为风痰阻络症。口黏痰多，腹胀便秘，舌红，苔黄腻或灰黑，脉弦滑大，为痰热腑实症。伴手足肿胀，面色淡白，气短乏力，心悸自汗，舌黯淡，苔薄白或白腻，脉细缓或细涩，为气虚血淤症。伴心烦失眠，眩晕耳鸣，手足拘挛或蠕动，舌红，苔少或光剥，脉细弦或数，为阴虚风动症。

(二)中脏腑

中脏腑则昏不知人，或神志昏糊、迷蒙，伴见肢体不用等主症。又分为闭证和脱证。闭证属实，症见神志昏迷、牙关紧闭、口噤不开、两手握固、肢体强痉等。脱证属虚，见神昏无知、目合口开、四肢松懈瘫软、手撒肢冷、汗多、二便自遗、鼻息低微等。

三、治疗

(一)针刺疗法

1.中经络

治法：行气活血，疏通经络。以督脉、手厥阴心包经和足少阳胆经穴为主。

主穴：水沟、百会、三阴交、曲池、内关、外关、环跳、阳陵泉。

配穴：肝阳上亢，加太冲、期门；风痰阻络，加风池、丰隆；痰热腑实，加中脘、上巨虚、丰隆；气虚血淤，加气海、足三里、血海、膈俞；阴虚风动，加肾俞、太溪、太冲；舌强语言不利，加金津、玉液、廉泉；胸满痞闷、不思饮食，加中脘、内关；便溏、纳呆，加天枢、中脘；咽干便秘，加照海、廉泉、天枢；口干口臭，加里内庭、劳宫。

操作：针用平补平泻法，或针用补泻兼施法；金津、玉液用三棱针点刺出血。或实证用泻法，虚证用补法。每日1次，每次留针30分钟，10次为1个疗程。

2.中脏腑

(1)闭证

治法：开窍醒神，清肝熄风。以督脉、手厥明心包经穴为主。

主穴：水沟、十宣、内关、风池、太冲。

配穴：痰火闭窍，加丰隆、天突；痰湿蒙窍，加阴陵泉、丰隆；抽搐，加合谷、阳陵泉；尿闭，加中极、合谷；排痰不利，加天突。

操作：针用泻法。十宣用三棱针点刺出血。气海、足三里可针灸并用。或针用平补平泻法；或实证用泻法，虚证用补法。每日1次，每次留针30分钟，10次为1个疗程。

(2)脱证

治法:回阳固脱。以任脉、督脉穴为主。

主穴:关元、神阙、足三里、水沟、内关。

配穴:烦躁不安者,加四神聪。

操作:以大艾炷灸关元、神阙,无计壮数,以危候转轻为止;足三里可针灸并施;水沟、内关平补平泻法。每日 1 次,每次留针 30 分钟,10 次为 1 个疗程。

3.中风后遗症

(1)口眼歪斜

治法:疏经活血,通络祛风。以手、足阳明经及手少阳三焦经和足少阳胆经穴为主。

主穴:风池、阳白、翳风、地仓、颊车、合谷、太冲。

配穴:鼻唇沟平坦者,加迎香、禾髎;鼻唇沟歪斜者,加水沟;额唇沟歪斜者,加承浆;目不能合者,加丝竹空、攒竹或申脉、照海;燥热伤阴者,加太溪;肝气郁结者,加行间、期门;脾胃虚弱者,加天枢、足三里。

操作:针用平补平泻法,或针用补泻兼施法;或实证用泻法,虚证用补法。每日 1 次,每次留针 30 分钟,10 次为 1 个疗程。

(2)失语

治法:疏经活血,通关利窍。以任脉、督脉、手少阴心经穴为主。

主穴:翳风、廉泉、金津、玉液、人迎、通里。

配穴:吞咽困难,加风池、天突;记忆减退,加百会、四神聪、神庭;烦躁抑郁,加阳陵泉、行间。

操作:针用平补平泻法,或针用补泻兼施法;金津、玉液用三棱针点刺出血。或实证用泻法,虚证用补法。每日 1 次,每次留针 30 分钟,10 次为 1 个疗程。

(3)偏瘫

治法:行气活血,疏通经络。以督脉、手厥阴心包经和足少阳胆经穴为主。

主穴:水沟、百会、风池、内关、环跳、阳陵泉、三阴交。

配穴:上肢加肩髃、曲池、外关、八邪;下肢加伏兔、梁丘、足三里、绝骨、昆仑。

操作:针用平补平泻法,或针用补泻兼施法;或实证用泻法,虚证用补法。每日 1 次,每次留针 30 分钟,10 次为 1 个疗程。

(二)其他疗法

1.头针

选穴:选对侧运动区为主,可配足运感区,失语者加语言区。

操作:针与头皮呈 30°左右夹角,用夹持进针法刺入帽状腱膜下,达到该区的应用长度后,每 1 分钟捻转 200 次,捻转 2~3 分钟,留针 20 分钟。每日 1 次,10 次为 1 个疗程。

2.耳针

选穴:肾、肝、心、皮质下、脑干、枕、额。

操作:用王不留行籽耳穴贴压,要求每天用手指按压3~5次,每次5~10分钟。或者用揿针(皮内针)埋针治疗,每3天1换。或毫针刺激,每次3~4穴,中等刺激强度,留针30分钟,每日1次,10次为1个疗程。

3.电针

选穴:同针刺疗法。

操作:根据瘫痪部位,可在头、上肢、下肢部各选两个穴位,用毫针针刺,得气后加电针,用疏密波,电流强度以患者肌肉微颤为度,每次30分钟。每日1次,10次为1个疗程。

痿 证

痿证是指肢体筋脉弛缓、软弱无力不能随意运动,或伴有肌肉萎缩的一种病证,以下肢痿弱较为常见,亦称"痿躄"。"痿"是指肢体瘦弱不用,"躄"是指下肢软弱无力,不能步履之意。

现代医学的多发性神经炎、运动神经元疾病、周围神经病变、脊髓病变、肌萎缩侧索硬化、重症肌无力、周期性麻痹等表现为肢体痿软无力,不能随意运动者,均可参照治疗。

一、病因病机

痿证形成的原因复杂。外感温热毒邪,内伤情志,饮食劳倦,先天不足,跌打损伤以及接触神经毒性药物等,均可致使五脏受损,精津不足,气血亏耗,经脉失养,而发为痿证。一般而言,本病以热证、虚证为多,虚实夹杂者亦不少见。痿证病变部位在筋脉肌肉,但根本在于五脏虚损。肺主皮毛,脾主肌肉,肝主筋,肾主骨,心主血脉,五脏病变,皆能致痿,且脏腑间常相互影响。而五脏受损,功能失调,生化乏源,又加重了精血津液的不足,筋脉肌肉因之失养而弛纵,不能束骨而利关节,以致肌肉软弱无力,消瘦枯萎,发为痿证。

二、辨证

(一)肺热津伤

发热多汗,热退后突然出现肢体软弱无力,皮肤干燥,心烦口渴,呛咳咽燥,大便干,小便短黄,舌红,苔黄,脉细数。

(二)湿热浸淫

肢体逐渐痿软无力,下肢为重,麻木不仁,或发热,小便赤涩热痛,舌红,苔黄腻,脉濡数。

(三)脾胃虚弱

起病缓慢,渐见下肢痿软无力,时好时差,甚则肌肉萎缩,神倦,气短自汗,食少便溏,面色不华,舌淡苔白,脉细缓。

(四)肝肾亏虚

病久肢体痿软不用,肌肉萎缩,形瘦骨立,腰膝酸软,头晕耳鸣,或二便失禁,舌红绛少苔,脉细数。

(五)淤阻脉络

四肢痿软,麻木不仁,肌肤甲错,时有拘挛疼痛感,舌紫黯,苔薄白,脉细涩。

三、治疗

(一)针刺疗法

治法:疏通经脉,荣润筋脉。以手、足阳明经和足太阳膀胱经穴为主。

主穴

上肢颈:华佗夹脊穴、肩髃、曲池、手三里、合谷。

下肢腰:华佗夹脊穴、伏兔、梁丘、阳陵泉、足三里、三阴交。

配穴:肺热伤津,加肺俞、外关、鱼际;湿热浸淫,加阴陵泉、大椎;脾胃虚弱,加脾俞、胃俞、足三里;肝肾亏虚,加肝俞、肾俞、太溪;淤阻脉络,加血海、委中、气海;呛咳咽干明显者,加廉泉、列缺、照海;胸腔满闷者,加中脘;眩晕者,加百会。

操作:针用平补平泻法;或实证用泻法,虚证用补法。每日1次,每次留针30分钟,10次为1个疗程。手阳明大肠经自肩髃至合谷,足阳明胃经自髀关至解溪行排刺,相隔1寸1针;委中可刺络出血。在肌肉萎缩、拘挛疼痛处,可加局部围刺。

(二)其他疗法

1.耳针

选穴:肾、肝、心、皮质下、脑干、上肢、下肢。

操作:用王不留行籽耳穴贴压,要求每天用手指按压3~5次,每次5~10分钟。或者用揿针(皮内针)埋针治疗,每3天1换。或毫针刺激,每次2~3穴,中等刺激强度,留针30分钟,每日1次,10次为1个疗程。

2.电针

选穴:同针刺疗法。

操作:在瘫痪肌肉处针刺后加电极刺激,取疏密波,强度适中,每次30分钟,每日1次;10次为1个疗程。

3.穴位注射

选穴:手阳明大肠经自肩髃至合谷,足阳明胃经自髀关至解溪。

操作:用维生素B_{12}或B_1注射液或胞二磷胆碱注射液,从手阳明大肠经自肩髃至合谷,足阳明胃经自髀关至解溪,每次取1~2穴,每点注入0.5ml。每隔日注射1次,10次为1个疗程。

痹证(附痛风)

痹证是指外邪侵入机体的经络、肌肉、关节,闭阻经络,使气血运行不畅,引起的疼痛、肿大、重胀或麻木等症,甚至影响肢体运动功能,或僵硬、肿大、变形等症状的一种的疾病。轻者病在四肢关节肌肉，重者可内舍于脏腑。

现代医学的风湿热、风湿性关节炎、类风湿性关节炎、反应性关节炎、肌纤维炎、强直性脊柱炎、增生性骨关节炎、肌纤维组织炎和坐骨神经痛等出现痹证的临床表现时，均可参照治疗。

一、病因病机

“痹”是闭阻不通之意。痹证的发生与体质因素、气候条件、生活环境及饮食等有密切关系。正虚卫外不固是痹证发生的内在基础，感受外邪是痹证发生的外在条件。邪气痹阻经脉为其病机根本，病变多累及肢体筋骨、肌肉、关节，甚则影响脏腑。

风、寒、湿、热、痰、淤等邪气滞留肢体筋脉、关节、肌肉，经脉闭阻，不通则痛，是痹证的基本病机。患者平素体虚，阳气不足，卫外不固，腠理空虚，易为风、寒、湿、热之邪乘虚侵袭，痹阻筋脉、肌肉、骨节，而致营卫行涩，经络不通，发生疼痛、肿胀、酸楚、麻木，或肢体活动不灵。外邪侵袭机体，又可因人的禀赋素质不同而有寒热转化。素体阳气偏盛，内有蓄热者，感受风寒湿邪，易从阳化热，而成为风湿热痹。阳气虚衰者，寒自内生，复感风寒湿邪，多从阴化寒，而成为风寒湿痹。

二、辨证

痹证的辨证，一是要辨邪气的偏盛，二是要辨别虚实。

（一）行痹

肢体关节疼痛，游走不定，痛无定处，关节屈伸不利，伸则痛麻难忍，或见恶风发热，苔薄白或淡黄，脉浮弦。

（二）痛痹

肢体关节疼痛较剧，遇寒加重，得热痛减，昼轻夜重，关节不能屈伸，痛处不红，触之不热，苔白滑，脉弦紧。

（三）着痹

肢体关节重着酸痛，痛处固定，下肢为甚，或有肿胀，肌肤麻木，遇阴雨天加重，苔白腻，脉濡缓。

（四）热痹

起病急骤，关节疼痛，局部红肿灼热，痛不可触，屈伸不利，得冷稍舒，多有发热恶风，多汗，心烦口渴，舌红，苔黄，脉滑数。

三、治疗

（一）针刺疗法

治法：通络止痛。以督脉、局部穴为主。

主穴：阿是穴。

配穴：循经分部取穴如下。肩部：肩髎、肩髃、臑俞。肘臂：曲池、曲泽、天井、尺泽。腕部：阳池、外关、合谷。脊背：水沟、身柱、腰阳关。髀部：环跳、秩边、悬钟。股部：承扶、殷门、委中。膝部：犊鼻、梁丘、阳陵泉、膝阳关。踝部：申脉、照海、昆仑、丘墟。行痹，加风池、血海、膈俞；痛痹，加肾俞、气海、关元；着痹，加脾俞、足三里、阳陵泉;热痹,加大椎、曲池、合谷。

操作:针用泻法,或针用平补平泻法,且针后加灸。每日1次,每次留针30分钟,10次为1个疗程。大椎可三棱针点刺出血。

(二)其他疗法

1.穴位注射

选穴:阿是穴。

操作:采用当归、维生素 B_{12} 等注射液,注射于肩、肘、髋、膝部穴位,每次取穴2~3个,每穴0.5~1ml,注意勿注入关节腔。隔日注射1次,10次为1个疗程。

2.耳针

选穴:相应区压痛点,交感、神门。

操作:用王不留行籽耳穴贴压,要求每天用手指按压3~5次,每次5~10分钟。或者用揿针(皮内针)埋针治疗,每3天1换。或毫针刺激,每次选穴2~3个,中等刺激强度,留针30分钟,每日1次,10次为1个疗程。

3.拔罐

选穴:阿是穴。

操作:一般应用于疼痛部位。留罐30分钟,以局部潮红为度。每日1次,10次为1个疗程。

附:痛风

痛风是一组嘌呤代谢紊乱所致的疾病,其临床特点为高尿酸症,伴痛风性急性关节炎反复发作、痛风石沉积、痛风石性慢性关节炎和关节畸形,常累及肾脏引起慢性间质性肾炎和尿酸肾结石形成。本病可分为原发性和继发性两类,原发性者病因,大多原因不明,为遗传性疾病。继发性者可由某些恶性肿瘤、肾脏病及血液病等多种原因引起。

一、病因病机

人体正气不足,脾肾功能失调,湿热痰淤等病理产物聚于体内,留滞经络,复因饮食劳倦,七情所伤,感受外邪,内外合邪,气血凝滞不通,湿浊流注关节,发为痛风。久病入络,气血不畅,淤血凝滞,痰淤互结而导致的关节肿大畸形,病久不愈。脾肾阳虚,阴毒内蕴。饮酒、湿冷、疲劳、外伤手术及感染都是诱发因素。

二、辨证

本病以关节炎、痛风石及肾脏损害为主要临床表现。临床上痛风多呈发作性,多由疲劳、房室不节、厚味多餐或感受风寒湿热等外邪诱发,发作时表现为某一局部剧烈疼痛,重则背不能动,或手不能举,或足不能着地,并且有日轻夜重和转移性疼痛的特点。经休息和治疗虽可好转,但时发时止,日久可致受损部位出现肿胀、畸形,恢复较为困难,甚至可出现水肿、小便不利等危重症状。

(一)湿热痹

关节肿胀,疼痛,痛处焮红灼热,其痛剧烈,夜间痛甚,口干,心烦,小便黄赤,大便干结或不爽,舌红苔黄腻,脉滑数有力。

(二)顽痹

关节红肿,疼痛反复发作,关节肿大,畸形僵硬,关节附近及皮下出现痛风石,舌紫黯或有淤斑,脉细涩。

三、治疗

(一)针刺疗法

治法:行气活血,通络止痛。以局部穴为主。

主穴:阿是穴、三阴交、丘墟、太白、太冲、内庭。

配穴:趾部加大都、行间、足通谷,踝部加商丘、照海、申脉,膝部加犊鼻、梁丘、阳陵泉。

操作:取定阿是穴后,沿痛风石的基底部从左右前后方向刺入 4 针,再沿痛风石正中垂直方向刺入 1 针,采用提插捻转法,得气后留针 30 分钟。起针后以拇指推患部,同时采用按压挤揉法。每日 1 次,10 次为 1 个疗程。

(二)其他疗法

1.耳针

选穴:相应区压痛点,交感、神门。

操作:用王不留行籽耳穴贴压,要求每天用手指按压 3~5 次,每次 5~10 分钟。或者用揿针(皮内针)埋针治疗,每 3 天 1 换。或毫针刺激,每次选穴 2~3 个,中等刺激强度,每次留针 30 分钟,每日 1 次,10 次为 1 个疗程。

2.刺血拔罐

选穴:阿是穴(红肿明显处)。

操作:用三棱针点刺后,立即加拔火罐,小关节处可用去底磨平的青霉素小瓶以抽气法拔,等淤血出净,取罐,用干棉球擦去淤血。每处每次宜拔出淤血 2~5ml 为宜。每周 2 次,5 次为 1 个疗程。

3.火针法

选穴:行间、大都、内庭、陷谷、太溪、丰隆。

操作:每次取穴 2~4 个,足部腧穴用粗火针,踝关节以上用细火针。将火针在酒精灯上烧至通红转白亮时,对准穴位速刺疾出,深度为 0.3~1 寸左右,每穴刺 1~3 针,每周 2 次,并嘱患者在 48 小时内保持针孔清洁。

4.单方验方

(1)山慈菇 30g,水煎服。本品含有秋水仙碱成分,能有效地缓解痛风发作,用于痛风发作期。

(2)土茯苓 30g,水煎服。用于痛风发作期和缓解期,能够增加尿酸排泄,降低血尿酸。

(3)萆薢30~60g,水煎服。用于痛风发作期和缓解期,增加尿酸排泄,降低血尿酸。

(4)金钱草60~120g,水煎服。用于痛风缓解期,增加尿酸排泄,降低血尿酸,防止痛风石形成。

痉 症

痉证是以项背强直,四肢抽搐,甚至口噤、角弓反张为主要临床表现的一种病证,古亦称为"痉证"。

现代医学中的流行性脑脊髓膜炎、流行性乙型脑炎、中毒性脑病、脑脓肿、脑寄生虫病、脑血管疾病等,均可参照治疗。

一、病因病机

痉证的病因病机,归纳起来,可分为外感和内伤两个方面。外感由于感受风、寒、湿、热之邪,壅阻经络,气血不畅,或热盛动风而致痉。内伤是肝肾阴虚,肝阳上亢,肝阳化风而致痉;或阴虚血少,筋脉失养,虚风内动而致痉。痉证病在筋脉,如阴血不足,肝失濡养,筋脉刚劲太过,失却柔和之性,则发为痉证。痉证的病理变化主要在于阴虚血少,筋脉失养。

二、辨证

多突然起病,以项背强急,四肢抽搐,甚至角弓反张为其证候特征。部分危重病人可有神昏谵语等意识障碍。发病前多有外感或内伤等病史。

(一)邪阻经络

头痛,项背强直,恶寒发热,无汗或汗出,肢体酸重,甚至口噤不能语,四肢抽搐。舌苔薄白或白腻,脉浮紧。

(二)肝经热盛

高热头痛,口噤不开,甚则项背强急,四肢抽搐,角弓反张,手足躁动。舌质红绛,舌苔薄黄或少苔,脉弦细而数。

(三)阳明热盛

壮热汗出,项背强急,手足挛急,甚则角弓反张,腹满便结,口渴喜冷饮。舌质红,苔黄燥,脉弦数。

(四)心营热盛

高热烦躁,神昏谵语,项背强急,四肢抽搐,甚则角弓反张。舌质红绛,苔黄少津,脉细数。

三、治疗

(一)针刺疗法

治法:舒筋解痉。以督脉、手足厥阴经、足阳明胃经穴为主。

主穴:水沟、内关、合谷、太冲、阳陵泉、绝骨。

配穴:发热,加大椎、曲池;神昏,加十宣、涌泉;痰盛者,加阴陵泉、丰隆;气血虚者，加血海、气海、足三里；腹满便结，加天枢、腹结；头痛者，加风池、百会。

操作：针用泻法，或针用平补平泻法，且针后加灸。每日1次，每次留针30分钟，10次为1个疗程。大椎、十宣可三棱针点刺出血。

(二)其他疗法

耳针

选穴：肝、脾、缘中、神门、皮质下。

操作：用王不留行籽耳穴贴压，要求每天用手指按压3~5次，每次5~10分钟。或者用揿针(皮内针)埋针治疗，每3天1换。或毫针刺激，每次选穴2~3个，中等刺激强度，留针30分钟，每日1次，10次为1个疗程。

震颤麻痹

震颤麻痹是以头部或肢体摇动颤抖、不能自制为主要临床表现的一种病证。轻者表现为头摇动或手足微颤，重者可见头部振摇，肢体颤动不止，甚则肢节拘急，生活不能自理。本病又称"振掉"、"颤振"、"震颤"。

现代医学中的肝豆状核变性，小脑病变的变位性震颤、阵发性震颤，甲状腺机能亢进等，均可参照治疗。

一、病因病机

年老体虚、情志过极、饮食不节、劳逸失当等原因，导致气血阴精亏虚，不能濡养筋脉；或痰浊、淤血壅阻经脉，气血运行不畅，筋脉失养；或热甚动风，扰动筋脉，而致肢体拘急颤动。病在筋脉，与肝、肾、脾等脏关系密切。基本病机为肝风内动，筋脉失养。肝为风木之脏，肝风内动，筋脉不能任持自主，随风而动，牵动肢体及头颈颤抖摇动。其中又有肝阳化风、血虚生风、阴虚风动、淤血生风、痰热动风等不同病机。

二、辨证

(一)风阳内动

肢体颤动程度较重，不能自制，眩晕耳鸣，面赤烦躁，易激动，心情紧张时颤动加重，伴有肢体麻木，口苦，口干，语言迟缓不清，流涎，尿赤，大便干。舌质红，苔黄，脉数。

(二)痰热风动

头摇不止，肢麻震颤，重则手不能持物，头晕目眩，胸脘痞闷，口苦口黏，甚则口吐痰涎。舌体胖大，有齿痕，舌质红，舌苔黄腻，脉弦滑数。

(三)气血亏虚

头摇肢颤，面色皖白，表情淡漠，神疲乏力，动则气短，心悸健忘，眩晕，纳呆。舌体胖大，舌质淡红，舌苔薄白滑，脉沉濡无力。

(四)髓海不足

头摇肢颤，持物不稳，腰膝酸软，失眠心烦，头晕痴傻。舌质红，舌苔薄白，或红绛无苔，脉象细数。

(五)阳气虚衰

头摇肢颤，筋脉拘挛，畏寒肢冷，四肢麻木，心悸懒言，动则气短，自汗，小便清长，舌质红，舌苔薄白，脉象沉细弱。

三、治疗

(一)针刺疗法

治法：行气、舒筋、止颤。以督脉、手足厥阴经、足阳明胃经穴为主。

主穴：百会、风池、率谷、合谷、阳陵泉、绝骨。

配穴：风阳内动，加太冲、内关；痰热风动，加大椎、曲池、丰隆；气血亏虚，加脾俞、胃俞、足三里；髓海不足，加四神聪、神庭；阳气虚衰，加肾俞、关元。

操作：针用泻法；或针用平补平泻法；或实证用泻法，虚证用补法。每日 1 次，每次留针 30 分钟，10 次为 1 个疗程。

(二)其他疗法

1.耳针

选穴：缘中、脑点、肝、皮质下、肾。

操作：用王不留行籽耳穴贴压，要求每天用手指按压 3~5 次，每次 5~10 分钟。或者用揿针(皮内针)埋针治疗，每 3 天 1 换。或毫针刺激，每次选穴 2~3 个，中等刺激强度，留针 30 分钟，每日 1 次，10 次为 1 个疗程。

2.头针

选穴：取顶颞前斜线、枕下旁线、顶中线。

操作：平刺进针后持续捻转 2~3 分钟，捻转速度每分钟 200 次左右，留针30 分钟，留针期间反复操作 2~3 次。每日 1 次，10 次为 1 个疗程。

汗　证

汗证包括自汗和盗汗，是指由于阴阳失调，腠理不固，而致汗液外泄失常的病证。其中，不因外界环境因素的影响，而白昼时时汗出，动则益甚者，称为自汗；睡时汗出，醒来自止者，称为盗汗。自汗、盗汗作为症状，既可单独出现，也可由其他疾病引起，常伴见于其他疾病过程中。

现代医学中的甲状腺机能亢进、植物神经功能紊乱、风湿热、结核病等均可参考治疗。

一、病因病机

自汗、盗汗的病因主要有病后体虚、表虚受风、思虑烦劳过度、情志不畅、嗜食辛辣等，其病机主要是阴阳失调，腠理不固，以致汗液外泄失常。

二、辨证

出汗为人体的生理现象。在天气炎热、穿衣过厚、饮用热汤、情绪激动、劳动奔走等情况下，出汗量增加属正常现象。外感病邪在表时，出汗又是驱邪的一个途径，需要发汗以解表。

一般来说，汗证属虚者多。自汗多属气虚不固，盗汗多属阴虚内热。但因肝火、湿热等邪热郁蒸所致者，则属实证。病程较久或病重者，会出现阴阳虚实错杂的情况。自汗久则可以伤阴，盗汗久则可以伤阳，出现气阴两虚或阴阳两虚之证。

自汗表现为白昼时时汗出，动则益甚，常伴有气虚不固的症状。盗汗表现为寐中汗出，醒后即止，常伴有阴虚内热的症状。

(一)肺卫不固

汗出恶风，稍劳汗出尤甚，或表现半身、某一局部出汗，易于感冒，体倦乏力，周身酸楚，面色少华，苔薄白，脉细弱。

(二)心血不足

自汗或盗汗，心悸少寐，神疲气短，面色不华，舌质淡，脉细。

(三)阴虚火旺

夜寐盗汗，或有自汗出，五心烦热，或兼午后潮热，两颧色红，口渴，舌红少苔，脉细。

(四)邪热郁蒸

渍渍汗出，汗黏，脉象弦数。汗液易使衣服黄染，面赤烘热，烦躁，口苦，小便色黄，舌苔薄黄，脉数。

三、治疗

(一)针刺疗法

1.实证

治法：清里泄热，化湿和营。以手太阴肺经及手、足阳明经穴为主。

主穴：风池、大椎、曲池、合谷、内庭、尺泽。

配穴：邪热郁蒸，加十宣、水沟；烦躁，加百会、神庭、大陵；口苦，加内关、阳陵泉。

操作：针用泻法，或针用平补平泻法，或耳尖点刺放血。每日 1 次，每次留针 30 分钟，10 次为 1 个疗程。

2.虚证

治法：益气养阴，调和营卫。以手太阴肺经、手少阴心经穴为主。

主穴：气海、尺泽、肾俞、复溜、足三里、合谷。

配穴：肺卫不固，加肺俞、风门；心血不足，加内关、阴郄；阴虚火旺，加太溪、太冲。

操作：针用补法，或加灸法。每日 1 次，每次留针 30 分钟，10 次为 1 个疗程。

(二)其他疗法

耳针

选穴：肺、神门、脾、肾、肾上腺、心。

操作：用王不留行籽耳穴贴压，要求每天用手指按压 3~5 次，每次 5~10 分钟。或者用揿针(皮内针)埋针治疗，每 3 天 1 换。或毫针刺激，每次选穴 2~3 个，中等刺激强度，留针 30 分钟，每日 1 次，10 次为 1 个疗程。

发热

凡口腔温度超过39℃以上的即称为高热,是临床上常见的一种症状。脏腑功能失调,气、血、阴、阳失衡为其基本病机,是以发热为主要临床表现的病证。一般起病较缓,病程较长,热势轻重不一,但以低热为多,或自觉发热而体温并不升高。祖国医学所说的实热、壮热、身大热均属于高热。

现代医学的急性感染、急性传染病、寄生虫病,中暑、功能性低热,肿瘤、血液病、结缔组织疾病、内分泌疾病及部分慢性感染性疾病所引起的发热,均可参照治疗。

一、病因病机

引起高热的原因很多,其中最主要的是感受外邪,邪正相争。有外感、内伤之别,引起内伤发热的病因主要是久病体虚、饮食劳倦、情志失调、外伤出血,阴、阳亏虚,以及气、血、湿等郁结壅遏而致发热。寒证日久,或久病气虚,气损及阳,脾肾阳虚,虚阳外浮,导致阳虚发热。

二、辨证

应依据病史、症状、脉象等辨明证候的虚实,这对治疗原则的确定具有重要意义。由气郁、血淤、痰湿所致的发热属实;由气虚、血虚、阴虚、阳虚所致的发热属虚。若邪实正伤及因虚致实,表现虚实夹杂证候者,应分析其主次。

(一)实证

外感

1.外感风热

发热有汗,微恶风寒,咳嗽,痰黏色黄,鼻塞或流浊涕,头痛,咽喉红肿疼痛,渴喜冷饮,小便黄,大便干,苔薄黄,脉浮数。

2.温邪内陷

热邪在气分,症见身热面赤,大汗出,渴喜冷饮,小便黄赤,大便秘结,舌红,苔黄燥,脉洪大而数。热邪在营血,症见高热,入夜尤甚,烦躁不安,甚至神昏谵语,或斑疹隐隐,或见吐血、衄血、便血等,口燥而不甚渴,舌红而干,脉细数。

内伤

1.气郁发热

发热多为低热或潮热,热势常随情绪波动而起伏,精神抑郁,胁肋胀满,烦躁易怒,口干而苦,纳食减少,舌红,苔黄,脉弦数。

2.血淤发热

午后或夜晚发热,或自觉身体某些部位发热,口燥咽干,但不多饮,肢体或躯干有固定痛处或肿块,面色萎黄或晦暗,舌质青紫或有淤点、淤斑,脉弦或涩。

3.痰湿郁热

低热,午后热甚,心内烦热,胸闷脘痞,不思饮食,渴不欲饮,呕恶,大便稀薄或黏滞不爽，舌苔白腻或黄腻，脉濡数。

(二)虚证

1.阴虚发热

午后潮热，或夜间发热，手足心热，烦躁，少寐多梦，盗汗，口干咽燥，舌质红，或有裂纹，苔少或无苔，脉细数。

2.血虚发热

发热多为低热，头晕眼花，身倦乏力，心悸不宁，面白少华，唇甲色淡，舌质红，脉细弱。

3.气虚发热

发热或低或高，常在劳累后发作或加剧，食少便溏，舌质淡，苔白薄，脉细弱。

4.阳虚发热

发热而欲近衣，形寒怯冷，四肢不温，少气懒言，面色㿠白，舌质淡胖，或有齿痕，苔白润，脉沉细无力。

三、治疗

(一)针刺疗法

1.实证

治法：解郁、活血、除湿。以手太阴肺经、手阳明大肠经穴为主。

主穴：鱼际、尺泽、合谷、曲池、外关、大椎。

配穴：咳嗽较甚者，加列缺；头痛明显者，加百会、印堂、太阳；咽喉肿痛者，加少商；高热、神昏者，加水沟、十宣；大便秘结者，加支沟、天枢；斑疹和出血症者，加血海、膈俞；神昏者，加水沟、十宣；口渴唇干者，加廉泉、金津、玉液；抽搐者，加太冲、阳陵泉；咽喉肿痛者，加少商、天容；肌肤丹痧者，加血海、膈俞。

操作：针用泻法，或针用平补平泻法，大椎、中冲、少冲、曲泽、少商等穴可行点刺出血法。每日1次，每次留针30分钟，10次为1个疗程。

2.虚证

治法：益气养血，滋阴温阳。以手少阴心经、手厥阴心包经穴为主。

主穴：少冲、神门、中冲、内关、曲泽、委中。

配穴：阴虚发热，加肾俞、太溪；血虚发热，加血海、膈俞；气虚发热，加脾俞、气海、足三里；阳虚发热，加命门、关元。

操作：针用补法，中冲、曲泽、委中可施行点刺出血法。每日1次，每次留针30分钟，10次为1个疗程。

(二)其他疗法

1.耳针

选穴：耳尖(耳垂)、神门、肾上腺、肺。

操作：用王不留行籽耳穴贴压，要求每天用手指按压3~5次，每次5~10分钟。或者用揿针(皮内针)埋针治疗，每3天1换。或毫针刺激，每次选穴2~3个，中等刺激强度，留针30分钟，每日1次，10次为1个疗程。耳尖或耳垂点刺出血。

2.刮痧

选穴：夹脊穴或足太阳经第一侧线、颈部、胸胁部以及肘窝、腘窝等处。

操作：用刮痧板，或用光滑平整的汤匙、钱币或牛角板，蘸食油或清水，用力刮背部脊柱两侧(夹脊穴或足太阳经第一侧线)、颈部、胸胁部以及肘窝、腘窝等处，刮至皮肤出现紫红色为度。每日1次，10次为1个疗程。

3.拔罐

选穴：背俞穴。

操作：在背俞穴拔罐；或背部膀胱经留针罐，留罐30分钟；或背部走罐以红为度。每日1次，10次1个疗程。

水 肿

是体内水液潴留，泛滥肌肤，表现以头面、眼睑、四肢、腹背，甚至全身浮肿为特征的一类病证。根据临床表现可分为阳水、阴水两类。阳水发病较急，多从头面部先肿，肿势以腰部以上为著。阴水发病较缓，多从足跗先肿，肿势以腰部以下为剧。

本病相当于现代医学的急慢性肾小球肾炎、肾病综合征、内分泌失调、充血性心力衰竭、继发性肾小球疾病以及营养障碍等疾病所出现的水肿，均可以参照治疗。

一、病因病机

水肿是由肺脾肾三脏对水液运化、输布功能失调，致体内水湿滞留，泛溢肌肤，引起头面、四肢、腹部甚至全身浮肿的病证。水肿一证，其病因有风邪袭表、外感水湿、饮食不节及禀赋不足、久病劳倦，形成本病的机理为肺失通调，脾失转输，肾失开阖，三焦气化不利。但其病本在肾，其标在肺，其制在脾，肺脾肾三脏功能失调，膀胱气化无权，三焦水道失畅，水液停聚，泛滥肌肤成水肿。

二、辨证

(一)风水相搏

开始眼睑浮肿，继则四肢全身浮肿，皮肤光亮，按之凹陷，易复发，伴有发热、咽痛、咳嗽等，苔薄白，脉浮或数。

(二)脾虚湿困

面浮足肿，反复消长，劳作后或午后加重，伴脘闷纳少、面色皖白、神倦乏力、尿少色清、大便或溏，苔白滑，脉沉细或结代。

(三)阳虚水泛

全身高度浮肿，腹大胸满，卧则喘促，伴畏寒神倦、面色萎黄或苍白、纳少、尿短少，舌淡胖，边有齿痕，苔白，脉沉细或结代。

三、治疗

(一)针刺疗法

治法：行气利水。以背俞穴、足太阴脾经穴为主。

主穴：脾俞、章门、阴陵泉、三焦俞、水分、合谷。

配穴：风水相搏，加肺俞、尺泽、风门；脾虚湿困，加气海、三阴交；阳虚水泛者，加肾俞、关元、复溜；面部肿甚者，加水沟；发热，加大椎、曲池；咽痛，加少商、鱼际；脘闷甚者，加中脘；大便或溏，加天枢、下脘；便溏者，加天枢、上巨虚。

操作：针用平补平泻法，加灸；实证用补法，虚证用泻法。每日1次，每次留针30分钟，10次为1个疗程。

(二)其他疗法

1.耳针

选穴：肺、脾、肾、皮质下、膀胱。

操作：用王不留行籽耳穴贴压，要求每天用手指按压3~5次，每次5~10分钟。或者用揿针(皮内针)埋针治疗，每3天1换。或毫针刺激，每次取2~3穴，中等刺激强度，留针30分钟，每日1次，10次为1个疗程。

2.刺络法

选穴：腰俞、肾俞、委中、阴陵泉。

操作：以三棱针点刺出血数滴，多用于慢性肾炎引起的水肿。每日1次，10次为1个疗程。

3.皮肤针

选穴：膀胱经第一侧线和第二侧线。

操作：在背部膀胱经第一侧线和第二侧线上轻轻叩刺，自上而下，以皮肤稍有红晕为度，隔日1次，10次为1个疗程。

4.拔罐

选穴：背俞穴或膀胱经脊柱两侧。

操作：在背部膀胱经脊柱两侧拔罐，留罐20分钟，每日1次，10次为1个疗程。

泌尿系感染(附：泌尿系结石)

泌尿系感染是指细菌侵犯尿路任何一个部位引起的炎症的总称。按照感染部位的不同，可分为肾盂肾炎和膀胱炎、尿道炎。本病属于中医学“淋证”的范畴。泌尿系感染的临床表现以尿频、尿急、尿痛为主，一般伴有寒战、发烧、腰痛、腹痛等。

现代医学的急性尿路感染、结石、结核和急慢性前列腺炎、乳糜尿、尿道综合征等，均可参照治疗。

一、病因病机

本病主因是湿热蕴结下焦，导致膀胱气化不利。也有因年老体弱，肾虚不固，或虚火灼络所致者。病因可归结为外感湿热，饮食不节、情志失调，禀赋不足及劳伤久病四个方面。其主要病机为湿热蕴结下焦，肾与膀胱气化不利。本病病位在肾与膀胱，且与肝脾有关。

二、辨证

根据病因病机和症状不同，临床上一般分为热淋、石淋、血淋、气淋、膏淋和劳淋六种类型。

（一）热淋

小便短数，灼热刺痛，溺色黄赤，小腹拘急胀痛，或有寒热、口苦呕恶，或有腰痛，或有大便秘结，苔黄腻，脉濡数。

（二）石淋

尿中时夹砂石，小便艰涩，或排尿时突然中断，尿道窘迫疼痛，少腹拘急，或腰腹绞痛难忍，尿中带血，舌红，苔薄黄，脉弦或弦数。

（三）气淋

实证：小便涩滞，淋沥不畅，少腹满痛，苔薄白，脉沉弦。虚证：少腹坠胀，尿有余沥，面色㿠白，舌淡，脉虚细无力。

（四）血淋

实证：小便热涩刺痛，尿色深红，或夹有血块，疼痛满急加剧，或见心烦，苔黄，脉滑数。虚证：尿色淡红，尿痛涩滞不显著，腰酸膝软，神疲乏力，舌淡红，脉细数。

（五）膏淋

实证：小便混浊如米泔水，置之沉淀如絮状，上有浮油如脂，或夹有凝块，或混有血液，尿道热涩疼痛，舌红，苔黄腻，脉濡数。虚证：病久不已，反复发作，淋出如脂，涩痛反见减轻，但形体日渐消瘦，头昏无力，腰酸膝软，舌淡，苔腻，脉细弱无力。

（六）劳淋

小便赤涩，但淋沥不已，时作时止，遇劳即发，腰酸膝软，神疲乏力，舌淡，脉虚弱。

三、治疗

（一）针刺疗法

治法：利水通淋。以足太阴脾经、足厥阴肝经穴和俞募穴为主。

主穴：膀胱俞、中极、秩边、水道、三焦俞。

配穴：热淋，加行间、蠡沟、阴陵泉；石淋，加气海俞、昆仑（结石而致腰腹急痛甚者，加刺水沟、委中）；气淋，加气海、百会（实证者，加刺肝俞、期门；虚证者，加刺关元、足三里）；血淋，加血海、三阴交、水泉（实证者，加刺承山、然谷；虚证者，加足三里、气海）；膏淋，加肾俞、命门、阴陵泉、三阴交（小便混浊如膏者，加灸气海俞、百会）；劳淋，加脾俞、肾俞、关元、足三里；尿道热涩疼痛，加行间、蠡沟；阴虚者，加肾俞、太溪；少腹拘急，加行间、悬钟；寒热口干、便秘甚者，加刺支沟、合谷；口苦呕恶，加内关、阳陵泉；腰痛，加肾俞，委中；心悸气短者，加内关。

操作：针用泻法；或针用平补平泻法；或实证用泻法，虚证用补法。每日1次，每次留针30分钟，10次为1个疗程。

(二)其他疗法

1.耳针

选穴:膀胱、肾、交感、枕、肾上腺。

操作:用王不留行籽耳穴贴压,要求每天用手指按压3~5次,每次5~10分钟。或者用揿针(皮内针)埋针治疗,每3天1换。或毫针刺激,每次取2~4穴,中等刺激强度,留针30分钟,每日1次,10次为1个疗程。

2.皮肤针

选穴:三阴交、曲泉、关元、曲骨、归来、水道、夹脊(14~21椎)。

操作:用皮肤针自上而下,或自下而上循经叩打,以皮肤红润为度。适用于慢性前列腺炎。

3.灸法

选穴:腰骶区或小腹部。

操作:腰骶区或小腹部行铺灸,交替使用,隔日1次,10次为1个疗程。

附:泌尿系结石

泌尿系绞痛是泌尿系结石的主要症状,属于祖国医学"砂淋"、"石淋"、"血淋"的范畴。根据结石所在的部位不同,分为肾结石、输尿管结石、膀胱结石、尿道结石。其共同表现是阵发性腰部或腹部绞痛,程度不同的小便涩痛、尿血。

一、病因病机

泌尿系绞痛病位在肾和膀胱,涉及肝脾。病变初起多实多热(下焦湿热、气滞血淤),久则伤及肾阴肾阳,形成虚实夹杂之证。

二、辨证

突发性一侧腰部剧痛,连及小腹,并向前阴、会阴、大腿内侧放射而痛;或小便时尿液突然中断,尿道涩痛、刺痛,向上牵引腹部、腰部作痛;肾区叩击痛,小腹胀痛;排尿困难,尿频尿急,小便黄赤混浊,甚至血尿,并有砂石排出。舌红,苔黄,脉弦数。痛剧而久者,可见恶心呕吐,冷汗淋漓。肾结石梗阻在一定部位,可出现肾积水。

三、治疗

(一)针灸疗法

治法:清热化湿,利水通淋。以足少阴肾经、足太阳膀胱经、足太阴脾经穴为主。

主穴:肾俞、膀胱俞、三阴交、阴陵泉、中极、行间、水泉。

配穴:上尿路结石者,加肾俞、志室;下尿路结石者,加次髎、水道;血尿者,加血海、膈俞;恶心呕吐者,加内关、中脘;肾气不足者,加命门、关元。

操作:针用泻法;或针用平补平泻法;或实证用泻法,虚证用补法。每日1次,每次留针30分钟,10次为1个疗程。

(二)其他疗法

耳针

选穴：肾、膀胱、输尿管、三焦、皮质下、神门、交感。

操作：用王不留行籽耳穴贴压，要求每天用手指按压 3~5 次，每次 5~10 分钟。或者用揿针（皮内针）埋针治疗，每 3 天 1 换。或毫针刺激，中等刺激强度，每次留针 30 分钟，每日 1 次，10 次为 1 个疗程。

尿潴留

尿潴留是以小便量少，排尿困难，甚则小便闭塞不通为主症的一种病证。属于中医的癃闭，小便不利，点滴而出为“癃”；小便不通，欲解不得为“闭”，一般合称“癃闭”。

现代医学的各种原因引起的尿潴留及无尿症，如神经性尿闭、膀胱括约肌痉挛、尿道结石、尿路肿瘤、尿道损伤、尿道狭窄、前列腺增生症、脊髓炎等病所出现的尿潴留以及肾功能不全引起的少尿、无尿症等均可参照治疗。

一、病因病机

癃闭的病因主要是外邪侵袭、饮食不节、情志内伤、淤浊内停、体虚久病等原因造成膀胱和三焦气化不利，其基本病理变化为膀胱气化功能失调，其病位主要在膀胱与肾。

二、辨证

（一）湿热下注

小便量少难出，点滴而下，甚或涓滴不畅，小腹胀满，口干不欲饮，舌红，苔黄腻，脉数。

（二）肝郁气滞

小便突然不通，或通而不畅，胁痛，小腹胀急，口苦，多因精神紧张或惊恐而发，苔薄白，脉弦数。

（三）气滞血淤

小便滴沥不畅，或尿如细线，甚或阻塞不通，小腹胀满疼痛，舌紫黯或有淤斑，脉涩。

（四）肾气亏虚

小腹坠胀，小便欲解不得出，或滴沥不爽，排尿无力，腰膝酸软，精神不振，纳呆，面色㿠白，苔薄白，脉沉细弱。

三、治疗

（一）针刺疗法

治法：通利小便。以背俞穴、足太阴脾经穴为主。

主穴：中极、膀胱俞、三阴交、次髎、水道。

配穴：湿热下注，加阴陵泉、委阳；肝郁气滞，加肝俞、太冲；气滞血淤，加气海、血海；肾气亏虚，加关元、命门、肾俞；湿毒上犯作喘者，加尺泽、少商；心烦者，加内关、行间；神昏者，加水沟、少府；口干不欲饮，加太溪；胁痛者，加支沟、阳陵泉；口苦者,加外关、悬钟;腹满疼痛者,加关元、行间;食欲不振者,加中脘、足三里;小腹坠胀,加曲骨、蠡沟。

操作:实证用泻法,虚证用补法。少商、少府点刺出血,可灸。每日1次,每次留针30分钟,10次为1个疗程。

(二)其他疗法

1.耳针

选穴:膀胱、肾、尿道、三焦。

操作:用王不留行籽耳穴贴压,要求每天用手指按压3~5次,每次5~10分钟。或者用揿针(皮内针)埋针治疗,每3天1换。或毫针刺激,每次选1~2穴,中等刺激强度,每次留针30分钟,每日1次,10次为1个疗程。

2.电针

选穴:双侧维道。

操作:取双侧维道,沿皮刺,针尖向曲骨透刺约2~3寸。通电30分钟,每日1次,10次为1个疗程。

3.外敷法

选穴:神阙。

操作:独头蒜1个,栀子3枚,盐少许,捣烂后摊纸贴脐部。还可将食盐250g炒热,布包置小腹。隔日1次,10次为1个疗程。

脱 肛

脱肛是指直肠下端脱出肛门之外,好发于老人、产妇、儿童。临床上以肛门脱出为特点。现代医学称直肠脱垂,即指肛管、直肠、乙状结肠下段的黏膜层或全层肠壁脱出肛门外的疾病。

一、病因病机

本病多因风邪所伤,或饮食失调,嗜食辛辣肥甘,或久坐、久立,负重远行,或长期便秘,或泻痢日久,或劳倦、胎产等,均可导致肛肠气血不调,络脉淤滞,蕴生湿热而成。本病根本是气虚下陷,升举固摄无力,或湿热下注,络脉损伤,肛门约束受损所致。

风伤肠络,风邪挟热,损伤肠络,血不循经而下溢,引起脱肛便血。湿热下注,因饮食不节,食肥甘辛辣,湿热内生,下注肛门,致络脉淤阻发为脱肛。气滞血淤,因内伤七情,久坐、久立、便秘或久忍大便,导致气血淤滞,经络不通,结聚肛门发为脱肛。脾虚气陷,脏腑素虚,或因久病、久痢、产后劳倦等致中气不足,气虚下陷,无以摄提而引起直肠脱垂不收,发为脱肛。

二、辨证

虚症多由脾虚下陷所致,症见便时肛内肿物脱出。轻者,便时肛门脱出,可自行回纳;重者,稍劳即脱,不能自还,应推托方可复位,色淡红。伴有肛门坠胀,大便带血，神疲乏力，食欲不振，甚则头昏耳鸣，腰膝酸软，舌淡，苔薄白，脉弱。

实证多由湿热下注所致，临床表现为肛内肿物脱出，色紫黯或深红，甚则表面部分溃破、糜烂，肛门坠痛，肛内指检有灼热感，舌红，苔黄腻，脉弦数。

(一)风伤肠络

便血色鲜红，量较多，肛内肿物外脱，可自行回纳，肛门灼热疼痛，舌红，苔黄腻，脉滑数。

(二)湿热下注

大便带血、滴血或喷射状出血，血色鲜红，或有肛门瘙痒，舌红，苔薄白或薄黄，脉浮数。

(三)气滞血淤

肛内肿物脱出，甚或嵌顿，肛管紧缩，坠胀疼痛，甚则肛周有血栓、水肿而触痛明显，舌黯红，苔白或黄，脉弦细涩。

(四)脾虚气陷

肛门坠胀，肛内肿物外脱不能自还，便血色淡，伴面色少华、头昏神疲、少气懒言、纳少便清，舌淡白胖嫩，边有齿痕，苔白，脉细弱。

三、治疗

(一)针刺疗法

治法：虚证益气升提，实证清利湿热。以督脉、足太阳膀胱经穴为主。

主穴：长强、大肠俞、承山。

配穴：虚证者，加百会、气海；脾气虚者，加脾俞、太白；肾阳不足兼五更泻者，加肾俞、神阙；实证者，加阴陵泉、曲池；兼便秘者，加大肠俞、上巨虚；湿热甚者，加商丘；出血甚者，加血海、膈俞；肛门坠胀甚者，加秩边；兼便秘者，加天枢、大肠俞；兼有肛门肿痛者，加飞扬。

操作：针用补泻兼施法，虚证针用补法加灸，实证针用泻法，或加隔姜灸、隔盐灸等。每日1次，每次留针30分钟，10次为1个疗程。

(二)其他疗法

1.耳针

选穴：主穴：直肠、缘中、神门、大肠。

配穴：脾、膀胱、三焦、肛门。

操作：每次选3~5穴，用王不留行籽耳穴贴压，要求每天用手指按压3~5次，每次5~10分钟。或者用揿针(皮内针)埋针治疗，每3天1换。或毫针刺激，中等刺激强度，每次留针30分钟，每日1次，10次为1个疗程。

2.挑治

选穴：膀胱经第一侧线腰3至骶2之间。

操作：在上述穴任选一点进行挑治。每日1次，10次为1个疗程。

3.皮肤针

选穴：主穴：大肠俞、天枢、百会、长强、梁丘、夹脊(9~17椎)。

配穴：关元、气海、承山、合谷、承扶。

操作：每次选5~7个穴，每穴叩刺时间约5分钟，根据患者体质、年龄、病情酌选弱、中、强三种刺激。每日1次，10次为1个疗程。

4.电针

选穴：长强、承山、大肠俞。

操作：针快速刺入后捻转，使针感向肛门方向传导，然后加电极，刺激量逐渐加大，每次30分钟，每日1次，10次为1个疗程。

遗 精

遗精是指在无性生活状态下发生的精液遗泄，有梦而遗者，名为梦遗；无梦而遗，甚至清醒时精液流出者，名为滑精。正常未婚男子或婚后夫妻分居者，每月遗精1~2次，或偶尔再稍多，属正常生理现象。若未婚成年男子遗精次数频繁，每周2次以上，或清醒时流精，并有头昏，精神萎靡，腰腿酸软，失眠等症，则属病态。

现代医学的神经衰弱、神经官能症、精囊炎，或包皮过长、包茎等疾患及睾丸炎引起的遗精，可参照治疗。

一、病因病机

本病的发生，多由劳心太过，欲念不遂，饮食不节，恣情纵欲诸多因素而致。导致肾气不固的原因有心肾不交、心脾气虚、湿热下注、肾精虚衰等。遗精的基本病理变化属肾失封藏，精关不固。其病位在肾，与心、肝、脾三脏密切相关。

二、辨证

男子梦中遗精，每周超过2次以上；或清醒时，不因性生活而排泄精液者。常伴有头昏、精神萎靡、腰腿酸软、失眠等症。

(一)心肾不交

心烦不寐，梦中遗精，阳事易举，头晕目眩，神疲体倦，心悸健忘，口干咽干，小便短赤，舌红，脉细数。

(二)湿热下注

梦中遗精频作，尿后有精液外流，小便短黄而混，或热涩不利，口苦烦渴，舌红，苔黄腻，脉滑数。

(三)心脾两虚

遗精遇思虑或劳累而作，头晕失眠，心悸健忘，面黄神倦，食少便溏，舌淡，苔薄白，脉细弱。

(四)肾虚不固

遗精频作，甚则滑精，腰酸膝软，头晕目眩，耳鸣，健忘，心烦失眠。

肾阴虚者，兼见颧红盗汗，舌红苔少，脉弦数；肾阳虚者，可见阳痿早泄，精冷，畏寒肢冷，面浮白，舌淡，苔白滑，边有齿痕，脉沉细。

三、治疗

(一)针刺疗法

治法：益肾摄精。以任脉、足太阴脾经和足少阴肾经穴为主。

主穴：关元、太溪、三阴交、志室、中极。

配穴：心肾不交，加心俞、肾俞、神门；湿热下注，加膀胱俞、阴陵泉；心脾两虚，加心俞、脾俞、足三里；肾阴虚，加照海、劳宫；肾阳虚者，加命门、气海、肾俞；头晕目眩者，加风池、百会；尿频、尿急、尿痛者，加昆仑、次髎、膀胱俞；夜寐不眠甚者，加神门、安眠；头晕心悸甚者，加风池、内关。

操作：针用泻法；或针用平补平泻法；或实证用泻法，虚证用补法。并灸。每日1次，每次留针30分钟，10次为1个疗程。

(二)其他疗法

1.耳针

选穴：盆腔、皮质下、内分泌、肾、心、外生殖器、神门。

操作：用王不留行籽耳穴贴压，要求每天用手指按压3~5次，每次5~10分钟。或者每次选2~3穴，用揿针(皮内针)埋针治疗，每3天1换。或毫针刺激，每次选穴2~3个，中等刺激强度，留针30分钟，每日1次，10次为1个疗程。

2.穴位注射

选穴：关元、中极、志室。

操作：用维生素B_1或当归注射液，每穴注入0.3~0.5ml，进针后出现针感并向前阴传导时，将药液缓缓注入。每日或隔日1次，10次为1个疗程。

阳痿(附早泄)

阳痿是指成年男子性交时，由于阴茎痿软不举，或举而不坚，或坚而不久，影响正常性生活的病证。但对发热、过度劳累、情绪反常等因素造成的一时性阴茎勃起障碍，不能视为病态。

现代医学中的各种功能及器质性疾病造成的阳痿，均可参照治疗。

一、病因病机

本病的病因主要有劳伤久病，饮食不节，七情所伤，外邪侵袭。基本病机为肝、脾受损，经脉空虚，或经络阻滞，导致宗筋失养而发为阳痿。或因纵欲过度，损伤肾气，命门火衰，宗筋失养，或恐惧伤肾，致使宗筋弛缓而发阳痿。阳痿的原因虽然众多，其基本病机为肝、肾、心、脾受损，气血阴阳亏虚，阴络失荣；或肝郁湿阻，经络失畅导致宗筋不用而成。

二、辨证

成年男子性交时，阴茎痿而不举，或举而不坚，或坚而不久，无法进行正常性生活。但不包括阴茎发育不良引起的性交不能。常伴有神疲乏力，腰酸膝软，畏寒肢冷,夜寐不安,精神苦闷,胆怯多疑,或小便不畅,滴沥不尽等症。

(一)命门火衰

阳痿不举,面色皖白,头晕目眩,精神萎靡,腰膝酸软,畏寒肢冷,耳鸣,舌淡,苔白,脉沉细。

(二)惊恐伤肾

阳痿不举,或举而不坚,胆怯多疑,心悸易惊,夜寐不宁,舌红,苔薄白,脉细弦。

(三)湿热下注

阴茎痿软,勃而不坚,阴囊臊臭,下肢酸重,尿黄,排解不畅,余沥不尽,舌红,苔黄腻,脉沉滑数。

(四)心脾两虚

阳痿,精神不振,失眠健忘,胆怯多疑,心悸自汗,纳少,面色无华,舌淡,苔薄白,脉细弱。

三、治疗

(一)针灸治法

治法:温补肾阳。以任脉、督脉、足少阴肾穴为主。

主穴:关元、中极、志室、三阴交。

配穴:命门火衰,加肾俞、命门、太溪;惊恐伤肾,加肾俞、照海、行间;湿热下注,加膀胱俞、侠溪、阴陵泉;心脾两虚,加心俞、脾俞、足三里;纳谷不香者,加中脘;胆怯者,加间使;失眠易惊者,加风池、印堂;头晕耳鸣、目花者,加风池、神庭;精出清冷者,加腰阳关;阴囊潮湿者,加阴陵泉;睾丸精索隐痛酸胀者,加急脉;夜寐不宁者,加神门、太冲;心悸怔忡者,加内关、至阳。

操作:针用泻法;或针用平补平泻法;或实证用泻法,虚证用补法。每日 1 次,每次留针 30 分钟,10 次为 1 个疗程。

(二)其他疗法

1.耳针

选穴:盆腔、心、肾、外生殖器、皮质下、神门。

操作:用王不留行籽耳穴贴压,要求每天用手指按压 3~5 次,每次 5~10 分钟。或者每次选用 2~3 穴,用揿针(皮内针)埋针治疗,每 3 天 1 换。或毫针刺激,中等刺激强度,每次留针 30 分钟,每日 1 次,10 次为 1 个疗程。

2.穴位注射

选穴:关元、中极、志室。

操作:用维生素 B_1 或当归注射液,每穴注入 0.3~0.5ml,进针后出现针感并向前阴传导时,将药液缓缓注入。每日或隔日 1 次,10 次 1 个疗程。

附：早泄

早泄是指房事时过早射精而影响正常性交，或一触即泄的病症，是男子性机能障碍的常见病证，多与遗精、阳痿相伴出现。严重的早泄发生在性交之前，或正当进入之中。

一、病因病机

早泄多由情志内伤，湿热侵袭，纵欲过度，久病体虚，致肾气虚衰，疏泄失常，约束无力，封藏失职，固摄无权所致。其基本病机为肾失封藏，精关不固。病位在肾，并与心脾相关。病理性质虚多实少，虚实夹杂证候亦在临床常见。

二、辨证

一触即泄，性欲减退，腰膝酸软，五心烦热，潮热盗汗，小便清长，夜尿多，舌淡，苔白，脉沉弱。

三、治疗

(一)针刺疗法

治法：补益肾气。以任脉、足太阴脾经、足少阴肾经穴为主。

主穴：中极、关元、三阴交、肾俞。

配穴：腰膝酸软者，加腰阳关、肾俞；潮热盗汗者，加合谷、复溜；小便清长、夜尿多者，加中极、膀胱俞；心胆虚怯者，加心俞、胆俞、大陵、丘墟。

操作：针用泻法；或针用平补平泻法；或实证用泻法，虚证用补法。每日1次，每次留针30分钟，10次为1个疗程。

(二)其他疗法

耳针

选穴：内生殖器、皮质下、外生殖器、肾、心。

操作：用王不留行籽耳穴贴压，要求每天用手指按压3~5次，每次5~10分钟。或者每次选2~3穴，用揿针(皮内针)埋针治疗，每3天1换。或毫针刺激，每次选穴2~3个，中等刺激强度，留针30分钟，每日1次，10次为1个疗程。

前列腺炎

前列腺炎是成年男性的常见病，是指前列腺特异性和非特异感染所致的急慢性炎症，能引起的全身或局部症状。可分为急性前列腺炎和慢性前列腺炎。

一、病因病机

中医把前列腺炎归纳到淋、白浊这类病证中，认为本病与思欲不遂或房劳过度、相火妄动，或酒色劳倦、脾胃受损、湿热下注等因素有关，与心、脾、肾等脏腑关系密切。本病主要表现为反复发作。

二、辨证

(一)急性前列腺炎

发病急,有全身感染证象或脓毒血症表现,高热、白细胞升高,尿频、尿急、尿痛、尿道痛、会阴部和耻骨上疼痛,腹部胀满,排便困难,偶因膀胱颈部水肿、痉挛可致排尿困难,甚至尿潴留。

(二)慢性前列腺炎

主要症状是尿频和排尿不尽,以及尿道灼热和发痒。疼痛往往是胀痛和抽痛,向阴茎头及会阴部放射,并有耻骨上及腰骶部不适。患者常有前列腺溢液,多发生于排尿终端或大便用力时,尿道口流出白色分泌物。直肠指诊前列腺软硬不均,有轻度压痛。

三、治疗

(一)针刺疗法

治法:清利湿热,补肾固摄。以任脉、足厥阴肝经、足太阴脾经穴为主。

主穴:三焦俞、膀胱俞、关元、三阴交。

配穴:湿热下注,加中极、次髎;脾胃虚弱,加脾俞、中脘、足三里;肾气虚弱,加肾俞、太溪、气海;肾阳虚,加命门、志室。

操作:针用泻法;或针用平补平泻法;或实证用泻法,虚证用补法。每日1次,每次留针30分钟,10次为1个疗程。关元、气海可灸。

(二)其他疗法

1.耳针

选穴:内生殖器、皮质下、外生殖器、肾、神门。

操作:用王不留行籽耳穴贴压,要求每天用手指按压3~5次,每次5~10分钟。或者用揿针(皮内针)埋针治疗,每3天1换。或毫针刺激,每次选2~3穴,中等刺激强度,留针30分钟左右,隔日1次,10次为1个疗程。

2.穴位注射

选穴:关元、中极、志室。

操作:用维生素B_1或当归注射液,每穴注入0.2~0.5ml,进针后出现针感并向前阴传导时,将药液缓缓注入。每日或隔日1次,10次为1个疗程。

男性不育症

凡育龄夫妇同居两年以上,性生活正常,又未采用任何避孕措施,由于男方的原因,使女方不能受孕者,称为男性不育症,又称为无子、无嗣等。

现代医学的男子精子减少症、无精症、不射精症、逆行射精等症均可参照治疗。

一、病因病机

本病多因先天禀赋不足、肾气虚弱,或肝气郁结、湿热下注,或气血两虚而致。多与肾、心、肝、脾等有关,而与肾关系最为密切。肾主藏精,不育大多由于上述原因导致精少、精弱、精寒、精热、精淤、阳痿、滑精及不射精等。

二、辨证

(一)肾阳虚弱

婚久不育,性欲减弱,无力射精,阳痿早泄,精子数少,活动力弱,兼腰酸腿软,畏寒肢冷,面色㿠白,大便稀,小便清长,舌淡,苔薄白,脉沉细。

(二)肾阴不足

婚久不育,遗精滑精,精少精薄,精子活动力弱,或精液黏稠不化,兼头晕耳鸣,手足心热,舌红少苔,脉沉细微数。

(三)肝气郁结

婚后不育,性欲低下,阳痿不举或举而不坚,或性交时不射精,兼精神抑郁,胸闷不舒,两胁胀痛,嗳气泛酸,不思饮食,舌红,苔薄,脉弦细。

(四)湿热下注

久婚不育,阳痿或勃起不坚,精子数少或死精过多,兼头晕身重,小腹胀满,小便短赤,苔薄黄,脉弦滑。

(五)气血两虚

久婚不育,性欲减退,阳痿,精子数少,成活率低,活动力弱,兼神疲乏力,面色苍白,头晕目眩,舌淡,苔白,脉沉细无力。

三、治疗

(一)针刺疗法

治法:补肾壮阳,益精填髓。以任脉、督脉和背俞穴为主。

主穴:肾俞、关元、三阴交、中极。

配穴:肾阳虚弱者,加命门、志室;肾阴不足者,加太溪、复溜;肝气郁结者,加肝俞、太冲、阳陵泉;湿热下注者,加膀胱俞、次髎、阴陵泉;气血两虚者,加气海、血海、足三里;腰酸腿软者,加腰阳关、关元俞;头晕耳鸣者,加风池、太冲;食欲不振者,加足三里、中脘;嗳气泛酸者,加侠溪、阳陵泉;遗精、阳痿者,加志室、照海;心悸多梦者,加神门、内关、印堂。

操作:针用泻法;或针用平补平泻法;或实证用泻法,虚证用补法。每日1次,每次留针30分钟,10次为1个疗程。关元、气海可灸。

(二)其他疗法

1.耳针

选穴:主穴:皮质下、内生殖器、内分泌、外生殖器。

配穴:肾气不足加肾,肝气郁结加肝,湿热下注加脾、膀胱,气血两虚加脾、胃、心、肺。

操作:用王不留行籽耳穴贴压,要求每天用手指按压3~5次,每次5~10分钟。或者每次选2~3穴,用揿针(皮内针)埋针治疗,每3天1换。或毫针刺激,每次选穴2~3个,中等刺激强度,留针30分钟,每日1次,10次为1个疗程。气血两虚，用弱刺激。

2.穴位注射

选穴：关元、中极、志室。

操作：用维生素 B_1 或当归注射液，每穴注入 0.3~0.5ml，进针后出现针感并向前阴传导时，将药液缓缓注入。每日或隔日 1 次，10 次 1 个疗程。

疟 疾

疟疾是由感受疟原虫所致的传染病，以寒战壮热、汗后热退、反复发作为主症，据发作时间分每日疟、间日疟、三日疟。发作时，寒热往来的称“正疟”；只寒不热的称“牝疟”；只热不寒的称“瘅疟”；热多寒少的称“温疟”；发于岭南寒热不清的称“瘴疟”；久疟不愈，胁下有痞块的称“疟母”。

一、病因病机

本病的病因是感受“疟原虫”所致，凡饮食所伤、劳倦太过等，均能使机体的抗病能力下降而患本病。

二、辨证

（一）邪郁少阳

寒战壮热，汗出热退，休作有时，伴有头痛面赤、恶心呕吐、口苦，苔薄白或黄腻，脉弦或弦数。

（二）暑热内郁

热多寒少，或只热不寒，汗出不畅，头痛，骨节酸痛，口渴引饮，舌红，苔黄，脉弦数。

（三）暑湿内蕴

寒多热少，或只寒不热，头痛，口不渴，胸胁满闷，神疲乏力，苔白滑或白腻，脉弦紧。

（四）正虚邪恋

遇劳即发，反复发作，寒热不清，胁下痞块，神倦乏力，懒言气短，自汗心悸，舌淡苔少，脉细弱。

三、治疗

（一）针刺疗法

治法：和解少阳，截疟祛邪。以督脉、手少阳、三焦经穴为主。

主穴：大椎、后溪、曲池、委中、足三里。

配穴：疟疾发作时，加十宣点刺出血；邪郁少阳，加液门、间使；暑热内郁，加曲池、外关；暑湿内蕴，加中脘、气海；脘闷纳呆、腹胀便溏者，加公孙、内关。

操作：针用泻法，大椎、委中可用三棱针点刺出血。每日 1 次，每次留针 30 分钟，10 次为 1 个疗程。

(二)其他治疗

耳针

选穴:肾上腺、皮质下、内分泌、脾、肝。

操作:取双侧,在发作前1~2小时针刺,强刺激,留针1小时。用王不留行籽耳穴贴压,要求每天用手指按压3~5次,每次5~10分钟。或者用揿针(皮内针)埋针治疗,每3天1换。或毫针刺激,中等刺激强度,每次留针30分钟,每日1次,10次为1个疗程。

(侯春英编写)

第四节 妇科病症

月经不调

月经正常来潮是女性成熟、身体健康的重要标志。月经不调有广义和狭义之分,广义的月经不调泛指一切月经病,狭义的月经不调是指月经的周期、经期、经量、经质、经色发生异常,以及伴随月经周期出现明显全身不适症状的疾病,是妇科临床的常见病、多发病。

常见的月经不调有月经先期、月经后期、月经先后不定期、月经过多、月经过少、经期延长、经间期出血等。

一、病因病机

月经的正常与否和肝、脾、肾三脏关系密切,肝脾调和,肾气旺盛,冲任脉盛,则月事按时而下。本病病因常见外感邪气、内伤情志、房劳多产、饮食不节等。若外感寒邪,则寒凝血脉;或素体阳盛,过食辛辣,聚集生热,或情志不疏,肝郁化火,热扰血海;或饮食劳倦,忧思伤脾,脾气虚弱,统摄无权;或禀赋素弱,久病大病,肾精不足,血海空虚等均可致冲任失养而月经不调。主要病机是脏腑功能失调,气血不和,导致冲任二脉的损伤。一般来讲,月经先期属热,后期属寒;先后不定期为气血失调或冲任损伤。

二、辨证

月经不调的辨证着重月经的期、量、色、质及伴随月经周期出现的症状,同时结合全身证候。月经周期提前或推后7天以上,或先后无定期,甚至十余日一行;月经量少或点滴即净;月经量多或行经时间超过8天以上。

(一)实热证

月经量多,色深红或紫,质黏稠,伴面红口干,心胸烦躁,小便短赤,大便燥结,舌红苔黄,脉数。

(二)虚热证

月经量少或多,色红质稠,伴手足心热,两颧潮红,心烦不眠,舌红少苔,脉细数。

(三)实寒证

月经延后或量少,色暗有血块,伴畏寒肢冷,小腹冷痛,得热则减,舌淡苔白,脉沉紧。

(四)虚寒证

月经量少,周期推后,经色淡红,质地清稀,小腹隐痛,喜温喜按,腰酸腿软,小便清长,大便溏薄,舌淡苔白,脉沉迟。

(五)肝郁气滞

月经不畅或量少,色暗有血块,伴两胁、乳房胀满,小腹胀痛,嗳气叹息,舌淡苔白,脉弦。

(六)脾气虚弱

月经量多,经期延长,色淡红,质清稀,伴神疲乏力,肢体倦怠,少气懒言,面色无华,舌淡苔白,脉细弱。

(七)血淤证

月经延期,经行量少,色紫暗,有血块,小腹胀痛,夜间尤重,血块排出后疼痛减轻,舌质暗,或有淤斑,脉涩。

三、治疗

重在治本以调经,次辨标本缓急的不同,依据“急则治其标,缓则治其本”、“实则泻之,虚则补之”的原则。

(一)针刺疗法

治法:补肾健脾、疏肝理气、调理冲任。以任脉、足太阴经穴为主。

主穴:关元、气海、三阴交、合谷、地机。

配穴:实热加行间、曲池;虚热加肾俞、太溪;实寒加神阙、子宫;虚寒加肾俞、腰阳关;气虚加脾俞、足三里;肝郁气滞加太冲、阳陵泉;血淤加血海、膈俞;月经过多加隐白、交信。

操作:关元、气海、三阴交用补法,或温针灸,地机用平补平泻法。配穴按虚证用补法,实证用泻法操作。每日1次,留针30分钟,于月经前1周开始治疗至月经结束为止,连续治疗3个周期以上。

(二)其他疗法

1.耳针

选穴:肾、肝、脾、内分泌、内生殖器。

操作:用王不留行籽贴压,每日按压3~4次,每次5~10分钟,至耳廓发热发红,两耳交替,每周更换2次。于月经前1周开始治疗至月经结束,连续治疗3个周期以上。

2.穴位注射

选穴:三阴交、地机、血海、肾俞。

操作:每次选2穴,用当归注射液或丹参注射液穴位注射,每穴1ml,每日1次。于月经前1周开始治疗至月经结束,连续治疗3个周期以上。

3.艾灸

选穴:关元、气海、神阙、三角灸、足三里。

操作:用艾条温和灸或艾炷直接灸,神阙可用隔盐灸或隔附子饼灸。

4.拔罐

选穴:肝俞、脾俞、肾俞、关元俞、秩边、腰阳关。

操作:于足太阳膀胱经五脏背俞穴及腰骶部留罐至皮肤潮红,每日1次,月经前1周开始治疗至月经来潮为止,连续治疗3个周期以上。

痛 经

妇女在经期或行经前后发生周期性小腹疼痛,或痛引腰骶,并每随月经周期而发者,甚至剧痛而晕厥者,称为痛经,又称"经行腹痛"。以未婚青年妇女较为多见。西医学分为原发性与继发性痛经两种。

一、病因病机

痛经多因经期受寒饮冷,冒雨涉水,坐卧湿地,寒客胞宫、冲任;或情志所伤,肝郁气滞,经血淤滞胞宫;或素体虚弱,肝肾不足,精血亏虚,胞宫失养;或久病大病,气血亏虚,胞脉失养。之所以随月经周期发作,是因为与经期冲任气血的变化有关。其病因病机可分虚实两类,其病位在冲任、胞宫。

二、辨证

(一)寒湿凝滞

经前或经期小腹冷痛,得热则舒,经血量少,色紫黯有块,形寒肢冷,小便清长,舌淡苔白,脉滑或沉紧。

(二)气滞血淤

经前或经期小腹胀痛拒按,胸胁、乳房胀痛,经行不畅,经色紫黯、有血块,舌紫黯或有淤斑,脉沉弦或涩。

(三)气血不足

经期或经后小腹隐痛喜按,且有空坠不适之感,月经量少、色淡、质清稀,神疲乏力,头晕眼花,心悸气短,舌淡、苔薄,脉细弦。

(四)肝肾亏虚

行经之后小腹隐隐作痛,喜温喜按,腰膝酸软,月经量少,经色黯红,质地清稀,或五心烦热，耳聋耳鸣，舌淡红或少苔，脉细弱。

三、治疗

痛经的治疗以调理冲任气血为主，经期调经止痛以治标，平素辨证求因以治本。

(一)针刺疗法

治法：温经散寒、益气养血、调经止痛。以任脉、足太阴及足太阳经穴为主。

主穴：关元、三阴交、地机、次髎、合谷。

配穴：寒湿凝滞加水道、归来；气滞血淤加血海、太冲；气血不足加脾俞、足三里；肝肾亏虚加肝俞、肾俞。

操作：针刺关元，宜用捻转补法，使针感向下传导至会阴；寒凝、血淤者在小腹部穴位可温针灸，或针后施加灸法；脾俞、肝俞、肾俞、足三里用补法；其余诸穴用平补平泻法。发作期每日治疗1~2次，留针30分钟，疼痛剧烈者可适当延长留针时间，月经来潮前1周开始治疗，直到月经结束为止，每日1次。连续治疗3个月经周期以上。

(二)其他疗法

1.耳针

选穴：心、肝、肾、脾、内生殖器、神门。

操作：用王不留行籽贴压，每日按压3~4次，每次5~10分钟，至耳廓发热发红，两耳交替，每周更换2次。疼痛剧烈者用毫针强刺激，留针1小时，亦可用揿针埋针。月经来潮前1周开始治疗，直到月经结束为止，每日1次。连续治疗3个月经周期以上。

2.艾灸

选穴：关元、气海、神阙、足三里。

操作：用艾条温和灸，或艾炷直接灸，神阙也可隔姜灸或隔盐灸。月经来潮前1周开始治疗至月经结束为止，每日1次。连续治疗3个月经周期以上。

3.拔罐

选穴：膈俞、肝俞、脾俞、肾俞、次髎、腰阳关。

操作：于腰骶部督脉及足太阳膀胱经一、二侧线部位，用留罐法。每日1次，月经前1周开始治疗至月经来潮，连续治疗3个周期以上。

4.穴位贴敷

选穴：中极、子宫、次髎、肾俞。

操作：用吴茱萸、当归、延胡索、乌药、香附、小茴香各等份。将以上药物共研细末，用黄酒及蜂蜜各半调成膏状，制成直径1cm、厚0.5cm大小的药饼，敷于以上穴位，外用胶布固定，隔日更换1次，于月经来潮之前10天开始治疗至月经来潮，连续治疗3个月经周期以上。

5.穴位注射

选穴：三阴交、地机、血海、肾俞。

操作：每次选 2 穴，用当归注射液或丹参注射液穴位注射，每穴 1ml，每日 1 次，于月经来潮之前 1 周开始治疗至月经结束，连续治疗 3 个月经周期以上。

闭 经

女子年过 18 周岁，月经尚未来潮，或月经正常来潮后又停止 3 个周期以上者，称为“闭经”，前者称原发性闭经，后者称继发性闭经，又称“经闭”。妊娠期、哺乳期或更年期的月经停闭属生理现象，不作闭经论，有的少女初潮 2 年内偶尔出现月经停闭现象，可不予治疗。

本病属难治之症，病程较长，疗效较差，因此，必要时应采用多种方法综合治疗以提高疗效。因先天性生殖器官缺如，或后天器质性损伤导致无月经者，因药物及针灸治疗难以奏效，不属本节讨论范围。

一、病因病机

本病的病因不外虚、实两个方面。虚者由于禀赋薄弱，先天不足，少女肾气未充，精气未盛，或房劳多产，久病伤肾，耗伤精血，或思虑劳倦，气血化生之源不足，或失血过多，均可导致冲任气血不充，血海不能满溢，遂致月经停闭。实者因七情内伤，素性抑郁，或愤怒过度，肝郁气滞，气滞血淤；或饮食不节，损伤脾气，脾失健运，痰湿内生；或饮冷受寒，血为寒凝，客于冲任，经血不通而致经闭。导致闭经的病因复杂，有先天因素，也有后天获得，可由月经不调发展而来，也有因他病致闭经者。发病机理主要是冲任气血失调，病位主要在肝，也与脾、肾有关。

二、辨证

女子年过 18 周岁而月经尚未来潮，或月经正常来潮后又停止 3 个周期以上者。在确诊闭经之后，尚须明确是经病还是他病所致，因他病致闭经者先治他病然后调经。

(一)气血虚弱

月经停闭数月，初起月经逐渐推后，渐至月经停闭，神疲乏力，少气懒言，头晕目花，心悸少寐，皮肤不润，面色萎黄，舌淡苔薄，脉细无力。

(二)肝肾不足

月经初潮来迟，或月经后期量少，渐至闭经，头晕耳鸣，腰膝酸软，手足心热，或足跟疼痛，甚则潮热盗汗，舌红少苔，脉细数。

(三)气滞血淤

月经停闭数月，小腹胀痛拒按，胸胁、乳房胀满，精神抑郁，嗳气叹息，烦躁易怒，舌质紫黯或有淤点，脉沉弦或涩而有力。

(四)寒湿凝滞

月经停闭数月，小腹冷痛拒按，得热痛减，形寒肢冷，面色青白，带下量多，色白质稠，肢体倦怠，舌紫黯，苔白腻，脉滑或紧。

三、治疗

(一)针刺疗法

治法：虚证者治以滋补肝肾，或健脾益气养血，以滋养经血之源；实证者治以行气活血，或温经通脉，以疏通冲任经脉。遵循“虚则补之，实则泻之”的原则。以任脉、足太阴经穴为主。

主穴：关元、子宫、三阴交、合谷。

配穴：气血虚弱加脾俞、气海、足三里；肝肾不足加肝俞、肾俞、太溪；气滞血淤加太冲、归来、次髎；寒湿凝滞加命门、腰阳关、中脘。

操作：针刺关元、子宫，宜用补法，使针感传到腹部和会阴部；寒凝、血淤者针后在小腹部穴位温针灸或针后施加灸法；余穴按常规针刺。每日或隔日1次，直到月经来潮。之后于每次月经来潮后治疗1周，连续3个月经周期以上。

(二)其他疗法

1.耳针

选穴：肝、脾、肾、内生殖器、内分泌、盆腔。

操作：用王不留行籽贴压，每日按压3~4次，至耳廓发热发红。两耳交替，每周更换2次。

2.艾灸

选穴：关元、气海、神阙、中脘、足三里。

操作：用艾条温和灸、雀啄灸，或艾炷直接灸，神阙也可隔姜灸或隔盐灸。每日或隔日1次，直到月经来潮。之后于每次月经来潮后治疗1周，连续3个月经周期以上。

3.拔罐

于腰骶部及足太阳膀胱经五脏背俞穴部位留罐。隔日1次，治疗至月经来潮，连续治疗3个周期以上。

4.穴位注射

选穴：三阴交、足三里、地机、血海、肾俞。

操作：每次选2穴，根据病情选用当归注射液、丹参注射液或黄芪注射液任一种进行穴位注射，每穴1ml，每日或隔日1次。

5.穴位贴敷

选穴：中极、关元、气海、子宫、神阙、中脘、足三里。

操作：用吴茱萸、当归、巴戟天、乌药、香附、小茴香、艾叶各等份。将以上药物共研细末，用黄酒及蜂蜜各半调成膏状，制成直径1cm、厚0.5cm大小的药饼，敷于以上穴位，外用胶布固定，隔日更换1次。肝肾阴虚者慎用。

崩漏

崩漏是指妇女不在行经期间阴道突然大量出血,或淋漓下血不断者,称为“崩漏”。若经期延长达2周以上者应属崩漏范畴,其发病急骤,暴下如注,出血量多者为“崩”;病势缓,淋漓不绝,出血量少者为“漏”,也称为“经崩”或“经漏”。崩与漏的出血情况虽不相同,但其发病机理是一致的,而且在疾病发展过程中常相互转化,如血崩日久,气血耗伤,可变成漏,久漏不止,病势日进,也能成崩,所以临床上常常崩漏并称。崩漏相当于西医学的功能性子宫出血,生殖器炎症和某些生殖器肿瘤引起的不规则阴道出血亦可参照本病辨证治疗。

一、病因病机

本病的发生主要是冲任损伤,气血固摄无权,不能制约经血所致。引起冲任不固的常见原因有肾虚、脾虚、血热和血淤。先天肾气不足,少女肾气稚弱,更年期肾气渐衰,或早婚多产,房劳伤肾,若耗伤肾精,阴虚内热,热伏冲任,迫血妄行,致经血非时而下;或肾阳虚损,封藏失职,冲任不固,不能制约经血,亦致经血非时而下。积思忧虑,饮食不节,劳倦内伤,损伤脾气,中气下陷,统摄无权,冲任不固,经血非时而下。素体阳盛,感受热邪,或情志不遂,肝郁化火,或过食辛辣助阳之品,火热内盛,热伤冲任,迫血妄行,非时而下。七情内伤,气机不畅,气滞血淤,或产后余血未净,淤阻冲任,血不归经,非时而下,发为崩漏。本病涉及冲、任二脉和肝、脾、肾三脏,证候有虚实之分。

二、辨证

崩漏以无周期性的阴道出血为辨证要点,临证时结合出血的量、色、质变化和全身证候辨明寒、热、虚、实。

(一)肾阴不足

经血非时而下,出血量多或少,淋漓不绝,血色鲜红,质稠,伴头晕耳鸣,腰膝酸软,手足心热,心烦不眠,潮热盗汗,舌红,苔少,脉细数。

(二)肾阳亏虚

经血非时而下,出血量多,淋漓不尽,色淡质稀,伴面色晦暗,腰痛如折,形寒肢冷,小腹冷痛,喜温喜按,小便清长,大便溏薄,舌质淡暗,苔薄白,脉沉弱。

(三)脾气虚弱

经血非时而下,量多如崩,或淋漓不断,色淡质稀,伴神疲乏力,四肢倦怠,气短懒言,不思饮食,面色萎黄,头晕心悸,舌胖质淡,苔薄白,脉沉无力。

(四)血热内扰

经血非时而下,量多如崩,或淋漓不净,血色深红,质稠,气味臭秽,伴渴喜冷饮,烦躁易怒,心烦少寐,面赤头晕,舌红,苔黄,脉滑数。

(五)气滞血淤

经血非时而下,量多或少,淋漓不尽,色暗或黑,兼有血块,小腹疼痛拒按,血下痛减，舌质紫黯或有淤斑，脉涩或弦涩有力。

三、治疗

针灸治疗应根据病情的缓急轻重、出血的久暂，遵循“急则治其标，缓则治其本”、“盛则泻之，虚则补之，热则急之，寒则留之”的原则。

(一)针刺疗法

治法：调理冲任，止血固经。以任脉、足太阴经穴为主。

主穴：关元、三阴交、隐白、地机、合谷。

配穴：肾阴不足加太溪、照海、肾俞；肾阳亏虚加命门、腰阳关、肾俞；脾气虚弱加脾俞、气海、足三里；血热内扰加大敦、行间、曲池；气滞血淤加血海、膈俞、太冲。

操作：关元、气海针尖向下斜刺，使针感向耻骨联合上下传导；膈俞、脾俞穴朝脊柱方向斜刺，不宜直刺、深刺；气滞血淤可配合刺络法；肾阳亏虚、脾气虚弱可在腹部和背部穴温针灸，每日或隔日1次，直到月经干净。之后于每次月经来潮后治疗至月经结束，连续3个月经周期以上。

(二)其他疗法

1.艾灸

选穴：关元、气海、神阙、肾俞、命门、八髎。

操作：用艾条温和灸，或艾炷灸，灸至小腹、少腹内有温热舒适感。适用于肾阳亏虚及脾气虚弱型，气滞血淤者灸次髎、归来、太白。每日1~2次。

2.皮肤针

选穴：命门、腰俞、肾俞、八髎。

操作：叩刺腰骶部督脉、足太阳经，中度刺激，每日1次，适用于气滞血淤者。

3.耳针

选穴：盆腔、内生殖器、内分泌、皮质下、肝、脾、肾、交感。

操作：每次选4~6穴，实证行针刺法，留针30~60分钟，两耳交替，每日1次。虚证用王不留行籽贴压，每日按压3~4次，至耳廓发热发红，两耳交替，每周更换2次。

4.穴位注射

选穴：肾俞、血海、三阴交、足三里。

操作：每次选2穴，用黄芪注射液或当归注射液，每穴注射1ml，每日1次。

经行乳房胀痛

每值经前或正值经期、经后乳房作胀，或胀满疼痛，甚至疼痛不能触衣者，或乳头痒痛者，称“经行乳房痛”。

本病属西医学经前期紧张综合征范畴，多见于青壮年妇女，是妇科常见病。乳腺结构不良症中的常见轻型病变也可按本病论治。

一、病因病机

平素抑郁，或愤怒伤肝，肝失条达，疏泄失常，肝脉气血郁滞，肝脉挟乳布胁肋，致乳络不畅;肝司冲脉,冲脉为“血海”,经前或经期冲脉气血充盛,遂致乳房胀痛或乳头痒痛。饮食不节,思虑劳倦,损伤脾胃,或郁怒伤肝,肝木乘脾,脾失健运,水湿内停,凝聚成痰;经前或经期冲气偏盛,冲脉隶于阳明,胃脉过乳,冲气挟痰湿阻络,乳络不畅,遂致乳房胀痛或乳头痒痛。素体阴虚,或失血伤津,经行则阴血更虚,肝肾精血亏虚,乳络失于濡养,而致经行或经后乳房胀痛。

冲脉附于肝而又隶于足阳明胃经,乳房属胃,乳头属肝,故经行乳房胀痛与肝、胃及冲脉有关。

二、辨证

本病以乳房胀痛随月经周期性发作为辨证要点。经行乳胀,临床有虚有实。实证多于经前胀痛,按之有块,经后乳胀减轻。虚证多于经后乳痛,按之乳房柔软无块。

(一)肝气郁滞

经前乳房胀痛或乳头痒痛,疼痛拒按,痛甚不可触衣,经行小腹胀痛,胸胁胀满,烦躁易怒,或善叹息,经行不畅,色暗红,舌淡红,苔薄白,脉弦。

(二)痰湿蕴阻

经前或经期乳房胀痛或乳头痒痛,痛甚不可触衣,胸闷痰多,食少纳呆,平素带下量多,色白稠黏,月经量少,色淡,舌体胖大有齿痕,舌质淡,苔白腻,脉滑。

(三)肝肾阴虚

经行或经后两乳胀痛或乳头痒痛,腰膝酸软,两目干涩,头昏耳鸣,咽干口渴,手足心热,舌红少苔,脉细数。

三、治疗

(一)针刺疗法

治法:疏肝理气,健脾化痰,补肝益肾,通乳止痛。以任脉、足阳明、足厥阴经穴为主。

主穴:膻中、乳根、期门、足三里。

配穴:肝气郁滞加太冲、阳陵泉、内关;痰湿蕴阻加中脘、丰隆、阴陵泉;肝肾阴虚加肾俞、肝俞、太溪。

操作:膻中、乳根、期门针尖向两侧平刺,使针感沿肋间隙向两侧传导,禁止直刺、深刺,虚证用补法,实证用泻法,每日1次。于经前1周开始治疗至月经干净为止,连续治疗3个周期以上。

(二)其他疗法

1.艾灸

选穴:膻中、乳根、天溪、神藏。

操作:用艾条温和灸,或艾炷直接灸。适用于肝郁气滞及痰湿蕴阻型,每日1~2次。于经前1周开始治疗至月经结束为止,连续治疗3个周期以上。

2.耳针

选穴:胸、胸椎、内分泌、肝、胃、肾、皮质下。

操作：每次选 4~6 穴，实证行针刺法或贴压，留针 30~60 分钟，两耳交替，每日 1 次。虚证用王不留行籽贴压，每日按压 3~4 次，至耳廓发热发红，两耳交替，每周更换 2 次。于经前 1 周开始治疗至月经干净为止，连续治疗 3 个周期以上。

3.穴位注射

选穴：膻中、三阴交、足三里、阳陵泉。

操作：每次选 2 穴，用当归注射液或丹参注射液，每穴注射 1ml，每日 1 次。于经前 1 周开始治疗至月经干净为止，连续治疗 3 个周期以上。

围绝经前后诸症

妇女在 50 岁左右，月经开始停止，称为“绝经”。部分妇女在绝经前后出现一些与绝经有关的证候。如烘热面赤，潮热汗出，情绪不稳，烦躁易怒，头晕目眩，耳鸣心悸，失眠健忘，腰背酸痛，手足心热，精神倦息，或伴有月经紊乱等，称“围绝经前后诸证”，又称“经绝前后诸证”。这些证候常轻重不一，参差出现，发作次数和持续时间无规律性，病程长短不一，短则数月，长则可迁延数年以至十余年。

本病相当于西医学更年期综合征。双侧卵巢切除或放射治疗后双侧卵巢功能衰竭者，也可出现更年期综合征的表现，可参照本节论治。

一、病因病机

本病的发生与绝经前后的生理特点有密切关系。妇女 50 岁前后，肾气渐衰，天癸渐竭，冲任二脉气血也随之而虚衰，月经渐断而绝经，生殖功能消失。在此正常的生理转折期，有些妇女因素体差异或受生活环境的影响，如素体阴阳偏胜偏衰，平素抑郁，或家庭、社会等环境改变，易导致肾之阴阳失调而发病。“肾为先天之本”，又“五脏相移，穷必及肾”，故肾之阴阳失调，极易波及其他脏腑，而其他脏腑病变，久则必然累及于肾，故本病之本在肾，常累及心、肝、脾等多脏、多经，致使本病证候复杂。

素体阴虚，绝经前后，天癸渐竭，精血衰少，或房劳伤肾，精血暗耗，或失血久病，阴血耗伤，或忧思失眠，阴血暗耗，或情志不畅，郁结化热，真阴受灼，可致肾阴更虚，脏腑失养，而出现一系列复杂症候。

素体阳虚，绝经前后，肾气渐衰，若过用寒凉，贪凉取冷，或大惊卒恐，或房事不节，损伤肾气，可致肾阳更虚，命门火衰，脏腑失于温煦，而出现脾肾阳虚诸症。

二、辨证

本病以肾虚为主，辨证以肾阴阳之虚为本。

(一)肾阴虚

绝经前后，烘热汗出，五心烦热，头晕耳鸣，腰膝酸软，失眠多梦，口燥咽干，或皮肤干燥、瘙痒，月经周期紊乱，量或少或多，经色鲜红，大便干结，尿少色黄，舌红少苔，脉细数。

(二)肾阳虚

绝经前后，头晕耳鸣，腰膝酸冷，形寒肢冷，腹冷腹胀，喜温喜按，纳呆便溏，夜尿增多或尿频失禁，带下量多清稀，月经不调，量多或少，色淡质稀，精神萎靡，面色晦暗，舌质淡，苔白滑，脉沉迟。

三、治疗

治疗以调治肾之阴阳为大法，涉及他脏者，则兼而治之。

(一)针刺疗法

治法：滋补肝肾，温肾壮阳，调理冲任。以背俞穴、任脉及足太阴经穴为主。

主穴：肝俞、肾俞、关元、三阴交、太溪。

配穴：肾阳不足加命门、腰阳关；肾阴亏虚加照海、阴谷；肝阳上亢加太冲、风池；心肾不交加心俞、神门；肝气郁结加太冲、合谷。

操作：针刺主穴用补法，配穴按虚证用补法，实证用泻法，肾阳虚者可温针灸。

(二)其他疗法

1.艾灸

选穴：关元、气海、神阙、足三里、命门、肾俞。

操作：用艾条温和灸，或艾炷直接灸。适用于肾阳虚型，每日1~2次。

2.耳针

选穴：内分泌、心、肝、脾、肾、皮质下、神门。

操作：每次选4~6穴，用王不留行籽贴压，每日按压3~4次，至耳廓发热发红，两耳交替，每周更换2次。

3.火罐

选穴：肺俞、心俞、肝俞、脾俞、肾俞、关元俞。

操作：于足太阳膀胱经五脏背俞穴部位，用留罐法。每日或隔日1次。

4.穴位注射

选穴：三阴交、阴陵泉、足三里、肾俞。

操作：每次选2穴，当归注射液或丹参注射液穴位注射，每穴1ml，每日1次。

带下病

带下指女性阴道内白带量明显增多，色、质、气味发生异常，或伴全身及局部症状者，称为“带下病”。相当于西医学的阴道炎、宫颈炎、盆腔炎、妇科肿瘤等疾病引起的白带增多。带下一词，有广义、狭义之分，广义带下泛指妇产科疾病而言，由于这些疾病都发生在带脉之下，故称为“带下”。狭义带下又有生理、病理之别。正常女子自青春期开始，肾气充盛，脾气健运，任脉通调，带脉健固，阴道内即有少量白色或无色透明无臭的黏性液体。

一、病因病机

主要病因是湿邪，如《傅青主女科》说：“夫带下俱是湿症。”湿有内外之别。外湿指外感之湿邪，如经期涉水淋雨，感受寒湿，或产后胞脉空虚，湿毒邪气乘虚内侵胞宫，以致冲任不固，带脉失约，引起带下病。内湿的产生与脏腑气血功能失调有密切的关系:饮食不节,忧思劳倦,脾失健运,水湿内停,下注任带,任脉不固,带脉失约,而致带下;素禀肾虚,或恣情纵欲,肾阳虚损,气化失常,水湿内停,下注冲任,损及任带,精关不固,精液下滑,而致带下;脾虚湿盛,郁久化热,或情志不畅,肝郁化火,肝热脾湿,湿热互结,流注下焦,损及任带,约固无力,而致带下。

总之,带下病系湿邪为患,而脾、肾功能失常又是发病的内在条件;病位主要在前阴、胞宫;冲任不固,带脉失约是带下病的核心机理。

二、辨证

带下病辨证主要根据带下量、色、质、气味,其次根据伴随症状及舌脉辨其寒热虚实。

(一)湿热下注

带下量多,色黄黏稠,有臭气。阴中瘙痒,口苦咽干,纳食减少,胸闷心烦,小腹或少腹作痛,小便短赤,舌质红,苔黄腻,脉濡数或滑数。

(二)脾虚湿困

带下量多,色白质稀,绵绵不断,无臭气。神疲倦怠,四肢不温,纳少便溏,舌质淡,苔白腻,脉缓或滑。

(三)肾阳亏虚

带下量多,色白稀薄,淋漓如水,连绵不断。头晕耳鸣,腰膝酸软,畏寒肢冷,小腹冷感,喜温喜按,小便频数,夜尿尤多,大便溏薄,舌淡润,苔薄白,脉沉。

三、治疗

带下病的治疗原则以健脾、升阳、除湿为主,辅以舒肝固肾;但是湿浊可以从阳化热而成湿热,也可以从阴化寒而成寒湿,所以要佐以清热除湿、清热解毒、散寒除湿等法。

(一)针刺疗法

治法:利湿化浊,固摄带脉。以任脉、足少阳及足太阴经穴为主。

主穴:中极、关元、带脉、三阴交、阴陵泉。

配穴:湿热下注加水道、白环俞、次髎;脾虚湿困加脾俞、中脘、足三里;肾阳亏虚加肾俞、命门、腰阳关。

操作:中极、关元向下斜刺;带脉直刺不宜深刺,使针感传至少腹;次髎、白环俞直刺,使腰骶部出现强烈酸胀感,并可向会阴部放射。

(二)其他疗法

1.耳针

选穴:内分泌、三焦、内生殖器、脾、肝、肾。

操作:实证行针刺法,留针30分钟,隔日1次,两耳交替;虚证用王不留行籽贴压,每日按压3~4次,至耳廓发热发红,两耳交替,每周更换2次。

2.艾灸

选穴:关元、气海、神阙、中脘、足三里。

操作:用艾条温和灸、雀啄灸,或艾炷直接灸。适用于脾虚湿困及肾阳虚者。

3.火罐

选穴:肝俞、脾俞、肾俞、关元俞、腰阳关。

操作:于腰骶部及足太阳经五脏背俞穴部位留罐,隔日1次。

4.穴位注射

选穴:阳陵泉、阴陵泉、足三里、脾俞。

操作:每次选2穴,当归注射液或黄芪注射液穴位注射,每穴1ml,每日1次。

妊娠呕吐

妊娠早期,反复出现恶心呕吐,头晕厌食,甚则食入即吐,不能进食及饮水者,称为"妊娠呕吐",又称"妊娠恶阻"、"孕吐"等。

本病相当于西医学的妊娠剧吐。妊娠恶阻是妊娠早期常见的病证之一。

一、病因病机

本病的病因病机主要是胃失和降所致。病位在胃,与肝、脾、冲、任之气机升降失常有关。孕后经血停闭,血聚冲任养胎,冲脉偏盛,若胃气素虚,胃失和降,冲气挟胃气上逆,而致恶心呕吐;素体情志不畅,肝郁气滞,郁而化热,而孕后血聚冲任以养胎,肝血更虚,则肝火愈旺,且冲脉气盛,冲气挟肝火上逆犯胃,胃失和降,遂致恶心呕吐;脾阳素虚,痰湿内停,孕后经血壅闭,冲脉气盛,挟痰饮上泛,以致恶心呕吐。

二、辨证

辨证着重了解呕吐物的性状(色、质、气味),结合全身证候、舌脉进行综合分析,以辨寒、热、虚、实。

(一)胃气虚弱

妊娠早期,恶心呕吐,甚则食入即吐,不思饮食,肢困乏力,神疲倦怠,头晕思睡,舌淡,苔白,脉缓无力。

(二)肝热犯胃

妊娠早期,呕吐酸水或苦水,胸胁胀满,嗳气叹息,口苦咽干,头晕目眩,大便秘结,小便短赤,舌红,苔黄燥,脉弦数。

(三)痰湿阻胃

妊娠早期,呕吐痰涎,胸膈满闷,不思饮食,口淡乏味,头晕目眩,心悸气短,舌体胖大,舌质淡,苔白腻,脉滑。

三、治疗

治疗以调气和中、降逆止呕为主,并应注意饮食和情志的调节。

(一)针刺疗法

治法:健脾化痰,清肝和胃,降逆止呕。以足阳明及任脉经穴为主。

主穴:足三里、中脘。

配穴:胃气虚弱加灸脾俞、胃俞;肝热犯胃加太冲;痰湿阻胃加阴陵泉。

操作：进针宜浅，手法宜轻；因妊娠早期，胞胎不固，针灸取穴宜少，禁用脐以下腧穴，以免影响胎气。

(二)其他疗法

1.艾灸

选穴：足三里、中脘。

操作：用艾条温和灸，或艾炷直接灸、隔姜灸。适用于胃气虚弱及痰湿阻胃者。

2.耳针

选穴：胃、脾、神门、内分泌。

操作：用王不留行籽贴压，每日按压3~4次，至耳廓发热发红，两耳交替，每周更换2次。

3.穴位贴敷

选穴：胃俞、脾俞、中脘、内关、足三里。

操作：以上穴位每次选两穴，用鲜生姜，切成直径1cm、厚0.3cm的薄片，每日更换2次。

胎位不正

胎位不正指妊娠30周后经产前检查发现胎儿在子宫体内的位置不正，呈臀位、横位、枕后位、颜面位等，其中以臀位最为多见。常见于经产妇或腹壁松弛者。由于胎位不正将给分娩带来程度不同的困难和危险，故早期纠正胎位，对难产的预防有着重要的意义。

一、病因病机

妇人以血为主，孕妇气血充沛，气机顺畅则血和，血和则胎安而产顺。肾主生长、发育，内系胞宫，若孕妇先天不足，或房劳多产，肾气不足，而转胎无力；或素体虚弱，正气不足，神疲肢软，而无力促胎转正；或平素过度安逸，体肥脂厚，或感受寒邪，寒凝血滞，均致气不运行，血不流畅，气滞血淤；或怀孕惊恐气怯，肝气郁滞，气机不畅，而致胎位不正。其病机主要是肾气不足、气血虚弱及气滞血淤。

二、辨证

(一)肾虚寒凝

孕妇形弱体瘦，面色㿠白，神疲倦怠，腰酸腹冷，舌淡、苔薄白，脉滑无力。

(二)气血虚弱

孕妇形盛体胖，神疲嗜卧，四肢乏力，舌体胖大、舌质淡、苔白腻，脉濡滑。

(三)肝郁气滞

精神抑郁或烦躁易怒，胁肋胀痛，嗳气不舒，大便不调，舌红、苔微黄，脉弦滑。

三、治疗

治疗应调理气血，使气行则血行，血行则气畅，气血通畅而胎位自然转正。然胞脉者系于肾，补气血的同时要固肾，则胎固气顺。

(一)艾灸疗法

治法:益肾健脾,调整胎位。以足太阳膀胱经井穴为主。

主穴:至阴。

配穴:肾虚寒凝加肾俞、命门;气血虚弱加脾俞、足三里;肝郁气滞加太冲、阳陵泉。

操作:一般仅取双侧至阴穴,如效不显酌加配穴。孕妇排空小便,解松腰带,可取坐位,脚踏凳上,或半仰卧于床上。至阴穴以艾条温和灸或雀啄灸,每次15~20分钟;也可用小艾炷灸,每次5~7壮;每日1~2次,连续4次为1个疗程,灸治1个疗程后,接受复诊,至胎位转正为止。

(二)其他疗法

1.穴位贴敷

选穴:至阴。

操作:用新鲜老姜,切直径0.5cm、厚0.3cm的薄片,于睡前敷贴于双侧至阴穴,胶布固定,防止干燥,每晚更换1次,7日为1个疗程。

滞　产

在正常情况下,全部的分娩过程,初产妇约为16小时,经产妇约为10~12小时,在此期间,子宫收缩应逐渐加强,若子宫收缩不能逐渐加强,使产程延长,超过24小时,影响胎儿娩出,称为滞产。滞产多因气血失调,寒凝气滞,或产妇疲劳虚弱等所致,以总产程超过24小时为主要表现的产科疾病。本病常见于西医学之产力异常之子宫收缩乏力。

一、病因病机

产生本病的主要机理,是气血虚弱或气滞血淤,影响胞宫的正常活动,而致产程延长。

孕妇素体虚弱,气血不足,或产时用力过早,用力汗出,耗气伤津,气血大伤,或临盆过早,致胞浆早破,下血过多,浆干血竭,冲任不足,胞宫无力运胎,以致滞产。临产时精神过度紧张,或产前过度安逸,以致气不运行,血不流畅;或感受寒邪,寒凝血滞,气机不利,皆使冲任失畅,胞宫淤滞,不能运胎,以致滞产。

二、辨证

(一)气血两虚

产时小腹阵痛微弱,坠胀不甚,久产胎儿不能娩出,或下血量多而色淡,气短乏力,精力疲惫,头晕心悸,面色苍白,舌淡苔薄,脉大而芤或细弱无力。

(二)气滞血淤

产时腰腹胀痛剧烈,按之痛甚,宫缩虽强,但无规律、无推力,久产不下,精神紧张,烦躁不安,面色紫暗,或阴道下血量少、色紫暗,舌暗红,苔薄白,脉弦大或弦数不匀。

三、治疗

滞产的因素很多，对于子宫收缩无力所致的滞产，可用针刺的方法进行催产，有一定功效。但对于产道异常、胎位异常、头盆不称、骨盆狭窄等所致分娩困难者，应采用手术助产。

(一)针刺疗法

治法：气血虚弱者益气养血，润胎催产；气滞血淤者理气导滞、化淤催产。以手阳明、足太阴及足太阳经穴为主。

主穴：合谷、三阴交、至阴、独阴、肩井。

配穴：气血虚弱加足三里、脾俞、太溪；气滞血淤加太冲、内关、血海。

操作：合谷、三阴交用补法，至阴、独阴斜刺，得气后持续行针5分钟，久留针，每隔5分钟行针1次。但肩井直刺0.3~0.5寸，或向前、向后平刺，得气后不留针，因内有肺尖，慎不可深刺。配穴虚证用补法，并可加灸；实证用平补平泻法。

(二)其他疗法

1.穴位注射

选穴：三阴交、足三里。

药物：缩宫素注射液

操作：选以上任一穴，用缩宫素注射液穴位注射，每穴0.5ml,每日2次。

2.艾灸

选穴：至阴。

操作：用艾条温和灸，灸治时间2小时以上。

3.耳针

选穴：内生殖器、盆腔、肾、肝、交感、内分泌。

操作：每次选2穴，毫针用中等刺激，每隔5分钟行针1次，留针1小时以上。

产后血晕

分娩之后，产妇突然头晕眼花，不能起坐，或胸闷心悸，心烦不安，或恶心呕吐，痰涌气急，甚则神志昏迷，口噤不开，不省人事，称为产后血晕。

本病相当于西医学产后大出血引起的虚脱、休克，或妊娠合并心脏病，以及羊水栓塞等病症，是产后危重病症之一，往往危及产妇生命，须积极抢救。

一、病因病机

导致产后血晕的病因病机主要有虚、实两端，虚者由阴血暴亡，心神失养；实者为淤血停滞，上逆攻心所致。

产妇素体气血虚弱，复因新产元气耗伤，或因分娩损伤胞脉，失血过多，以致营阴下夺，气随血脱，则心神失养，而致血晕。产后胞脉空虚，寒邪乘虚而入，血为寒凝，淤滞不行，恶露不下，血淤气逆，上逆攻心，扰乱心神，而致神昏不醒。

二、辨证

产后血晕，首当辨其虚实，分清脱证与闭证。

(一)气血虚脱

产后失血过多，突然昏晕，面色苍白，心悸胸闷，逐渐昏不知人，眼闭口开，甚者四肢厥冷，冷汗淋漓，舌质淡红，苔薄白，脉微欲绝或浮大而虚。

(二)血淤气逆

产后恶露不下，或下而量少，小腹疼痛拒按，甚则心下急满，气急喘促，神志昏迷，不省人事，牙关紧闭，两手紧握，面色青紫，唇舌紫暗，脉涩有力。

三、治疗

无论虚实都属危急重症，均须立即救治，必要时中西医结合抢救。

(一)针刺疗法

治法：虚者益气固脱、回阳救逆；实证行血逐淤、开窍醒神。以督脉、手厥阴经穴为主。

主穴：人中、素髎、百会、内关。

配穴：气血虚脱加关元、气海、神阙；血淤气逆加太冲、合谷、十宣。

操作：人中、素髎向上斜刺 0.3~0.5 寸，连续刺激至面部表情出现反应或眼球出现湿润为佳，百会用补法，内关用捻转泻法。配穴按虚证用补法、实证用泻法的原则。

(二)其他疗法

1.艾灸

选穴：神阙、气海、关元、百会。

操作：神阙用隔盐大艾炷灸，气海、关元、百会用大艾炷灸，直至四肢转温为止。

2.三棱针

选穴：十宣、十二井穴。

操作：用三棱针点刺出血，适用于血淤气逆实证，虚证禁用。

产后腹痛

产妇分娩后，以小腹疼痛为主症者，称为“产后腹痛”，又称“儿枕痛”。

本病相当于西医学的产后宫缩痛及产褥期感染引起的腹痛。

一、病因病机

产后腹痛的主要机理有不荣而痛与不通而痛虚实两端。

素体虚弱，气血不足，复因产后失血过多，冲任空虚，胞脉失养；又因气随血耗，气虚运血无力，血行不畅，而致腹痛。或产后脏腑虚弱，血室正开，起居不慎，寒邪乘虚侵入胞脉，血为寒凝；或因情志不遂，肝气郁结，疏泄失常，气机不畅，血随气结而为淤，淤阻冲任，胞脉失畅，恶露当下不下，故使腹痛。素体阳盛，或产后胞宫空虚，邪毒内侵，入里化热，损伤冲任经脉，热与血结，阻痹胞脉，败血浊液不得下行，恶露不通，以致腹痛。

二、辨证

产后腹痛有虚实之分。

（一）血虚型

产后小腹隐隐作痛，喜揉喜按，恶露量少色淡，头晕心悸，耳鸣眼花，神疲乏力，大便秘结，舌淡红，苔薄白，脉细弱。

（二）血淤型

产后小腹疼痛拒按，得热稍减，恶露量少，涩滞不畅，色紫暗，有血块，块下痛减，形寒肢冷，或胸胁胀痛，面色青白，舌质暗，苔白滑，脉沉紧或弦涩。

（三）热结型

产后小腹疼痛，痛甚拒按，或灼热疼痛，恶露初期量多，继则量少，气味秽臭，色紫暗犹如败脓，伴高热不退，口渴欲饮，大便干结，小便短赤，舌红绛，苔黄燥，脉弦数或滑数。

三、治疗

（一）针刺疗法

治法：血虚者健脾益气，养血止痛；血淤者温经散寒，祛淤止痛；热结者清热散结，缓急止痛。以任脉、足阳明经穴为主。

主穴：关元、气海、子宫、天枢、足三里。

配穴：血虚加肝俞、脾俞、肾俞；血淤加归来、血海、三阴交；热结加大椎、曲池、次髎。

操作：主穴用补法，并可用温针灸；配穴虚证用补法，实证用泻法，血虚及血淤均可用温针灸；次髎直刺1.5寸，用强刺激使针感至腰骶及会阴部。

（二）其他疗法

1.艾灸

选穴：神阙、关元、气海、天枢、足三里。

操作：神阙用艾炷隔盐灸，关元、气海、天枢、足三里用艾条温和灸或艾炷直接灸。

2.耳针

选穴：盆腔、内生殖器、肝、脾、肾、三焦。

操作：实证行针刺法，留针30分钟，每日1次，两耳交替；虚证用王不留行籽贴压，每日按压3~4次，至耳廓发热发红，两耳交替，每周更换2次。

3.穴位注射

选穴：足三里、阴陵泉、大肠俞。

操作：每次选2穴，根据辨证选当归注射液、黄芪注射液或丹参注射液任一药物穴位注射，每穴1~2ml，每日1次。

产后身痛

妇女产褥期内，出现肢体及关节的酸痛、麻木、重著者，称为“产后身痛”，亦称“产后痛风”、“产后关节痛”。本病类似于西医学风湿、类风湿性关节炎引起的关节痛。

一、病因病机

本病的发生，主要是产后营血亏虚，经脉失养，或风寒湿邪乘虚而入，阻滞经脉。素体血虚，产后失血过多，阴血亏虚，四肢百骸、筋脉关节失于濡养，以致肢体麻木、酸痛。素体肾气亏虚，因产后精血俱虚，胞脉失于濡养，腰脊无以所系，以致腰脊酸软，足跟疼痛。产后气血俱虚，百节空虚，卫表不固，腠理不密，若起居不慎，风寒湿邪乘虚而入，留滞经络、关节，不通则痛。产后恶露去少，淤血留滞，阻塞经络、关节，气血运行受阻，故使身痛。

二、辨证

产后身痛于一般风湿身痛不同，因产后气血俱虚，即使夹杂外邪，亦应主辨气血。

（一）血虚

产后遍身关节疼痛，肢体酸楚、麻木，头晕眼花，心悸气短，神疲乏力，舌淡少苔，脉细无力。

（二）肾虚

产后腰脊酸痛，膝酸腿软，或足跟疼痛，舌淡红，苔薄白，脉沉细。

（三）风寒

产后周身关节疼痛，屈伸不利，疼痛剧烈，或如锥刺，或肢体麻木，肿胀重着，步履艰难，遇寒加重，得热痛减，舌质淡，苔薄白，脉细缓。

（四）血淤

产后周身关节疼痛，疼痛剧烈，夜间尤甚，舌质淡暗或有淤斑，苔薄白，脉细涩。

三、治疗

因产后气血俱虚，故产后身痛之证即使夹杂外邪，治疗亦应调理气血为主，忌用峻泻宣散之法。

（一）针刺疗法

治法：益气养血，补肾强筋，温经通络。以任脉、足阳明经穴为主，结合病痛局部、循经及辨证选穴。

主穴：关元、气海、足三里、百会。

辨证配穴：血虚加脾俞、胃俞、三阴交；肾虚加命门、肾俞、腰阳关；风寒加风池、风门、肺俞；血淤加血海、膈俞、三阴交。

病变局部配穴：肩关节加肩髃、肩贞、肩前；肘关节加手五里、天井、曲池；腕关节加外关、阳溪、阳池；腰部加夹脊、关元俞、气海俞；髋关节加环跳、居髎、风市；膝关节加犊鼻、内膝眼、阳陵泉;踝关节加丘墟、昆仑、太溪。

操作:主穴用补法,并可用温针灸;配穴虚证用补法,实证用平补平泻法。风门、肺俞、膈俞向脊柱方向斜刺 0.3~0.5 寸,脾俞、胃俞向脊柱斜刺 0.5~0.8 寸。其余诸穴平补平泻法。

(二)其他疗法

1.艾灸

选穴:气海、关元、神阙、足三里、关节局部的经穴,以及阿是穴。

操作:用艾条温和灸,或艾炷直接灸;或病变局部可用隔姜铺灸。

2.穴位注射

选穴:足三里、阳陵泉、手三里、臂臑、脾俞、肾俞。

操作:每次选 2 穴,根据辨证选用当归注射液、黄芪注射液或丹参注射液穴位注射,每穴注射 1~2ml,每日 1 次。

产后缺乳

哺乳期间,产妇乳汁甚少或全无,称为"缺乳",亦称"乳汁不行"或"乳汁不足"。

一、病因病机

素体气血虚弱,复因产时失血耗气,气血亏虚,或脾胃虚弱,气血生化不足,以致气血虚弱无以化乳,则产后乳汁甚少或全无。肝脉布胁肋,产后七情所伤,情志不舒,肝失条达,气机不畅,以致经脉不通,阻碍乳汁运行,致乳汁不得出而乳汁涩少,乳汁淤积,则乳房胀硬、疼痛,乳汁浓稠。发病机理一为气血亏虚,化源不足;二为肝气郁滞,阻塞不通。

二、辨证

产后缺乳有虚、实两证。一般乳房柔软、乳汁清稀者,多为虚证;乳房胀硬而痛,乳汁浓稠者,多为实证。

(一)气血虚弱

产后乳少,乳汁清稀,甚或全无,乳房柔软,无胀满感,神疲肢倦,食少懒言,面色无华,舌质淡,苔少,脉细弱。

(二)肝气郁滞

产后乳汁涩少,浓稠,或乳汁不下,乳房胀硬疼痛,情志抑郁,胸胁胀闷,食欲不振,或身有微热,舌质正常,苔薄黄,脉弦细或弦数。

三、治疗

虚者补气养血,实者疏肝解郁,并疏经通乳。

(一)针刺疗法

治法:调理气血,通络下乳。以任脉及足阳明经穴为主。

主穴:膻中、乳根、少泽、足三里。

配穴:气血虚弱加脾俞、胃俞、气海;肝气郁滞加太冲、期门、内关。

操作:膻中向乳房两侧平刺,乳根向乳房基底部平刺,少泽点刺出血。虚证用补法,实证用泻法。

(二)其他疗法

1.耳针

选穴:胃、肝、胸、胸椎、内分泌。

操作:实证行针刺法,留针30分钟,隔日1次,两耳交替;虚证用王不留行籽贴压,每日按压3~4次,至耳廓发热发红,两耳交替,每周更换2次。

2.穴位注射

选穴:足三里、膻中、膝关、阳陵泉。

操作:每次选2穴,根据辨证选用当归注射液或黄芪注射液穴位注射,每穴1~2ml,每日1次。

子宫脱垂

妇女子宫从正常位置向下移位,甚则挺出阴户之外,或完全脱出于阴道口外,称为“子宫脱垂”,又称为“阴脱”、“阴挺”等。本病常发生于中老年及劳动妇女,以产后损伤为多见。

一、病因病机

素体虚弱,中气不足,分娩时用力过度,或产后过早操劳,或年老久病,久嗽不愈,便秘努责等,损伤中气,气虚下陷,固摄无权,系胞无力,以致子宫脱出。或先天禀赋不足,房劳多产,或年老体弱,肾气亏虚,冲任不固,提摄无力,以致子宫脱垂。

主要机理是气虚下陷与肾气不固,以致冲任不固,胞络松弛,不能提摄子宫。

二、辨证

(一)气虚型

子宫下移,或脱出于阴道口外,卧或收入,劳则加剧,小腹下坠,神疲倦息,四肢乏力,少气懒言,面色少华,小便频数,或带下量多,色白质稀,舌淡,苔薄,脉虚弱。

(二)肾虚型

子宫下移,或脱出于阴道口外,腰膝酸软,头晕耳鸣,小腹下坠,小便频数,舌淡,苔薄,脉沉弱。

三、治疗

本着“虚者补之,陷者举之,脱者固之”的原则,以益气升提、补肾固脱为主。重度子宫脱垂对妇女危害较大,是难治之病,宜中西医结合治疗。并同时改善全身营养,注意休息,配合膝胸卧式及提肛肌训练,才能巩固疗效。

(一)针刺疗法

治法:益气升提、补肾固脱。以任脉、督脉及足太阴经穴为主。

主穴:百会、气海、关元、子宫、维道、三阴交。

配穴:气虚者加脾俞、胃俞、足三里;肾虚者加肾俞、命门、关元俞;伴有直肠脱出者加承山、长强。

操作：针刺用补法，并可加灸。

(二)其他疗法

1.艾灸

选穴：百会、气海、关元、肾俞、命门。

操作：艾条温和灸或艾炷直接灸，每次6~9壮，每日1次。百会可隔姜灸。

2.穴位注射

选穴：足三里、肾俞、气海俞。

操作：每次选2穴，根据辨证选用黄芪注射液、党参注射液或当归注射液穴位注射，每穴2ml，每日1次。

3.耳针

选穴：盆腔、肾、肝、脾、交感、皮质下、内分泌。

操作：用王不留行籽贴压，每日按压3~4次，至耳廓发热发红，两耳交替，每周更换2次。

4.穴位贴敷

选穴：关元、气海、子宫、维道、肾俞、关元俞。

操作：用当归、肉桂、金樱子、芡实、川断各等份。将以上药物共研细末，用黄酒及蜂蜜各半调成膏状，制成直径1cm、厚0.5cm大小的药饼，敷于以上穴位，外用胶布固定，隔日更换1次。

不孕症

女子婚后，夫妇同居2年以上，配偶生殖功能正常，未避孕而未受孕者；或曾有孕育史，未避孕又2年以上未再受孕者，称为"不孕症"。前者称为"原发性不孕症"，后者称为"继发性不孕症"。

西医学认为女性原因引起的不孕症，主要与排卵功能障碍、盆腔炎症、盆腔肿瘤和生殖器官畸形等疾病有关。对女性先天生理缺陷和畸形的不孕，不属本节论述范畴。

一、病因病机

男女双方在肾气盛，天癸至，任通冲盛的条件下，女子月事以时下，男子精气溢泻，两性相合，便可媾成胎孕，可见不孕主要与肾气不足，冲任气血失调有关。先天禀赋不足，或房事不节，耗伤精血，肾阴亏损，以致冲任血少，不能凝精成孕；命门火衰，不能化气行水，或经期感寒，寒客胞中，不能摄精成孕；情志不畅，肝气郁结，疏泄失常，血气不和，冲任不能相资，以致不能摄精成孕；素体肥胖，或恣食膏粱厚味，脾失健运，痰湿内生，阻塞气机，冲任失司，湿壅胞脉，都可导致不能摄精成孕；经期或产后，余血未净之际，涉水冒寒，或不禁房事，邪与血结，淤阻胞脉，胞脉不通，以致不能摄精成孕。

二、辨证

不孕症的辨证，主要依据月经的变化、带下病的轻重程度，其次依据全身症状及舌脉，明确脏腑、气血、寒热、虚实。

(一)肾阳虚证

婚久不孕，月经后期，量少色淡，甚则闭经，白带清稀量多，腰痛如折，小腹冷坠，肢冷畏寒，性欲淡漠，小便清长，舌淡，苔白滑，脉沉细或沉迟无力。

(二)肾阴虚证

婚久不孕，月经错后，量少色淡，头晕耳鸣，腰酸腿软，眼花心悸，皮肤不润，面色萎黄，舌淡，苔少，脉沉细。

(三)肝郁气滞

多年不孕，月经先后不定，量多少不定，经前乳房胀痛，胸胁不舒，小腹胀痛，精神抑郁，或烦躁易怒，舌红，苔薄，脉弦。

(四)痰湿壅阻

婚久不孕，形体肥胖，月经推后，量少色淡，甚或闭经，带下量多，色白质黏，胸闷泛恶，口腻纳呆，头晕心悸，舌体胖大有齿痕，质淡，苔白腻，脉滑。

(五)淤血阻络

多年不孕，月经后期，量少或多，经行不畅，色紫黑，有血块，甚或漏下不止，少腹或腰膝疼痛拒按，经前痛剧，舌紫黯，或有淤点，脉弦涩。

三、治疗

治疗重点是温养肾气，调理气血，使经调病除，则胎孕可成。此外，还须情志舒畅，房事有节，以利于成孕。

(一)针刺疗法

治法：温肾助阳，填精益髓，疏肝理气，燥湿化痰，活血化淤，调理冲任。以任脉、督脉及足太阴经穴为主。

主穴：中极、关元、子宫、石关、三阴交。

配穴：肾阳虚者加肾俞、命门、腰阳关；肾阴虚者加肾俞、太溪、阴谷；肝郁气滞加太冲、阳陵泉、合谷；痰湿壅阻加足三里、丰隆、阴陵泉；淤血阻络加膈俞、血海、次髎。

操作：嘱患者排空小便，针刺虚证用补法，实证用平补平泻法，肾阳虚、痰湿壅阻及淤血阻络者并可温针灸。

(二)其他疗法

1.艾灸

选穴：气海、关元、神阙、肾俞、命门。

操作：艾条温和灸或艾炷直接灸，每次6~9壮，神阙也可隔姜灸，每日1次。肾阴虚者慎用。

2.穴位注射

选穴:足三里、肾俞、气海俞。

操作:每次选2穴,根据辨证选用黄芪注射液、党参注射液或当归注射液穴位注射,每穴2ml,每日1次。

3.耳针

选穴:盆腔、肾、肝、脾、交感、皮质下、内分泌。

操作:用王不留行籽贴压,每日按压3~4次,至耳廓发热发红,两耳交替,每周更换2次。

4.穴位贴敷

选穴:关元、气海、子宫、神阙、三阴交、肾俞。

操作:吴茱萸、当归、石菖蒲、乌药、香附、小茴香各等份。将以上药物共研细末,用黄酒及蜂蜜各半调成膏状,制成直径1cm、厚0.5cm大小的药饼,敷于以上穴位,外用胶布固定,隔日更换1次。肾阴虚者慎用。

外阴瘙痒

妇女外阴部及阴道瘙痒,甚则痒痛难忍,坐卧不宁,或伴带下量多者,称为"阴痒",亦称"阴门瘙痒"。本病相当于西医学外阴瘙痒症、外阴炎、阴道炎、外阴白斑及外阴营养不良等,更年期妇女多见。本病与肝、脾、肾三脏有关,并涉及任督二脉,阴痒常与带下病交错互见。

一、病因病机

本病的发生主要有虚、实两个方面。素体禀赋不足,或年老体衰,肝肾阴虚;或大病久病,耗伤精血,以致肝肾阴虚,肝脉循行过阴器,肾司二阴,阴虚生风,阴部肌肤失养,风动则痒。郁怒伤肝,肝郁化热,肝气犯脾,脾虚湿盛,以致湿热互结,损伤任带,带下量多,浸渍阴部,而发痒痛。素体脾虚湿盛,积久化热,流注下焦,损伤任带,湿热蕴积生虫;或久居阴湿之地,或外阴不洁,湿热蕴郁生虫,虫蚀阴痒。

二、辨证

根据阴部瘙痒的情况,带下的量、色、质、气味以及全身症状进行辨证。

(一)肝肾阴虚

阴部干涩、灼热,奇痒难忍,夜间尤甚,或阴部皮肤变白、增厚或萎缩,甚则皲裂破溃,五心烦热,头晕目眩,时有烘热汗出,腰膝酸软,舌红,少苔,脉细数。

(二)肝经湿热

阴部瘙痒灼痛,带下量多,色黄如脓,稠黏臭秽,头晕目眩,口苦咽干,脘闷纳呆,心烦易怒,便秘溲赤,舌红,苔黄腻,脉弦滑而数。

(三)湿热生虫

阴部瘙痒,如虫行状,甚则奇痒难忍,灼热疼痛,伴有带下量多臭秽,色黄如泡沫状,或如豆渣状,舌红,苔黄腻,脉弦滑。

三、治疗

治疗着重调理肝、肾、脾的功能，同时要注意“治外必本诸内”的原则。

(一)针刺疗法

治法：肝肾阴虚者滋补肝肾，养阴止痒；肝经湿热者清热利湿，杀虫止痒。以任脉、足厥阴及足太阳经穴为主。

主穴：中极、蠡沟、三阴交、次髎、秩边。

配穴：肝肾阴虚加肝俞、肾俞；肝经湿热加太冲、阴陵泉；湿热生虫加行间、曲骨。

操作：中极向下斜刺；蠡沟平刺；次髎直刺，秩边向内下斜刺，二穴可使腰骶部出现强烈酸胀感，并可向会阴部放射。配穴虚证用补法，实证用泻法。

(二)其他疗法

1.耳针

选穴：外生殖器、内生殖器、三焦、脾、肝、神门、心。

操作：实证行针刺法，留针30分钟，隔日1次；虚证用王不留行籽贴压，每日按压3~4次，两耳交替，至耳廓发热发红，每周更换2次。

2.拔罐

选穴：腰俞、肝俞、脾俞、肾俞、胞肓、次髎、秩边。

操作：于腰骶部督脉及足太阳膀胱经五脏背俞穴部位，用留罐法。每日或隔日1次。

女性尿道综合征

尿道综合征是指有下尿路刺激症状，如尿频、尿急、尿痛、排尿不畅和少腹坠胀等，同时伴有下腹部及腰部疼痛，而无膀胱、尿道器质性病变及明显菌尿的一组征候群，多发于中青年妇女，所以常称为女性尿道综合征。女性尿道综合征是青年女性常见的病症。大多有长期使用抗生素而无效的病史。

一、病因病机

其病因尚不明了，但临床发现大多数患者都有明显的心理因素，当注意力分散时，尿频的症状可明显减轻。肾司开合，为主水之脏，主津液，开窍于二阴，膀胱贮存尿液，排泄小便。膀胱的气化功能，取决于肾气的盛衰，肾气促进膀胱气化津液，司开合以控制尿的排泄。肾气充足，固摄有权，则膀胱开合有度，则尿液能够正常地贮存和排泄。肾与膀胱密切合作，共同维持体内水液代谢。若素体阳虚，肾阳虚衰，不能温煦，膀胱气化无权，则出现尿频、尿急、尿痛、排尿不畅和少腹坠胀等。若饮食所伤，忧思劳倦，损伤脾胃，脾虚气弱，中气下陷，清阳不升，则浊阴不降，则小便不利。若平素情志不畅，郁怒伤肝，肝气郁结，疏泄失常，气机不畅，开合失常，亦可致排尿不畅、尿频、尿急等症。

二、辨证

(一)肾阳亏虚

发病较缓,小便点滴而出,淋漓不爽,排除无力,尿频尿急,少腹胀满,时作时止,遇劳而发,腰膝酸软,畏寒肢冷,舌淡,苔白,脉沉细无力。

(二)脾气虚弱

发病较缓,小便点滴而出,淋漓不爽,排除无力,尿频尿急,少腹胀满,时作时止,遇劳加重,神疲乏力,少气懒言,舌淡,苔白,脉沉。

(三)肝郁气滞

发病较急,尿频、尿急、尿痛、排尿不畅,小腹坠胀,两胁胀满,胸闷嗳气,每因情志变化而加重,舌淡,苔白,脉弦。

三、治疗

(一)针刺疗法

治法:疏肝解郁,利气疏导。

主穴:中极、关元、三阴交、肾俞、膀胱俞、秩边。

配穴:肾阳亏虚加命门、腰阳关;脾气虚弱加脾俞、足三里;肝郁气滞加太冲、支沟。

操作:中极、关元向下斜刺;肾俞、膀胱俞直刺;秩边向内下斜刺,可使腰骶部出现强烈酸胀感,并可向会阴部放射。配穴虚证用补法,实证用泻法。

(二)其他疗法

1.耳针

选穴:三焦、膀胱、肾、肝、尿道、交感、神门。

操作:针刺法,留针 30 分钟,隔日 1 次;或用王不留行籽贴压,每日按压3~4次,两耳交替,至耳廓发热发红,每周更换 2 次。

2.穴位注射

选穴:三阴交、肾俞、膀胱俞。

操作:每次选 2 穴,根据辨证选用维生素 B_1 注射液、维生素 B_{12} 注射液、黄芪注射液或当归注射液,每穴注射 1ml,每日 1 次。

3.火罐

选穴:肝俞、脾俞、肾俞、膀胱俞、秩边。

操作:于腰骶部督脉及足太阳膀胱经等部位留罐,每日 1 次。

4.穴位贴敷

选穴:神阙、关元、中极、肾俞、三阴交。

操作:当归、熟地、山药、山萸肉、女贞子、补骨脂、石菖蒲各等份。将以上药物共研细末,用蜂蜜调成膏状,制成直径 1cm、厚 0.5cm 的药饼,敷于以上穴位,外用胶布固定,隔日更换 1 次。

(田永萍编写)

第五节　儿科病症

小儿肺炎

小儿肺炎是小儿时期常见的肺系疾病之一，以发热、咳嗽、气急、痰壅、鼻煽为主要症状，重者涕泪俱闭，张口抬肩，面色苍白而发绀。本病全年皆有，冬春两季为多，好发于婴幼儿，一般发病较急，若能早期及时治疗，预后良好。本病包括西医学所称支气管肺炎、间质性肺炎、大叶性肺炎等。

一、病因病机

引起小儿肺炎的病因主要有外因和内因两大类。外因主要是感受风邪，小儿寒温失调，风邪外袭而为病，风邪多夹热或夹寒为患，其中以风热为多见。小儿肺脏娇嫩，卫外不固，如先天禀赋不足，或后天喂养不当，久病不愈，病后失调等，均可致正气虚弱，腠理不密，卫外不固，外邪易于入中。肺为娇脏，性喜清肃，外合皮毛，开窍于鼻。感受风邪，首先侵犯肺卫，致肺气郁闭，清肃失常，而出现发热、咳嗽、气促、痰壅、鼻煽等症。肺主治节，肺气郁闭，气滞血淤，心血运行不畅，可致心失所养、心气不足以及心阳虚衰的危重变证。亦可因邪热炽盛化火，内陷厥阴，出现高热动风证候。若影响脾胃升降，浊气停聚，大肠之气不降，可出现腹胀、便秘等腑实证候。痰热是其病理产物，常见痰热胶结，阻塞肺络，亦有痰湿阻肺者，肺闭可加重痰阻，痰阻又进一步加重肺闭，形成宣肃不行，症情加重。

重症肺炎或素体虚弱之患儿，患病之后常迁延不愈，难以恢复，如体禀营卫虚弱者，可致长期不规则发热，或寒热往来，自汗；体禀阴液不足者，可形成发热以夜间为甚，手足心灼热，盗汗，夜寐不宁等症。小儿肺炎的病变主要在肺。

二、辨证

小儿肺炎病初均为表证，与感冒相似，但肺炎表证时间短暂，很快入里化热，主要特点为咳嗽、气喘。初起应分清风寒与风热，病情有轻重不同，临床有常证，也有变证。

(一)风寒闭肺

发热恶寒，无汗，呛咳气急，痰多清稀，舌质淡，苔薄白或白腻；指纹青，多在风关，脉浮紧。

(二)风热闭肺

发热重，恶风微汗出，咳嗽气急，咳痰黏稠，痰多色黄，口渴欲饮，咽喉肿痛，舌苔薄黄，脉浮数；重者可见高热不退，咳嗽频繁，气急鼻煽，涕泪俱无，面红唇赤，口渴烦躁，小便黄少，大便不畅，舌质红而干，苔黄，脉浮数。

(三)痰热闭肺

发热咳嗽,气促而喘,喉中痰鸣,面赤唇红,烦渴引饮,舌质红,苔黄腻,脉滑数;重者呼吸困难,气急鼻煽,口唇及爪甲紫绀,痰声辘辘,声如拽锯,小便短赤,大便不畅,舌红苔黄厚,脉滑数。

(四)阴虚肺热

疾病后期,咳嗽少痰,潮热盗汗,面色潮红,舌红而少苔,脉细数。

(五)阳气虚衰

突然面色苍白,口唇发紫,四肢厥冷,呼吸浅促,全身冷汗,虚烦不安,右胁下可出现淤块,舌质紫暗,苔薄白,脉微弱而数。

(六)邪陷心包

壮热不退,神昏谵语,烦躁不安,四肢抽搐,口噤不开,颈项强直,两目上视,呼吸浅促而微弱,舌质红绛少苔,脉数;指纹青紫,达气关或命关,甚者"透关射甲"。

三、治疗

本病治疗以宣肺平喘,清热化痰为主。风寒闭肺者应予宣肺散寒,肺热者应予清泄肺热,痰多者应予涤痰,喘甚者应予平喘,各种变证应灵活施治。

(一)针刺疗法

治法:以宣肺平喘,清热化痰为主。以背俞、任脉及手太阴经穴为主。

主穴:尺泽、孔最、列缺、合谷、天突、肺俞。

配穴:风寒闭肺加风门、外关,风热闭肺加大椎、曲池;痰热闭肺加少商、丰隆;阴虚肺热加照海、太溪;阳气虚脱加关元、百会;邪陷厥阴心包加内关、十宣。

操作:风门、肺俞向脊柱方向斜刺 0.3~0.5 寸;天突沿胸骨柄后缘向下平刺0.5~0.8 寸;少商、十宣点刺放血;关元、百会可用灸。

(二)其他疗法

1.拔罐

选穴:风门、肺俞、脾俞。

操作:用小火罐吸拔,留罐 5 分钟,每日 1 次。并可取双侧肩胛下部,用闪罐或留法,每日 1 次,每次约 5 分钟,用于肺炎后期罗音不消失者。

2.耳针

选穴:肺、气管、肾上腺、耳尖、交感、咽喉。

操作:毫针中度刺激,留针 30 分钟,耳尖可点刺放血;或用王不留行籽贴压,每日按压 3~4 次,两耳交替,每周更换 2 次。

3.艾灸

选穴:神阙、关元、气海、百会。

操作:用艾炷直接灸或艾条温和灸,神阙并可用艾炷隔盐灸,适用于阳气虚衰者。

4.穴位贴敷

选穴:定喘、肺俞、脾俞、肾俞。

操作：知母、玄参、五味子、白芥子、甘遂各等份，生姜、蜂蜜适量。将以上药物共研细末，加生姜汁、蜂蜜调成膏状，制成直径1cm、厚0.5cm的药饼，敷于以上穴位，外用胶布固定，贴敷3~6小时，隔日1次。适用于疾病后期，阴虚肺热而久治不愈者。

小儿厌食症

小儿厌食症是指小儿较长时间食欲不振，甚则拒食为主要表现的一种常见病证。小儿脾胃不足，饮食不知自节，若喂养不当，饮食不节，长期偏食，或过食肥甘，导致脾胃不和，脾失健运，胃不受纳而成厌食症。厌食患儿，虽然面色少华，形体消瘦，但精神状态较正常。

一、病因病机

本病主要由于平素饮食不节，喂养不当，长期偏食，或过食肥甘，损伤脾胃，导致脾胃受纳运化失职，食滞内阻，产生见食不贪，甚则拒食。小儿时期脾常不足，食物不知饥饱，食欲不能自调，若家长过于溺爱，乱投杂食，过于滋补，或养成偏食习性，或生活不规律，致脾失健运，不能升清降浊，营养精微失于输布，五脏六腑、四肢百骸失于滋养，出现肌肉消瘦，面色少华，日久甚至影响正常生长发育。

二、辨证

临床可见不饥、不食或食少，形体消瘦，并排除其他急慢性消化系统疾病。无精神萎靡、脾气躁动、毛发稀枯、腹部膨隆等疳积症状。厌食症病位在脾胃，辨证时要辨别脾胃虚弱、胃阴不足等所致的临床病证。

（一）脾胃虚弱

长期不思饮食，食欲不振，甚则拒绝食物，若稍进食物，大便中即夹杂不消化食物残渣，面色萎黄，形体消瘦，精神一般，舌质淡，苔薄白或微腻，脉弱无力。

（二）胃阴不足

长期食欲不振，不喜进食，但口渴多饮，皮肤干燥，形体消瘦，小便短少，大便干结，舌质偏好，少苔而光，脉细。

三、治疗

（一）针刺疗法

治法：健脾和胃，消食导滞。以任脉、相应背俞穴及足阳明经穴为主。

主穴：中脘、梁门、气海、足三里、四缝。

配穴：脾胃虚弱加脾俞、胃俞；胃阴不足加三阴交、内庭。

操作：脾俞、胃俞向脊柱方向斜刺0.5~0.8寸；四缝用0.40、13mm长针灸针点刺，并挤压针孔，流出黄色黏液，或少量出血。

（二）其他疗法

1.耳针

选穴：脾、胃、肝、大肠、皮质下。

操作：用王不留行籽贴压，每日按压3~4次，两耳交替，每周更换2次。

2.艾灸

选穴：神阙、气海、关元、中脘、足三里。

操作：艾条温和灸，艾炷直接灸或隔姜灸。

3.穴位注射

选穴：足三里。

操作：选用黄芪注射液或维生素B_{12}注射液穴位注射，每穴0.5ml，每次1穴，双侧穴位交替使用，每日1次。

4.穴位贴敷

选穴：中脘、梁门、脾俞、胃俞、气海。

操作：桂枝、丁香、吴茱萸、白豆蔻、鸡内金、白术、莱菔子各等份。将以上药物共研细末，用蜂蜜调成膏状，制成直径1cm、厚0.5cm的药饼，敷于以上穴位，外用胶布固定，隔日更换1次。连续贴敷数周或数月。

小儿惊风

小儿惊风又称“惊厥”，是小儿时期常见的一种急重病证，可发于多种疾病的过称中，以临床出现抽搐、昏迷为主要特征，俗名“抽风”。任何季节均可发生，好发于1~5岁的小儿，年龄越小，则发病率越高。其证情比较凶险，发病突然，变化迅速，威胁小儿生命。惊风的症状，临床上归纳为八候。所谓八候，即搐、搦、颤、掣、反、引、窜、视。八候的出现，表示惊风已在发作，但惊风发作时，不一定八候全部同时出现。由于惊风的发作有急有缓，证候有虚有实、有寒有热，故临证常将惊风分为急惊风和慢惊风。凡起病急暴，属阳属实者统称急惊风；凡病势缓慢，属阴属虚者统称慢惊风。

本病西医学称小儿惊厥。因高热、脑膜炎、脑炎、癫痫、水及电解质紊乱、低血糖、药物中毒、食物中毒、脑外伤、脑瘤等所致的抽搐均属此范围。

急惊风

一、病因病机

急惊风病因以外感六淫、疫毒之邪及暴受惊恐等所致。小儿肌肤薄弱，腠理不密，极易感受时邪，化热化火，热极生风，内陷心包；饮食不洁，误食污染毒邪之物，积滞胃肠，痰火内伏，蒙蔽心包，引动肝风；小儿神气怯弱，气血未充，如乍见乍闻，或不慎跌扑等，暴受惊恐，气机逆乱，致神无所依，神明受扰，肝风内动。主要出现惊叫惊跳，抽搐神昏，痰、热、惊、风为急惊风的主要症候表现，其病位在心、肝二脏。

二、辨证

起病突然，来势急骤者为急惊风。主要症状：全身肌肉强直性痉挛，呈阵发性发作，或伴神志不清。

(一)外感惊风

起病突然,来势急骤,证见发热,头痛,咳嗽,烦躁不安,四肢抽搐,两目上视,牙关紧闭,苔薄黄,脉浮数。

(二)痰热惊风

起病突然,来势急骤,证见高热持续,神志昏迷,喉间痰鸣,妄言谵语,狂躁不宁,颈项强直,角弓反张,四肢抽搐,两目上视,舌红苔黄,脉弦滑。

(三)惊恐惊风

有暴受惊恐病史,面色时青时赤,频作惊惕,夜寐不安,不发热,或昏睡不醒,醒后啼哭,四肢不温,大便色青,舌无异常,脉多见数乱。

三、治疗

急惊风的治疗以豁痰、清热、熄风、镇惊为基本方法。应区分主次缓急,辨证施治。

(一)针刺疗法

治法:急惊风宜熄风镇惊,豁痰开窍。以督脉及足厥阴经穴为主。

主穴:百会、印堂、人中、合谷、太冲、涌泉。

配穴:高热加曲池、大椎、十宣;痰鸣加丰隆、膻中;牙关紧闭加下关、颊车;惊恐不安加心俞、神门。

操作:毫针泻法,大椎、十宣可点刺放血。

(二)其他疗法

1.耳针

选穴:耳尖、神门、心、脑、肝、皮质下。

操作:耳尖放血,其余诸穴用0.40、13mm毫针强刺激,不留针,两耳交替,每日1次。

2.三棱针

选穴:十宣、十二井穴。

操作:用三棱针点刺放血,每日1次。

3.刺络拔罐

选穴:大椎、身柱、筋缩。

操作:用三棱针点刺放血,并拔火罐出血,每穴约1~2ml。

慢惊风

一、病因病机

慢惊风多由久病之后,气血阴阳俱伤;或暴吐暴泻,久吐久泻,以及它病误汗误下,津液过度耗损;或先天不足,后天失养,脾肾两虚,化源不足,筋脉失养,风邪入络;或肝肾阴虚,筋脉失养,可致水不涵木,阴虚风动;或因急惊未愈,正虚邪恋,虚风内动。其病位在肝、脾、肾三脏,病理性质以虚为主。

二、辨证

起病缓慢,时抽时止者为慢惊风。

(一)脾肾阳虚

手足震颤,筋惕肉瞬,抽搐无力,时作时止,面色 白或萎黄,精神疲倦,嗜睡无神,四肢厥冷,小便清长,大便溏薄,舌质淡,苔薄白,脉沉无力。

(二)肝肾阴虚

肢体拘挛或强直,筋惕肉瞬,时发时止,有时仅表现摇头,面部肌肉抽动,或某一肢体抽搐,精神疲惫,虚烦不眠,面色潮红,形体消瘦,五心烦热,舌质绛红,苔光少,脉细数。

三、治疗

(一)针刺疗法

治法:健脾益肾,养血柔肝。以督脉、任脉及足阳明经穴为主。

主穴:百会、印堂、合谷、太冲、气海、足三里。

配穴:脾肾阳虚加脾俞、肾俞;肝肾阴虚加三阴交、太溪。

操作:印堂、合谷、太冲毫针泻法,气海、百会、足三里毫针补法。

(二)其他疗法

1.艾灸

选穴:神阙、气海、脾俞、肾俞、百会、足三里。

操作:艾条温和灸或艾炷直接灸,神阙也可隔盐灸,每日1次。

2.耳穴

选穴:神门、心、肝、脾、交感。

操作:用王不留行籽贴压,每日按压3~4次,两耳交替,每周更换2次。

小儿麻痹

小儿麻痹又称脊髓灰质炎,是小儿神经系统传染病,多见于夏秋季节,主要由于脊髓灰质炎病毒混入饮食经口传染,少数也可由呼吸道传染。1~5岁以下儿童为多见。麻痹前期以发热、咳嗽、咽红、全身肌肉疼痛为主,可伴呕吐、腹泻等症;继而肢体痿软、肌肉弛缓;后期以肌肉萎缩、关节畸形为特征,多发生在下肢。

本病属于中医学"湿痹"、"痿证"范畴。

一、病因病机

本病是由风、热、暑、湿时行疫毒之邪,由口鼻入侵,初起邪在肺胃,故症与感冒相似,肺失清肃,胃失和降;邪毒侵犯肺胃之后随即留驻经络、关节,涉及四肢、百骸,经络受阻,气血不畅,宗筋不利,从而肢体疼痛,痿软麻痹;如病久则损伤肝肾,肝主筋而藏血,肾主骨而生髓,肝肾亏虚,无以濡养筋脉,而致筋软骨痿、肌肉无力、弛缓不收等后遗症。本病累及肺、胃、肝、肾四经,肌肉、血脉、筋骨俱损。

二、辨证

临证应分清虚实，凡起病较急、发展较快属于湿热邪毒，热灼肺津，或湿热留驻，侵淫筋脉者属于实证；恢复缓慢，遗留下肢瘫痪、肌肉萎缩、关节畸形者为虚证。

（一）邪郁肺胃

肺失清肃，则发热、咳嗽、咽痛、全身不适，胃失和降则呕吐、腹泻，伴精神不振，嗜睡或烦躁不安，舌红苔黄，脉数为郁热之象。

（二）留驻经络

疫毒之邪留驻经络，气血不畅，则肢体疼痛，经脉闭阻，筋肉失养，则筋痿肉痹。

（三）肝肾亏损

肝主筋而藏血，肾主骨而生髓，肝肾亏虚，无以濡养筋脉，而致筋软、骨痿、弛缓不收，则见痿软、瘫痪、肌肉萎缩、骨骼畸形等症。

三、治疗

小儿麻痹的治疗应分初期、瘫痪期及后遗症期。

初期治疗

（一）针刺疗法

治法：疏风解表，清热利湿。以督脉及手阳明经穴为主。

主穴：大椎、少商、曲池、合谷。

配穴：呕吐加阴陵泉、足三里，腹泻加上巨虚、天枢。

操作：大椎、少商点刺放血，其余诸穴针用泻法。

（二）其他疗法

1.耳针

选穴：耳尖、肾上腺、肺、咽喉、胃。

操作：耳尖点刺放血，余穴毫针强刺激，每日 1 次。

2.刺络拔罐

选穴：大椎、肺俞。

操作：用三棱针点刺放血，并拔罐出血至每穴 1~2ml。

瘫痪期及后遗症期治疗

（一）针刺疗法

治法：舒经通络，以手足阳明经穴为主。

主穴：根据瘫痪部位取穴。

上肢：颈部夹脊、臂臑、手五里、手三里、内关、合谷。

下肢：腰部夹脊、环跳、承扶、承山、风市、绝骨、昆仑；
髀关、伏兔、阳陵泉、足三里、解溪、三阴交、丘墟。

根据瘫痪肢体及部位每次选 8~10 穴，每日 1 次，仰卧位与俯卧位交替，10 次为 1 个疗程，两疗程之间间隔 5~7 天。

配穴：气血虚弱加气海、百会，肝肾亏虚加肝俞、肾俞。

操作：虚证用补法，实证用泻法。背俞穴宜浅刺、斜刺。

(二)其他疗法

1.耳针

选穴：脾、肝、肾、肘、膝。

操作：用王不留行籽贴压，每日按压3~4次，两耳交替，每周更换2次。

2.穴位注射

选穴：手三里、臂臑、足三里、阳陵泉。

操作：每次选2穴，选用脑苷肌肽注射液、维生素B_{12}注射液或胞磷胆碱钠注射液穴位注射，每穴0.5ml，隔日1次。

3.电针

选穴：同针刺疗法。

操作：上下肢各取两穴，选用疏密波，留针30分钟，每日1次，10次为1个疗程，两疗程之间间隔5~7天。

4.功能训练

及早对瘫痪肢体进行被动运动；对患肢能做轻微动作者，可助其做伸屈外展内收等；肢体已能活动而肌力仍差时，鼓励患者主动运动，并借助工具锻炼肌力和矫正畸形。

小儿遗尿

小儿遗尿俗称“尿床”。是指3周岁以上具有正常排尿功能的小儿睡眠时小便自遗，醒后才发觉的一种病证。发生于3岁以上儿童，睡眠中不自主排尿，多发生于夜间。轻者数夜1次，重者一夜多次。3岁以内儿童、大脑发育不全、脑炎后遗症、尿路畸形等所发生的遗尿，不属本证范围。若儿童因白天游戏过度，精神疲劳，睡前多饮等原因而偶然发生遗尿者，则不属病态。若遗尿长期不愈，会使儿童在精神上、心理上产生自卑感，会影响孩子的身心健康，使小儿的智力和体格发育受到影响。

一、病因病机

小儿遗尿，多因素体虚弱，肾气不充，下元虚寒，膀胱气化功能失调，不能制约水道；或病后脾肺气虚，上虚不能制下；或肝经湿热，蕴结膀胱，气化失常而遗尿。亦有小儿自幼教育欠缺，任其小便于床，久而成为习惯性遗尿。

二、辨证

夜间不自主排尿，轻者数日一次，重者一夜数次。

(一)肾阳不足

夜间不自主排尿，轻者数日一次，重者一夜数次，兼见睡中经常遗尿，醒后方觉，白天亦多，小便清长而频数，神疲乏力，面色㿠白，肢凉怕冷，腰腿软弱，舌质淡，苔薄白，脉沉迟无力。

(二)脾肺气虚

睡中遗尿,劳累后加重,少气懒言,神疲乏力,面色苍黄,食欲不振,大便溏薄,自汗出,舌质淡,苔薄白,脉沉无力。

(三)肝经湿热

夜间遗尿,其尿量不多,但味腥臊,尿色较黄,兼见性情急躁易怒,面赤唇红,口渴多饮水,舌红苔黄,脉滑。

三、治疗

(一)针刺疗法

治法:温肾固摄,健脾益气,或清泄湿热。以任脉、相应背俞穴及足太阴经穴为主。

主穴:关元、中极、膀胱俞、三阴交。

配穴:肾阳虚加命门、肾俞、腰阳关;脾肺气虚加脾俞、气海、足三里;肝经湿热加行间、阴陵泉;夜梦多,睡眠深沉者,加四神聪、百会。

操作:虚证用补法,并可配合温针灸;实证用平补平泻法。

(二)其他疗法

1.艾灸

选穴:神阙、气海、关元、足三里。

操作:艾条温和灸或艾炷直接灸;神阙穴可隔盐灸。

2.耳针

选穴:膀胱、肾、尿道、皮质下、三焦。

操作:毫针轻刺激,亦可用耳揿针埋藏或王不留行籽贴压,每日按压3~4次,并于睡前按压以加强刺激。

3.穴位注射

选穴:肾俞、次髎、膀胱俞。

操作:每次选2穴,用维生素B_{12}注射液或黄芪注射液。每穴0.5ml,三穴交替使用,每日1次。

4.穴位贴敷

选穴:神阙、气海、关元、三角灸。

操作:五倍子、菟丝子、附子、煅牡蛎、桑螵蛸、益智仁、石菖蒲各等份。将以上药物共研细末,用陈醋及蜂蜜调成膏状,制成直径1cm、厚0.5cm的药饼,敷于以上腧穴,外用胶布固定,每日更换1次。

小儿脑瘫

小儿脑瘫,又称小儿脑性瘫痪,是指从出生前到出生后一个月内,由于非进行性脑损伤导致的以姿势和运动功能障碍为主的综合征。病变在脑,累及四肢,表现多样,同时可伴有智力障碍、听觉障碍、视觉障碍、行为异常、癫痫、情感障碍等,是儿童致残的主要疾病之一。主要由围产期和出生前各种原因引起颅内缺氧、出血等导致，最常见的是早产、难产、窒息、黄疸等原因引起脑损伤而致的后遗症。本病属中医儿科的五迟、五软、五硬、胎弱、胎怯、痿证等范畴。脑电图、CT、MRI 等检查有助于本病的明确诊断。

一、病因病机

本病的病因，多属于先天胎禀不足，肝肾亏虚，或后天失养，气血虚弱，或病后失调，精血不足，致使脑髓失冲，五脏六腑、肌肉筋骨以及四肢百骸失养。因肾主骨，齿为骨之余，髓之所养，肝主筋，筋束骨而利关节，肝肾不足，筋骨失养；脑为元神之府，精血不足，髓海失养，神失其聪，心无所主；均可致智力低下，神情呆滞，反应迟顿，语言不清，发育迟缓，口角流涎，四肢软弱，手软不能握物，足软不能站立。

二、辨证

（一）肝肾不足

肢体瘫痪，屈伸不利，筋脉拘急，智力低下，目光无神，生长发育迟缓，站立、行走及头发、牙齿生长迟缓，舌淡红，脉细弱。

（二）心脾两弱

四肢痿弱，头颈无力，手足痿软不能握物及站立，咀嚼乏力，口角流涎，舌伸外出，面色萎黄，肌肉消瘦，神情呆滞，反映迟钝，语言迟缓，智力低下，舌淡苔白，脉沉细。

三、治疗

（一）针刺疗法

治法：补益肝肾、健脾益气、益智聪慧、醒脑开窍、疏经通络。以督脉、足太阴经、足少阳经穴为主。

主穴：神庭、本神、风池、四神聪、三阴交、悬钟。

配穴：肝肾不足加肝俞、肾俞、三阴交；心脾两虚加心俞、脾俞、足三里；上肢瘫痪加曲池、手三里、合谷、外关；下肢瘫痪加伏兔、风市、承山、太冲。

操作：四神聪分别从 4 个不同方向刺向百会穴；背俞穴宜斜刺、浅刺；其余穴位常规针刺。

（二）其他疗法

1.耳针

选穴：皮质下、交感、神门、心、脾、肝、肾；上肢瘫痪加肘、腕；下肢瘫痪者加膝、踝。

操作：每次选用 4~6 穴，用王不留行籽贴压，每日按压 3~4 次，两耳交替，每周更换 2 次。

2.头针

选穴：额中线、顶颞前斜线、顶旁 1 线、顶旁 2 线、颞前线、枕下旁线。

操作：1 寸毫针刺激，留针 1~2 小时，隔日 1 次。

3.穴位注射

选穴：手三里、手三里、足三里、风市。

操作：每次上下肢各选 1 穴，选用脑苷肌肽注射液、胞磷胆碱钠注射液或维生素 B_{12} 注射液。每穴注射 0.5ml，每日 1 次。

4.康复训练

及早进行语言训练、智力训练、运动功能训练及肌力训练等。

百日咳

顿咳是小儿时期感受时行邪毒引起的肺系时行疾病，临床以阵发性痉挛咳嗽，咳后出现特殊的吸气性吼声，即鸡啼样的回声为特征。

本病好发于冬春季节，以 5 岁以下小儿多见，年龄愈小，则病情愈重。病程较长，对小儿身体健康影响较大，若不及时治疗，可持续 2~3 个月以上。典型的顿咳与西医学百日咳相符。近年来由于加强预防保健工作，广泛开展百日咳菌苗预防接种，百日咳发病率已大为下降。但百日咳综合征及部分支气管炎出现顿咳证候者，同样可按本病辨证施治。本病具有传染性，又称"天哮呛"、"疫咳"、"鸬鹚咳"等名称。

一、病因病机

本病由外感时行疠气侵入肺系，夹痰交结气道，导致肺失肃降，为其主要病因病机。

小儿时期肺气娇嫩，易感时行外邪，年龄愈小，肺更娇弱，感邪机会愈多。病之初期，时行邪毒从口鼻而入，侵袭肺卫，肺卫失宣，肺气上逆，而见形似普通感冒咳嗽症状，且有寒热之不同。继而疫邪化热，痰热胶结，气道受阻，肺失清肃，气逆上冲，而咳嗽加剧，以致痉咳阵作，痰随气升，待痰涎吐出后，气道稍得通畅，咳嗽暂得缓解。但咳嗽虽然在肺，日久必殃及它脏。犯胃则胃气上逆而致呕吐；犯肝则肝气横逆而见两胁作痛；心火上炎则舌下生疮，咳则引动舌本；肺与大肠相表里，又为水之上源，肺气宣降失司，大肠、膀胱随之失约，故痉咳则二便失禁；若气火上炎，肺火旺盛，引动心肝之火，损伤经络血脉，则咯血、衄血；肝络损伤，可见目睛出血，眼眶淤血等。病至后期，邪气渐退，正气耗损，肺脾亏虚，多见气阴不足证候。

幼儿禀赋不足，肺气娇嫩，正气亏虚，不耐疫毒痰热，在病之极期则导致邪热内陷的变证。若痰热壅盛，肺热叶焦，闭阻于肺，可并发咳喘气促之肺炎喘嗽；若痰热内陷心肝，可致昏迷、抽搐等变证。

二、辨证

顿咳辨证大体可按初咳、痉咳及恢复期的临床表现分期辨证。主要表现为咳嗽、痰阻，性质有寒热差异。

(一)初咳期

邪在肺卫，属表证。可有发热、咳嗽、流涕及喷嚏等，咳嗽痰白，舌苔薄白者为风寒;咳嗽痰黄,舌苔薄黄者为风热。

(二)痉咳期

邪郁肺经,属里证。咳嗽呈阵发性、痉挛性剧烈咳嗽,咳后伴鸡鸣样吸气声,最后咳出大量黏痰,咳嗽暂缓,痉咳日轻夜重,痉咳痰稀,舌苔白腻为痰湿阻肺;痉咳痰稠,舌苔黄腻为痰火伏肺。

(三)恢复期

邪去正伤,多虚证。呛咳痰少黏稠,容易出汗,舌质红,苔少或光剥为肺阴不足;咳而无力,痰液稀薄,精神萎靡,舌质淡为肺脾气虚。

三、治疗

(一)针刺疗法

治法:化痰清火、泻肺降逆为主,初咳期以辛温散寒宣肺、疏风清热宣肺为主;痉咳期以化痰降气、泻肺清热为主;恢复期以养阴润肺、益气健脾为主。以背俞、任脉及手太阴经穴为主。

主穴:肺俞、天突、膻中、列缺、尺泽、孔最。

配穴:初咳期风寒者加合谷、外关,风热者加曲池、大椎;痉咳期痰湿阻肺者加丰隆、阴陵泉,痰火伏肺者加丰隆、曲池;恢复期肺阴不足者加太溪、照海,肺脾气虚者加足三里、气海。

操作:天突穴紧靠胸骨柄后方刺入0.5~0.8寸,必须严格掌握针刺的角度与深度,以防刺伤肺和有关动、静脉;膻中向下平刺;背俞穴宜斜刺、浅刺;其余穴位常规针刺。

(二)其他疗法

1.耳针

选穴:肺、肾上腺、咽喉、气管。

操作:毫针中度刺激,不留针;或用王不留行籽贴压,每日按压3~4次,两耳交替,每周更换2次。

2.拔罐

选穴:中府、膻中、肺俞、脾俞。

操作:用小号火罐吸拔,每日1次。

3.三棱针

选穴:身柱、肺俞。

操作:用三棱针散刺出血,然后用小火罐吸拔,留5~10分钟;四缝,常规消毒后点刺出黏液,左右手交替,隔日1次,用于痉咳期及恢复期。

4.穴位注射

选穴:肾俞、足三里。

操作:每次选1穴,选用胎盘组织液、卡介菌多糖核酸注射液或维生素B_{12}注射液。每穴注射0.5ml,每日1次。

小儿多动症

小儿多动症是儿童时期一种较常见的神经精神性疾患。患儿智力正常或接近正常，以动作过多，注意力不集中，情绪不稳，冲动任性，行为异常，并有不同程度的学习困难为临床特征。本病男孩多于女孩，好发年龄6~14岁，发病与遗传、环境、产伤等有一定关系。本病预后良好，绝大多数患儿到青春期逐渐好转而痊愈。

根据患儿神志涣散、多语多动、冲动不安的特征，可归为脏躁、躁动证；又由于其智能正常或接近正常，活动过多，思想不易集中而导致学习困难，故又与健忘、失聪有关。

一、病因病机

先天禀赋不足，产时或产后损伤，或后天护养不当，病后失养，忧思惊恐过度等为主要发病原因。人的精神情志活动正常，有赖于人体阴阳平衡。而人的行为变化，常呈阴静阳躁，动静平衡必须阴平阳秘才能维持，《素问·生气通天论》说："阴平阳秘，精神乃治"，因此阴阳平衡失调为本病的主要病机。本病病位在心、肝、脾、肾，病性为本虚标实，阴虚为本，阳亢、痰浊、淤血为标。

小儿稚阴稚阳，先天禀赋不足，后天失于调护，稍有感触，极易阴阳偏颇，阴虚阳亢，阳动无制。心主血藏神，心阴不足，则心火有余，而现心神不宁，多动不安；肝体阴而用阳，其志怒，肝肾阴虚，肝阳上亢，则致注意力不集中，性情冲动任性；脾为至阴之脏，性静，脾失濡养，则静谧不足，兴趣多变，言语冒失，心思不定，不能自控；肾为先天之本，肾精不足，脑海不充则神志不聪而善忘。

二、辨证

本病辨证，当审其虚实，并结合脏腑辨证。

（一）肝肾阴虚

多动多语，神思涣散，动作笨拙，遇事善忘，思维较慢，形瘦少眠，面色少华，五心烦热，口干唇红，颧红盗汗，舌红少津，苔少，脉弦细数。

（二）心脾两虚

多动多语，神志涣散，动作笨拙，思维缓慢，健忘失眠，面色萎黄，身疲乏力，纳呆便溏，舌淡苔白，脉细弱。

（三）痰火内扰

多动任性，情绪不稳，易于激动，不能自控，口干喜饮，胸闷脘痞，唇红口臭，小便黄赤混浊，舌苔黄腻，脉滑数。

（四）痰淤互结

有产伤、脑外伤等病史，多动多语，行为异常，不能自控，面色晦暗，舌质紫暗，脉涩。

三、治疗

(一)针刺疗法

治法:以调和阴阳为根本治则。肝肾阴虚者,治以滋阴潜阳,安神定志;心脾两虚者,治以补益心脾;痰火内扰者,治以清热涤痰;痰淤互结者,治以健脾化痰,活血通络。虚实夹杂治以攻补兼施,急则治其标,缓则治其本,或标本兼顾。以督脉、手足厥阴经穴为主。

主穴:百会、四神聪、风池、太冲、三阴交、神门、内关。

配穴:肝肾阴虚加太溪、肾俞,心脾两虚加心俞、脾俞,痰热内扰加丰隆、大陵,痰淤互结加血海、膈俞。

操作:虚证用补法,实证用泻法,风池穴针尖微下,向鼻尖方向斜刺 0.5~0.8 寸;背俞穴不宜直刺、深刺,以防伤及内脏。

(二)其他疗法

1.耳针

选穴:心、肝、神门、皮质下。

操作:用王不留行籽贴压,每日按压 3~4 次,两耳交替,每周更换 2 次。

2.穴位注射

选穴:足三里、三阴交、阳陵泉。

操作:每次选 2 穴,选用维生素 B_{12} 注射液或胞磷胆碱钠注射液。每穴注射 0.5ml,每日 1 次。

3.电针

选穴:同针刺疗法。

操作:上下肢各取两穴,选用疏密波,留针 30 分钟,每日 1 次,10 次为 1 个疗程,两疗程间间隔 5~7 天。

(田永萍编写)

第六节　皮肤科病症

荨麻疹

荨麻疹是机体敏感性增强,皮肤、黏膜小血管反应性扩张及渗透性增加而产生的皮肤局限性水肿反应,时隐时起,遇风易发的皮肤疾病,以异常瘙痒或皮肤出现成块、成片状风团为主要临床表现。

一、病因病机

本病的病位在肌肤腠理，多与风邪侵袭，或胃肠积热有关。腠理不固，风邪侵袭，阻遏于肌肤，营卫不和，或素有胃肠积热，复感风邪，均可使病邪内不得疏泄，外不得透达，郁于腠理而发为本病，

二、辨证

（一）风热犯表

风团鲜红，灼热剧痒，伴有发热、恶寒、咽喉肿痛，遇热则皮疹加重。舌苔薄白或薄黄，脉浮数。

（二）风寒束表

皮疹色白，遇风寒加重，得暖则减，口不渴。舌质淡，苔薄白，脉浮紧。

（三）血虚风燥

反复发作，迁延日久，午后或夜间加剧。伴心烦易怒，口干，手足心热。舌红少津，脉沉细。

（四）胃肠湿热

风团片大、色红，瘙痒剧烈，发疹的同时伴脘腹疼痛，恶心呕吐，神疲纳呆，大便秘结或泄泻。舌质红，苔黄腻，脉弦滑数。

三、治疗

（一）针刺疗法

治法：疏风散寒、清热解毒。

主穴：曲池、合谷、血海、三阴交、膈俞。

配穴：风热犯表加大椎、风门；风寒束表加风门、肺俞；血虚风燥加风门、脾俞、足三里；胃肠湿热加阴陵泉、胃俞、内庭。

操作：主穴用毫针泻法，风寒束表或湿邪较重者可灸，血虚风燥者只针不灸；配穴按虚补实泻法，常规操作。

（二）其他疗法

1.皮肤针

选穴：风池、曲池、血海、夹脊穴。

操作：中强度手法叩刺，至皮肤出血或隐隐出血为度。

2.穴位注射

选穴：曲池、合谷、血海、三阴交、大椎、膈俞。

操作：可选用复方丹参注射液或复方当归注射液，每次1~2穴，交替使用，每穴0.5~1ml。

3.耳针

选穴：神门、肾上腺、内分泌、肺、耳尖、耳背静脉。

操作：毫针中强度刺激；耳尖、耳背静脉可点刺出血。

4.拔罐

选穴:神阙。

操作:拔火罐,每次 5~10 分钟,每日 1 次。

神经性皮炎

神经性皮炎是一种皮肤神经功能失调所致的肥厚性皮肤病，又称慢性单纯性苔癣,以皮肤革化和阵发性剧痒为临床特征,多见于成年人。

一、病因病机

多因风热之邪客于皮肤,留而不去;或衣领等物长期刺激皮肤致生风化热;或情志不畅,气郁化火;或病久不愈,血虚风燥,皮肤失养。

二、辨证

(一)风湿蕴肤

皮损呈淡褐色片状,粗糙肥厚,剧痒时作,夜间尤甚。苔薄或白腻,脉濡而缓。

(二)肝郁化火

皮损色红,心烦易怒,失眠多梦,眩晕,心悸,口苦咽干。舌边尖红,脉弦数。

(三)血虚风燥

病久皮肤增厚,干燥如皮革样,色素沉着;皮损灰白,爪如枯木,肥厚粗糙似牛皮,心悸怔忡,失眠健忘,女子月经不调。舌质淡,脉沉细。

三、治疗

(一)针刺疗法

治法:疏风止痒,养血润燥。

主穴:合谷、曲池、血海、膈俞、阿是穴。

配穴:风湿蕴肤者,加风池、阴陵泉;血虚风燥者,加足三里、三阴交;肝郁化火者,加侠溪、行间;还可根据发病部位所在的经络在邻近取 1~3 个腧穴,如发于后项部足太阳膀胱经者,可上加天柱,下加风门。

操作:皮损区围刺,并可艾灸;余穴均用毫针常规刺法。风热或郁火者用泻法,血虚风燥者补泻兼施。

(二)其他疗法

1.皮肤针

选穴:足太阳膀胱经第一侧线,皮损区。

操作:先轻叩皮损周围,再重叩患处阿是穴以少量出血为度;皮肤针叩刺双侧膀胱经背部第一侧线,以少量渗血为度。同时,可配合刺络拔罐或艾条灸。

2.耳针

选穴:肺、肝、神门、相应病变部位。

操作:毫针刺,中度刺激,或用小手术刀片轻割相应部位耳穴,以轻度渗血为度。或用三棱针在耳尖放血,5~10 滴,隔日 1 次。

3.穴位注射

选穴:曲池、血海、风市、三阴交、皮损局部。

操作:用维生素 B_1 注射液、复方丹参注射液或复方当归注射液,每次取 2~3 穴,每穴 0.5~1ml,隔日 1 次。

皮肤瘙痒症

皮肤瘙痒症是指仅有皮肤瘙痒而无原发性皮肤损害的皮肤病,属于神经精神性皮肤病。临床上分为局限性和全身性,局限性以阴部、肛门周围多见。

一、病因病机

本病的发生由禀赋不耐,血热内蕴,外邪侵袭,致血热生风作痒;素体湿盛,郁遏酿热,湿热蕴结;或过食辛辣、油腻、酒类,损伤脾胃,湿热内生;忧思郁怒,肝郁化火,蕴生湿热;或老年体弱,肝肾阴虚,精血不足;或久病体虚,气血亏虚,生风化燥,内不得疏泄,外不得透达,郁于皮肤腠理而发病。

二、辨证

(一)风热血热

皮肤瘙痒剧烈,遇热更甚,皮肤抓破后有血痂,伴心烦,口渴,小便色黄,大便干结。舌质红,苔薄黄,脉浮数。

(二)湿热内蕴

瘙痒不止,抓破后继发感染或湿疹样变,伴口苦口干,胸胁闷胀,纳谷不香,小便黄赤,大便秘结。舌质红,苔黄腻,脉滑数或弦数。

(三)血虚肝旺

一般以老年人多见,病程较久,皮肤干燥,抓破后可有少量脱屑,血痕累累,如情绪波动,可引起发作或瘙痒加剧,伴头昏眼花,失眠多梦。舌红,苔薄,脉细数或弦数。

三、治疗

(一)针刺疗法

治法:清热化湿,祛风止痒。

主穴:曲池、血海、风市、膈俞。

配穴:风热血热加风池、三阴交;湿热内蕴加阴陵泉、脾俞、三阴交;血虚肝旺加肝俞、太冲。

操作:诸穴均常规针刺;膈俞向脊柱方向斜刺。留针 30 分钟,每日 1 次。

(二)其他疗法

1.耳针

选穴:神门、交感、肾上腺、内分泌、痒点。

操作:常规针刺,留针 30 分钟;或揿耳针,每日 1 次。

2.穴位注射

选穴:肩髎、血海、风门、曲池、足三里、阿是穴。

操作:用维丁胶性钙注射液或维生素 B_{12} 注射液等,每次 2~3 穴,每穴 0.5~1ml,每日 1 次。

黄褐斑

黄褐斑是发生在面部的对称性蝶形黄褐色斑片或灰黑色斑片,不高出皮肤,常见于鼻背两侧。

一、病因病机

本病主因肝失条达,气机郁结,郁久化火,灼伤阴血,血行不畅,可导致颜面气血失和;脾气虚弱,运化失健,不能化生精微,则气血不能润泽于颜面;肾阳不足,肾精亏虚等病理变化均可导致颜面发生黄褐斑。其机制为邪犯肌肤,气血不和,肝郁气滞,气滞血淤所致气血不能上荣于面。

二、辨证

(一)气滞血淤

颜面出现黄褐色斑片,腰膝酸软,或急躁易怒,胸胁胀痛。舌质暗,苔薄白,脉沉细。

(二)肝肾阴虚

黄斑褐黑,伴腰膝酸软,倦怠无力,身体羸瘦。舌红,苔少,脉沉细。

三、治疗

(一)针刺疗法

治法:补益肝肾,活血化淤。

主穴:合谷、大椎、血海、三阴交、足三里、太冲、照海、阿是穴。

配穴:均为体穴,按色素沉着部位选加:前额区配上星、阳白;颧颊区配颊车、四白;鼻梁配印堂、迎香:上唇配地仓。气滞血淤加至阳、肝俞;肝肾阴虚加肾俞、太溪。

操作:诸穴均常规针刺,虚补实泻法,1 日 1 次;大椎点刺放血,隔日 1 次。

(二)其他疗法

1.刮痧治疗

选穴:督脉、膀胱经。

操作:使用水牛角板沾取红花油或刮痧专用介质,自上而下刮痧,约 20 分钟。

2.耳针

选穴:热穴、皮质下、肾、肝、脾、内分泌。

操作:毫针中度刺激,每日 1 次;或揿耳针,留 2~4 日,可两耳交替进行。

3.按摩

选穴:病变局部。

操作:面部涂抹祛斑药物霜剂后,用双手沿面部经络循行路线按摩,并按压穴位,促进局部皮肤血液循环。

痤疮

痤疮是一种累及毛囊皮脂腺的慢性炎症性皮肤病，好发于青春期男女的颜面、胸背部。可表现为粉刺、丘疹、脓疱、结节、囊肿及瘢痕等皮损。

一、病因病机

本病多因肺经风热或湿热蕴结，或痰湿凝结，阻于颜面、胸背肌肤所致。一般认为素体血热偏盛是本病发生的内因，饮食不洁、外邪侵袭是外因。

二、辨证

(一)肺经风热

丘疹多发于颜面、胸背上部，色红，或有痒痛，舌红，苔薄黄，脉浮数。

(二)痰湿凝滞

丘疹以脓疱、结节，囊肿、瘢痕等多种损害为主，伴有纳呆，便溏，舌淡，苔腻，脉滑。

(三)湿热蕴结

丘疹红肿疼痛，或有脓疱，口臭，便秘，尿黄，舌红苔黄腻，脉滑数。

三、治疗

(一)针刺疗法

治法：清热利湿、解毒通络。

主穴：阳白、颧髎、大椎、厥阴俞、合谷、曲池、内庭、局部皮损区。

配穴：肺经风热加少商、尺泽、风门；湿热蕴结加足三里、阴陵泉；痰湿凝滞加脾俞、丰隆、三阴交。

操作：诸穴均常规针刺，平补平泻法，1 日 1 次；厥阴俞、大椎穴点刺放血，隔日 1 次。

(二)其他治疗

1.挑治

选穴：背部第 1~12 胸椎旁开 0.5~3.0 寸的范围内，寻找丘疹样阳性反应点。

操作：用三棱针挑刺，挑断皮下部分纤维组织，使之出血少许，每周 1~2 次。

2.耳针

选穴：肺、脾、大肠、面颊、内分泌、肾上腺、耳尖。

操作：毫针中强度刺激，留针 15~20 分钟；也可用王不留行籽贴压或耳穴揿针法，每 3~7 日 1 次。

3.穴位埋线

选穴：曲池、外关、大椎、三阴交、至阳。

操作：每次选 2~5 穴，使用埋线专用针具，常规消毒后，将 0.5~1.5cm 羊肠线埋入穴位，7~10 日 1 次。

硬皮病

硬皮病现称系统性硬化症。临床上以局限性或弥漫性皮肤增厚和纤维化为特征,并可累及心、肺、肾、消化道等内脏器官的一种结缔组织病。

一、病因病机

其病因主要是由于素体阳气虚弱,津血不足,抗病能力低下,外被风寒诸邪浸淫肌肤,凝结腠理,痹阻不通,导致津液失布,气血耗伤,肌腠失养,脉络淤阻,出现皮肤硬如皮革、萎缩,汗孔闭塞不通而有出汗障碍,汗毛脱落等症状。皮痹日久不愈,可发生内脏病变。其病机主要为寒邪外袭、风寒湿阻、脾肺不足或脾肾阳虚而淤阻络脉。

二、辨证

(一)寒邪外袭

肢端部位皮肤发硬,色暗,手足不温,遇冷尤甚,可伴骨节疼痛,头发脱落,无汗,舌苔白,脉弦紧。

(二)风寒湿阻

四肢或胸部皮肤出现片状、条絮状皮损,散在或局限;触之坚硬,捏之不起,蜡样光泽,舌苔白,脉濡缓。

(三)脾肺不足

皮肤斑块或条絮状变硬,中心或呈象牙白,表面蜡样光泽,萎缩变薄的羊皮纸样或成板状,可伴四肢痿倦,舌淡苔薄或白,脉沉缓。

(四)脾肾阳虚

自感全身乏力,颈胸、双上肢、面部等处有皮肤紧绷感,皮肤硬化,提之难起,面具脸,鼻尖似鹰嘴状,口唇变薄,口周皮肤皱褶呈放射状沟纹,胸背色素分布异常,斑片状色素脱失。精神萎靡,面色皖白,畏寒肢冷,舌质淡,苔白,脉沉细。

三、治疗

(一)针刺疗法

治法:活血化淤,温阳益气。

主穴:夹脊穴、手三里、合谷、外关、足三里、阳陵泉、三阴交、至阳、肝俞、腰阳关。

配穴:寒邪外袭,加风池、肺俞、风门;风寒湿阻,加大杼、至阳、命门;脾肺不足,加肺俞、脾俞、三焦俞;脾肾阳虚,加脾俞、肾俞、命门、中脘、气海、关元。

操作:诸穴均常规取穴,虚证多采用毫针捻转补法,淤滞实证则宜疏通,平补平泻。每日1次,10次为1个疗程。

(二)其他疗法

1.拔火罐

选穴:督脉、膀胱经为主配合阿是穴。

操作:可采用密排群拔法,每次留罐10分钟,每日1次。

2.艾灸

选穴:督脉、膀胱经为主。

操作:药物铺灸、雷火灸、热敏灸、温针灸、隔姜灸等对症治疗。

3.穴位注射

选穴:风门、肺俞、血海、膈俞、命门、足三里、阿是穴。

操作:选用复方当归注射液、甲钴胺注射液、川芎嗪注射液等,每次2~3穴,交替选穴,每穴0.5~1ml,每日或隔日1次。

湿　疹

湿疹是一种常见的过敏性炎症性皮肤病,以皮疹多样性,对称分布、剧烈瘙痒、反复发作、易演变成慢性为特征;可发生于任何年龄、任何部位、任何季节,但常在冬季复发或加剧,有渗出倾向,慢性病程,易反复发作。

一、病因病机

本病是因禀赋不足,风热湿邪客于肌肤而成。湿邪是主要病因,涉及脏腑主要在脾。饮食不节(恣食五辛或发物),湿热内蕴,复感风邪,内外合邪,客于肌肤;湿热浸淫日久,迁延伤脾,脾虚失用,湿热之邪蕴于肌肤;湿疮日久耗伤阴血,生风化燥,肌肤失养。

二、辨证

(一)风热外袭

皮肤见红斑、丘疹、鳞屑、结痂,或有少量渗液。舌质红,苔薄白或薄黄,脉浮数。

(二)湿热浸淫

皮肤可见红斑、肿胀、丘疹、水疱、脓疱、糜烂,渗液较多,浸淫成片,瘙痒较剧烈。可伴有发热,疲乏倦怠,或有腹痛,便秘或腹泻,小便短赤。舌质红,苔黄腻,脉滑数或弦滑数。

(三)血虚风燥

患部皮肤增厚,表面粗糙,或呈苔藓样变,色素沉着,脱屑,或见头晕乏力,腰酸肢软。舌质淡红,苔薄白,脉缓或濡细。

三、治疗

(一)针刺疗法

治法:清热化湿,健脾利湿,养血润燥。

主穴:曲池、足三里、三阴交、阴陵泉、皮损局部。

配穴:风热外袭加大椎、肺俞;湿热浸淫加脾俞、水道、小肠俞;血虚加血海、膈俞、肝俞;痒甚而失眠加风池、安眠、百会、四神聪。

操作:各穴常规针刺,留针30分钟;皮损局部用皮肤针重叩出血后,再拔火罐。

(二)其他疗法

1.皮肤针

选穴:夹脊穴及足太阳膀胱经第一侧线。

操作:轻叩,以皮肤红晕为度。每日或隔日1次。

2.穴位注射

选穴:大椎、曲池、足三里、血海。

操作:用维生素B_1注射液、维生素B_{12}注射液或复方当归注射液等,每次选1~2穴,每穴注入0.5~2ml,隔日1次,10次为1个疗程。

3.耳针

选穴:急性湿疹选用肺、神门、肾上腺、耳背静脉;慢性湿疹加肝、皮质下。

操作:毫针刺,或耳穴压丸或耳尖放血。

4.艾灸

选穴:阿是穴。

操作:施以温和灸;或做热敏灸。

5.火针

选穴:同针刺选穴,或皮损局部。

操作:用酒精灯将火针烧至发白,快速刺入患部或刺入穴位,每日或隔日治疗1次。

带状疱疹及其后遗症

带状疱疹是由水痘—带状疱疹病毒引起,以突发单侧簇集状水泡呈带状分布的皮疹,并伴有烧灼刺痛为主证的病症。临床表现以簇集水疱、沿周围神经带状分布,单侧发病,伴有神经痛为特征。带状疱疹常遗留后遗症。

一、病因病机

本病多与肝郁化火、过食辛辣厚味、感受火热时毒有关。情志不畅,肝经郁火;或过食辛辣厚味,脾经湿热内蕴;又复感火热时毒,以致引动肝火,湿热蕴蒸,浸淫肌肤、经络而发为疱疹。

二、辨证

(一)肝经火毒

初起时先觉发病部位皮肤灼热疼痛,皮色发红,继则出现簇集性粟粒大小丘状疱疹,多呈带状排列,多发生于身体一侧,以腰、胁部为最常见。疱疹消失后可遗留疼痛感。兼见疱疹色鲜红,灼热疼痛,疱壁紧张,口苦,心烦,易怒,脉弦数。

(二)脾经湿热

疱疹色淡红,起黄白水疱,疱壁易于穿破,渗水糜烂,身重腹胀,苔黄腻,脉滑数。

(三)邪毒淤滞

疱疹消失后遗留疼痛者,证属余邪留滞,血络不通。舌质暗,苔白,脉弦细。

三、治疗

（一）针刺疗法

治法：泻火解毒，清热利湿。

主穴：支沟、阴陵泉、行间、阿是穴、夹脊穴。

配穴：肝经郁火者，加太冲、大敦、阳陵泉；脾经湿热者，加血海、隐白、内庭；邪毒淤滞者，加至阳、膈俞、肝俞。

操作：诸穴均用毫针泻法。疱疹皮损区用围针刺法，是在疱疹带的头、尾各刺一针，两旁则根据疱疹带的大小选取1~3点，向疱疹带中央沿皮平刺。配穴中的大敦、隐白可用三棱针点刺出血。

（二）其他疗法

1.穴位注射

选穴：曲池、血海、至阳。

操作：选1~2穴，用维生素B_{12}注射液或复方当归注射液，每次每穴0.3~0.5ml，每日或隔日1次。

2.皮肤针

选穴：病变局部及周围皮肤。

操作：用皮肤针叩刺后，加艾条灸，主要用于疱疹后遗神经痛。

3.艾灸

选穴：病变局部。

操作：采用温和灸、隔蒜灸、温针灸等。

4.刺络拔罐

选穴：病变局部。

操作：用三棱针点刺疱疹及周围，拔火罐，使每罐出血3~5ml。

5.耳针

选穴：肺、肝、皮疹部位相应耳穴。

操作：毫针中度刺激，或用埋针、压籽法。

（魏清琳编写）

第七节　外科病症

流行性腮腺炎

流行性腮腺炎是由腮腺病毒所引起的呼吸道传染病，以发热、耳下腮部肿痛、腮腺的非化脓性肿胀疼痛为突出的病症，病毒可侵犯各种腺体组织或神经系统及肝、肾、心、关节等几乎所有的器官。因此，常可引起脑膜脑炎、睾丸炎、胰腺炎、乳腺炎、卵巢炎等症状。

一、病因病机

本病多因感受时邪温毒所致。邪毒从口鼻而入，挟痰火壅阻少阳之络，少阳经脉失于疏泄，以致耳下腮部肿大疼痛，并可有恶寒发热等症。

二、辨证

(一)温毒袭表

发热轻，一侧或两侧耳下腮部肿大，压之疼痛有弹性感。舌质红，苔薄白，脉浮数。

(二)热毒蕴结

壮热、头痛、烦躁，腮部漫肿，疼痛拒按。舌红，苔黄，脉数有力。

(三)毒陷心肝

腮部肿胀，高热不退，嗜睡，颈强，呕吐，甚则昏迷，抽风。舌质红降，苔黄糙，脉洪数。

(四)邪窜肝经

腮部肿胀，发热，男性睾丸肿痛，女性少腹痛。舌质偏红，苔黄，脉浮数。

三、治疗

(一)针刺疗法

治法：消肿止痛、泻火解毒。

主穴：翳风、颊车、合谷、外关、少商。

配穴：湿毒袭表加中渚、关冲；热毒蕴结加大椎、曲池、委中、内庭；毒陷心肝加心俞、肝俞、人中；邪窜肝经加曲泉、三阴交、太冲。

操作：主穴为主，并根据病情变化酌加配穴。高热加曲池，呕吐加内关。少商以三棱针点刺出血，每次3~5滴。余穴采用疾徐手法(快速进针至一定深度得气，慢慢提插捻转分层退针)，刺激宜强，反复运针数次促使面部穴位(只取患侧)的针感向病所放散，然后留针30~60分钟，其间行针2~3次。每日针1次，严重者2次。

(二)其它疗法

1.耳穴压丸

选穴：腮腺、耳尖。

操作：先在患者的耳尖穴用细三棱针点刺出血1~2滴，然后将王不留行籽贴压于腮腺穴上，每日自行按压2次，每次50下。3~4日换贴1次，7日为1个疗程。

2.电针

选穴：阿是穴、合谷、角孙、少商、曲池、内关。

操作：先针阿是穴：由肿大腮腺上缘，针呈45度角向中心斜刺，深约1~1.5寸；继针合谷(患侧)，得气后，两穴接通G-6805电针仪，连续波，频率为100~120次/分钟，强度以患者能耐受为宜，留针10~15分钟。角孙强刺激不留针，曲池、内关与之同。每日1次，严重者2次。

3.皮肤针

选穴：手三里至温溜段、颈椎1~5阿是穴。

操作：用七星针在手三里至温溜段由上而下以中等刺激手法循经叩刺3~5遍。疗效不显者可在颈椎1~5两侧皮区各连续叩打3遍，在腮腺局部肿胀处环形叩打2~3圈，每次5分钟。每日1次。

4.耳针

选穴：屏尖、面颊、肾上腺、胃、胰胆、对屏尖。

操作：屏尖穴针法，常规消毒后，以左手拇、食指挟持耳屏，拇指指切耳屏尖上缘，右手持30号1寸长不锈钢毫针垂直刺入，深度以不刺透屏尖穴内侧皮肤为度，捻转得气后急速出针。余穴采用捻入法进针，留针60~120分钟，每30分钟运针1次，反复运针2次后起针。每次取一侧耳穴，两耳交替，每日1次，不计疗程，以愈为期。

6.拔罐

选穴：身柱、阿是穴。

操作：刺络拔罐之法，留罐5~10分钟(以局部皮肤红润为度)。隔日治疗1次，直至痊愈。

7.灯火灸法

选穴：角孙、耳尖、列缺。

操作：每次仅取一穴。一侧患病点灸患侧穴，双侧者灸两侧。以灯心草1根，一端蘸以菜油，点燃后，对准穴位，迅速点灸。以发出清脆的“叭”的一声即可。注意灯芯蘸油时不可过多，以免燃烧时，油滴下烫伤；点燃时灯芯与皮肤不能接触太近，防止灼伤皮表。施灸后穴位处可见一绿豆大的白泡，嘱患者勿抓破，白泡可自行消退。每日1次，5次为1个疗程。

8.刺血

选穴：少商、关冲、少泽、大敦、合谷、关元、大椎。

操作：每次选3~5穴，用消毒三棱针(或28号0.5寸毫针)在穴位上点刺，并分别挤压出血3~6滴。双侧肿大取双侧，单侧肿大取一侧。然后用消毒棉球按压。轻者隔日施治1次，重者每日1次，对5日以上腮部肿胀不消者，外敷锡类散膏，淋巴结肿大者外贴紫金锭膏，具体方法为：将锡类散或紫金锭0.1~0.2g，倒在3~5cm见方的胶布上，滴入食醋1~2滴，均匀涂于胶布中央，贴于患处，隔日1次。

乳腺炎

乳腺炎是指乳腺的急性化脓性感染，是以乳房红肿疼痛、排乳不畅，以致结脓成痈为主证的病症。本病好发于产后3~4周内的初产妇。

一、病因病机

多由忧思恼怒，肝气郁结；或多食厚味，胃经积热；或因乳头皮肤破裂，外邪火毒侵入乳房，致使脉络阻塞，排乳不畅，火毒与积乳互凝，而结肿成痈。

二、辨证

(一)气滞热蕴

乳房皮色不变或微红，肿胀疼痛。伴有恶寒发热、头痛、周身酸楚、口渴、便秘、苔黄、脉数。

(二)热毒炽盛

壮热，乳房肿痛，皮肤鲜红灼热，肿块变软，有应指感。或切开排脓后引流不畅，红肿热痛不消，舌质红，苔黄腻，脉洪数。

(三)正虚毒恋

溃脓后乳房肿痛虽轻，但疮口脓水不断，浓汁清稀，愈合缓慢或形成乳漏。全身乏力，面色少华，或低热不退。舌质红，苔薄，脉弱无力。

三、治疗

(一)针刺疗法

治法：疏肝和胃、清热散结。

主穴：肩井、天宗、膻中、乳根、期门、内关、少泽、内庭。

配穴：气滞热蕴者加曲池、二间；热毒炽盛者加大椎、耳尖、少商、厉兑；正虚毒恋者加气海、膏肓俞、膈俞、三阴交。

操作：主穴可选用3~5穴。肩井仅用患侧，以28号2寸毫针，浅刺进针0.5~1.0寸(注意不要伤及肺尖)，用捻转加小幅度提插(切忌大幅度提插)手法，加强刺激，直至病人能耐受的最大强度，留针。天宗，直刺至骨面，稍退针1分许，行大幅度提插捻转，使针感最好能向整个肩胛和乳房部放散，留针20~30分钟。余穴毫针泻法；少泽、厉兑、大敦点刺出血。

(二)其他疗法

1.刺血

选穴：附分、膏肓、魄户、神堂、大椎、陶道。

操作：视其病灶所在部位重点选穴。

乳中型：膏肓、魄户、神堂；乳上型：膏肓、魄户、附分；乳下型：膏肓、神堂，皆取患侧穴。畏寒发热者加合谷、外关、曲池穴。常规消毒，每穴放血三滴。刺血后，让病人侧身卧床，嘱其屈曲患侧上肢肘关节，将前臂压于身下，以手麻木为度。对有明显乳汁滞留者，可令患者坐在椅上，医者坐于病人患侧，以左手托其患乳，右手按其乳上，有节律地震荡其乳，至乳汁流空为度。上法均每日1次。

2.拔罐

选穴：阿是穴。

操作：病人坐于椅上，面向椅背，背对医生，暴露背部。在阿是穴四周先涂以少量凡士林或油脂，以 2 寸直径之火罐对准穴位拔上，略等片刻，向上下左右推动各四次，待局部潮红或出现淤斑后取下。亦可先以三棱针点刺后拔罐。每日 1 次。

3.耳针

选穴：腮腺、面颊、皮质下、相应区域压痛点。

操作：毫针强刺激，或用埋针、压籽法。

4.腕踝针

选穴：上 2。

操作：仅取患侧，针体与皮肤成 30°角刺入，进皮后将针放平，针尖指向肘方向，进针 1.4 寸，用胶布固定针柄留针 1~3 小时。每日 1 次，不计疗程。

5.穴位注射

选穴：郄门、肩井、郄上。

操作：药物可选用葡萄糖注射液、复方当归注射液或丹参注射液等。每次取一主穴，或固定使用，或交替轮用，每次每穴 0.5~1ml。郄门、肩井取患侧，郄上取对侧穴，每日 1 次，4 次为 1 个疗程。

6.皮肤针

选穴：分 2 组。(1)骶椎部、颈后部、乳房痛区；(2)乳根、膻中、期门、乳房痛区。

操作：每次取一组穴位，可交替应用，亦可固定一组。用皮肤针叩刺，第一组穴宜用中等强度及频率弹刺；第二组穴重叩为主，叩至皮肤发红并有轻微出血为止。乳房痛区可以闪火法加拔火罐，留罐 15~20 分钟，腋下淋巴肿大局部亦可加罐。每日 1~2 次，3~5 次为 1 个疗程。

7.挑治

选穴：阿是穴。

操作：每次选阿是穴数个，以患乳腺炎侧背部之反应点为准，常规消毒后，用三棱针逐个挑治，针深 1.5mm，随即用手在治疗区挤出少量血液。亦可用三棱针呈正三角形点刺三针，即拔火罐，留罐 15~30 分钟。每日 1~2 次。

乳腺增生

乳腺增生是乳腺实质的良性增生，以乳房肿块和胀痛为主证，常见于中青年女性。一般认为乳腺增生症与卵巢功能失调有关，如黄体素分泌减少，雌激素的分泌相对增高等。

一、病因病机

本病多与情志内伤、忧思恼怒有关。忧思恼怒以致肝脾郁结，气血失调，气滞痰浊阻于乳络则为肿块疼痛；肝郁化火，耗损肝肾之阴，则冲任失调。本病的基本病机为气滞痰凝，冲任失调。

二、辨证

(一)肝郁痰凝

多见于青壮年妇女。乳房肿块随喜怒消长，伴有胸闷胁胀。善郁易怒，失眠多梦，心烦口苦。舌苔薄黄，脉弦滑。

(二)冲任失调

多见于中年妇女。乳房肿块月经前加重，经后缓减。伴有腰酸乏力，神疲倦怠，月经先后失调，量少色淡，或经闭。舌淡，苔白，脉沉细。

三、治疗

(一)针刺疗法

治法：理气化痰散结，调理冲任。

主穴：人迎、乳根、屋翳、膻中、至阳、足三里、阿是穴。

配穴：肝郁痰凝者，加期门、丰隆、太冲；冲任失调者，加关元、太溪、三阴交。

操作：诸穴均用平补平泻法，乳根、膻中、阿是穴均可向乳房肿块方向斜刺或平刺，针人迎时应避开颈动脉，不宜针刺过深。留针30分钟。

(二)其他治疗

1.耳针

选穴：内分泌、胸、乳腺、肝、胃。

操作：毫针中度刺激，或用压籽法。

2.穴位注射

选穴：同针刺处方所选穴位，每次2~3穴。

操作：用复方当归注射液、丹红注射液或维生素B_{12}注射液，每穴注入0.5~1ml，每日1次。

痔疮

痔疮是以肛门部出现肿痛、瘙痒、出血及痔核脱出肛外等为特征的外科疾病。以青壮年及经产妇多见。

一、病因病机

本病多与久坐久立、负重远行、饮食不节、妊娠多产、泻痢日久、长期便秘等有关，以上因素均可导致湿热下注，使肛部筋脉横懈，而发为痔疮。病久可致脾气下陷。

二、辨证

(一)风伤肠络

大便滴血、射血或带血，血色鲜红、大便秘结，肛门瘙痒，口干咽燥。舌质红，苔黄腻，脉浮数。

(二)湿热下注

便血色鲜，量较多。肛门肿物外脱、肿胀、灼热疼痛或有滋水，便干或溏，小便短赤。舌质红，苔黄，脉浮数。

(三)气滞血淤

肿物脱出肛外、水肿，内有血栓形成，或有嵌顿，表面紫暗、糜烂、渗液，疼痛剧烈，触痛明显，肛管紧缩。大便秘结，小便不利。舌质紫暗或有淤斑，脉弦或涩。

(四)脾虚气陷

肿物脱出肛外，不易复位，肛门坠胀，排便乏力，便血色淡，面色少华，头晕神疲，食少乏力，少气懒言。舌淡胖苔薄白，脉细弱。

三、治疗

(一)针刺疗法

治法：清热利湿，化淤止血、升阳举陷。

主穴：承山、次髎、二白、长强、会阳。

配穴：风伤肠络加大肠俞、曲池、合谷、血海、下巨虚、天枢；湿热下注加曲池、委中、阴陵泉、三阴交；气滞血淤加白环俞、膈俞；脾虚气陷加百会、气海、关元、脾俞、足三里。

操作：长强沿尾骶骨内壁进针1~1.5寸；会阳常规针刺，均要求针感扩散至肛周；承山向上斜刺，使针感向上传导，余穴常规操作。

(二)其他疗法

1.三棱针

选穴：在第7胸椎两侧至腰骶部范围内寻找痔点，其状为红色丘疹，一个或数个不等。

操作：每次选一个痔点，用粗针挑刺，并挤出血珠或黏液，1周1次。

2.电针

选穴：支沟、足三里、上巨虚。

操作：电针刺激，强度以患者能耐受为度，每次30~60分钟，每日2次。

3.耳针

选穴：痔疮点、神门、皮质下、脾、三焦、直肠、肛门。

操作：每次选3~5穴，毫针中强度刺激，每次留针30~60分钟，每日2次。

4.唇系带切割、火针刺法

选穴：上唇系带。

操作：切割上唇系带或用火针点刺。

5.坐浴法

选穴：局部。

操作：将燥湿止痛之中药煎好，坐浴，首先以蒸汽熏之，继以药液洗局部，每次约30分钟。

6.神阙灸

选穴：神阙。

操作：将药物研末(附子、肉桂、干姜、吴茱萸等)，置于肚脐；上隔生姜片，将艾绒做成上小下大锥形置于生姜片上，点燃，灸之。每次约40分钟，每日1次。

疝气

疝气是以体腔内容物向外突出,睾丸或阴囊肿胀疼痛为特征的病症。

一、病因病机

发病多与任脉、足厥阴肝经有关。因前阴在任脉循行线上,足厥阴肝经过阴器、抵少腹,若坐卧湿地、涉水冒雨,寒湿之邪循任脉与肝经凝滞于阴器少腹者为寒疝;寒湿之邪蕴久化热,或湿热下注于阴器者为湿热疝;劳伤过度或强力负重,损伤筋肉经脉,气虚下陷,小肠脱入阴囊,时上时下者为狐疝。

二、辨证

主证:少腹前阴处肿大或内容物突出,少腹痛引睾丸,或睾丸、阴囊肿大疼痛。

(一)寒疝

除主证外兼见阴囊冷痛外,还有睾丸坚硬拘急引少腹痛,形寒肢冷,面色苍白,苔薄白,脉沉细等症状。

(二)湿热疝

除主证外兼阴囊肿热外,还有睾丸或阴囊肿大疼痛、灼热、拒按,伴恶寒发热、肢体困重、胀痛,尿黄便秘,苔黄腻,脉濡数等症状。

(三)狐疝

除主证外兼疝块时起时消,立则下坠,阴囊肿大,卧则入腹,阴囊肿胀自消,重症需以手推托方能复原回腹。伴纳差、气短、神疲乏力。

三、治疗

(一)针刺疗法

治法:理气散结,通络止痛。

主穴:太冲、大敦、关元、三阴交、归来。

配穴:寒疝加灸神阙、气海、足三里;湿热疝加中极、阴陵泉;狐疝加下巨虚、气冲、太冲;恶寒发热加合谷、外关;纳差神疲加足三里、大包。

操作:主穴用隔姜灸或艾条灸,也可毫针刺,用泻法。配穴可配用泻法,针灸并用。

(二)其他疗法

1.耳针

选穴:外生殖器、神门、交感、小肠、肾、肝。

操作:每次选 2~3 穴,毫针中强度刺激。

2.穴位注射

选穴:太冲、归来。

操作:用复方当归注射液或维生素 B_{12} 注射液,每次每穴注入药液0.5~1ml,每日或隔日 1 次。

阑尾炎

阑尾炎是一种由阑尾梗阻继发感染而成的右下腹部较为固定的间断性隐痛或胀痛的病,可见消化不良、胃纳不佳等胃肠道反应,右下腹可触及压痛,临床分为急性和慢性两种。

一、病因病机

多因暴饮暴食,或恣食生冷不洁之物,致肠胃痞塞;或过食油腻辛辣,湿热内蕴肠间;或暴食后急迫奔走或腹部用力过度,肠络受损,淤阻不通。以上原因皆可引起肠腑局部气血凝滞,郁而化热,积热不散,腐肉成痈。本病病位在大肠,病机不外气滞、血淤、湿阻、热腐,基本病机为气滞血淤、肠腑气蕴,热盛肉腐。

二、辨证

(一)气滞血淤

腹痛始于上腹或脐周,逐渐转移至右下腹 ,疼痛逐渐加剧,痛处固定且拒按。伴发热恶寒、恶心呕吐。

(二)肠腑气蕴

转移性右下腹疼痛,疼痛呈持续性,阵发性加剧。兼见痛势不剧,无明显全身症状者。

(三)热盛肉腐

痛势剧烈,腹皮拘急、拒按,局部或可触及肿块,壮热汗出,脉象洪数等全身症状明显者,属重证。

三、治疗

(一)针刺疗法

治法:清热导滞,通腑散结。

主穴:足三里、阑尾、天枢、上巨虚、阿是穴。

配穴:气滞血淤者,加合谷、中脘;肠腑气蕴者,加内关、肝俞、天枢、上巨虚;热盛肉腐者,加大椎、耳尖、委中、血海、内庭、行间;恶心呕吐者,加内关、足三里。

操作:诸穴皆用毫针常规刺法,每次留针 30 分钟,每日 1~2 次。可加用电针加强针感。

(二)其他疗法

1.热敏灸

选穴:热敏穴。

操作:悬灸,以热敏灸选穴法选取热敏穴施灸 20~40 分钟。

2.电针

选穴:右天枢、右阑尾穴。

操作:电针刺激,强度以患者能耐受为度,每次 30~60 分钟,每日 1~2 次。

3.耳针

选穴：阑尾、神门、大肠、交感。

操作：毫针中强刺激，每次留针30~60分钟，每日2次。

4.穴位注射

选穴：阑尾穴、腹部阿是穴、足三里、阳陵泉。

操作：选取1~2穴，每穴分别注入药液（复方当归注射液、葡萄糖注射液或双黄连注射液等）0.5~1ml，一日1~2次，或隔日一次。

5.穴位贴敷

选穴：阿是穴。

操作：将芒硝10克，冰片1克两种药物混匀，研末，取药末少许，撒于阿是穴上，胶布盖严，每日一换，用于阑尾周围脓肿的治疗。

6.火针

选穴：阿是穴。

操作：火针局部点刺。

血栓闭塞性脉管炎

血栓闭塞性脉管炎是一种中小动脉（同时累及静脉及神经）的慢性进行性节段性炎症性血管损害；病变累及血管全层，导致管腔狭窄、闭塞。多发于下肢，以下肢趾端剧烈疼痛、坏疽和慢性溃疡为特征，偶亦有累及上肢者。

一、病因病机

主因脾气不健，肾阳不足，又加外受寒冻，寒湿之邪入侵而发病。脾气不健，化生不足，气血亏虚，气阴两伤，不能荣养脏腑，充养四肢。脾肾阳气不足，不能温养四肢，复受寒湿之邪，则气血凝滞，经络阻塞，不通则痛。四肢气血不充，失于濡养则皮肉枯槁，坏死脱落。若寒邪久蕴，则郁而化热，湿热浸淫，则患趾（指）红肿溃脓。热邪伤阴，阴虚火旺，病久可致阴血亏虚，肢节失养，坏疽脱落。

二、辨证

（一）寒湿阻络

患肢酸痛、麻木、发凉、怕冷、喜暖恶凉，遇冷痛剧，轻度间歇性跛形，短暂休息后可缓解。患肢皮肤干燥，皮色苍白。

（二）气滞血淤

诸症加重，并出现静息痛，疼痛剧烈，不能安卧，步履艰难、乏力。患肢肤色由苍白转暗红，可见游走性红斑、结节或硬索。

（三）热毒壅结

表现为患肢怕冷、疼痛，常为游走性。行走时下肢酸困、憋胀、沉重乏力；下肢常出现肿块或结节，红肿热痛；患肢有时浮肿。伴发热、口干、便秘、尿赤。

（四）气阴两伤

患肢皮肤暗红，肉枯筋痿，疼痛剧烈，不得安卧，趺阳脉消失。伴面色萎黄、形瘦、神疲、心悸气短。

三、治疗

(一)针刺疗法

治法:温经散寒,调和气血,化淤散结通络。

主穴:曲池、外关、合谷、中渚、足三里、阴陵泉、解溪、行间。

配穴:寒湿阻络者,加商丘、阴陵泉;气滞血淤者,加合谷、太冲;热毒蕴结者,加曲池、大椎、委中;气阴两伤者,加气海、太溪。

操作:如肢冷甚者,可在足三里、曲池等穴用隔姜灸,每次5~7壮。局部红肿灼热处可用皮肤针叩刺。余穴常规操作,补法为主。每日1次,10次为1个疗程。

(二)其他疗法

1.耳针

选穴:心、肾上腺、皮质下、肝、胃、热穴、足。

操作:毫针强刺激手法,每次取2~4穴,诸穴交替使用,留针1~4小时,10次为1个疗程。

2.艾灸

选穴:足三里、三阴交、阳陵泉、太冲、阿是穴。

操作:艾条热敏灸法,每次20~40分钟,每日1次,10次为1个疗程。

3.穴位注射

选穴:曲池、外关、膈俞、三阴交、血海、阳陵泉等。

操作:用复方当归注射液或丹参注射液,每次取3~5穴,每穴注入0.5~1ml。

4.穴位埋线

选穴:丰隆、承山。

操作:常规消毒后,将0.5~1.5cm长的医用羊肠线埋入,输液胶贴覆盖。

无脉症

无脉症是指患者多处动脉搏动触摸不到的症状,临床以“人迎脉”、“寸口脉”、“气冲脉”、“趺阳脉”触及不到为多见。以上肢无脉为常见,亦有累及到下肢者。青年女性易患此病。

一、病因病机

本病多因外感六淫,风寒湿邪侵袭经脉,营卫失和,气血不畅,阻遏脉道而致无脉。或因心肾亏虚,精血不足,五脏失养,经脉阻遏而致。

二、辨证

(一)臂厥

寸口脉及神门脉微弱或消失,可见于单侧上肢或双侧上肢,上肢乏力,不任握物,前臂厥冷,舌淡,苔薄白。

(二)骭厥

气冲脉、趺阳脉微弱或搏动消失,双下肢厥冷痿躄,不任步履。舌淡、苔白。

三、治疗

(一)针刺疗法

治法:益气养血,强心通脉。

主穴:人迎、极泉、尺泽、肺俞、心俞、神门、肝俞、三阴交。

配穴:臂厥上肢无脉配手三里、臂中、曲泽、太渊。骭厥下肢无脉配气海、关元、足三里、太冲。

操作:人迎穴提插法刺入1~1.5寸,太渊直刺捻转补法,运针1~2分钟。其余穴常规针刺法。

(二)其他疗法

1.耳针

选穴:交感、心、肾上腺、皮质下、内分泌、肺、肝、脾、热穴、腕部。

操作:毫针强刺激手法,每次取2~4穴,留针1~4小时;诸穴交替使用,10次为1个疗程。

2.艾灸

选穴:曲池、手三里、内关。

操作:艾条热敏灸法,每次20~40分钟。

(魏清琳编写)

第八节 骨伤科病症

颞下颌关节功能紊乱综合征

颞下颌关节功能紊乱综合征是指颞颌关节区疼痛、弹响、肌肉酸痛、乏力、张口受限、颞颌关节功能障碍等一系列症状的综合征。多为单侧患病,亦可双侧同病。

一、病因病机

本病多因风寒外袭面颊,寒主收引,致局部经筋拘急;面颊外伤、张口过度,致颞颌关节受损;先天不足、肾气不充、牙关发育不良等因素均可使牙关不利,弹响而酸痛。

二、辨证

(一)寒湿痹阻

张口不利,咀嚼受限,关节弹响,咀嚼时关节区疼痛,平时酸胀麻木不适,遇寒湿风冷症状加重，舌淡，苔薄白，脉弦略紧。

(二)肝肾不足

张口不利，咀嚼障碍，关节弹响，关节区时有酸痛，头晕耳鸣，腰膝酸软，舌质红，脉细无力。

三、治疗

(一)针刺疗法

治法：祛风散寒、舒筋活络。

主穴：下关、颊车、听宫、合谷。

配穴：寒湿痹阻加风池、大椎、翳风，加灸阿是穴；肝肾不足者，加肝俞、肾俞；头晕，加风池、太阳；耳鸣，加耳门、翳风。

操作：诸穴均常规针刺，得气后行泻法，使针感向面颊及颞颌关节部放射；寒湿痹阻者加灸。

(二)其他疗法

1.指针

选穴：下关、颊车、听宫、颧髎(均双侧)。

操作：用指端持续点压，患侧穴位稍加用力，每穴1~2分钟；间隔3~5分钟再依次点压，每穴点压3~5遍；每周2~3次。

2.温针灸

选穴：听宫、听会、下关。

操作：进针后针柄上加1.5~2cm长艾段，点燃灸之，初发病者每日1次，病程长者隔日1次。

3.耳针

选穴：颌、面颊、肾上腺。

操作：毫针浅刺，快速捻转，留针20分钟；或用王不留行籽贴压。

4.电针

选穴：下关、颊车。

操作：进针得气后行捻转泻法，再接电针仪，正极接颊车穴，负极接下关穴，用连续波刺激20~30分钟。每周2~3次。

5.穴位注射

选穴：下关。

操作：选用复方当归注射液或甲钴胺注射液0.5~1ml注入下关穴，每周2~3次。

落　枕

落枕是颈部突然发生疼痛、活动受限的颈部软组织损伤的一种病症。多见于青壮年。

一、病因病机

主要为睡眠姿势不正，导致局部经筋受损，或感受风寒外邪，寒性收引，导致局部筋脉拘挛，经脉气血阻滞，不通则痛。

二、辨证

（一）气血淤滞

晨起颈项疼痛，活动不利，活动时患侧疼痛加剧，头部歪向病侧，局部有明显压痛点，有时可见颈肩部筋结。舌紫暗，脉弦紧。

（二）风寒袭络

颈项背部强痛，拘紧麻木。可兼有淅淅恶风，微发热，头痛等表证。舌淡，苔薄白，脉弦紧。

三、治疗

（一）针刺疗法

治法：舒筋活络，行气止痛。

主穴：大椎、阿是穴、后溪、外关、悬钟、落枕穴。

配穴：风寒袭络加风池，风府；气血淤滞加内关，合谷；肩痛加肩髃，外关；背痛加天宗，秉风。

操作：诸穴均常规针刺，毫针泻法。先刺远端穴外劳宫，后溪，悬钟，持续捻转，嘱患者慢慢活动颈项，一般疼痛可立即缓解。再针刺局部的腧穴，可加艾灸或点刺出血。

（二）其他疗法

1.指针

选穴：患侧承山穴。

操作：医者以拇指重掐至局部酸胀，边指压边让患者活动颈部。适宜于病症初期。

2.皮肤针

选穴：压痛点。

操作：叩刺颈项强痛部位及肩背部压痛点，使局部皮肤潮红。

3.拔罐

选穴：大椎、肩井、天宗、阿是穴。

操作：疼痛轻者直接拔罐；疼痛较重者可先在局部用皮肤针叩刺出血，然后再拔火罐，可行走罐法。

4.耳针

选穴：颈椎、神门。

操作：毫针浅刺，捻转补泻，留针30分钟，同时嘱患者活动颈项部。

颈椎病

颈椎病是指因颈椎间盘退变及颈椎骨质增生，导致周围组织如肌肉筋膜、脊髓、神经、血管及交感神经等受损，并由此引起的临床症状体征的颈椎退行性疾病。

一、病因病机

本病主因感受外邪、跌仆损伤、动作失度，致使颈项部经络气血运行不畅，颈部疼痛、僵硬、酸胀；肝肾不足，气血亏损，督脉空虚，筋骨失养，气血不能荣养脑窍，而出现头痛、头晕、耳鸣、耳聋；经络受阻，气血运行不畅，导致上肢疼痛麻木等症状。颈椎主要与督脉和手、足太阳经密切相关。

二、辨证

(一)寒湿阻络

头痛或后枕部疼痛，颈僵，转侧不利，一侧或两侧肩臂及手指酸胀痛麻；或头疼牵涉至上背痛，肌肤冷湿，畏寒喜热，颈椎旁可触及软组织肿胀结节。舌淡红，苔薄白，脉细弦。

(二)气血两虚

头昏，眩晕，视物模糊或视物目痛，身软乏力，纳差，颈部酸痛，或双肩疼痛。舌淡红或淡胖，边有齿痕。苔薄白而润。脉沉细无力。

(三)气阴两虚

眩晕反复发作，甚者一日数十次，即使卧床亦视物旋转，伴恶心、呕吐，身软乏力，行走失稳，或心悸、气短，烦躁易怒，咽干口苦，眠差多梦等。舌红、苔薄白或微黄而干，或舌面光剥无苔，舌下静脉胀大。脉沉细而数，或弦数。

(四)脾肾阳虚

四肢不完全瘫(硬瘫或软瘫)，大小便失禁，畏寒喜暖，饮食正常或纳差。舌淡红，苔薄白或微腻，脉沉细弦，或沉细弱。

三、治疗

(一)针刺疗法

治法：活血通经。

主穴：颈夹脊 3~7、风府、风池、天柱、大椎、阿是穴。

配穴：寒湿阻络加大椎、外关、手三里；气血两虚加百会、风门、颈百劳；气阴两虚加中脘、厥阴俞；脾肾阳虚加脾俞、肾俞、关元。

操作：实证用毫针泻法；虚证用补法。留针，每次 30 分钟，10 次为 1 个疗程。

(二)其他疗法

1.电针

选穴：颈夹脊 2~7。

操作：接通电针仪，连续波，频率 120~250 次/分，电流强度以病人感到舒适为宜，一般在 1~1.5 毫安。每日 1 次，每次 30 分钟，15 次为 1 个疗程，疗程间隔 4~5

天。

2.拔罐

选穴:分2组。(1)阿是穴或大椎;(2)大杼、风门、膈俞。

操作:第一组为刺络拔罐法,第二组为留罐法。每次一组,可交替选用。

3.穴位注射

选穴:阿是穴、大椎、天宗、天鼎。

操作:混合注射液(丹参注射液2ml+10%葡萄糖注射液5~10ml);或野木瓜注射液、复方丹参注射液等。阿是穴多在颈椎周围,须仔细探找,如能发现条索状或结节性痛点更佳。在注入药液之前,应略作提插,使得气感明显,天鼎穴应使针感到达病臂及手指为佳,然后缓缓注入,每穴任选上述药液一种,注入0.5~1ml(阿是穴可注入药液2ml)。隔日1次,12次为1个疗程。

项背筋膜炎

项背筋膜炎是指因寒冷、潮湿、慢性劳损而使项背部肌筋膜及肌组织发生水肿、渗出及纤维性病变,而出现的项背部疼痛不适等一系列临床症状。是一种临床常见而又常被忽略或误诊的病症。

一、病因病机

久卧湿地、贪凉或劳累后复感寒邪,风寒湿邪侵入机体,寒凝血滞,使肌筋气血运行不畅,经络痹阻不通;或劳作过度,筋脉受损,气血阻滞脉络;或素体虚弱,气血不足,筋脉失荣,上述原因均可导致本病发生。

二、辨证

(一)风寒湿邪

背痛板滞,后项、肩部牵拉性疼痛,甚者痛引上臂,伴恶寒怕冷。舌淡苔白,脉弦紧。

(二)气血凝滞

晨起背部板硬、刺痛,活动后减轻。舌暗苔少,脉涩。

(三)气血亏虚

肩背隐痛,时轻时重,劳累后疼痛加剧,休息后缓解。舌淡苔少,脉细弱。

三、治疗

(一)针刺疗法

治法:温经散寒,祛风通络,除湿止痛。

主穴:阿是穴、背腰部足太阳膀胱经、夹脊穴。

配穴:风寒湿邪加风池、风门;气血凝滞加至阳、膈俞;气血亏虚加手三里、养老、足三里。疗效不显时加后溪、委中。

操作:毫针刺,平补平泻,每日一次,每次留针30分钟,10次1个疗程。

(二)其他疗法

1.耳针

选穴：交感、神门、相应区压痛点。

操作：毫针强刺激手法，留针 30 分钟，每次取 2~3 穴，诸穴交替使用。

2.艾灸

选穴：外关、手三里、列缺。

操作：艾条热敏灸法，每次 20~40 分钟。

3.小针刀

选穴：颈夹脊阿是穴、背部阿是穴。

操作：局部无菌消毒，用 4 号汉章针刀在穴位施以松解疏通。

肩关节周围炎

肩关节周围炎是指发生于肩关节周围软组织的无菌性炎症，表现为肩部酸重疼痛、肩关节活动受限、强直的临床病证。女性发病率高于男性。

一、病因病机

因体虚、劳损、风寒侵袭肩部，使经气不利所致。肩部感受风寒，痹阻气血，或劳作过度、外伤，损及筋脉，气滞血淤，或年老气血不足，筋骨失养，皆可使肩部脉络气血不利，不通则痛。肩部主要归手三阳经所主，内外因素导致肩部阻滞不通或失养，是本病的主要病机。

二、辨证

(一)外邪侵袭

肩部疼痛，遇风寒痛剧，得温痛减，恶寒畏风，或肩部有沉重感。舌质淡，苔薄白或腻，脉弦滑或弦紧。

(二)气滞血淤

肩部肿胀，疼痛拒按，以夜间为甚。舌质暗或有淤斑，舌苔白或薄黄，脉弦或细涩。

(三)气血虚弱

肩部酸痛，劳累加重，或伴见头晕目眩，四肢乏力，舌淡，苔薄白，脉细弱。

三、治疗

(一)针刺疗法

治法：通经活血，祛风止痛。

主穴：肩髃、肩髎、肩贞、肩前、阿是穴。

配穴：外邪侵袭加合谷、风池；气滞血淤加内关、合谷；气血虚弱加足三里、气海。

操作：足三里、气海用补法，余穴均用平补平泻法。先刺远端配穴，做较强的刺激，行针时鼓励患者运动肩关节；肩部穴位要求有强烈的针感，直达病变部位。可加灸法。

(二)其他疗法

1.刺络拔罐法

选穴:压痛点。

操作:用三棱针在肩部压痛点点刺,使少量出血,加拔火罐;或用皮肤针叩刺肩部压痛点,使少量出血,加拔火罐。

2.耳针

选穴:肩、肩关节、锁骨、神门、对应点。

操作:每次选 3~4 穴,毫针强刺激,留针 30 分钟;也可用王不留行籽贴压。

3.电针

选穴:肩髃、肩髎、肩贞、肩前、天宗。

操作:每次选 2~4 穴,接通电针仪,早期用连续波、后期用断续波强刺激10~15分钟。

4.穴位注射

选穴:肩髃、肩髎、肩贞、肩前、压痛点。

操作:在肩部穴位注射当归、川芎、元胡、红花等注射液或 10%葡萄糖注射液或维生素 B_1 注射液,每穴 0.5ml。如压痛点广泛,可选择 2~3 个压痛最明显处注射。

臂丛神经痛

臂丛神经痛泛指肩胛带及上肢的疼痛、肌无力和肌萎缩综合征。臂丛神经由颈 5 至胸 1 的脊神经前支组成,主要支配肩及上肢的感觉和运动,组成臂丛神经的各部受损时,产生其支配范围内的疼痛,总称为臂丛神经痛。

一、病因病机

本病主因风寒湿热侵袭,稽留肩臂腋部经络,或跌打损伤,淤血阻滞,皆可致经络不通,不通则痛。正气不足是臂丛神经痛的内在因素,而感受风、寒、湿、热是引起臂丛神经痛的外因,尤以风寒湿三者杂至而致病者较多。主要病机为经络阻滞,气血运行不畅。

二、辨证

(一)外邪侵袭

肩部疼痛,兼见发病前有恶寒、发热等感受外邪病史者。

(二)淤血阻滞

肩部肿胀疼痛拒按,以夜间为甚。舌质暗或兼见淤斑,舌苔白或薄黄,脉弦或细涩。

(三)风湿痹阻

肩部疼痛困重,遇风寒痛增,得温则缓,舌质淡,苔薄白或腻,脉弦滑或紧。

(四)湿热浸淫

肩部红肿疼痛,晨僵,发热,口渴或口干不欲饮,肢体困重,大便干,溲黄。舌红,苔黄或厚腻,脉滑数。

三、治疗

(一)针刺疗法

治法:疏通经络,活血止痛。

主穴:极泉、肩髃、肩贞、少海、阿是穴。

配穴:外邪侵袭者,加合谷、风池;淤血阻滞者,加膈俞。风湿痹阻者,加阴陵泉、足三里;湿热浸淫者,加大椎、曲池。

操作:极泉穴直刺0.5~0.8寸,避开动脉;或在心经上极泉下1寸针刺,用提插泻法,使针感直达手指。余穴均用泻法,肩部穴位可刺络拔罐。

(二)其他疗法

1.刺络拔罐

选穴:肩髃、肩髎、肩贞、肩前、压痛点。

操作:用三棱针在肩部压痛点点刺,使少量出血,加拔火罐;或用皮肤针扣刺肩部压痛点,使少量出血,加拔火罐。

2.穴位注射法

选穴:压痛点。

操作:在肩部压痛点注射复方当归注射液或维生素 B_{12} 注射液,每处注射0.5~1ml,隔日1次,10次为1个疗程。

腱鞘囊肿

腱鞘囊肿是发生于关节部腱鞘内的囊性肿物,一种关节囊周围结缔组织退变所致的病症。内含有无色透明或橙色、淡黄色的浓稠黏液,多发于腕背和足背部。

一、病因病机

系外伤筋膜,邪气所居,郁滞运化不畅,水液积聚于骨节经络而成。多因患部关节过度活动、反复持重、经久站立等,劳伤经筋,以致气津运行不畅,凝滞筋脉而成。

二、辨证

(一)气滞型

多为初起,肿块柔软可推动,时大时小,局部可有疼痛或胀感。舌红,脉弦。

(二)淤结型

多有反复发作病史,肿块较小、质硬,可硬似软骨,患肢可有不同程度的活动功能障碍。舌红质暗,脉滑弦。

三、治疗

(一)针刺疗法

治法:活血散结,疏调经筋。

主穴:囊肿阿是穴。

配穴:发于腕背者,加外关、阳池;发于足背者,加解溪、丘墟。

操作:先常规消毒阿是穴,如囊肿较小,直接针刺;囊肿较大者,可用注射器先吸尽囊内容物再针刺。针尖刺破囊壁达囊中后,呈 45 度及 75 度分别向四周来回点刺,针刺深度以刺破四周囊壁为度。留针 20~30 分钟。起针后用力挤压囊肿,使之破裂。部分病人在留针时用艾卷灸针柄,越热越好,但要避免烫伤;亦可起针后作回旋灸或用 TDP 灯照射 15 分钟。取针后,宜局部作加压包扎,每日 1 次,10 次为 1 个疗程。

(二)其他疗法

1.三棱针

选穴:阿是穴。

操作:选取阿是穴,在囊肿局部常规消毒,医者左手掐持囊肿,右手持三棱针对准囊肿高点迅速刺入,将表层囊壁刺破,并向四周深刺,但勿透过囊壁的下层,然后摇大针孔并快速拔针,同时左手用力挤压囊肿,尽量使囊内的黏稠状物全部排出,然后常规消毒并加压包扎 3~5 日,一般 1 次即可。若囊肿未全消或复发,可于 1 周后再行治疗 1 次。

2.火针

选穴:阿是穴。

操作:左手将囊肿固定,右手持火针在酒精灯上烧红至发白,迅速刺入囊肿顶端,随即出针;左手顺势将囊中内容物挤出,反复几次,直至挤出血水为止。

腱鞘炎

腱鞘炎是指腱鞘因机械性摩擦而引起的慢性无菌性炎症,可发生于上下肢,好发于手及腕部。大多数腱鞘炎是由于手腕活动过度而引起腱鞘和肌腱水肿,产生疼痛,继而发生肥厚,使肌腱在鞘管中滑动障碍,称为狭窄性腱鞘炎。在临床上最常见者为指屈肌腱和桡骨茎突狭窄性腱鞘炎。狭窄性腱鞘炎以桡骨茎突部最多。

一、病因病机

多由于外伤、机械性刺激、慢性劳损等原因,致使局部经脉气滞血淤,损伤经筋,凝滞筋脉而发筋结,导致本病。

二、辨证

(一)淤滞型

多为早期,有急性劳损史,局部肿痛,皮肤稍有灼热,筋粗。舌苔薄黄或薄白,脉弦或弦涩。

(二)虚寒型

多为后期,劳损日久,腕部酸痛乏力,劳累后加重,局部轻度肿胀,筋粗,喜按喜揉。舌质淡,苔薄白,脉沉细。

三、治疗

(一)针刺疗法

治法:舒筋通络,活血散结。

主穴:压痛点、曲池、手三里、合谷。

配穴：淤滞型加膈俞、血海；虚寒型加肾俞、足三里；如指屈肌腱受累，选劳宫、大陵、内关等；如拇伸肌腱受累，可选外关、支沟等；如拇展肌腱受累时，可选偏历、温溜、手三里、孔最等。

操作：毫针刺法，用泻法，得气后留针，局部用艾条温和灸，每日1次，每次留针30分钟，10次为1个疗程。

(二)其他疗法

1.穴位注射

选穴：阿是穴。

操作：用复方当归注射液2ml，加维生素B_{12}注射液，配用地塞米松1ml(2mg)。用6号针头从桡骨茎突近侧或远侧沿肌腱走行方向刺入，直达骨膜，然后退出少许，轻轻推注药液。每周1次。3~4次为1个疗程。

2.屈肌腱鞘切开术

选穴：阿是穴。

操作：取远侧掌横纹处横切口，拇指可在掌指关节处横纹上作横切口，也可在结节一侧作长约1cm纵行切口，再在远侧掌横纹处作横切口，形如L。皮下行钝性分离，显露腱鞘韧带，避免损伤指血管神经。直视下在腱鞘韧带的一侧纵行切断增厚的腱鞘。

外伤性截瘫

外伤性截瘫是指由外伤而致的脊髓横断性病变。临床多见于胸椎、腰椎压缩性骨折、粉碎性骨折或合并脱位后脊髓受损。

一、病因病机

本病多为外伤所致，因足少阴肾经贯脊属肾，督脉贯脊入络脑，二脉与脊髓和脑的关系极为密切。因此，脊髓受损则阻遏肾、督二脉，气血运行不畅，筋骨失养，必致肢体瘫痪失用。

二、辨证

(一)经脉淤阻

损伤肢体肌肉松弛，痿废不用，麻木不仁，二便不通，舌苔黄腻，脉弦细涩。

(二)肝肾亏虚

损伤肢体肌肉萎缩，拘挛僵硬，麻木不仁，头晕耳鸣，腰膝酸软，二便失禁，舌红少苔，脉象弦细。

三、治疗

(一)针刺疗法

治法：疏通督脉，调和气血。

主穴：损伤脊柱上、下1~2个棘突的督脉穴及其夹脊穴、环跳、委中、阳陵泉、足三里、悬钟、三阴交。

配穴：经脉淤阻加合谷、太冲、膈俞以强化活血通络之力；肝肾亏虚加肝俞、肾俞、关元补益肝肾；上肢瘫痪加肩髃、曲池、手三里、合谷、外关疏通上肢经络之气；下肢瘫痪加秩边、风市、丰隆、太冲疏通下肢经络之气；大便失禁加长强、大肠俞补肾固摄；小便不通加气海、关元、阴陵泉调理膀胱、利尿通便。

操作：督脉穴用28号1.5~2寸毫针，向上斜刺1~1.5寸，如进针有阻力突然消失的感觉或出现触电样感向二阴及下肢放射时当终止进针，以免造成脊髓新的损伤；夹脊穴可刺向椎间孔，使针感向脊柱两侧或相应肢体放射，或相应部位的体腔出现紧束感；关元、中极在排小便后针刺，使针感向外生殖器放射，若尿潴留则应注意针刺深度；其他穴位按常规操作。

(二)其他疗法

1.皮肤针

选穴：肾俞、阿是穴。

操作：取督脉背腰段、足太阳经和瘫痪肢体的手足三阳经、太阴经。每次选2~3经，按循行部位以中等力量逐渐叩刺，至皮肤潮红或隐隐出血为度。叩刺前严格消毒，以防感染。

2.电针

选穴：同针刺穴位。

操作：在督脉或瘫痪肢体选取2~3穴，针刺得气后接通电针仪，以断续波中度刺激，以肌肉轻度收缩为度，留针20~30分钟。适用于弛缓性瘫痪。

3.头针

选穴：顶颞前斜线、顶颞后斜线、顶旁1线。

操作：针刺后快速捻转1~2分钟；还可以再通以弱电流刺激15~20分钟。

4.穴位注射

选穴：损伤椎体节段上下两旁的夹脊穴、肾俞、次髎、髀关、足三里、三阴交、腰俞、阿是穴。

操作：每次选2~3对穴位，用维生素B_1注射液、B_{12}注射液或当归、川芎、丹参、人参、黄芪、麝香、红花注射液等任意一种，每穴0.5~1ml。大小便失禁者还可在腰俞及会阴穴注射，每次1ml。

急性腰扭伤

急性腰扭伤是腰部肌肉、筋膜、韧带等软组织因外力作用突然受到过度牵拉而引起的急性撕裂伤，常发生在腰骶部和骶髂部，导致腰部疼痛活动受限。

一、病因病机

多由持重不当或运动失度，不慎跌仆、牵拉以及过度扭转等原因，引起筋经、络脉及关节损伤，以致经气运行受阻，气血淤滞局部而成。

二、辨证

(一)气滞血淤

腰部剧痛,局部肿胀,痛处固定不移,拒按,疼痛昼轻夜重。舌质紫暗或有淤点,脉涩。

(二)湿热内蕴

腰部疼痛,痛处灼热,口渴不欲饮,烦闷不安,小便短赤,或大便里急后重。舌质红,苔黄腻,脉濡数或滑数。

三、治疗

(一)针刺疗法

治法:疏经活络,理气止痛。

主穴:手三里、印堂、人中、委中、腰阳关、阿是穴。

配穴:气滞血淤加肝俞、气海俞、太冲;湿热内蕴加脾俞、关元俞、内庭。

操作:毫针针刺,泻法;先在远端针刺,嘱患者活动腰部,继之在局部针刺,留针30分钟。

(二)其他疗法

1.穴位注射

选穴:肾俞、阿是穴。

操作:复方当归注射液、丹红注射液或黄芪注射液等,每穴0.3~0.5ml,隔日1次。

2.艾灸

选穴:脾俞、肾俞、委中。

操作:药物铺灸疗法,每次30~60分钟。

3.平衡针疗法

选穴:腰痛穴。

操作:用28号3寸毫针对准腰痛穴向印堂方向平刺入皮下1.5~2寸,左侧腰痛针尖偏向右侧平刺,右侧腰痛针尖偏向左侧平刺,中央痛则针尖透刺印堂平刺而下。

慢性腰肌劳损

慢性腰肌劳损是指腰骶部肌肉、筋膜、韧带等软组织的慢性损伤,或急性损伤未及时恢复遗留的慢性损伤所引起的腰腿疼痛,腰部有损伤史,劳累、晨起、久坐加重,腰部两侧肌肉触之有僵硬感,痛处固定不移。

一、病因病机

本病多因闪挫跌仆,损伤筋脉,气滞血淤;或久坐久立、久劳,损伤筋骨,气血淤滞,筋脉失养;感受寒湿或湿热内蕴,使腰部筋脉阻滞,气血淤阻不通;或年老体弱,肝肾不足,筋骨失养而致本病。

三、辨证

(一)气滞阻络

腰部胀痛走窜，痛无定处，时轻时重，矢气或呃逆疼痛减轻，痛重者腰部转侧不利。舌苔薄，脉弦。

(二)血淤阻络

腰部刺痛，局部肿胀，痛处固定不移拒按，疼痛昼轻夜重。舌质紫暗或有淤点淤斑，脉涩。

(三)寒湿痹阻

腰部疼痛转侧不利，气候变化疼痛加重。舌苔白腻或白厚，脉沉迟或缓。

(四)肝肾虚损

腰部酸软疼痛，时轻时重，喜揉喜按，肢体无力，疼痛劳累加重，休息减轻。偏阳虚者，畏寒肢冷，夜尿较多，舌质淡，脉沉细。偏阴虚者，头晕目眩，口干咽燥，心烦失眠，手足心热，舌苔薄，脉细数。

三、治疗

(一)针刺疗法

治法：活血化淤，行气止痛。

主穴：肾俞、腰阳关、委中、承山、昆仑等穴。

配穴：气滞阻络加外关、太冲；血淤阻络加肝俞、膈俞；寒湿痹阻加大肠俞、关元；肝肾虚损加命门、大肠俞、太溪。

操作：毫针刺法，腰部腧穴针尖向脊柱方向斜刺，平补平泻；阳虚者用温针灸，阴虚者不灸，针后可拔火罐。局部可刺络拔罐，可用梅花针叩刺，也可用电针。

(二)其他疗法

1.穴位注射

选穴：肾俞、腰眼、阿是穴。

操作：复方当归注射液、丹红注射液或维生素 B_{12} 注射液等，每穴 0.3~0.5ml，隔日一次。

2.艾灸

选穴：脾俞、肾俞、委中。

操作：药物铺灸疗法，每次 30~60 分钟。

3.埋线

选穴：用针刺穴位。

操作：每次选 2~3 个穴位。常规消毒后，用一次性埋针器将羊肠线埋入穴位，7~10 日 1 次，3 次为 1 个疗程。

腰椎间盘突出症

腰椎间盘突出症系因腰椎间盘发生退行性病变，并在外力的作用下，纤维环破裂、髓核突出，刺激或压迫神经根而引起的腰痛及下肢坐骨神经放射等症状的腰腿痛疾患。亦是临床上最常见的腰腿痛原因之一。

一、病因病机

本病多因外伤或劳损致淤血阻滞筋脉，不通则痛；或寒湿、湿热之邪侵犯腰部经络，导致经脉不通；肝肾亏虚，肾主骨，筋骨失养，遂致本病。

二、辨证

(一)寒湿痹阻

腰腿部冷痛重着，转侧不利，痛有定处，虽静卧亦不减或反而加重，日轻夜重，遇寒痛增，得热则减，小便利，大便溏。舌质胖淡，苔白腻，脉弦紧，弦缓或沉紧。

(二)湿热痹阻

腰髋腿痛，痛处伴有热感或见肢节红肿，口渴不欲饮，烦闷不安，小便短赤，或大便里急后重。舌质红，苔黄腻，脉濡数或滑数。

(三)气滞血淤

近期腰部有外伤史，腰腿痛剧烈，痛有定处，刺痛，腰部板硬，俯仰活动受限。舌质紫暗，或有淤斑，舌苔薄白或薄黄，脉沉涩。

(四)肝肾亏虚

腰腿乏力，酸痛绵绵，不耐劳，劳则加重，卧则减轻，形体瘦削，面色潮红，心烦失眠，口干，手足心热，小便黄赤，大便干结。舌红少津，脉弦细数。

三、治疗

(一)针刺疗法

治法：补肾通督，通经止痛。

主穴：腰夹脊穴、肾俞、肝俞、志室、气海俞、命门、长强、次髎、巨髎、昆仑。

配穴：寒湿痹阻加风门、膀胱俞、委中；湿热痹阻加膈俞、阴陵泉、内庭；气滞血淤加气海俞、三阴交、血海、太冲；肝肾亏虚加中脘、建里、太溪。

操作：夹脊穴针尖向脊柱方向针刺1~2寸，行较强刺激的平补平泻手法，余穴常规操作。每日1次，15次为1个疗程。

(二)其他疗法

1.推拿

选穴：膈俞、肾俞、腰夹脊、委中、悬钟。

操作：手法以㨰、按、揉、点压、弹拨、擦及被动运动等。

2.穴位注射

选穴：阿是穴。

操作：复方当归注射液，或丹红注射液、黄芪注射液、参附注射液等任意一种，对症选用，每穴0.3~0.5ml，隔日1次。

3.电针

选穴：阿是穴、腰夹脊穴、肾俞、肝俞、志室、气海俞。

操作：毫针刺得气后接电针，强度以患者耐受为度，每次20分钟，每日1次。

腰椎椎管狭窄症

腰椎椎管狭窄症是指腰椎的管腔主椎管(中央椎管)、侧椎管(神经根管)因某些原因发生骨性或纤维性结构异常,导致管腔变窄、卡压引起马尾神经或神经根受压出现腰腿痛、间歇性跛行等临床症状的综合征。

一、病因病机

本病发生的主要内因是先天肾气不足,后天肾气虚衰,以及劳役伤肾等,而反复外伤、慢性劳损和风寒湿邪的侵袭则为其常见外因。其主要病理机制是肾虚不固、邪阻经络、气滞血淤、营卫不和,以致腰腿筋脉痹阻而产生疼痛。

二、辨证

(一)风寒痹阻

腰腿酸胀重着,时轻时重,拘急不舒,遇冷加重,得热痛减。舌淡苔白滑,脉沉紧。

(二)肾气亏虚

腰腿酸痛,腿膝无力,遇劳更甚,卧则减轻,形羸气短,肌肉瘦削。舌淡苔薄白,脉沉细。

(三)气虚血淤

面色少华,神疲无力,腰痛不耐久坐,疼痛缠绵,下肢麻木。舌质淤紫,苔薄,脉弦紧。

三、治疗

(一)针刺疗法

治法:补肾通督,活血化淤。

主穴:腰夹脊穴、肾俞、肝俞、志室、气海俞、命门、长强、次髎、巨髎、昆仑。

配穴:风寒痹阻加大杼、关元俞、委中;肾气亏虚加中脘、建里、太溪;气虚血淤加膈俞、三阴交、足三里、血海。

操作:夹脊穴及背俞穴针尖向脊柱方向针刺1~2寸,行较强刺激的平补平泻手法,余穴常规操作,每日1次。

(二)其他疗法

1.推拿

选穴:膈俞、肾俞、腰夹脊、委中、悬钟。

操作:手法以㨰、按、揉、点压、弹拨、擦及被动运动等。

2.穴位注射

选穴:阿是穴。

操作:复方当归注射液、丹红注射液或川芎嗪注射液等,对症任选一种,每穴0.5~1ml,隔日1次。

3.电针

选穴：阿是穴、腰夹脊穴、肾俞、肝俞、志室、气海俞。

操作：毫针刺得气后接电针，强度以患者耐受为度，每次20分钟。

腰椎骨质增生

腰椎骨质增生症是由于构成关节的软骨、椎间盘、韧带等软组织变性、退化，关节边缘形成骨刺，滑膜肥厚等变化，而出现骨破坏，引起继发性的骨质增生，导致关节变形，可引起腰部疼痛、活动受限等症状的一种疾病。

一、病因病机

本病多与肝肾亏虚、外伤与劳损、外感风寒湿邪、痰湿内阻有关。肾虚不固，肝肾亏损，筋痿髓枯，筋骨松弛易动，加之长期劳损，伤及筋骨，淤血停滞，经脉不通；气血不足，血虚不荣，经络失养，则麻痹疼痛；素体虚弱，营卫失和，六淫由表侵入经络、阻遏经气而发病。

二、辨证

（一）外邪痹阻

腰痛时重时轻，得暖则舒，每遇阴雨或寒冷天加重。舌淡苔白，脉弦。

（二）湿热痹阻

腰部疼痛较甚，痛处有灼热感，活动后可减轻，小便短赤，舌苔黄腻，脉濡数。

（三）肾精亏损

腰部疼痛以酸软为主，绵绵不休，喜揉喜按，卧床休息后能逐渐减轻，兼有腰腿酸软，不能远行或久立。舌淡苔薄白或黄，脉细弱。

（四）淤血阻络

腰部疼痛如锥刺，轻则俯仰不利，重则不能转侧，痛处固定不移，日轻夜重，舌多紫黯，脉多涩滞。部分患者有外伤史。

三、治疗

（一）针刺疗法

治法：补肾益精，通经活络。

主穴：腰夹脊穴、肝俞、志室、气海俞、命门、长强。

配穴：外邪痹阻加大杼、关元俞、委中；湿热痹阻加丰隆、脾俞、阴陵泉；肾精亏损加肾俞、太溪；淤血阻络加膈俞、三阴交、太冲。

操作：毫针刺法。实证用泻法，虚证用补法。

（二）其他疗法

1.推拿

选穴：大肠俞、腰夹脊、环跳、委中、悬钟。

操作：手法以㨰、按、揉、点压、弹拨、擦及被动运动等。

2.穴位注射

选穴：阿是穴。

操作：复方当归注射液或丹红注射液等，每穴 0.5~1ml，隔日 1 次。

3.中药热熨

选穴：阿是穴。

操作：用狗腿骨、乌梢蛇、附片、秦艽、木瓜、田三七适量配制成药酒，用纱布 4~8 层浸湿，覆于治疗部位，再用理发用的电吹风调至中挡，对准治疗部位进行热熨。亦可借助于红外线灯或 100~200W 的白炽灯照射至药酒纱布干燥为止。亦可用当归、川芎、威灵仙、透骨草、川芎、草乌、制乳香、没药等各适量研末，将 100g 药粉装入 20cm×15cm 布袋内，滴上几滴食醋，置于患处。

4.电针

选穴：阿是穴、腰夹脊穴、肾俞、肝俞、志室、气海俞。

操作：毫针针刺，得气后接电针，强度以患者耐受为度，每次 20 分钟。

梨状肌综合征

梨状肌综合征是指由梨状肌病变损伤，导致梨状孔狭窄，压迫其间的坐骨神经、血管等，出现臀、腿疼痛等一系列症状的综合征。

一、病因病机

本病多因外伤、慢性劳损等导致筋脉受损，气滞血淤；或受风寒邪气，阻滞筋脉，不通则痛；或肝肾不足，筋骨失养，筋脉受损而致。

三、辨证

（一）气滞血淤

臀部痛如锥，拒按，疼痛可沿大腿后侧向足部放射，痛处固定，动则加重，夜不能眠。舌暗红苔黄，脉弦。

（二）风寒湿阻

臀腿疼痛，屈伸受限。偏寒者得寒痛增，肢体发凉，畏冷。舌淡苔薄腻，脉沉紧。偏湿者肢体麻木，酸痛重着。舌淡苔白腻，脉濡缓。

（三）湿热蕴蒸

臀腿灼痛，腿软无力，关节重着，口渴不欲饮，尿黄赤。舌质红，苔黄腻，脉滑数。

（四）肝肾亏虚

臀部酸痛，腿膝乏力，遇劳更甚，卧则减轻。偏阳虚者面色无华，手足不温。舌质淡，脉沉细。偏阴虚者面色潮红，手足心热。舌质红，脉弦细数。

三、治疗

（一）针刺疗法

治则：舒筋活血，通络止痛。

取穴：环跳、承扶、风市、阳陵泉、委中、承山等。

配穴：气滞血淤加膈俞、肝俞；风寒湿阻加风池、白环俞；湿热蕴蒸加大椎、次髎；肝肾亏虚加肝俞、肾俞。

操作：在梨状肌上寻找压痛点作为阿是穴，针刺主穴均用毫针泻法，配穴按虚补实泻法常规操作。

(二)其他疗法

1.推拿

选穴：大肠俞、腰夹脊、环跳、委中、阳陵泉、悬钟、丘墟。

操作：手法以㨰、按、揉、点压、弹拨、擦及被动运动等。

2.穴位注射

选穴：阿是穴。

操作：复方当归注射液、丹红注射液或维生素 B_{12} 注射液等，每穴 0.5~1ml，隔日 1 次。

股外侧皮神经炎

股外侧皮神经炎是以单侧大腿前外侧的下方部位感觉异常，如蚁走感、烧灼感、麻木或针刺感等感觉异常性股痛，可伴有局部感觉过敏、感觉缺失，行走和站立时加剧，一般为慢性或亚急性发病，多见于青壮年。

一、病因病机

多因正气内虚，风寒湿邪趁虚入侵足少阳与足阳明两经之间皮部，致股外侧皮肤如蚁走刺痛，或因外伤，造成气滞血淤，经脉痹阻不通而见肌肤麻木不仁，不通则痛。

二、辨证

(一)风湿痹阻

起病前有明显股部受寒或坐卧湿地史，症见股外侧皮肤灼热、刺痛或蚁走感，局部皮色不变，也不影响运动功能。舌淡红，苔白腻，脉弦缓。

(二)外伤血淤

多有外伤史，或股部手术创伤史，症见股外侧皮肤麻木，有蚁走感，局部疼痛或感觉缺损等，也可有肿胀或压痛。舌暗红，有淤斑，苔薄白，脉弦涩。

(三)气血两虚

素体虚弱或久病者，症见股外侧皮肤麻木、蚁走感、痛温感与触觉迟钝或缺失，行走或站立时加重，或伴头晕、心悸、神疲乏力、腰膝酸软。舌淡苔白，脉细弱。

三、治疗

(一)针灸疗法

治法：祛风除湿，通经活络。

主穴：风市、阳陵泉、髀关、血海、环跳、伏兔、阿是穴。

配穴：风湿痹阻加阴陵泉；外伤血淤加委中；气血两虚加足三里、三阴交。

操作：阿是穴可围刺、透刺或用芒针沿股外侧皮神经走向平刺，平补平泻，余穴常规刺法。

(二)其他疗法

1.耳针

选穴:交感、神门、相应区压痛点。

操作:毫针强刺激手法,每日或隔日1次,留针30分钟。

2.艾灸

选穴:阿是穴。

操作:艾条温和灸法,每次20~40分钟。

3.电针

选穴:环跳、阿是穴、阳陵泉。

操作:选两组穴位针刺,进针得气后接电针仪,选用频率为30Hz,连续波20分钟,每日1次。

4.刺络拔罐

选穴:肾俞、阿是穴。

操作:三棱针或梅花针叩刺,中强度刺激,微出血或皮肤潮红为度,加拔火罐5分钟,隔日1次。

5.穴位注射

选穴:阿是穴。

操作:用注射用水、复方当归注射液或维生素B_{12}注射液,每穴0.3~1ml,隔日1次。

坐骨神经痛

坐骨神经痛是指多种病因所致的沿坐骨神经通路的病损,腰、臀、大腿后侧、小腿后外侧及足外侧以疼痛为主要症状的综合征,是各种原因引起坐骨神经受压而出现的炎性病变。

一、病因病机

本病因腰部闪挫、劳损、外伤等原因,可损伤筋脉,导致气血淤滞,不通则痛。久居湿地,或涉水冒雨,汗出当风,衣着单薄等,风寒湿邪入侵,痹阻腰腿部;或湿热邪气侵淫,或湿浊郁久化热,或机体内蕴湿热,流注膀胱经者,均可导致腰腿痛。

二、辨证

(一)行痹(风痹)

疼痛游走,痛无定处,时见恶风发热,舌淡苔薄白,脉浮。

(二)痛痹(寒痹)

疼痛较剧,痛有定处,遇寒痛增,得热痛减,局部皮色不红,触之不热,苔薄白,脉弦紧。

(三)着痹(湿痹)

肢体关节酸痛重着不移,或有肿胀,肌肤麻木不仁,阴雨天加重或发作,苔白腻,脉濡缓。

(四)热痹

关节疼痛,局部灼热红肿,痛不可触,关节活动不利,可累及多个关节,伴有发热恶风,口渴烦闷,苔黄燥,脉滑数。

三、治疗

(一)针灸疗法

治法:通痹止痛。

主穴:腰2~5夹脊穴、阿是穴、环跳。

配穴:行痹加风池、风门、风市;痛痹加阳陵泉、膈俞、血海、委中;着痹加脾俞、阳陵泉、命门;热痹加曲池、足三里、三阴交。

操作:诸穴均用捻转提插的泻法,以沿腰腿部足太阳、足少阳经产生向下放射感为度,不宜多次重复。

(二)其它疗法

1.耳针

选穴:坐骨神经、臀、腰骶椎、肾、压痛点。

操作:毫针强刺激手法,每日或隔日1次,留针30分钟。

2.艾灸

选穴:阿是穴。

操作:药物铺灸疗法,每次40~60分钟。

3.电针

选穴:腰夹脊穴、阳陵泉、阿是穴。

操作:选两组穴位针刺,进针得气后接电针仪,使用频率为30Hz,连续波20分钟,每日1次。

4.刺络拔罐

选穴:腰夹脊穴、阿是穴。

操作:三棱针或梅花针叩刺,中等强度刺激,微出血或皮肤潮红为度,加拔火罐5分钟,隔日1次。

5.穴位注射

选穴:腰阳关、肾俞、秩边、阿是穴。

操作:每次选用1~2穴,用丹参注射液、复方当归注射液或参附注射液,每穴0.5~1ml,隔日1次。

强直性脊柱炎

强直性脊柱炎是一种主要侵犯脊柱,并可不同程度的累及骶髂关节和周围关节的慢性进行性炎症性疾病。可引起脊柱强直和纤维化,造成弯腰、行走活动受限,并可有不同程度的眼、肺、肌肉、骨骼的病变,也有自身免疫功能的紊乱,所以又属自身免疫性疾病。

一、病因病机

本病与机体肾虚督空、感受风寒湿邪等六淫邪气有关。因寒湿外袭，湿热浸淫，跌打损伤，淤血阻络，气血运行不畅，或先天禀赋不足，肾精亏虚，骨脉失养所致。肾主骨生髓，先天禀赋不足，肝肾亏损，肾气不足，导致骨、髓无以温煦和濡养；肾虚督空，卫气不固，易感外邪，寒邪留滞足太阳膀胱经脉、督脉，致经脉痹阻，气血运行不畅，发为本病。秽气湿热行令，或长夏之际，湿热交蒸或寒湿蕴积日久，郁而化热，湿热之邪浸淫经脉，痹阻气血，筋骨失养而致本病。本病与机体肾虚督空、感受风寒湿邪等六淫邪气有关。

二、辨证

（一）寒湿痹阻

腰骶、背脊疼痛，腰背活动受限，晨僵遇寒加重，遇热减轻，四肢冷痛，肢体困重，舌淡苔白或水滑，脉弦滑。

（二）湿热浸淫

腰骶、背脊疼痛，腰背活动受限，晨僵，发热，四肢关节红肿热痛，目赤肿痛，口渴或口渴不欲饮，肢体困重，大便干，小便黄，舌红苔黄或厚腻，脉滑数。

（三）淤血阻络

腰骶、背脊疼痛，腰背活动受限，晨僵疼痛夜重，或刺痛，肌肤干燥少泽，舌暗或有淤斑，脉沉细或涩。

（四）肾精亏虚

腰骶、背脊疼痛，腰背活动受限，晨僵局部冷痛，眩晕耳鸣，腰膝酸软，足跟痛，肌肉瘦削，盗汗，手足心热。舌红，苔少有剥脱，脉沉细或细数。

三、治疗

（一）针刺疗法

治法：温经通络，补肾强腰；温督壮阳，扶正补虚。

主穴：华佗夹脊、大杼、至阳、膈俞、肝俞、肾俞、命门、阿是穴。

配穴：寒湿痹阻取风池、大椎、膈俞、腰阳关；湿热浸淫取合谷、命门、脾俞、三焦俞、环跳；淤血阻络取至阳、环跳、阳陵泉、三阴交；肾精亏虚取肝俞、肾俞、三阴交、关元、太溪、太冲。

操作：常规毫针刺法，虚证用补法，实证用平补平泻法。每天 1 次，10 次为1 个疗程。

（二）其他疗法

1.耳针

取穴：腰椎、骶椎、肾、神门、交感、肾上腺。

操作：毫针刺，中等刺激强度。每次 2~4 穴，留针 10~15 分钟，隔天 1 次；或以王不留行籽贴压，2~3 天 1 次，穴位交替选用。

2.艾灸

取穴:同针刺疗法。

操作:常用艾条灸、艾炷灸、温针灸、温灸器灸、药物铺灸疗法。每次选3~5穴,灸10~20分钟或5~7壮,每天1次,10天1个疗程,间隔2~3天行第2疗程。药物铺灸疗法可灸40~60分钟,隔日1次,10次为1个疗程。

3.推拿

取穴:督脉、膀胱经。

操作:早期以和营通络、滑利关节为原则,后期骨性强直者以舒筋通络、活血止痛为原则。①患者俯卧,上胸部及大腿前分别垫2~3个枕头,使前胸及腹部悬空,两手臂屈肘置于头前。医者站于旁,在患者腰背部沿脊柱及两侧,用擦法上下往返治疗,同时另一手掌在背部沿脊柱按压,按压时要配合病人呼吸,当呼气时向下按压,吸气时放松。②接上势,用指按法按压脊柱两侧膀胱经及臀部秩边、环跳、居髎等穴。患者仰卧用推法治疗髋关节前部,配合髋关节的外展、外旋被动活动。再拿大腿内侧肌肉和搓大腿。③患者坐势,医者站于后方,用法施于颈项两侧及肩胛部,同时配合颈部左右旋转及俯仰活动。然后按揉或一指禅推颈椎两侧,上下往返数次,再拿风池及颈椎两侧到肩井。④接上势,嘱患者两肘屈曲,抱于后脑枕部,两手指交叉握紧。医者站于背后,以膝部抵住患者背部,再以两手握住患者两肘,做向后牵引及向前俯的扩胸俯仰动作。在进行这种背动活动时,患者要配合呼吸运动(前俯时呼气,后仰时吸气)。俯仰5~8次。⑤患者坐势,将腰背暴露,上身前俯,医者站于旁,用肘压法施于脊椎两旁。再直擦背部督脉及两侧膀胱经、横擦骶部,均以透热为度,可加用热敷。

足跟痛

足跟痛是指由急性或慢性损伤引起的足跟部疼痛,常缠绵难愈。因职业关系长期站立于硬板地工作,或扁平足,跑跳过多等,足底跖筋膜、肌肉、韧带长期处于紧张状态,反复牵拉跟骨附着处可引起足跟底痛。

一、病因病机

该病的形成是以肝肾亏虚、气血失和、筋脉失养为基本因素,复因风、寒、湿邪侵袭及外伤、劳损等致使气血阻滞足跟而成。

二、辨证

(一)寒湿凝滞

足跟痛在阴雨天、因受寒湿之邪而加重,冷痛重着,酸麻不适,着地即痛。

(二)气虚血瘀

足跟痛有陈伤史,劳累、久立后加重,痛处固定不移。

(三)肝肾不足

足跟隐隐作痛,起病缓慢,局部酸痛不适,乏力倦怠,缠绵难愈。

三、治疗

(一)针刺疗法

治法:疏经通络、化淤止痛。

主穴:太溪、照海、昆仑、申脉、悬钟、阿是穴。

配穴:寒凝经脉,痛及小腿加承山、阳陵泉;气虚加脾俞、足三里;血淤加膈俞、太冲;肝肾不足加肝俞、肾俞、复溜。

操作:太溪、昆仑常常采取互相透刺法;申脉、照海则刺向跟底部;其他穴位常规针刺。

(二)其他疗法

1.耳针

取穴:足跟、肾、神门、皮质下。

操作:毫针刺入,快速捻转,留针 0.5~l 小时,必要时可埋针;轻者可用王不留行籽贴压。

2.艾灸

取穴:阿是穴。

操作:隔姜灸法,或艾条悬灸法。每次 20 分钟。

3.头针

取穴:顶颞后斜线上 1/5、顶旁 1 线。

操作:进针后快速捻转或接电针仪,用连续波刺激 30 分钟。

4.电针

取穴:太溪、仆参。

操作:针刺得气后,接通电针仪,用连续波刺激 15~20 分钟。

重症肌无力

重症肌无力症是一种神经—肌肉接头部位因乙酰胆碱受体减少而出现传递障碍,引致肌肉颤动、软弱及容易疲劳等的自身免疫性疾病。临床主要特征是局部或全身横纹肌于活动时易于疲劳无力,经休息或用抗胆碱酯酶药物后可以缓解。本病也可累及心肌与平滑肌,表现出相应的内脏症状,症状的暂时减轻、缓解、复发和恶化交替出现,是本病的重要特征。

一、病因病机

本病可因先天禀赋不足、劳倦过度等原因而使脾胃气虚,倦怠乏力。或因外感六淫之邪侵袭而致脏腑功能失衡,气血亏损。或内因七情不舒,殃及脏腑,或由摄生不慎,饮食不节,肥甘厚味,损及脾胃,致脾胃虚弱;劳倦过度,脏腑功能失调,耗气伤津。此外,先天禀赋不足,素体脾胃虚弱,脾肾阳虚、肝肾阴虚等皆可导致本病。

二、辨证

(一)脾胃气虚

最初常为一侧或两侧的眼睑下垂，于傍晚疲劳时出现，伴有复视，经一夜休息后症状可好转或消失。

(二)肝肾阴虚

久病或治疗不及时，或治疗不当，出现颈肌、肩背肌肉、上肢肌、躯干肌和下肢肌无力，腱反射通常不受影响。

三、治疗

(一)针刺疗法

治法：健脾益气。

主穴：足三里、关元、气海。

配穴：眶睑下垂加配阳白、风池；颈项无力加配风池、颈夹脊；上肢无力加配肩髃、曲池、合谷；下肢无力加配环跳、伏兔、阳陵泉、太冲。眼睑肌无力，头面部取穴：攒竹、阳白、鱼腰、四白、睛明等穴位；四肢无力取合谷、内关、外关、三阴交、太冲、大椎、脾俞、肾俞、足三里、曲池等。

操作：每次取4~5穴，留针20~30分钟，每日1次，10次为1个疗程。

(二)其他疗法

1.耳针

取穴：脾、肾、肝、内分泌。

操作：毫针中等强度刺激，或埋针，两侧耳穴交替使用，每周交换1次。

2.埋线

取穴：同针刺疗法。

操作：常规消毒后，用一次性埋线针将长0.5~1cm的羊肠线植入穴位，每7~15日1次。

末梢神经炎

末梢神经炎是指多种原因引起的多发性末梢神经损害的总称，表现为肢体远端对称性感觉、运动和植物神经功能障碍；手足或四肢麻木，可伴有疼痛，无力感。故亦称多发性神经炎或多发性周围神经炎。

一、病因病机

本证以气血亏虚为本，风寒湿邪及痰、淤为标。多因气虚失运，血虚不荣，风湿痹阻、痰淤阻滞所致，麻木病因虽有多端，而其病机皆为气血不能正常运行流通，以至皮肉经脉失养所致。

二、辨证

(一)肺热伤津

肢体软弱无力，筋脉弛缓，甚则肌肉萎缩或瘫痪。兼见发热多汗，热退后突发肢体软弱无力，心烦口渴，小便短黄，舌红苔黄，脉细数。

(二)湿热浸淫

肢体软弱无力,筋脉弛缓,甚则肌肉萎缩或瘫痪。肢体逐渐痿软无力,下肢为重,微肿而麻木不仁,或足胫热感,小便赤涩,舌红苔黄腻,脉细数。

(三)脾胃虚弱

肢体软弱无力,筋脉弛缓,甚则肌肉萎缩或瘫痪。肢体痿软无力日久,食少纳呆,腹胀便溏,面浮不华,神疲乏力。舌淡苔薄白,脉沉细。

(四)肝肾亏损

肢体软弱无力,筋脉弛缓,甚则肌肉萎缩或瘫痪。起病缓慢,下肢痿软无力,腰膝酸软,不能久立,或伴眩晕耳鸣,甚至步履全废,腿胫肌肉萎缩严重,舌红少苔,脉沉细数。

三、治疗

(一)针刺疗法

治法:祛邪通络,濡养筋脉。

主穴:肩髃、曲池、合谷、颈胸部夹脊穴、髀关、伏兔、足三里、阳陵泉、三阴交、腰部夹脊穴。

配穴:肺热伤津加尺泽、肺俞、二间;湿热浸淫加大椎、阴陵泉、内庭;脾胃虚弱加中脘、关元、太白;肝肾亏损加肝俞、肾俞、太溪。

操作:毫针刺法,上肢肌肉萎缩加手阳明经排刺,下肢肌肉萎缩加足阳明经排刺,足三里、三阴交用补法,余穴平补平泻法。每日1次,10次为1个疗程。

(二)其他疗法

1.皮肤针

取穴:肺俞、脾俞、胃俞、膈俞、手足阳明经线。

操作:皮肤针反复叩刺,中等强度刺激,隔日1次。

2.电针

取穴:阿是穴,其余同针刺法。

操作:针刺得气后,加电针仪,以患者耐受为度,每次20分钟。

3.艾灸

取穴:阿是穴。

操作:温针灸或铺灸。每次20~40分钟。

(魏清琳编写)

第九节　五官科病症

鼻炎(鼻渊)

急性鼻炎是一种鼻黏膜急性炎症。主要症状为鼻塞、流涕、喷嚏等。如不能及时治愈可转为慢性鼻炎、进而引起鼻窦炎及中耳炎、肺部炎症等全身并发症等,或风湿热、病毒性心肌炎等。

一、病因病机

鼻为肺窍,如果感受风寒、或者风热邪毒,邪气郁于肺经,肺气失于宣发肃降,邪热循经上蒸;则清窍受阻,而发为本病。

如果病情拖延,日久不愈,则清气不升,浊气不降,湿热可循阳明经脉上扰,上犯于鼻,诱发鼻渊(即急慢性鼻窦炎等)。

二、辨证

(一)风寒型

鼻流清涕、打喷嚏、伴有恶寒、发热,体温可略升高、或有咳嗽等症状,舌淡、苔薄白、脉浮紧。

(二)风热型

发热重,恶寒轻,鼻流清涕渐渐变浊,舌质淡,苔薄白,脉象浮数。

(三)胃热型

头部疼痛、发热、鼻塞流涕、或为黄色浊涕,嗅觉减退。伴有身热、口渴,或有便秘等热症,脉象洪或数,舌质红,苔薄黄、或者黄腻。

(四)肝胆郁热

鼻流黄色浊涕或如浓涕,有腥臭味,嗅觉减退,鼻塞、眉心等部位可有疼痛,口苦咽干、耳鸣目眩等,舌红苔黄、脉弦数。

四、治疗

(一)针刺疗法

治法:祛风、清热泻火,宣肺通窍。

主穴:迎香、印堂、风池、通天、列缺、合谷。

配穴:胃热型,以眉头头痛为主的鼻窦炎等,可以配伍内庭,局部取攒竹等穴位;肝胆郁热型,可以配伍太冲、侠溪等;风寒型,取风池,列缺;风热型,配伍合谷。

操作:风池,针刺宜向鼻尖方向,针刺 0.8~1.2 寸;列缺,可以刺入 0.3~0.5 寸,逆肺经方向;迎香,可从鼻翼两旁从下朝上针刺;印堂,从上往下方针刺,5 分左右;其他,可随证加减治疗取穴。毫针用泻法,每日 1 次,每次留针 30 分钟,5~7 次为 1 个疗程。一般治疗1个疗程即可见效。

(二)其他疗法

1.耳针

选穴:内鼻、肺、外鼻、额、内分泌、风溪、肾上腺等穴位。

操作:用王不留行籽耳穴贴压,要求每天用手指按压3~5次,每次5~10分钟。或者用揿针(皮内针)埋针治疗,每3天1换。或毫针刺激,中等强度,每次留针30分钟左右,5~7天为1个疗程。

2.穴位注射

选穴:同针刺疗法。

操作:用复合维生素B注射液,每穴注射0.2~0.5ml,每次选择1穴,隔日治疗1次。

急慢性中耳炎(聤耳)

急慢性(化脓性)中耳炎,是以耳内流脓、引起耳内鼓膜穿孔为特征的疾病,传统上称“聤耳”、“脓耳”、“耳漏”等。流脓色黄者为“聤耳”,脓带色青者为“囊耳”,脓水秽臭者为“耳疳”。

急性中耳炎主要有化脓性致病菌侵入致局部急性感染,如从上呼吸道、咽鼓管侵入中耳等。急性中耳炎治疗不及时,或者反复发作5周左右,可以导致中耳膜、骨膜、骨质产生慢性化脓性炎症,骨膜穿孔及耳聋,形成慢性化脓性中耳炎。

一、病因病机

本病有虚实之分,实证多由邪热外袭、肝胆内火旺盛、内外相合、热聚少阳、熏灼耳窍化腐生脓而成。

如果实证拖延日久,5~6周,反复发作,可导致虚证,其病机为正气不足、脾虚失运、湿浊不化、停聚耳窍而成。

二、辨证

(一)外感风热型

起病较急,表现为耳内疼痛,可伴有灼热感,耳内流出淡黄色液;伴有恶寒发热、头痛鼻塞、流涕等,苔薄白。

(二)肝胆湿热型

起病较急,表现为耳内剧痛,甚则有灼热感,耳内流出黄色脓液;伴有病侧头痛、口苦咽干、小便黄赤、大便秘结、舌红苔黄、脉弦数。

(三)肝肾阴虚型

表现为耳内脓液清稀,可反复发作,头晕目眩,耳鸣耳聋,腰酸,口干少饮,舌淡红,脉细数。

(四)脾虚型

耳内脓液清稀,可反复发作者,可出现腹胀便溏、纳呆,苔少薄白,舌淡,脉细弱。

三、治疗

(一)针刺疗法

治法:实证以祛风清热、清泄肝胆,虚证以健脾化湿,取穴以手足少阳经、足阳明经脉为主。

主穴:翳风、听会、耳门、风池、合谷、外关、侠溪、足三里。

配穴:风热表证,可以配伍合谷、大椎;肝胆湿热,可泄太冲、阳陵泉、侠溪等;肾虚,配伍太溪;脾虚配伍足三里、三阴交、阴陵泉。

操作:局部耳门、听宫等穴宜张口取穴,刺入5~8分即可。主穴以局部为主,如发热、疼痛不能控制可酌加配穴。每次取3~4穴,局部穴位取患侧,远端穴位取对侧或双侧。均采取捻转加提插法,中强刺激,留针20~50分钟,其间行针2~3次。急性期每日1次,必要时可以每天2次;缓解后可隔日1次,5~7次为1个疗程(慢性中耳炎急性发作者可延长到10次)。

注意:耳周诸穴,可以交替取穴,每次取穴2穴左右。

(二)其他疗法

1.艾灸

选穴:翳风。

操作:悬灸法,在距翳风穴(患侧)皮肤约3cm高度处,以雀啄法熏灸,直灸至穴区皮肤潮红,按之有烙热感即止,时间一般1分钟左右。灸毕放入引流条,以利脓液排出。

2.穴位注射

选穴:同针刺疗法。

操作:选择注射用丹参注射液或当归注射液,每天1次,每穴注入0.3~0.5ml。

3.耳针

选穴:取肾、外耳、内耳、内分泌、枕等中等刺激。

操作:每日针刺1次,留针20~30分钟,耳背小静脉可点刺放血。

4.穴位激光照射

选穴:主穴以听会、翳风、足三里、丘墟。配伍耳门、曲池、太溪、阿是穴。阿是穴位置为患耳耳孔。

操作:以主穴为主,酌加配穴。先用2%双氧水(过氧化氢)清洗净耳内脓水并拭干,采用氦-氖激光双管治疗仪治疗,波长632.8nm,输出功率10mW,光斑直径1.5mm,距离穴位20cm,每穴照射5分钟。照射阿是穴可配光导纤维,亦为5分钟。每日1次,10次为1个疗程。

美尼尔氏综合征

美尼尔氏综合征又称内耳眩晕症，是由于植物神经功能紊乱所致的内耳淋巴代谢失调,迷路水肿,以自身和周围景物旋转性平衡感觉失常为主的疾病。本病以突发性眩晕、耳鸣、耳聋或眼球震颤为主要临床表现。中医属“眩晕”、“眩冒”、“头眩”、“头风眩”、“旋远”等范畴,认为其发生与肝、胃、脾有关,有“无痰不作眩”、“无虚不作眩”之说,其病因多与虚、痰、火有关。眩晕有明显的发作期和间歇期。病人多数为中年人,患者性别无明显差异,首次发作在50岁以前的病人约占65%,大多数病人单耳患病。

一、病因病机

本病可分实证、虚证。实证如肝阳上扰、痰浊上蒙;虚证以肝肾阴虚多见,也见有血虚证型。

实证平素心胸狭窄,情志不舒,久之肝气郁结、气郁化火,导致肝阳上亢、使肝风内动、上扰清窍而致。或因饮食不节,喜食膏粱厚味,伤及脾胃,脾胃不运,水湿化为痰湿。

虚证多为肝肾阴虚,肾藏精生髓,寓元阴元阳,先天不足,或年老久病或劳伤过度,肾精亏耗,不能生髓养脑,髓海空虚而发生眩晕。

本病总体病机:为上实下虚,下虚指肝、脾、肾三脏不足,上实为痰浊上犯、或肝阳上犯。

二、辨证

(一)肝阳上扰

突见眩晕、耳鸣,或伴有耳聋,常由情志不畅而引起,伴有胁肋胀满不适、口苦,咽干,不思饮食,心烦喜呕,舌淡红,苔薄白,脉弦或弦细。

(二)痰饮上犯

证见眩晕,动则加重,甚至如坐舟中,耳鸣,恶心,饮水则吐,舌淡苔白,脉弦滑或弦迟。

(三)肝肾阴虚

证见眩晕日久,两目干涩,心烦口干,耳鸣,神疲乏力,腰膝酸软,舌红,苔薄,脉弦细。

三、治疗

(一)针刺疗法

治法:根据虚实肝阳上亢以平肝潜阳;痰浊上泛,以健脾化痰除湿;肝肾阴虚以滋补肝肾;气血不足以健脾益气补血。

主穴:百会、风池、太冲、合谷、足三里等穴位。

配穴:完骨、安眠2、内关、翳风、听宫、太阳等穴。

肝阳上亢取:太冲、阳陵泉等穴位;痰浊型配伍:足三里、阴陵泉、三阴交、丰隆;肝肾阴虚型:配伍太溪、三阴交、或期门、气海等穴位。

操作:百会穴向前平刺8分,强刺激,留针期间,百会可以加用艾条灸20分钟,以麻木灸至有热感传导为度;完骨向同侧外眼角直刺0.5~2.5寸,耳内出现放射样针感或酸麻胀痛感为止；安眠 2 直刺 1.5 寸，使针感向半侧头部放散；内关针 1 寸，得气后将针退出少许再斜向上针刺 1.5 寸。上穴均留针 20~30 分钟，当症状消除后再针刺 3~5 次，以巩固疗效，每日 1 次。

（二）其他疗法

1.头皮针

选穴：头针晕听区，平衡区。

操作：头针穴用 2.5 寸毫针刺入皮下沿头皮平刺，达到该区深度后，固定深度，左右捻转，每分钟捻 200 次以上，持续捻转 2~3 分钟，留针 10 分钟，再捻转2~3 分钟，再留针 10 分钟即可起针。体针用 1.5 寸毫针直刺 1 寸，捻转提插，中度刺激，每 10 分钟行针 1 分钟，共留针 30 分钟，每日 1 次。

体针可酌配：内关，合谷。加减：恶心呕吐加内关、神门、足三里；耳鸣加翳风、听宫、率谷、中渚。同时取双侧晕听区。发作时用泻法，缓解时用平补平泻法，留针 30 分钟，每 10 分钟行针 1 次。头针用 1 寸毫针捻转进针，中强手法捻转，留针 30 分钟，每日 1 次，10 次为 1 个疗程。

耳鸣、耳聋

耳鸣、耳聋是以听觉异常为特征的疾病。耳鸣是指耳内鸣响，或如蝉鸣，或如潮声，渐导致听觉障碍；耳聋是指听力不同程度减退或失听。两者互为因果，耳鸣日久可致耳聋。

本病见于西医的先天性耳聋、听神经病变、药物中毒性、及高血压导致的耳聋。

一、病因病机

本证可以分为实证与虚证。

耳为经脉足少阳胆经、手少阳三焦经脉所过。实证：如情志不畅、气郁化火；或者暴怒伤肝、肝气上逆，循经上扰清窍；或饮食不节，水湿内停，聚而为痰，痰郁化火，导致蒙蔽清窍，发为本病。

虚证素体肝肾不足，精气亏损，劳欲过度，肾气不充，导致髓海空虚，耳窍失聪；或者脾胃受损，气血生化不足，诱发耳鸣、耳聋。

二、辨证

（一）实证

多因情志不畅，郁怒伤肝，肝胆之火上攻，病人多突然发病，耳内如闻潮声，可自行缓解，常于恼怒后加重，可突然丧失听力而出现“暴聋”；肝胆湿热、痰热郁结则双耳可呼呼作响，耳内闭塞明显，兼见头昏头痛、口苦、烦躁不宁、舌红苔黄、脉弦数。

（二）虚证

先天禀赋不足，加之后天脾胃失养、肾气亏损，故耳鸣常在劳欲后加重，耳内常有蝉鸣之声，时作时止，以夜晚或者劳累后加重，听力逐渐减退，兼见有虚烦失眠、头晕、目眩、食欲不振、面色萎黄、舌红苔少、或中间有剥脱苔、或有裂缝，脉细。

三、治疗

(一)针刺疗法

治法:清肝泄火、豁痰开窍、健脾补肾、益气。

主穴:局部翳风、耳门、听宫、完骨、风池。

远端侠溪、外关、太冲、丘墟、阳陵泉、足临泣等。

配穴:肾虚,可以酌配太溪、气海、关元等穴位。脾虚血虚酌加气海、足三里、三阴交、中脘穴位。肝火上攻,以局部加太冲、阳陵泉、足临泣等穴位。

操作:耳周穴位,如耳门、听宫等穴位,嘱病人微张口直刺。留针 30~40 分钟,耳周诸穴可捻转、少提插。每日 1 次,5~7 次为 1 个疗程。

(二)其它疗法

1.耳针

选穴:心、内耳、肝、肾、皮质下等。

操作:毫针强刺激,每次 2~3 穴,每次 30 分钟左右,可以用揿针埋针治疗方法。也可用磁珠贴压、王不留行籽耳压等方法。

2.辅助方法

传统的保健方法中,有八段锦中的鸣天鼓方法。该方法是:自己双手握空掌,掌心劳宫捂住耳朵,中指相抵位于枕骨粗隆附近,双手食指从中指上用劲滑弹而下,大致用食指中节指腹,弹脑后部的穴位"风池"穴,该方法笔者临床应用多年,针灸后辅助疗效显著。

急、慢性扁桃体炎(咽喉肿痛)

急、慢性扁桃体炎是以咽喉部红肿疼痛、吞咽不适为特征的疾病,在中医临床上归属于"喉痹"、"乳蛾"范畴。在临床上因为小儿形气未充,故患病较常见。其它如喉炎、扁桃体脓肿也可参照本病进行辨证治疗。

一、病因病机

风热犯肺、热邪熏灼肺系、或因过食辛热炙厚食物,引动内火上蒸,津液受灼,津炼成痰,痰火蕴结,导致咽喉肿痛,为实热之证(此型为青少年、幼儿等常见)。

或素体肾阴真水不足、后天失调肾阴亏损(体质偏虚或者成年人多见),致阴津不能上润咽喉,虚火上炎,灼于咽喉,导致咽喉肿痛,此为阴虚之证,临床可用滋阴清火之法。

二、辨证

(一)实热证

咽喉红肿肿痛、吞咽困难、或伴有发热重及恶寒,痰多黏稠,头痛、口干欲饮、便秘、尿黄、舌红苔黄或厚,脉浮数或脉洪大。

(二)阴虚证

咽喉肿痛反复发作,病程较长,疼痛较轻微,或吞咽时觉疼痛,入夜症状加重,兼有口干咽燥、手足心热,或兼有腰背酸痛、失眠少寐等症,舌质红、脉细数。

三、治疗

(一)针刺疗法

治则:实证以清热利咽、消肿止痛;虚证以滋阴补肾为大法。

主穴:少商、商阳、尺泽、合谷、列缺。

配穴:肾虚病人配伍肾俞、太溪、照海、鱼际等滋阴清热。

操作:用毫针刺,用泻法或平补平泻法,每日1~2次,留针30分钟;5次为1个疗程。急性病症1~2次,即可见效。慢性病症治愈时间稍长。

(二)其他疗法

1.耳针

选穴:咽喉、耳轮1~4、扁桃体、肾上腺。

操作:实证用强刺激,嘱患者做吞咽动作,每次留针60分钟,每日1次。

2.放血疗法1

选穴:咽喉部位的下2/3处(实为肿大的扁桃体部位)。

操作1:患者张口,医者用左手持压舌板将舌体压平,右手持较长毫针沿压舌板向咽部下1/2处散刺约1分深,共3处,以出血为度,刺入后可以吹入牛黄吹咽散类,禁食2小时,若未愈,2~3天内再行1次。

操作2:笔者是用三棱针与筷子绑到一起,病人张口后,用三棱针刺扁桃体出血,疗效很好。

3.放血疗法2

选穴:少商、商阳(双侧)。

操作:将病人的少商、商阳穴位用毫针、或三棱针放血,3~5分钟,病人喉痛马上减轻。

慢性咽炎

慢性咽炎是以咽部不适、发干、异物感为特征的慢性咽部、咽黏膜炎症。伴有轻度疼痛、干咳、恶心,咽部充血呈暗红色,咽后壁可见淋巴滤泡增生等特征。

相当于中医上的"虚火喉痹"。

一、病因病机

素体阴虚、或者大病、久病、慢性疾病导致阴虚津枯、肾阴不足、虚火上浮产生咽喉不适、隐隐作痛、或者灼热燥痛等症,有明显异物感觉。常常伴有肺肾阴亏等症状。真水不足,故常常伴有腰膝酸软、头晕失眠、健忘不寐等症状,成年男子有腰痛遗精、成年女子常伴有月经失调等症状。脉象细数,舌质偏红、或者有裂缝、脱苔等症状。

二、辨证

(一)阴虚火炎型

咽部不适,痛势隐隐,有异物感,黏痰量少,伴有午后烦热,腰腿酸软,舌质红,脉象细数。

(二)痰阻血淤型

咽部干涩,痛呈刺痛,咽肌膜深红,常因频频清嗓而恶心不适。舌质红,苔黄腻,脉滑而数。

(三)阴虚津枯型

咽干甚痒,灼热燥痛,饮水后痛可暂缓,异物感明显,夜间多梦,耳鸣眼花。舌质红少津,脉细数。

三、治疗

(一)针刺疗法

治法:滋补肺肾、滋阴清火。慢性咽炎主要选用足少阴肾经、手太阴肺经的穴位。

主穴:天突、肺俞、尺泽、太溪、照海、复溜。

配穴:合谷、内关、足三里、曲池。

操作:每次选 3~4 个穴位,每日 1 次,留针 10~20 分钟,平补平泻或用补法。

(二)其他疗法

1.耳穴

选穴:主穴:咽喉、缘中、神门、肺、肾上腺、对屏尖。

配穴:心、枕、肾、皮质下、支气管。

操作:主穴每次取 3~5 穴,酌加 1~2 个配穴。探测到敏感点后,以王不留行籽或磁珠(180~380 高斯磁场强度)贴敷,每次 1 侧耳,双侧交替。令患者每日自行按压 3~4 次,每次每穴 1 分钟。隔日换贴 1 次,5~10 次为 1 个疗程。

2.穴位激光照射

选穴:廉泉、天突、人迎。配伍:实热加尺泽、合谷;阴虚加鱼际、太溪。

操作:主穴均取,配穴据证加 1~2 穴。以氦氖激光仪行穴位照射,波长 6328Å,输出功率 1.7~3mW,功率密度为 9600mW/cm^2。以光导纤维传递光束,光纤芯径<200μm,直接对准穴位,光斑直径 1.5mm,每穴照射 3 分钟。每日或隔日 1 次,10 次为 1 个疗程,疗程间隔 3~5 天。

3.皮内针埋针(笔者经验方法)

选穴:主穴:天突、廉泉。配穴:三阴交、太溪、肺俞等。

操作:主穴取 1 个,或全取,配穴选择 1~2 个。局部消毒,用专用镊子将消毒好的皮内针,刺入穴位,用创可贴胶布敷贴穴位即可,一般 1 周换针 2 次即可。

4.穴位注射

选穴:扁桃体穴。扁桃体穴位置:下颌角下缘颈总动脉搏动前方。

操作:用当归注射液 2ml,患者取坐位,头略仰,用 2ml 的针头快速进针,进针得气,使针感放射到咽喉部,回抽无血,将药液推入双侧穴位各 1 毫升。隔日 1 次,10 次为 1 个疗程,疗程间隔 5 天。

声带麻痹

声带麻痹,是以声音嘶哑、咽喉发痒不适为特征的症状,不是单一的疾病,在多种的疾病中都可以产生的一种特殊症状。声带麻痹或称喉麻痹为临床常见病,是一种临床表现,而不是一个独立的疾病,属于中医的急、慢性喉喑范畴。包括西医上的慢性喉炎、声带麻痹、声带闭合不全等病症局部及中枢性病症。

一、病因病机

本病有实证与虚证。实证如外感风热型、气郁型;虚证以肺肾阴虚为主等病型。感受风热、邪气束表,肺窍不通,肺失清肃而至,肺系直接受邪,内闭不痛而致;或者肺肾阴虚,真水不足,虚火上炎,肺系失养导致慢性喉喑、声音嘶哑等症;或者肝气郁结,导致气郁痰滞肺系,导致声音嘶哑,发声不畅。

二、辨证分型

(一)风热闭肺型

头轻微疼痛,发热,声音嘶哑,咽喉不适,咳嗽,或口吐白沫,口干,时有烦躁,小便黄,舌质红,苔薄白兼微黄或薄黄,脉浮数。

(二)肝气郁结型

声音嘶哑或失音,精神抑郁,胸闷,心烦易怒,胸胁胀满隐痛,失眠,或咽喉部有梗阻感——吞不下,吐不出,苔薄白,脉弦细。

(三)肺肾阴虚型

声音嘶哑,头昏,眩晕,潮热盗汗,形体消瘦,口干咽燥,五心烦热,睡眠差,舌质红、苔薄或无苔,脉细数。

三、治疗

(一)针刺疗法

治法:通利咽喉,祛风开窍。

主穴:扶突、天突、廉泉、水突、人迎等穴。

配穴:风热外感者加合谷、风池;气滞血淤阻滞型加太冲、血海;肺肾阴虚,配伍列缺、照海、太溪等,兼肺气不足,加用足三里等穴位。

操作:毫针针刺:天突,直刺3分,调转针柄,针尖朝下,在气管后方针刺;廉泉穴位在仰头时,可以直刺入5分~1寸;人迎穴要避开颈动脉刺入5~8分即可。留针治疗30分钟,5~7次为1个疗程。

(二)其他疗法

1.刺络拔罐法

选穴:在第2、5胸椎棘突上(经验穴)。

操作:梅花针点刺出血然后拔罐治疗,血由红变黄淡色,连续坐罐2次,5次为1个疗程。

2.电针

选穴:天突、廉泉等穴位。

操作:接通D6805等电针治疗仪的连续波,病人感觉到舒适为宜,5次为1个疗程。

近 视

近视是以视近清楚、远视模糊为特征的眼病,又称"能近怯远症"。清代黄庭镜所著《目经大成》始称为近视,为屈光不正疾病之一。多发于青少年。本病见于西医学的近视眼。目前国内的大学生近视眼的发生率已经达到90%,中小学生有70%左右。

一、病因病机

近视眼的形成多因先天禀赋不足而遗传;或后天发育不良、劳心伤神、心阳耗损,使心肝肾不足,致睛珠形态异常而成本病;或因不良用眼习惯,如阅读、书写距离过近,照明不足,光线过强,姿势不正,持续时间过长而久视伤血等,使目失所养而致。现代社会由于电脑、电视的普及,学生家庭作业多以致每天在书桌上的时间越来越长,故近视眼的发生率日益增高。

二、辨证

本病主证为视物模糊,视力减退,能近怯远。视物过久则双眼疲劳,进展期双眼球痛。

(一)肝肾阴虚

除主证视力减退、视物模糊外,尚则视物昏花,失眠健忘,腰膝酸软,两目干涩,舌红,脉细。

(二)脾胃不足

气血亏虚,面色少华,头晕乏力,少气懒言,或有自汗,舌淡,苔薄,脉细弱。

凡屈光度在-3.00D以下者为低度近视;-6.00D以下者为中度近视;-6.00D以上者为高度近视。

病理性近视(用镜片矫正,视力仍难接近正常者)除有高度近视外,还伴有飞蚊症、夜盲、弓形盲点等。合并高度散光,可出现双眼或单眼复现,外观表现有假性眼球突出、角膜色素沉着和摆动性眼球震颤等。

三、治疗

(一)针刺疗法

治法:滋补肝肾,益气补血,明目,取背俞穴和近部穴为主。

主穴:肝俞、肾俞、睛明、攒竹、承泣、风池、光明。

配穴:肝肾阴虚加太溪、太冲;气血两虚加四白、三阴交、足三里、脾俞、胃俞。

操作:毫针针刺,用补法,气血不足可加灸,以上穴位分3组交替使用,每日1次,或每周3次,留针30分钟。睛明穴针刺时用辅助手的大拇指,将眼球稍稍挤向外侧，以增加睛明穴的空间，承泣针刺时，将眼球挤向上方。

(二)其他疗法

1.耳针

选穴：取眼、肝、心、神门、肾，每次选2~3穴。

操作：中等刺激，隔日1次，留针20~30分钟，10次为1个疗程。

2.皮肤针

选穴：取眼睛周围穴位及风池等，

操作：轻度或中度叩刺，每日1次，10次为1个疗程。或用电梅花针治疗。

3.激光照射

选穴：睛明、承泣、光明。

操作：用小功率4mW氦-氖激光针治疗，每穴照射3~5分钟，每日或隔日1次，10次为1个疗程。

结膜炎

结膜炎是以目赤而痛、羞明多泪为特征的一种眼科常见的急性病症，中医称为“目赤肿痛”，俗称“红眼”、“火眼”，根据其临床症状，又有“天行赤眼”、“风热眼”之称。多发于夏、秋之际，具有传染性和流行性。

本病见于西医学的流行性结膜炎和流行性角膜炎等。

一、病因病机

本病多因外感风热之邪或猝感时邪疫毒，以致经脉闭塞，血塞气滞交攻于目；或因肝胆火盛，火郁不宣，循经上扰，气血交滞于目而成。

二、辨证分型

本病分为两型：即外感风热型、肝胆火旺型。

主证以目睛红赤，畏光流泪，目涩难开。初起时仅见一目，渐及两目为特点。

(一)外感风热

则起病较急，兼有头痛、恶寒发热、恶风，舌红，苔薄白或微黄，脉浮数。

(二)肝胆火盛

起病较缓，病初眼有异物感，兼有口苦咽干、烦热、便秘溲赤、耳鸣、舌红、苔黄、脉弦数。

三、治疗

(一)针刺疗法

治法：清泻风热，消肿定痛。取手阳明、足太阳、足厥阴经穴为主。

主穴：合谷、睛明、太阳、太冲。

配穴：外感风热加风池、少商；肝胆火盛加行间、侠溪。

操作：毫针刺，用泻法，每日1次，病情重者每日2次，留针20~30分钟，太阳穴可点刺放血。

(二)其他疗法

1.耳针

选穴:取耳尖、眼、目1、目2、肝。

操作:强刺激,每日1次,留针30分钟,耳尖(或耳背静脉)用三棱针点刺出血。

2.水针

选穴:取太阳、肝俞、光明、风池,每次选2~3穴,

操作:用维生素B_1注射液,每穴注入0.3ml左右,每日1次。

3.挑治

选穴:在两肩胛间按找敏感点,或在大椎穴及旁开0.5寸处,以及太阳、印堂、上眼睑等处选点。

操作:每次选2~3穴,常规消毒后,用三棱针挑刺,每日或隔日1次。

麦粒肿

麦粒肿是以眼睑边缘部发生小硬结,红肿痒痛,形如麦粒,易于化脓溃烂为特征的眼外病。又称“针眼”、“偷针眼”、“土疳”,多生于单眼,常见于青少年。

本病见于西医学的眼睫毛囊炎、眼睑腺组织急性化脓性炎症。

一、病因病机

因外感风热之邪,客于眼睑;或因过食辛辣炙烤之物,以致脾胃湿热上攻于目,致使营卫失调,气血凝滞,热毒壅阻于眼睑皮肤经络之间,发为本病。反复发作者多因余邪未消,热毒蕴伏,或体质虚弱、气血不足等原因。

二、辨证分型

症状与体征临床可以分为:风热型、胃热型两类。初起眼睑痒痛并作,患部睫毛毛囊根部皮肤红肿、硬结,形如麦粒,推之不移;继而红肿热痛加剧,甚则拒按,垂头时疼痛加剧,轻者数日内可自行消散。较重者经3~4天后,可见睫毛根部附近或相应的睑结膜上出现黄色脓点,不久可自行溃破,排出脓液而愈。

(一)风热型

眼睑边缘、红肿疼痛如麦粒状物,外感风热兼有恶寒发热、头痛、周身不适,苔薄白,脉浮数等。

(二)胃热型

眼睑边缘硬结、红肿疼痛,状如麦粒,疼痛渐渐加重甚则拒按,渐渐出现黄色脓点,脾胃湿热兼有口干口臭、心烦口渴、便秘溲黄、舌红、苔黄、脉数等。

三、治疗

(一)针刺疗法

治法:疏风清热,利湿止痛,取手足阳明经、足太阳经腧穴为主。

主穴:睛明、攒竹、合谷、承泣、太阳。

配穴:头痛者加风池;恶寒发热者加外关;腹胀、疳证者加足三里、大横、四缝。

操作:毫针刺,用泻法,每日1次,留针20~30分钟,太阳穴可用三棱针点刺出血。麦粒肿初期针灸效果好,能消肿散结,已成脓者,亦有止痛和促进早期排脓的效果。脓成之后,患处切忌挤压,以免脓毒扩散,变生他证。

(二)其他疗法

1.耳针

选穴:取眼、肝、耳尖、脾、肾上腺、神门。

操作:强刺激,每日1次,留针20分钟,亦可在耳尖、耳背小静脉点刺出血,屡发者可用王不留行籽贴压。

2.拔罐

选穴:取大椎。

操作:常规消毒后,用三棱针点刺出血后拔罐。

3.挑刺

选穴:在胸1~7棘突两侧探寻淡红色疹点或敏感点,

操作:每次选3~5点,常规消毒后,用三棱针点刺,挤出少许黏液或血液即可。亦可用三棱针挑断疹点处皮下纤维组织。

视神经炎

视神经炎是以平素无眼病,而猝然一眼或双眼视力急剧下降、甚至失明为特征的疾病,是眼科常见急症之一。中医传统上称为"暴盲"。

其它急性视力障碍眼底病,如视网膜中央动脉阻塞、眼底出血等。由瘾病、脑炎、鼻窦炎、糖尿病、各种中毒及其他传染病,或维生素缺乏等原因引起的暴盲,均可参照本病治疗。

一、病因病机

本病多由暴怒惊恐,气滞血淤,或热邪上壅,肝风内动,或气血两虚引起。

情志抑郁,怒气伤肝,气滞血淤;或忧思太过,惊恐失神,气机逆乱,致目系脉络阻塞。或平素肝肾阴亏,精血不足,血不养睛;肝阳偏亢,每因酗酒、发怒、过劳而易动肝风;或小儿为纯阳之体,感受外邪,邪从风化,上乘于目终至神光离散。

二、辨证分型

本病常分为三型:如肝郁气滞、气血两虚、肝肾阴亏型等。

发病急骤,病人视力突然丧失。见有双眼先后或同时发病,视力模糊,眼前阴影,中央有大片遮挡,日渐加重,盲无所见。

(一)肝郁气滞

病人除视力丧失、症状加重等主证外,同时见情志不舒、急躁易怒、郁闷胁痛、口苦、舌红、苔薄、脉弦。

(二)肝肾阴亏

见有双眼昏蒙,眼前有黑影遮挡,视觉障碍,渐致失明,双眼干涩,头晕耳鸣,咽干颧红,腰酸遗精,舌红,苔薄,脉细数。

(三)气血两虚

见有视力渐降,日久失明,面色苍白,神疲乏力,懒言少语,心悸气短,舌淡,苔薄,脉细弱无力。

三、治疗

(一)针刺疗法

治法:疏肝理气,滋阴降火,补益气血,以局部取穴为主。

主穴:睛明、瞳子髎、球后等局部穴位。

配穴:气滞血淤加内关、肝俞、膈俞、太冲;肝肾阴虚加太溪、行间、风池、光明;气血两虚加肝俞、脾俞、足三里、三阴交。

操作:毫针刺,实证用泻法,虚证用补法,每日1次,留针20~30分钟。

(二)其他疗法

1.耳针

选穴:(1)取肝、胆、心、内分泌;(2)取眼、肝、耳尖、神门、肾上腺;(3)取眼、肝、脾、胃。

操作:根据辨证分别选穴,用短毫针直刺,耳尖可点刺出血,每日1次,留针。20~30分钟。或揿针埋针,局部酒精消毒,一次性揿针埋针,1周2次。

2.水针

选穴:(1)取球后、合谷;(2)取睛明、外关;(3)取光明、风池。

操作:用维生素B_1或B_{12}注射液2ml加用利多卡因0.2ml,每日1组,每穴0.5ml,三组交替使用,每日1组,10日为1个疗程。

视神经萎缩

是以患眼外观无异常而视力逐渐下降,以致失明为特征的内眼疾病。有原发性和继发性视神经萎缩。原发性者指筛板以后的视神经、视交叉、视束以及外侧膝状体的视路损害、轴性球后视神经炎及外伤所致的视神经萎缩;继发性者指继发于视神经乳头炎、视网膜动脉栓塞、视网膜色素变性、青光眼等眼底病的后期,以及颅内炎症后或肿物压迫所致的视神经萎缩。

本病在中医上称为:青盲。

一、病因病机

本病多因肝气郁滞,或肝肾阴虚,或气血两虚等因,以致神光耗尽,视力缓降。

凡事不遂意,抑郁恼怒,怒则气上,肝气不舒,肝气郁滞导致神光不得发越;或由久病过劳,禀赋不足,肝肾阴虚,精血虚少,不能荣目,以致目窍萎闭,神光遂没;或久病大病、产后,气血亏虚,目窍失养,神光耗尽而致。

二、辨证

眼睛外观如常,无翳障气色,唯患者自觉视力逐渐减退;初期视物昏渺,蒙昧不清,或眼前阴影一片,呈现青绿蓝碧或赤黄之色;日久失治,而致不辨人物、不分明暗。眼底检查可见视乳头色淡或苍白。

(一)肝郁气滞

主证除外,兼见情志不舒、急躁易怒、胸胁满闷,口苦,舌红,苔薄,脉弦。

(二)肝肾阴虚

主证并见双眼干涩、头晕耳鸣、咽干颧红、遗精腰酸,舌红,苔薄,脉细数。

(三)气血两亏

主证并伴有面色无华、神疲乏力、少气懒言、心悸怔忡,舌淡,苔薄,脉细弱。

三、治疗

(一)针刺疗法

治法:补血活血,清肝明目,取足厥阴经穴、足少明经穴、背俞穴及眼部穴位为主。

主穴:承泣、睛明、球后、风池、行间、合谷。

配穴:肝郁气滞者加风池、太冲、期门;肝肾阴虚者加肝俞、肾俞、太溪、照海;气血两虚者加心俞、膈俞、足三里。

操作:毫针刺,实证用泻法,虚证用补法,每日1次,留针40~60分钟。

(二)其他疗法

1.耳针

选穴:取眼、目1、肝、肾、皮质下、枕。

操作:常规消毒后,埋揿针,每日按压2~3次,每次3~5分钟,3~5日更换1次。耳针要严格消毒,防止局部感染。

2.皮肤针

选穴:取目眶周围、胸5~12两侧、风池、膈俞、肝俞、胆俞。

操作:常规消毒后,眼区轻度叩刺潮红,其余部位及经穴中强度叩刺,每日1次。

3.头针

选穴:取额旁2线、枕上正中线、枕上旁线,

操作:按头针刺法操作,隔日1次,10次为1个疗程。

眼睑下垂

眼睑下垂是以上睑提举无力或不能自行抬起,以致睑裂变窄,甚至遮盖部分或全部瞳仁,影响视力为特征的一种眼病。又称"上胞下垂"、"睑废"、"雎目"。有先天和后天之分,单眼与双眼之别。

本病见于西医学的重症肌无力眼肌型、眼外伤、动眼神经麻痹等。

一、病因病机

本病可因先天不足,或因风邪外袭,或因脾虚气弱,经筋受损所致。由于先天禀

赋不足，肾气虚弱，以致眼睑松弛；或因风邪外袭，筋脉失和，或因脾虚气弱，肌肉弛纵所致。外伤损及筋脉亦可引起本病。

二、辨证分型

症见上眼睑下垂，遮掩瞳孔，眼肌无力睁开，双侧下垂者影响瞻视，重者眼球转动不灵，视一为二。

(一)肾气虚弱型

先天不足则自幼双侧或单侧眼睑下垂，终日不能抬举，兼有眉毛高耸，额部皱纹加深，小儿伴有五迟、五软，舌淡，苔白，脉弱。

(二)风邪袭络

起病突然，多单侧眼睑下垂，伴有恶寒、发热，或者身痛肌肉酸痛，兼有其他肌肉麻痹症状，舌红，苔薄，脉浮紧或者浮数等。

(三)脾虚气弱

起病缓慢，上睑抬举无力，朝轻暮重，休息后减轻，劳累后加重，兼有精神疲倦，面色少华，眩晕，肢体无力，食欲不振，眼睑肌肉麻木不仁，舌淡，苔薄，脉虚弱无力。

三、治疗

(一)针刺疗法

治法：益气提睑，先天不足兼培元补肾，风邪袭络兼疏风解表，脾虚气弱兼补脾益胃，取手足阳明经、足太阳经、足少阳经穴为主。

主穴：合谷、攒竹、丝竹空、阳白、足三里。

配穴：先天不足者加太溪、命门、脾俞、肾俞；风邪袭络者加风池、膈俞；脾虚气弱者加三阴交、脾俞、胃俞。

操作：毫针刺，实证用泻法，虚证用补法，每日1次，留针30分钟。

(二)其他疗法

1.皮肤针

选穴：取患侧睛明、攒竹、眉冲、阳白、头临泣、目窗、目内眦经上眼睑至瞳子髎，

操作：头部穴位中等刺激，眼区局部穴位轻度刺激，每日1次，每次15~20分钟。

2.电针

选穴：取眶上神经与面神经刺激点(位于耳上切迹与眼外角连线中点处)。

操作：眶上神经接负极，面神经接正极，电流强度以患者能耐受为度，隔日1次，留针20分钟左右，10次为1个疗程。

斜 视

斜视是以两眼不能同时注视正前方，呈现一眼眼位偏斜为特征的眼病，又称“风牵偏视”、“双目通睛”。

本病见于西医学的动眼神经、滑车神经和外展神经麻痹性斜视。

一、病因病机

多因体虚,脾胃之气不足,风邪乘虚侵袭,目系拘急而成;或因肝肾素亏,精血不足,目系失养,目系维系失调而致;或由外伤淤滞,气血淤阻,经筋受损而致。

眼睛周围有6束肌肉,内直肌、外直肌、上斜肌、下斜肌、上直肌、下直肌。不同肌肉麻痹导致的症状不同。

二、辨证

一眼或双眼黑睛偏向内眦或外眦,转动受限,视一为二。

(一)外感风邪

起病突然,发热,头痛,恶心,呕吐,苔白,脉浮。

(二)肝肾亏损

起病缓慢,头晕目眩,视物昏蒙,耳鸣,舌淡,脉沉细。

(三)外伤淤滞有外伤史,伤后目偏斜,或有胞睑、白睛淤血,头痛眼胀,眼球活动受限,视一为二,或有恶心呕吐,舌红,苔薄,脉弦。

三、治疗

(一)针刺疗法

治法祛风通络,补益肝肾,活血化淤,取手足阳明经、背前穴、局部腧穴为主。

主穴:四白、合谷、风地、足三里、肝俞、肾俞。

配穴:外感风邪加风门;肝肾亏损加太溪、太冲;外伤血淤加睛明、瞳子髎、球后、膈俞;内直肌麻痹加睛明、印堂;上直肌麻痹加上明、攒竹;下直肌麻痹加承泣;外直肌麻痹加太阳、瞳子髎;下斜肌麻痹加丝竹空、上明;上斜肌麻痹加球后。

操作:毫针刺,实证用泻法,虚证用补法,每日1次,留针30分钟。

针灸治疗本病疗效较好,对病程短者疗效更为满意。眼肌麻痹针刺治愈后,远期疗效稳定。针灸对外伤性斜视有一定效果,若属急性传染病后遗症,应及时诊治,否则影响效果。

(二)其他疗法

1.皮肤针

选穴:取眼周围穴位攒竹、鱼腰、丝竹空、太阳、风池等。

操作:中度或强度叩刺,每日1次,10次为1个疗程。

2.电针

选穴:以眼区穴位睛明、瞳子髎、球后、承泣为主,也可配合四肢远端穴位如太冲、太溪、足三里、合谷等。

操作:进针得气后,选用疏密波或断续波,电流强度以病人能耐受为度,每日或隔日1次,每次20~30分钟。

视网膜色素变性(夜盲症)

视网膜色素变性为原发于视网膜光感受器——色素上皮的变性,病变具有广泛性、进行性。最主要的症状是多年夜盲,暗适应能力下降及视野向心缩小。属中医“高风内障”、“高风雀目”的范畴,一般民间称为“夜盲症”。

该病具有明显的遗传倾向,慢性视网膜损害的疾病,以夜盲、双眼视野逐步向心性缩窄、视力逐渐下降,以至失明为主要特征。症程进展缓慢,发病年龄愈小,病情愈严重,迄今西医无特效疗法。

一、病因病机

本病的病因病机,中医认为是由于肝肾阴虚,先天禀赋不足,精气不能上注于目;或者后天失养,脾胃虚弱,气血不能上充于目,导致夜盲的发生,加之气血淤阻,气血失养导致。认为多由先天禀赋不足,加之肝脾受损,在肝脾肾虚弱的基础上,兼有脉道淤塞、气血失养而致本病。

二、辨证

症状以夜盲、夜晚视力明显减退、重者完全看不见外界物质,或者随着年龄增加症状加重。

疾病晚期:因为视界缩小如管状、可导致患者双目呆滞、向前直视;对周围事物如无所见,行动缓慢,也可导致失明。专科检查:眼底可见视神经乳头颜色蜡黄、视网膜血管明显变细、色素分布不匀等,视野早期呈现环状,最后可以呈管状。

(一)肝肾阴虚

病人除有夜晚视力减退,或者彻底夜盲等典型症状外,素体禀赋不足,兼有头晕耳鸣、失眠健忘、腰背酸困、男子兼有遗精阳痿、或有潮热盗汗、舌红、脉象细数等阴虚症状,病人也可以同时兼有阳虚症状,如夜尿频数、形寒肢冷、舌淡、脉沉弱等阳虚证候。

(二)脾胃虚弱

病人头晕疲倦、四肢乏力、食少便溏、语音低弱等症,舌质淡、脉虚弱等证候,或同时有血虚证候。

三、治疗

(一)针刺疗法

治法:滋补肝肾,健脾益气、补血。

主穴:睛明、球后、上明、风池。

配穴:足三里、三阴交、翳明、光明、太溪,肝俞、肾俞。

操作:主穴每次取2~3穴,配穴酌加2穴。眼区穴以30~32号1.5~2寸细毫针,直刺,缓慢送针至有针感(多为眼球酸胀),留针。风池穴,针尖向鼻尖方向进针,反复提插至有针感向前额或眼区放射。配穴用提插捻转烧山火手法。均留针30分钟,每日或隔日1次,10次为1个疗程,疗程间隔3~5天。

(二)其他疗法

1.穴位注射

选穴:太阳穴。

操作:用川芎嗪注射液穴位注射,在太阳穴穴位注射0.3~0.5ml,隔日1次,10次为1个疗程,总有效率为90.0%。

或用维生素B_1、B_{12}在双侧肝俞、肾俞交替注射,每穴位注射0.5ml,隔日1次,10次为1个疗程。

2.耳针

选穴:取目1、目2、肝、心、肾、胆等,每次取穴3个。

操作:留针30分钟以上。或者揿针埋针治疗,每周换针两次。

或以针刺穴位为主,同时结合穴位足三里、风池交替注射当归注射液、复方丹参注射液。

牙痛

牙痛为口腔疾患中常见的症状。牙齿及周围组织的疾病、牙邻近组织的牵涉痛及全身疾病均可引起牙痛。若遇冷、热、酸、甜等刺激时可引起或加剧本症。任何年龄和季节都可发生。

本病见于西医学的龋齿、根尖炎、牙髓炎、冠周炎、牙周炎、牙本质过敏等。

一、病因病机

手足阳明经之循行分别入于上、下齿。大肠。胃腑积热,或风热邪毒外袭经络,郁于阳明而化火,火郁循经上炎而引起牙痛。肾主骨、齿为骨之余,肾阴不足,虚火上炎亦可引起牙痛。亦有多食甘酸、口腔不洁、垢秽腐蚀牙齿而作痛。

二、辨证

(一)风火牙痛

见牙痛阵发性加重,龈肿,遇风发作,遇热加剧,形寒身热,舌红,苔薄白,脉浮数。

(二)胃火牙痛

见牙痛剧烈,齿龈红肿或出脓血,口臭,便秘,舌红,苔黄,脉弦数。

(三)肾虚牙痛

见牙痛隐隐,时作时止,龈肉萎缩,牙齿松动,手足心热,舌红,少苔,脉细数。

三、治疗

(一)针刺疗法

治法:祛风清热,通络止痛,取手、足阳明经腧穴为主。

主穴:合谷、下关、颊车。

配穴:胃火牙痛加内庭、劳宫;风火牙痛加外关、风池;虚火牙痛加太溪、行间。

操作:毫针刺,用泻法或平补平泻法,每日1次,留针20~30分钟。针刺对牙痛效果良好。一般急性发作,牙痛剧烈者,针刺合谷、下关,3~5分钟立即奏效。但对龋齿感染、坏死性牙髓炎、智齿难生等效果较差,应同时进行病因治疗。

(二)其他疗法

1.耳针

选穴:取神门、上颌、下颌、屏尖。

操作:强刺激,每日 1 次,留针 30 分钟,或埋揿针,或用王不留行籽压丸法。

2.穴位注射

选穴:取合谷、下关。

操作方法:用柴胡或鱼腥草注射液,每穴注射 0.5ml,每日或隔日 1 次。

3.电针

选穴:取颊车、下关、合谷。

操作:毫针刺,得气后接电极,用脉冲电流,选用密波,通电 20~30 分钟,每日 1~2 次,直至缓解为止。

口腔炎

口腔炎是以口腔黏膜发生浅表小溃疡、出现灼热疼痛为特征的疾病,亦称"口疮'。青少年易复发,具有反复发作的特点。

本病包括西医学的复发性口疮和口疮性口炎。

一、病因病机

本病多由心脾积热或阴虚火旺所致。

心脾积热常因过食辛辣厚味,情志不遂,小儿喂养不当而致;或由感受风、火、燥邪诱发,邪热上攻于口;或因口腔不洁,邪毒袭入所致。阴虚火旺可因素体阴亏,或病后余毒未尽,或劳欲过度,真水不足,虚火上炎于口。

二、辨证分型

唇、颊、上颚、舌面处见黄豆大小的黄白色溃疡,周围鲜红微肿,灼热疼痛,影响进食,反复发作,具有周期性。

(一)心脾积热

见口腔溃疡,色鲜红,疼痛明显,尤以进食时为甚,舌红,苔黄腻,脉滑数。

(二)阴虚火旺

见口内疼痛,口疮灰白,周围色淡红,口内黏膜溃疡较小而少,溃点不融合成片,每因劳累诱发,此愈彼起,反复发作,伴舌红发干,苔少,脉细数。

三、治疗

(一)针刺疗法

治法:祛腐止痛,心脾积热则清热解毒,阴虚火旺则滋阴降火。取手少阴经、足阳明经、足少阴经腧穴为主。

主穴:地仓、内庭、合谷、阴郄、太溪、劳宫。

配穴:疼痛甚者点刺金津、玉液出血;便秘者加天枢、大肠俞;肝肾阴亏者加三阴交;心烦失眠者加神门;咽喉干燥者加照海。

操作：刺灸方法，毫针刺，用泻法或平补平泻法，每日 1 次，留针 30 分钟。

在治疗同时，要注意口腔卫生，避免进食辛辣刺激性食物，调整好睡眠，可以促使口疮的及早恢复；少儿型多为心脾积热型，要保持大便通畅；青壮年多为阴虚型，要同时兼顾血虚、肾虚的本体治疗。

(二)其他疗法

1.耳针

选穴：取心、脾、胃、口、舌、神门。

操作：中强刺激，每日 1 次，留针 20 分钟。或埋揿针，或采用王不留行籽贴压。

2.水针

选穴：取合谷、曲地、太溪、足三里、承浆、地仓、廉泉。

操作：上穴交替使用，每次选近部、远部各 1 穴，每穴注射当归或丹参注射液 0.5mg，或维生素 B_1、B_6 各 50mg，每日 1 次。

3.三棱针

选穴：取四缝、地仓、承浆。

操作：用三棱针点刺后，挤出血水或黏液少许，隔日 1 次。

4..挑治

选穴：大椎及大椎旁开 1.5~2cm 处，

操作：皮肤常现消毒后，用三棱针于上述部位皮下拨动，拨断皮下纤维组织 2~3 根，刺后挤压针孔，令出血少许，用消毒棉球擦后，涂上碘酒，以防感染，每周2 次。

5.激光照射

选穴：取阿是穴(口疮的相应部位)。

操作：照射 l~3 分钟，每日或隔日 1 次。

面肌痉挛

面肌痉挛是以面部与眼睑肌肉不自主牵拽跳动为特征的疾病；本病多发于面神经炎的后期，常起始于眼轮匝肌，随即波及到口轮匝肌，通常只限于一侧面部。面肌痉挛属于中医学的“筋惕肉瞤”、“胞轮振跳”、“痉证”、“筋急”、“风证”等范畴。单纯的眼轮匝肌痉挛，中医称为眼睑瞤动；若振跳频繁重者，可牵动口角乃至面颊部肌肉跳动，导致面肌痉挛。多见成年人，以女性发病率比例高。

一、病因病机

或由心脾两虚而同时感受寒邪客于阳明、少阳而致，筋肉失养，筋惕肉瞤；或由肝脾血虚，日久生风，虚风内动，牵拽面部而振跳。病机多为气血虚弱、虚风内动。

二、辨证

(一)心脾两虚

症见面部及胞睑跳动，时疏时频，劳累或紧张时加重，伴有心烦失眠，怔忡健忘，或食少纳呆，倦怠乏力，舌淡，脉细弱。

(二)血虚生风

病程较长,面部肌肉及胞睑振跳频繁,牵引整个面部肌肉,眉紧肉跳,伴有头晕目眩,面白无华或萎黄,唇色淡白,舌淡红,苔薄,脉弦紧。

四、治疗

(一)针刺疗法

治法:调理心脾,养血熄风止跳,取手少阴经、足太阴经、足厥阴经及背俞穴为主。

主穴:神门、三阴交、心俞、脾俞、太冲、合谷、膈俞、足三里。

配穴:面部痉挛点、颊车、颧髎、下关、承浆、迎香等穴位;上胞振跳者加丝竹空、阳白、鱼腰、攒竹;下胞振跳者加承泣、四白、翳风、下关。

操作:毫针刺,用补法,可加灸,每日1次,留针20~30分钟。

(二)其他疗法

1.耳针

选穴:取眼、神门、肝、心、脾。

操作:每次选2~3穴,强刺激,每日1次,留针20~30分钟,或埋揿针,每日按压数次。

2.穴位注射

选穴:取翳风、阳白、下关、足三里。

操作:用丹参注射液或维生素B族药物,每穴注入0.5ml,每日或隔日1次,10次为1个疗程。也有用利多卡因2ml加维生素B_{12} 0.5mg,止痉穴(位于下颌骨髁冲突下方1寸)为主穴。穴位注射,隔日1次,5次1个疗程。

3.火针

选穴:在痉挛点、及面部穴位如下关等。

操作:可选择细火针等,进行快速啄刺法,有熄风止痉的作用。

4.离子透入法

选穴:用局部如下关、阳白、鱼腰等局部穴位。

操作:用钙离子透入,或直流电中药离子导入,对部分患者可减轻症状。常用的正极性中药,如草乌、丹参、钩藤等;负极性中药,如五味子、酸枣仁、陈醋等。但对心区及孕妇腹部慎用。

(薛有平编写)

第十节　其他病症

戒断综合征

戒断综合征是指在戒烟、戒毒、戒酒等情况下出现的一系列瘾癖证候群。本篇主要讨论针刺治疗戒烟综合征和戒毒综合征。

一、戒烟综合征

戒烟综合征是指因吸烟者长期吸入含有尼古丁的烟叶制品，当中断吸烟后所出现的全身软弱无力、烦躁不安、呵欠连作、口舌无味，甚至心情不畅、胸闷、焦虑、感觉迟钝等一系列瘾癖症状。

(一)病因病机

吸烟对人体的呼吸、心血管、神经系统均有不同程度的损害，它是癌症、慢性支气管炎、肺心病、胃及十二指肠溃疡、肝硬化等多种疾病发病率和死亡率增高的重要原因之一。

(二)治疗

1.针刺疗法

治法：安神除烦，调和阴阳。

主穴：百会、神门、戒烟穴(位于列缺与阳溪之间)。

配穴：咽部不适者，加颊车、三阴交；烦躁者，加通里、内关；肺气损伤者，加肺俞。

操作：主穴用毫针泻法或平补平泻法。配穴按虚补实泻法操作。

2.其他治疗

耳针

选穴：肺、口、交感、神门。

操作：毫针刺，或王不留行籽压丸。

二、戒毒综合征

戒毒综合征是指吸毒者因长期吸食毒品成瘾，戒断时出现的渴求使用阿片、恶心或呕吐、肌肉疼痛、流泪流涕、瞳孔扩大、毛发竖立或出汗、腹泻、呵欠、发热、失眠等瘾癖证候群。

(一)病因病机

本病的病因病机就是长期吸毒后人体产生依赖性所致。

(二)治疗

1.针刺疗法

治法：调神定志，疏调气血。

主穴：水沟、大陵、神门、合谷。

配穴：腹泻者，加足三里；失眠者，加照海、申脉；恶心、呕吐者，加内关。

操作：毫针泻法或平补平泻法。

2.其他治疗

(1)耳针

选穴：肺、神门、皮质下、内分泌。

操作：配心、肾、肝、交感。以低频脉冲电流刺激，每次30分钟，每日1次。刺激结束后在上述耳穴贴压王不留行籽。

(2)电针

选穴：内关、外关、劳宫、合谷。

操作：接通电针仪，用1~2赫兹的低频电脉冲刺激，每次30分钟。

慢性疲劳综合征

慢性疲劳综合征是一种以长期疲劳为突出表现，同时伴有低热、头痛、肌肉关节疼痛、失眠和多种精神症状的一组证候群，体检和常规实验室检查一般无异常发现。

一、病因病机

本病由美国疾病控制中心于1987年正式命名。目前，西医学对本病的确切发生机理尚不清楚，认为是以精神压力、不良生活习惯、脑和体力过度劳累及病毒感染等多种因素，导致人体神经、内分泌、免疫等多系统的功能调节失常而表现的综合征。

二、辨证

本病属于中医学的“虚劳”、“五劳”等范畴。疲劳是人体气、血、精、神耗夺的具体表现，而气、血、精、神皆由五脏所化生。外感病邪，多伤肺气；思虑过度，暗耗心血，损伤脾气；体力过劳或房劳过度则耗气伤精，损伤肝肾；情志不遂，肝气郁结等。各种因素导致五脏气血阴阳失调是本病发生的总病机。

三、治疗

(一)针刺疗法

治法：补益气血，调理气机。

主穴：脾俞、肝俞、肾俞、膻中、足三里、关元、百会。

配穴：脾气不足者，加太白、三阴交；失眠者，加神门、照海；健忘者，加印堂、水沟；肝气郁结者，加太冲、内关。

操作：背俞穴用补法，膻中、中脘、百会用平补平泻法。配穴按虚补实泻法操作。

(二)其他疗法

拔罐

选穴：足太阳经背部第1、第2侧线。

操作:用火罐行走罐法或闪罐法,以背部潮红为度。

竞技紧张综合征

竞技紧张综合征包括比赛紧张综合征和考场紧张综合征，是在竞技前或竞技过程中由于精神紧张出现的神经、消化、心血管等系统的一系列症状,常见于运动员和学生。

一、病因病机

竞技紧张综合征主要是个人心理压力和社会环境影响等多因素的刺激，使心理失衡,情绪变化,并通过植物神经、内分泌系统的作用而引起人体一系列的生理异常变化。

二、辨证

本病属于中医学的“心悸”、“不寐”、“晕厥”的范畴,病因病机是七情内伤,情志偏胜,喜怒忧思太过,从而引起脏腑功能失调。

三、治疗

(一)针刺疗法

治法:补益心脾,疏肝理气,镇静宁神,醒脑增智。

主穴:百会、四神聪、神门、内关、三阴交。

配穴:头痛、头晕加印堂、太阳;烦躁、手抖加水沟、合谷;肌肉震颤加太冲、阳陵泉;书写困难、视力模糊加风池、百会;血压升高加大椎、人迎;晕厥可加素髎、水沟。

操作:百会朝四神聪方向以仓龟探穴术沿皮刺,获四神聪由前、后、左、右向百会沿皮刺;内关进针后略加捻转即可,针感切勿太强;水沟强刺激不留针;人迎避开颈动脉直刺,稍提插,不留针;风池穴朝鼻尖方向刺入1寸左右;百会、足三里针刺后加灸。

(二)其他疗法

1.皮肤针

选穴:百会、四神聪、风池。

操作:叩刺百会、四神聪、风池穴,每穴2~3分钟,每日1次。

2.耳针

选穴:神门、心、皮质下、交感、枕、脑、脾、肝等穴。

操作:每次选2~3穴,以毫针中度刺激或加用电针;也可用王不留行籽贴压。

3.头针

选穴:额中线、额旁2线、颞后线。

操作:常规针刺,留针30分钟,每隔5分钟快速捻转1次;或接电针治疗仪,通电30分钟。

4.电针

选穴:同针刺疗法。

操作：在针刺基础上，接通电针治疗仪，用疏密波中度刺激15~20分钟。每日1~2次。

5.埋线

选穴：心俞、厥阴俞、肝愈。

操作：每次选1~2穴，取0号羊肠线约1cm置于腰穿针前端，植于穴内，敷以消毒纱布。每月2~3次。

美 容

一、雀斑

雀斑是发生在日晒部位皮肤上的黑色或淡黄色色素斑点。色素斑点仅限于身体暴露部位，最常见于面部(特别是鼻部及鼻翼两旁)。其症状随季节而变化，夏季斑点数目增多，色加深，损害变大；冬季数目减少，色变淡，损害缩小。除影响面容美观外，无其他任何自觉症状。

(一)病因病机

为常染色体显性遗传。无性别差异，多在5岁左右出现，随着年龄增长雀斑数目增多。由风邪外搏，火郁孙络之血分，循经上犯于面部而成。

(二)治疗

1.针刺疗法

治法：疏风清热、凉血化斑。

主穴：迎香、四白、印堂、颧髎、合谷、血海、三阴交。

操作：以针刺为主，平补平泻。

2.其他疗法

(1)皮肤针

选穴：面部雀斑处及风池、肺俞等穴。

操作：轻叩以皮肤潮红为度。每日1次。

(2)火针

选穴：皮损局部。

操作：雀斑处常规消毒，将火针置于酒精灯上烧红，准确、轻快地点灼雀斑(不可刺入太深)。治疗后保持创面清洁，以防感染。根据雀斑多少、面积大小分期治疗。每隔3~4天1次。

(3)耳针

选穴：肺、心、胃、大肠、内分泌、神门等穴。

操作：每次选2~4穴，毫针中等刺激，留针20~30分钟；或用王不留行籽贴压。

(4)电针

选穴：同针刺疗法。

操作：在针刺的基础上接电针治疗仪，用疏密波中度刺激20~30分钟。每日1次。

(5)穴位注射

选穴:足三里、血海、肺俞、膈俞等。

操作:每次选用2穴,用当归注射液或复方丹参注射液,每穴注入1~2ml。

二、黄褐斑

黄褐斑,古称"面尘"、"肝斑"、"面黑皯"、"黧黑斑";俗称"妊娠斑"、"蝴蝶斑"。是以发生于面部的对称性褐色色素斑为主要特征。多见于怀孕、人工流产及分娩后的女性。面部色斑呈黄褐色、淡褐色或咖啡色,最初为多发性,渐渐融合成片,对称分布于面部,以颧部、前额、两颊最突出,有时呈蝶翼状,边缘清楚或呈弥漫性,面部无炎症及鳞屑。

(一)病因病机

一般认为与雌激素代谢失调及植物神经功能紊乱有关,另外还与日晒、长期使用化妆品和长期服用某些药物(如避孕药)以及某些慢性病如月经不调、盆腔炎症、肝病、甲亢、慢性酒精中毒、结核、肿瘤等有关。

中医学认为,本病与肝、脾、肾三脏密切相关,气血不能荣于面为主要病机。大凡情志不遂、暴怒伤肝、思虑伤脾、惊恐伤肾皆可使气机逆乱、气血悖逆不能上荣于面而生黄褐斑。

(二)辨证

1.气滞血淤

面色晦暗,斑色较深,口唇暗红。伴经前少腹痛、胸胁胀痛、急躁易怒、喜叹息。舌质暗红、有淤点或淤斑,脉弦涩。

2.肝肾阴虚

斑呈咖啡色。伴手足心热、失眠多梦、腰膝酸软,舌质嫩红、少苔,脉细数。

3.脾虚湿困

面色㿠白,斑色暗淡,体胖,疲倦乏力,舌胖而淡、边有齿印,脉濡细。

(三)治疗

1.针刺疗法

治法:调和气血、化淤消斑。

主穴:以面颊区局部和手阳明、足太阴经腧穴为主。迎香、颧髎、合谷、血海、三阴交。

配穴:气滞血淤加太冲、膈俞,疏肝理气、活血化淤;肝肾阴虚加肝俞、肾俞、太溪,养阴清热、补益肝肾;脾虚湿困加脾俞、阴陵泉,补脾益气、化湿利水;根据面部黄褐斑不同部位,取阿是穴加强通络消斑之力。

操作:针灸并用,平补平泻。诸穴均常规操作;背俞穴注意针刺的角度、方向和深浅;脾俞可加灸。

2.其他治疗

(1)耳针

选穴:肺、肝、肾、心、内分泌、皮质下、内生殖器、面颊。

操作：每次选 2~4 穴，毫针中度刺激或加电针；或用王不留行籽贴压。也可取耳尖、肺、大肠、面颊、内分泌等，每次选2~4 穴，用短粗毫针或三棱针点刺出血（耳尖可出血 5~8 滴）。

（2）电针

选穴：同针刺疗法。

操作：在针刺得气的基础上接通电针治疗仪，用疏密波中度刺激 20~30 分钟。隔日1 次。

（3）穴位注射

选穴：肺俞、胃俞、足三里、血海等穴。

操作：每次选 2 穴，用当归注射液或复方丹参注射液，每穴注射 1~2ml。隔日 1 次。

抗衰老

人体衰老是一系列生理、病理过程综合作用的结果。随着年龄增长，机体的免疫功能逐渐低下，衰老随之出现。

主要可见思维活动减慢，表情淡漠，反应迟钝，记忆力下降，肌肉活动的控制与协调困难，动作缓慢，神疲乏力，畏寒肢冷，腰膝酸软，眩晕耳鸣，失眠健忘，发脱齿摇等老化症状。因机体抵抗力低下，易患多种老年性疾病。

一、病因病机

人体内的自由基可以通过脂质过氧化等作用，造成组织损伤和器官的退行性变化，从而加速衰老的过程。另外，神经内分泌功能衰退、脂质代谢紊乱、血液循环的障碍等因素也与衰老密切相关。

二、辨证

中医学认为，肾气亏虚、肾精不固是导致衰老的根本原因。肾脏所藏之精是人身阴阳气血之本，对人的生长、发育、衰老起着决定性作用。随着肾气的衰退，五脏六腑、经络气血的功能也日渐衰退，阴阳失去平衡，衰老也就伴随而生。

三、治疗

（一）针刺疗法

治法：补肾填精、调理气血、益养脏腑、抗老防衰。

主穴：足三里、三阴交、肾俞、关元、百会。

配穴：心肺气虚加心俞、肺俞以补养心肺；脾气虚弱加脾俞、胃俞，补中益气；肝肾不足加肝俞、命门、气海、太溪，补益肝肾。

操作：诸穴均常规针刺；针刺足三里、三阴交、气海、关元、肾俞、命门等穴，可用“烧山火”补法，或施以多种灸法。

（二）其他疗法

1.皮肤针

选穴：头部及督脉、背部膀胱经。

操作：轻叩，以局部出现潮红为度。2 日 1 次。

2.隔药饼灸

选穴：取脾俞、肾俞、关元、气海、足三里等穴。

操作：每次选 2~4 穴，隔附子饼灸（随年壮）。2 日 1 次。

3.耳针

选穴：皮质下、内分泌、肾、心、脑、耳迷根。

操作：每次选 2~4 穴，用王不留行籽贴压。每周1 次。

4.穴位注射

选穴：气海、关元、足三里、三阴交、脾俞、肾俞等穴。

操作：每次选 2 穴，选用人胎盘组织液、鹿茸精注射液、黄芪注射液或当归注射液，每穴注入 1~2ml。每周 2 次。

（何天有、赵耀东编写）

附篇

一、针灸临床病例的书写

针灸病案书写规范

住院病案

姓名：　　　　性别：　　　　年龄：　　　　病案号：
婚况：　　　　职业：　　　　民族：　　　　国籍：
出生地：
家庭住址：　　　　邮政编码：
入院时间：　　　　病史采集时间：
病史陈述者：　　　　可靠程度：
发病节气：记录患者发病或发作时的节气。

问诊：

主诉：简要记录患者感觉最痛苦的主要症状（部位、性质）或体征、持续时间，一般不宜用诊断或检查结果来代替。多项主诉者，应该按发生顺序分别列出，如心悸三年，浮肿一天，喘息四小时等。

现病史：围绕主诉详细询问疾病发生发展及诊治过程，重点写明起病诱因、原因、时间、形式、始发症状，主要症状和伴随症状（部位、性质），病情发展与演变过程，检查、诊断、治疗经过，所用过的中西药物名称、剂量、用法和用药时间及其他特殊疗法，治疗反应及症状、体征等病情变化情况，发病以来精神、饮食、睡眠、二便等变化及现在症状（结合"十问"加以记录），对有鉴别诊断意义的阴性表现也应列入。

既往史：记录既往健康状况，按时间顺序系统回顾过去曾患疾病的情况，及传染病接触史等。

个人史：记录出生地、居留地居住环境和条件、生活和工作情况、饮食习惯、情志状态、特殊嗜好等。

婚育史：女性患者要记录经、带、胎、产情况。月经史包括初潮年龄、行经期/周期、绝经年龄；生育史包括孕、胎、产情况，配偶及子女的健康状况。

过敏史：记载药物、食物及其他过敏情况。

家族史:记录直系亲属和与本人生活密切相关的亲属的健康状况,如亲属已死亡则应记录其死因、死亡时间及年龄。

望、闻、切诊:

神色形态:包括神志、精神、体态及气色。

声息气味:包括语言、呼吸、咳喘、呕恶、太息、呻吟、腹鸣及各种气味。

皮肤毛发:毛发的疏密、色泽、分布;肌肤温度、湿度、弹性及有无斑疹、疮疡、瘰疬、肿块、浮肿等。

舌象:舌苔(苔形、苔色、津液),舌质(色、瘀点、淤斑),舌体(形、态),舌底脉络(颜色、形态)。

脉象:寸口脉,必要时切人迎、趺阳脉,两周岁以下小儿可写指纹情况。

头面五官、颈项的望、闻、切诊:

胸腹部的望、闻、切诊:

腰背、四肢、爪甲的望、闻、切诊:

前后二阴及排泄物的望、闻、切诊:

体格检查:

记录西医查体的阳性体征及有鉴别诊断意义的阴性体征。各科或专科专病特殊检查情况均可记录在此。

专科情况:

1.经络感传现象,经脉触诊,穴位触诊,体表压痛点,耳穴反应点。

2.重点书写神经系统检查(肌力、肌张力、腱反射、病理反射等)和运动系统检查(各肢体关节的生理活动范围及活动情况以及各种试验检查)。

实验室检查:

记录入院时已取得的各种实验室检查结果及特殊检查结果,如血、尿、便常规,肝功、HbsAg、胸透、心电图、X线拍片、CT等。

四诊摘要:

把四诊所得的资料(与辨证论治有密切关系的)进行全面、系统、扼要地归纳。

辨证分析:

要求从四诊、病因病机、症候分析、病证鉴别、病势演变等方面进行书写。

西医诊断依据:

指主要疾病的诊断依据,并非所有疾病。

入院诊断:

中医诊断:病(证)名

症候

西医诊断:病名

有几个病(证)写几个病(证),病类与证类名称当另行写出,并与病(证)名错过一格,以示从属本病的病类、证类名称;西医诊断写在中医诊断的下方,有几个病写几个病，凡超过 2 种以上的诊断者，按主次先后顺序排列。

治则治法：

治则是治疗的指导原则，治法指具体的治疗方法，以及取经原则。

处方：通过运用辨证、取经原则写出穴名及加减配穴。处方用穴要求对证、对症、方便、精少。

操作：要求书写补泻手法，具体的针刺方法（包括个别穴位的特殊的针刺方法，灸法，耳针，火罐，电针，头针，皮肤针，穴位注射等）以及针刺的留针时间、间隔时间、刺激强度、疗程等。

辨证调护：

指医师对调养、给药及食疗、护理及功能锻炼等方面的要求。

实习医师签全名：×××

住院医师签全名：×××

主治医师签全名：×××

门诊病案

姓名：　　　性别：　　　年龄：　　　门诊卡号：

职业：　　　国籍：　　　住址：

过敏：

（一）初诊

______年______月______日

问诊：

主诉：

病人最痛苦的主要症状（或体征）及持续时间。

病史：

主症发生的时间、病情发展变化的情况，诊治经过及必要的既往病史等。

望、闻、切诊：

与诊断有关的望、闻、切诊的阳性所见，必要的体格检查等。

舌象（舌体、舌质、舌苔、舌底脉络）。

脉象（两周岁以下小儿需察看指纹）。

专科情况：

1.经络感传现象，经脉触诊、穴位触诊，体表压痛点，耳穴反应点。

2.重点书写神经系统检查（肌力、肌张力、腱反射、病理反射等）和运动系统检查（各肢体关节的生理活动范围及活动情况以及各种试验检查等）。

实验室检查及特殊检查结果。

辨证分析：

归纳四诊所得的主症、阳性体征、舌象、脉象等，扼要分析病位、病因、症候属性、病机转化。

诊断：

含中医病(证)名，证候及西医病名诊断。可写疑似诊断，但门诊三次仍未确诊的，应请上级医师会诊，协助诊断。

治则治法：

治则是治疗的指导原则，治法指具体的治疗方法，以及取经原则。

处方：通过运用辨证、取经原则写出穴名及加减配穴。处方用穴要求对证、对症、方便、精少。

操作：要求书写补泻手法，具体的针刺方法(包括个别穴位的特殊的针刺方法，灸法，耳针，火罐，电针，头针，皮肤针，穴位注射等)以及留针时间、间隔时间、刺激强度、疗程等。

医嘱：进一步诊治建议、护理、饮食禁忌以及功能锻炼等。

医师签全名：×××

(二)复诊记录

科别：　　　　　　　　　　　　　　　＿＿＿年＿＿＿月＿＿＿日

记录前次诊疗后四诊变化情况，如治法及取穴处方发生变动，应做简要辨证分析。如有上级医师的诊治意见亦应记录在案。也可按病情变化，望闻切诊，简要病机，治法，取穴，修改诊断等分项书写。右下方正楷签全名。

二、针灸临床特色介绍

(一)郑氏传统针刺手法

郑氏针法是我国著名针灸专家、“西北针王”郑魁山教授的家传针法。郑魁山教授及其弟子、传人们在长期的临床实践中，大量运用郑氏针法，治疗了不计其数的病人，不仅为传统针灸医学的发展做出了很大的贡献，而且也为病人的康复带来了福音。

郑氏传统针刺手法主要包括：一是郑氏补泻手法：主要有迎随补泻法、呼吸补泻法、徐疾补泻法、捻转补泻法、荣卫补泻法、开合补泻法和虚实补泻法；二是郑氏混合补泻手法：主要有烧山火、透天凉、阳中隐阴、阴中隐阳、苍龟探穴、赤凤迎源、进火补法、进水泻法、青龙摆尾、白虎摇头、热补法和凉泻法；三是郑氏家传针法：主要有二龙戏珠法、喜鹊登梅法、白蛇吐信法、怪蟒翻身法、鼠爪刺法、金鸡啄米法、老驴拉磨法和金钩钓鱼法。

近年来，郑氏传统针刺手法在临床上的运用主要有以下几个方面：一是“温通针法”：在临床上主要用来治疗冠心病、眼睑下垂、嗅觉障碍、偏头痛伴低血压、偏头痛、突发性耳鸣耳聋、小儿脑瘫、面瘫、脑震荡以及一些其他临床常见病；二是烧山火：在临床上主要用来治疗高血压症、脑血管意外后遗偏瘫等病变；三是透天凉：在临床上主要用来治疗高血压等病变；四是热补法：在临床上主要用来治疗视神经萎缩、耳鸣、嗅觉消失、舌短缩、小儿上睑下垂、面瘫、肩周炎等病变；五是金鸡啄米法：在临床上主要用来治疗小儿面瘫等病变；六是白蛇吐信法：在临床上主要用来治疗双手麻木症、胆结石术后腹绞痛、输尿管结石、牙龈肿痛等病变；七是阳中隐阴法：在临床上主要用来治疗萎缩性胃炎、陈旧性面瘫、厥症、荨麻疹、小儿食积、偏头痛等病症；八是阴中隐阳法：在临床上主要用来治疗小儿食积、月经不调等病症。

目前，甘肃中医学院附属医院针灸科利用“郑氏传统针刺手法”在临床上开展治疗了大量的临床各科病人，不仅为病人的治疗与康复做出了积极的贡献，而且产生了明显的经济效益和社会效应，使得“郑氏传统针刺手法”在国内、国际的影响力与日俱增，也成为甘肃中医学院附属医院的一张名片，享誉海内外。除此之外，本学术团队还进行了不懈的科学研究，并取得了显著的成绩，主要有：

已结题或在研的课题有：

(1)甘肃省科技厅项目“温通针法对大鼠实验性脑出血急性期脑系数、脑组织含水量、Ca^{2+}、Na^{+}、K^{+}及血液流变学的影响”(2003 年 6 月至 2004 年 12 月，项目编号为 QS031-C33-24).

(2)甘肃省教育厅项目“温通针法对慢性非细菌性前列腺炎大鼠 TNF-α、IL-2 及 IL-6 的影响”(2009 年 7 月至 2011 年 7 月，项目编号为 0906B-03).

(3) 甘肃省科技厅自然基金项目 “温通针法治疗过敏性鼻炎的临床研究”(2009.1.1-2011.1.31；项目编号为 096RJZA043).

(4)“温通针法对 VD 模型大鼠血管活性物质、钙超载和过氧化氢酶活性的影响”(研究生课题).

(5)“温通针法对血管性痴呆模型大鼠脑组织中 NO 含量、NOS 活性、GLU 含量的影响”(研究生课题).

已发表的论文有：

(1)方晓丽，田大哲，李金田，等.针坛魁斗照河山——记当代中国针灸针法研究之父郑魁山教授.中国针灸，2007，27(2):141.

(2)方晓丽，李金田，郑俊江，等.郑魁山教授针灸学术思想初探.上海中医药杂志，2007，41(2):9.

(3)方晓丽，郑俊江，郑俊武.郑魁山教授“温通针法”临证运用规律总结.中国针灸，2007，27(4):287.

(4)方晓丽，李金田，郑俊江.学思鼎新承前启后 精湛针艺造福苍生——郑魁山教授成才之路经验总结.卫生职业教育，2006，24(21):38.

(5)赵耀东.温通针法治疗小儿脑瘫 30 例临床观察.中医儿科杂志，2005，1(2):43.

(6)杜小正,秦晓光,方晓丽. 热补针法镇痛后效应及其对关节局部组织 β-内啡肽和前列腺素 E_2 的影响. 针刺研究,2009,34(5):319.

(7)张学梅,王芬,方晓丽.温通针法治疗颈肩综合征疗效观察.上海针灸杂志,2009,28(11):645.

(8)王芬,张学梅,方晓丽..温通针法治疗急性期周围性面瘫的临床观察.亚太传统医药,2009,5(5):84.

(9)惠建萍,赵耀东,高汉媛."烧山火"针法治疗小儿遗尿 35 例临床观察.中医儿科杂志,2006,2(1):48.

(10)刘恩远,马蕾,郑魁山."温通针法"对拟血管性痴呆模型大鼠脑内过氧化氢酶及钙超载的影响.甘肃中医,2006,19(4):36.

(11)刘恩远,马蕾,郑魁山."温通针法"对拟血管性痴呆模型大鼠血浆 TXB_2、6-keto-$PGF_{1\alpha}$ 的含量影响. 甘肃中医学院学报,2006,23(2):17.

(12) 丁奇峰, 姚媛."温通针法" 治疗冠心病 49 例临床观察. 北京中医杂志. 2003,22(2):37.

(13)丁奇峰,郑俊江.温通针法针刺内关穴治疗冠心病.甘肃中医学院学报. 2002,19(4):3.

(14)陈跃来,张天嵩,郑魁山.风池穴临床应用举例.上海中医药杂志.1999,(7):31.

(15)周毅,方晓丽.风池穴为主施以温通针法治疗偏头痛临床观察.亚太传统医药.2008,4(7):43.

(16)季杰,方晓丽. 温通针法治疗突发性耳鸣耳聋疗效观察.中国针灸.2008,28(5):353.

(17)王允娜,赵海红,王玮.郑魁山教授治疗面神经炎的临床经验.北京中医药大学学报.2006,13(6):36.

(18)黄劲柏,张毅. 郑魁山教授临床应用风池穴举隅. 针灸临床杂志.1994,10(2):4).

(19)张勤.学用"郑氏针法"治疗高血压症.甘肃中医学院学报.1996,(2):66.

(20)郑俊江,郑俊朋.针灸治疗 122 例脑血管意外后遗偏瘫的临床观察.甘肃中医学院学报.1996,(2):15.

(20)郑强霞,李立国. 郑魁山教授"热补针法"治疗小儿上睑下垂的经验. 中医儿科杂志.2006,2(3):1.

(22)赵海红,王允娜,孙桂云.郑魁山热补针法治疗肩周炎的经验.浙江中医杂志.2007,42(1):38.

(23)口锁堂,陈跃来,口维敏,等. 温通针法对 VD 模型大鼠脑 ATP、LD 和 LDH 的影响.江苏中医药.2007,39(3):58.

(24)口锁堂,口维敏,杨晓波等. 温通针法对血管性痴呆大鼠脑钙调神经磷酸酶和自由基的影响.江西中医学院学报.2006,18(5):53.

(25)杨晓波,口锁堂.温通针法对血管性痴呆大鼠脑组织SOD、MDA及AChE的影响.针刺研究.32(3):170.

(26)杨晓波,口锁堂,杨晓彬.温通针法对血管性痴呆大鼠行为学及脑组织病理变化的影响.针刺研究.32(1):29.

(27)郑强霞,郑魁山.温通针法对血管性痴呆模型大鼠脑组织中NO含量、NOS活性的影响.甘肃科技.2006,22(5):190.

(28)张彩华,郑俊江,郑魁山.温通针法对急性期脑出血大鼠脑组织病理形态的影响.现代中西医结合杂志.2004,13(6):714.

(29)丁奇峰,严兴科,于海英,等.温通针法对急性心肌缺血损伤大鼠血清及心肌组织自由基的影响.中国针灸,2003,23(5):295.

(30)严兴科,杜小正,秦晓光,等.温通针法对脑缺血再灌注大鼠EAA及形态学的影响.甘肃中医学院学报.2003,20(1):17.

(31)梁永林,严兴科,纪彤,等.温通针法对脑缺血再灌注大鼠NSE的影响.甘肃科技.2002,(2):92.

(32)严兴科,逄紫千,郑魁山.温通针法对脑缺血再灌注大鼠TXB_2、$6\text{-}K\text{-}PGF_{1a}$及形态学的影响.长春中医学院学报.2005,21(3):43.

(33)梁宪如,郭永明,郑俊江,等.温通针法减轻脑缺血损伤的实验研究——对脑缺血再灌注大鼠脑组织Ca及Mg元素含量的影响..天津中医,2002,19(3):30.

(34)吴学飞,郭永明,郑俊江,等.温通针法对应激性胃黏膜损伤的保护作用.上海针灸杂志.2001,20(4):40.

(35)吴学飞,郑俊江,郭永明,等.温通针法预防大鼠应激性胃粘膜损伤的实验研究.中国针灸.2001,21(10):609.

(36)丁奇峰,刘家骏.针刺内关穴抗家兔严重心律失常的实验观察.现代中西医结合杂志.2002,11(22):2211.

(37)郑魁山,郑俊江,陈跃来."烧山火"针法对家兔实验性类风湿性关节炎的研究.中国针灸.1995,增刊:16.

已出版的书有:

(1)郑魁山编著.针灸集锦. 兰州:甘肃科学技术出版社,1998年12月第一版.

(2)郑魁山编著.郑氏针灸全集. 北京:人民卫生出版社,2000年4月第一版.

(3)郑魁山编著.针灸补泻手法. 兰州:甘肃科学技术出版社,1995年7月第一版.

(4)赵耀东编著.郑氏针法.甘肃中医学院校本教材,2007年8月由甘肃中医学院教务处内部印制.

郑氏传统针刺手法的学术团队成员主要有:教授郑魁山、方晓丽,副教授赵耀东、杨晓波等专家。

(二)"何氏药物铺灸疗法"

"何氏药物铺灸疗法"是博士生导师、甘肃省名中医、甘肃中医学院针灸系主任、甘肃中医学院附属医院针灸科主任何天有教授、主任医师在继承传统灸法的基础上,本着继承而不泥古,创新而不离宗的原则,对灸料、取穴、配穴、灸法、灸药与灸方、辨证施灸、临床应用等方面进行了系统地整理归纳与创新,又经过临床的反复实践检验,在治疗临床各科疾病中有着非常显著的疗效。

1.适应症

内科、外科、妇科、男科、儿科、神经科、五官科、皮肤科等各科病症。

2.铺灸材料

鲜姜 250~1000g (根据施术部位的大小而定) 榨成姜泥和姜汁、细艾绒 100~250g 以及何氏铺灸散(主要有感冒散、苍耳鼻炎散、头痛通窍散、面瘫散、面痛散、耳聋通窍散、中风通络散、回阳救逆散、凉开通窍散、颈痛散、肩痛散、臂痛散、风湿痹痛散、脉管炎散、活骨散、骨质增生散、腰突散、腰损散、痿证散、镇痫散、止咳定喘散、肺心散、胁痛散、舒肝利胆散、鼓胀散、和胃通膈散、慢性胃炎散、止泻散、慢性肠炎散、升举脱垂散、益肾散、补肾起痿散、止遗固精散、遗尿散、通淋排石散、前列通散、活精散、调经止痛散、盆腔炎散、乳腺增生散、痛风散、冠心通脉散、扶正补血散、肌痿散、阴毒内消散、皮炎散等 46 个铺灸成方)等。

3.治疗方法

患者取适当位置(具体根据施术部位而定),充分暴露施术部位,术者以手或棉签沾少许姜汁涂抹施术部位,以增加药物粘附性。然后将根据患者的具体病症采用相应的何氏铺灸散,将药末均匀地撒在擦有姜汁的部位(厚度约为 1mm 左右),然后将姜泥制成长方形饼状体铺在药末之上,厚约 1cm,长度和宽度依据病人体质情况灵活掌握(宜恰好覆盖施术部位);再将艾绒制成三棱锥体艾炷,置于姜泥之上如长蛇状,从三棱锥体艾炷上缘分多点位点燃(也可在艾炷上缘涂少许 95%酒精以引燃),让其自然燃烧,待患者有灼热感并不能忍受时将艾炷去掉,再换新艾炷;依次更换 3 次,最后取掉艾炷,保留尚有余热的药末与姜饼,并以胶布固定。待患者感觉姜饼无温热感时,取尽所有铺灸材料,治疗完成。一般隔日铺灸 1 次,疗程根据病情而定。

4.注意事项

在临床运用铺灸治疗时,要注意以下几点:

(1)在过饥、过饱、过劳、醉酒、大惊、大恐、大怒、大汗、大渴时不宜施灸。

(2)心脏搏动处、大血管处、乳头、睾丸、阴部、妇女妊娠期时下腹部与腰骶部、妇女月经期、不可施灸。

(3)高热、抽风、神昏期,晚期高血压,有出血倾向,活动性肺结核,极度衰竭,部分恶性肿瘤等,不宜施灸。

(4)颜面部施灸时,不易擦蒜、姜、葱汁等,不易使用刺激性的药物,隔灸物要厚,壮数少,灸疗时间短,有温热感即可。切要加强防护,以防烫伤而形成瘢痕,有损面容。

(5)关节活动处不宜用化脓灸、瘢痕灸,以免影响关节活动。

(6)施灸前做到耐心解释,消除病人的恐惧心理,以取得病人的配合,若需发泡灸、瘢痕灸时,需征得病人的同意。

(7)施灸时要根据病人的病情与体质,选用适合的灸法,做到专心致志,手眼并用,勤问病人的感觉。对有痛觉、温觉障碍者,或感觉迟钝者,医者需细心观察,严格掌握施灸的壮数与时间。

(8)对初次施灸者,或体弱的病人,应艾炷先小后大,壮数先少后多,逐渐加量。以防发生晕灸,若发生晕灸现象,要立即停止施灸,并采取相应的治疗措施。

(9)在施灸过程中,对施灸部位周围铺设防护物品,以防艾炷脱落烧伤皮肤及被褥、衣物。灸疗完毕后,将艾灸彻底熄灭,以防发生火灾。

(10)施灸室应保持空气流通,为避免艾烟过浓,可安装排烟设备。施灸时室内温度要适宜,并防止病人受风。

由于"何氏药物铺灸疗法"在临床治疗上能"以点带面",灸疗面积大、覆盖广;艾绒无杂质、易燃烧、火力大、热力强;何氏铺灸散能因证立法,以法统方,因方选药,体现理、法、方、药的完美结合而辨证施治;灸药结合,多效合一,发挥整体优势因而对病人的局部和整体均有很好的调整和治疗作用,疗效自然令患者满意。

目前,甘肃中医学院附属医院针灸科利用"何氏药物铺灸疗法"在临床上诊治了大量的各科病人,不仅为病人的康复做出了积极的贡献,而且产生了明显的经济效益和社会效应,使得"何氏药物铺灸疗法" 在国内、国际同行中别具一格,独树一帜,优势明显,疗效显著,影响力与日俱增。除此之外,本学术团队还进行了不懈的科学研究,并取得了显著的成绩,主要成果如下:

已结题或在研的课题:

(1)甘肃中医学院中青年基金项目"铺灸对佐剂性类风湿性关节炎大鼠微循环和血液流变学的影响"(2007—2008 年,项目编号为 06ZQ-09)已结题,现申请鉴定。

(2)甘肃省教育厅项目"铺灸对佐剂性类风湿性关节炎家兔微循环和血液流变学的影响"(2007—2008 年,项目编号为 0706B-07)。

(3)"铺灸对实验性 RA 大鼠 IL-2、IgG、NO 及组织学的影响"(研究生课题)。

已发表的论文有:

(1)徐彦龙,何天有. 铺灸疗法治疗足跟痛 50 例疗效观察. 甘肃中医,2007,20(11):37.

(2)章婷婷,王念宏,何天有. 铺灸治疗痛经经验.中国中医药现代远程教育,2007,5(4):22.

(3)高汉媛,赵耀东,惠建萍.针刺加铺灸治疗类风湿性关节炎 53 例.甘肃中医学院学报,2006,23(1):40.

(4)赵耀东,韩豆瑛,刘强,何天有.铺灸对佐剂性类风湿性关节炎大鼠微循环和血液流变学的影响.甘肃中医,2009,22(10):67.

已出版的书有:

何天有编著.何氏药物铺灸疗法.北京:中国中医药出版社,2010年2月第1版.

"何氏药物铺灸疗法"的学术团队成员主要有:何天有教授、主任医师,副教授赵耀东、雒成林、秦晓光,副主任医师李菊莲等专家。

(三)"三阴穴"治疗慢性前列腺炎

"三阴穴"是博士生导师、甘肃省名中医、甘肃中医学院针灸系主任、甘肃中医学院附属医院针灸科主任何天有教授、主任医师在中医经络腧穴理论基础上,结合神经、解剖及现代医学对慢性前列腺炎的认识及现代医学研究,经反复推敲,总结创新的经验穴,临床用于治疗慢性前列腺炎,疗效非常显著。

"三阴穴"即夹阴1(平耻骨联合上缘,在左侧腹股沟处)、夹阴2(平耻骨联合上缘,在右侧腹股沟处)、重阴(在会阴穴与阴囊根部之中间取穴)。在临床具体运用时可辨证配穴,如少腹部坠痛明显者可加中极、曲骨;湿热盛可加三阴交、阴陵泉;寒湿盛可加肾俞、志室、京门;体质虚者可加关元、足三里;肝郁气滞可加太冲;肾虚明显加太溪、肾俞;腰困、腰骶部疼痛可加肾俞、志室、次髎。

临床具体操作是:令患者仰卧位,取0.35mm×75mm毫针针刺夹阴1和夹阴2,针尖向前列腺方向,以少腹部酸困重胀及针感向前阴部放射为准;重阴穴用0.35mm×60mm毫针,针尖朝向前列腺方向,以会阴部出现酸麻重胀感为宜。配穴中除中极、关元、曲骨的刺法与夹阴1、夹阴2相似之外,余穴均提插捻转使局部产生麻胀感为度。每次留针30分钟,期间行针1次。10次为1个疗程,疗程间隔3天。

针刺"三阴穴",一则可调节支配前列腺血液循环的腹壁浅动、静脉分支,髂总动、静脉及会阴动、静脉,从而有效地改善病变前列腺的血液循环;二则极大地调节、整合了支配前列腺的髂腹股沟神经及会阴神经,而髂腹股沟神经又是腰丛(由T12~L4的神经组成)的一个分支,支配前列腺的神经又来自T10~L3,故而支配前列腺的神经和髂腹股沟神经有相互重叠的神经节段,即T12~L3。因此针刺"三阴穴"可最大限度地调节前列腺,使前列腺神经功能的紊乱能更直接、更迅速地恢复,从而解除了诸如会阴、少腹及腰骶部的坠胀疼痛等不适。

目前,甘肃中医学院附属医院针灸科利用"三阴穴"在临床上治疗了大量的前列腺病人,不仅为前列腺病人的康复做出了积极的贡献,而且产生了明显的经济效益和社会效应,使得"三阴穴" 在前列腺病人的治疗与康复上,在国内、国际具有明显的竞争优势,在同行业中的影响力与日俱增。除此之外,学术团队还进行了不懈的科学研究,并取得了显著的成绩,主要成果如下:

已结题或在研的课题有:

(1)《前列腺多功能治疗仪开发研究》成果被评为二〇〇五年度甘肃省皇甫谧

中医药科技二等奖。

(2)2005年甘肃省教育厅课题"针刺'三阴穴'对慢性非细菌性前列腺炎大鼠免疫功能影响的实验研究"已完成鉴定。

(3)甘肃中医学院中青年科研项目"针刺'三阴穴'治疗慢性前列腺炎的临床研究"(项目编号为X04-8)已结题(甘科签字[2007]第604号)。

(4)甘肃省教育厅项目"温通针法对慢性非细菌性前列腺炎大鼠TNF-α、IL-2及IL-6的影响"(2009年7月至2011年7月;项目编号为0906B-03)。

(5)"针刺皇甫谧经穴对慢性非细菌性前列腺炎大鼠TNF-α、IL-2及IL-6的影响"(研究生课题)。

(6)"针刺'三阴穴'治疗慢性非细菌性前列腺炎大鼠的实验研究"(研究生课题)。

已发表的论文有:

(1)何天有,赵耀东,雒成林.针刺"三阴穴"治疗慢行前列腺炎临床观察.中国针灸,2004,24(10):697.

(2)何天有,韩林,李海. 针刺"三阴穴"对慢性非细菌性前列腺炎大鼠局部免疫功能的影响. 甘肃中医学院学报,2007,24(5):8.

(3)徐彦龙,何天有."三阴穴"配合"阴三穴"治疗慢性前列腺炎临床疗效观察.针灸临床杂志,2007,23(9):12.

(4)雒成林,赵耀东,王强利.前列腺多功能治疗仪治疗慢性前列腺炎疗效分析.亚太传统医药,2006,(4):52.

(5)赵耀东,雒成林.针刺皇甫谧经穴治疗慢性前列腺炎临床观察.甘肃中医,2006,19(专辑):36.

"三阴穴"治疗慢性前列腺炎的学术团队成员主要有:何天有教授、主任医师,副教授赵耀东、雒成林、秦晓光等专家。

(四)"三位一体疗法"治疗中风

"三位一体疗法"是博士生导师、甘肃省名中医、甘肃中医学院针灸系主任、甘肃中医学院附属医院针灸科主任何天有教授、主任医师在长期的临床实践过程中,整合了头针、夹脊穴、十四经穴的治疗作用于一体,运用于临床治疗中风疾病的一种方法。

"三位" 指将头针的治疗作用、夹脊穴的治疗作用、十四经穴的治疗作用结合起来,通过多角度的治疗,最大限度地调动整体与局部治疗作用的协调,从而达到更好地治疗疾病的目的,故称"三位"。"一体" 指人体,强调人体是一个统一的整体。

选穴:一是取顶中线、顶颞前斜线、顶颞后斜线、顶旁1线、顶旁2线。语言不利加颞前线、平衡障碍加枕下旁线;二是取颈5~7与胸1夹脊穴,腰4~5与骶1~3夹脊穴;三是取患侧风池、肩髃、曲池、外关、合谷、环跳、风市、血海、阳陵泉、足三里、解溪、昆仑,若语言不利加取哑门、廉泉;口眼歪斜取太阳、迎香、地仓、颊车。

操作方法:先针头针,以较快频率捻转得气后留针30分钟,中间行针1次;再针夹脊穴,患者取俯卧位,穴位常规消毒后针刺,针尖向脊柱方向斜刺,深度为1.2~1.8寸左右,得气后留针30分钟,中间行针1次;后针肢体经穴,得气后,合谷、风市、血海、阳陵泉、足三里施以补法,其他腧穴施以平补平泻法。留针30分钟,中间行针1次。10次为1个疗程,满6个疗程后进行疗效统计。

“三位一体疗法”与常规针灸疗法在治疗中风方面比较,更能重视整体,突出局部,发挥了整体与局部的治疗作用,有疗程短、见效快、治愈率高等优点。对一些病程长、治疗效果不佳的病例,可应用此疗法,加大治疗量与刺激,促进肢体肌肉运动与收缩,防止肌肉萎缩。近年来,应用此法治疗中风后遗症取得了非常满意的疗效。

目前,甘肃中医学院附属医院针灸科利用“三位一体疗法”在临床上开展治疗了大量的中风病人,不仅为中风病人的康复做出了积极的贡献,而且产生了明显的经济效益和社会效应,使得“三位一体疗法”在中风病人治疗与康复上在国内、国际影响力占据非常重要的地位,深受国内外同行的一致认可。

“三位一体疗法”治疗中风的学术团队成员主要有:何天有教授、主任医师,副教授赵耀东、雒成林、秦晓光等专家。

(五)“靶向针刺”疗法治疗神经性耳聋

“靶向针刺”疗法是博士生导师、甘肃省名中医、甘肃中医学院针灸系主任、甘肃中医学院附属医院针灸科主任何天有教授、主任医师在长期的临床实践过程中,从经络、脏腑、气血等不同层面进行选穴配伍,整合三方面的治疗作用于一体,运用于临床治疗神经性耳聋的一种方法。

“靶向针刺”疗法的选穴是:主穴取百会、神庭、风池、翳风、听宫、听会、瘛脉、中渚、阳陵泉。配穴有风邪外犯加外关、合谷;肝火上炎加行间、足临泣;肝阳上亢加太冲;气滞血淤加肝俞、蠡沟;气血亏虚加中脘、气海、足三里;肾精亏损加太溪;痰火郁结加中脘、丰隆。

“靶向针刺”疗法的针刺方法是:患者取坐位先针风池,然后采用卧位针刺其余穴位。单侧聋则用患侧百会、神庭、风池、耳门、听会、听宫、瘛脉,其余穴位双侧同取。双侧耳聋则双侧穴位同时进行针刺。针刺前以75%酒精进行局部皮肤及针具常规消毒,头面部穴位选用30号1寸毫针,四肢部穴位选用28号1.5寸毫针针刺。针刺风池时针尖朝向鼻尖进针1寸得气后,押手拇指重压关闭下穴,令气上行到达耳部。其余穴位进针刺入皮下,得气后采用捻转针法,捻转角度双向540度,行针2分钟,促使气感向耳部传导。主选穴采用平补平泻法,其他加配穴位结合证型采用补法或泻法。每隔10分钟捻转行针1次,共留针30分钟。每日上午进行针刺治疗,每日1次,连续治疗20天。每20天为一个疗程。疗程间休息3天,治疗3个疗程后进行疗效统计。

由于“靶向针刺”疗法突出了病变部位或脏器,利用病变经脉、脏腑与病变部位的密切关系，通过选配病变部位、病变经脉、病变脏腑相关联的穴位，进行针对病变部位、器官的靶向性治疗。“靶向针刺”疗法在耳部周围所选穴位针刺时针尖朝向病变部位，针刺气感向耳部传导。外关、中渚、阳陵泉、丰隆等分别属于手少阳三焦经、足少阳胆经和足阳明胃经，通过经脉与耳密切联系，远端取穴调理了耳部经气。太溪、太冲滋养肝肾之阴，经血上滋耳窍。从脑窍、病变部位、远端经络三方面突出了耳病的靶向目标，是脏腑辨证、经络辨证、病位辨证的完美结合。“靶向针刺”疗法组方精炼，方便实用，确实是临床治疗神经性耳聋的特效方法。

目前，甘肃中医学院附属医院针灸科利用“靶向针刺”疗法在临床上治疗了大量的神经性耳聋病人，不仅为神经性耳聋病人的康复做出了积极的贡献，而且也产生了明显的经济效益和社会效应，使得“靶向针刺”疗法在神经性耳聋病人治疗与康复上，在国内、国际享有较高的知名度，深受国内外同行的一致认可。

已结题或在研的课题有：

靶向针刺疗法治疗神经性耳聋多中心临床研究，甘肃省重点中医药科研项目，2008.10–2011.6，项目编号为GZK–2009–12。

已发表的论文有：

何天有，秦晓光，杜小正.靶向针刺疗法治疗神经性耳聋46例疗效观察.2009，甘肃中医学院第二十三届学术年会论文集:220.

“靶向针刺”疗法治疗神经性耳聋的学术团队成员主要有：何天有教授、主任医师，副教授雒成林、秦晓光等专家。

（六）“冬病夏治综合疗法”

我科开展“冬病夏治综合外治”近二十年，治疗慢性支气管炎、支气管哮喘、过敏性鼻炎、慢性咽炎、抵抗力低下反复感冒等疾患，疗效显著，积累了丰富的临床经验。该方法强调治疗时间，于每年夏至—秋分期间开展此项业务，并于“三伏天”集中治疗，以达到对疾病的远期防治效果。

“冬病夏治综合外治”法包括：穴位注射、针刺、TDP照射、穴位贴敷四个步骤。在辨证分型的基础上随证取穴和用药，既体现中医辨证施治的治疗原则，又使多种疗法发挥协同作用，加强了穴位的治疗效能。

1.穴位注射

取穴：成人取双肾俞穴，儿童取双足三里穴。

操作：用2ml一次性无菌注射器抽取卡介菌多糖核酸1ml（吉林亚泰生物药业股份有限公司），（对卡介菌多糖核酸过敏的患者可选用胎盘组织液2ml）。用碘伏常规消毒局部皮肤，快速进针，得气而抽取无回血后将药液缓慢注入，每穴0.5ml（胎盘组织液每穴1ml）。

2.针刺

主穴：定喘、肺俞、膏肓、脾俞。

配穴：寒邪束肺加风门、尺泽、外关；痰热壅肺加大杼、丰隆、曲池；痰湿蕴肺加尺泽、足三里、丰隆；脾肾两虚加三阴交、足三里、列缺。

操作：虚证用捻转补法，实证用捻转泻法，无明显虚实者用平补平泻手法，得气后不留针，背部各穴针刺时用1寸毫针斜刺，忌深刺。

3.TDP照射

于背部距离皮肤30cm左右照射约10分钟，以患者感到背部温热舒适或外观潮红为度。

4.穴位贴敷

取穴：同针刺主穴。

处方：寒邪束肺：甘遂、白芥子、麻黄、细辛、五味子等；痰热壅肺：甘遂、白芥子、葶苈子、胆南星、浙贝等；痰湿蕴肺：甘遂、白芥子、细辛、苏子、洋金花等；脾肾两虚：甘遂、白芥子、炮附子、细辛、仙灵脾等。

操作：以上药物各研细末，加蜂蜜、鲜姜汁调匀成膏，制成直径为1.5cm、厚0.5cm的药饼，敷于上述主穴，外用胶布固定，贴敷持续时间根据病人耐受程度约贴4~8小时，贴敷局部出现明显烧灼不适感后即去除药物，用湿热毛巾擦拭干净，多数患者约贴4~6小时，个别患者对药物极度敏感者可贴2小时。

“冬病夏治综合外治法”操作简便，经济实用；无损伤，无胃肠刺激，无毒副作用；缓解病情，增强免疫，缩短疗程。对止咳、祛痰、预防以上疾病复发效果明显，体现了中医理论与特色：一是依据“因时制宜”的原则，因多数患者入冬发作或加重，夏季缓解，病情变化常常与季节有关。夏热当令，阳气旺盛，人之正气趋表向外，有驱邪外出之势，此时选用助阳开窍、祛湿化痰的药物及其相关的穴位，针药并用，能收到事半功倍的效果，也体现了“天人相应，春夏养阳”的整体观念。二是依据“不治已病，治未病”的原则，防治并用，重在预防，寓“治”于防之中，起到未病先防，或即病防变的作用。三是依据“急则治其标，缓则治其本”的原则，标本兼治，重在治本。

该法辨证治疗，选穴精确，针刺得当，用药考究，在继承中医传统方法的基础上，配合现代医学“透皮给药”的理论，既发挥刺激局部穴位，激发全身经气，调节经络功能，又能通过微血管的吸收输送，发挥最大药理作用，效果良好，使一些顽固性的疾病得以康复，受到广大患者的欢迎，形成了一定的规模，具有较大的社会影响，已取得了很好的社会效益，达到了未病先防，疾病防变，减少了发作次数、急诊次数，提高了患者生活质量，节约了医疗资源。

5.注意事项

(1)预防针刺意外：空腹患者需进餐后针刺；远道而来者需休息后治疗；过于紧张者需平静后治疗。

(2)注意穴位贴敷时间：背部汗多者需擦干休息片刻后再穴位贴敷，以免胶布固定不牢，影响贴敷时间；去除贴敷药物后注意用湿热毛巾擦拭干净，以免药物残留，刺激皮肤时间过长而引发起泡。

(3)注意穴位贴敷后皮肤变化：贴药后背部皮肤发红、微痒为刺激穴位的正常反应。

(4)注意其他药物的使用：对急性发作患者或长期使用激素等治疗患者，在接受此项治疗过程中须继续对症治疗，不能随意停药，要根据病情变化由医生逐渐减量或停药。

6.可能的意外情况及处理方案

(1)晕针：轻度表现为精神疲倦，头晕目眩，恶心呕吐；重者表现为心慌气短，面色苍白，出冷汗，脉象细弱，甚则神志昏迷，唇甲青紫，血压下降，二便失禁，脉微欲绝等。

处理：立即停止针刺，起针，扶持患者去枕平卧，松解衣带，注意保暖，给服温糖水；未能缓解者，用指掐或针刺急救穴，必要时进行抢救。

(2)创伤性气胸：表现为胸痛、胸闷、心慌、气短、呼吸不畅，严重者有呼吸困难、心跳加快、紫绀、汗出、血压下降等症状。体检时，可见患侧肋间隙变宽，叩诊呈鼓音，听诊呼吸音明显减弱或消失，严重者器官向健侧移位。胸部X线，可通过气体多少、肺组织受压情况而确诊。

处理：停止针刺，出针，半卧位休息，胸腔进入空气量少者可自行吸收；密切观察病情，随时对症处理，如给予镇咳、消炎类药物，防止肺组织因咳嗽扩大创面，加重漏气与感染；对严重病例应及时组织抢救，如胸穿排气减压、少量慢速输氧等。

(3)贴药处起泡：贴药后背部轻微突出皮肤起泡者，注意不要蹭破皮肤，两天后即可消退。起泡明显者，常规消毒皮肤，用一次性无菌注射器抽去泡内液体，外敷无菌纱布以防感染。极少数患者起泡明显并伴周围皮肤发红、瘙痒等反应较重者，常规消毒皮肤，用一次性无菌注射器抽去泡内液体，外敷消毒的玉红膏或烫伤膏，并敷无菌纱布以防感染，这类患者可根据不同反应情况而延长治疗间隔时间，缩短穴位贴敷时间，达到贴药后穴位皮肤潮红即可。如伴全身皮疹、瘙痒等症者为对本治疗过敏，即停止使用。

目前，甘肃中医学院附属医院针灸科运用“冬病夏治综合疗法”治疗慢性支气管炎、支气管哮喘、过敏性鼻炎、慢性咽炎、抵抗力低下反复感冒、风湿性关节炎、类风湿性关节炎等疾患1万余例，疗效显著，积累了丰富的临床经验。并从“治未病”的角度来探讨冬病夏治综合疗法对以上疾患的防治效果及治疗机理，丰富和发展了中医的“治未病”内涵，达到未病先防，既病防变，提高患者生活质量，节约医疗资源的目的。除此之外，学术团队还进行了一定的科学研究，并取得了显著的成绩，主要成果如下：

已结题或在研的课题有：

“治未病”——冬病夏治综合外治法防治儿童哮喘的临床研究，甘肃省中医药重点项目，2009.10-2012.09，项目编号：GZK-2010-Z12。

已发表的论文有：

(1)田永萍，齐瑞，侯春英，等.针刺利咽穴为主治疗慢性咽炎90例临床观察.新中医,2003,35(1):48.

(2)田永萍,侯春英,齐瑞,等.针刺为主综合治疗慢性支气管炎234例疗效观察.新中医,2003,35(10):44.

(3)纪彤,田永萍,等.综合外治法治疗小儿哮喘96例.中医儿科杂志,2006,2(1):46-48.

(4)齐瑞,田永萍,侯春英,等.综合外治法治疗支气管哮喘99例临床观察.甘肃中医,2005,18(3)

(5)何天有,李惠琴,赵耀东,等.透刺为主治疗过敏性鼻炎60例.中国针灸,2006,26(2):110.

"冬病夏治综合疗法"的学术团队成员主要有:副主任医师魏清琳、田永萍、侯春英、李菊莲等专家。

(七)"全息针刺药氧疗法"治疗中风

"全息针刺药氧疗法"是按照生物全息理论,在人体运用全息方法以综合治疗中风病的一种疗法。本疗法强调:①针刺手足部位的全息脑穴,②针刺头针中的相关穴位,③血塞通粉针剂用氧气雾化吸入,以达到全方位治疗脑部疾病的目的。

1.全息穴位选择

"全息针刺药氧疗法"中所选穴位主要是手足部位的全息脑穴和头针中的相关穴位。头针中的相关穴位主要是运动区和感觉区,手足部位的全息脑穴如下图所示。

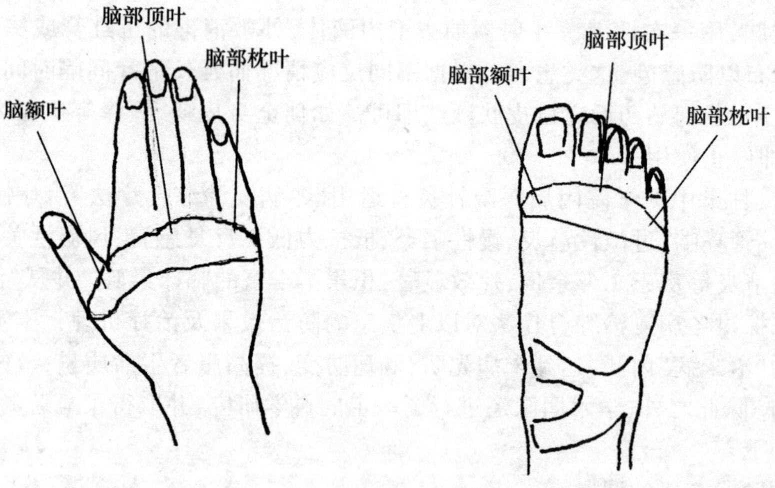

全息针刺方法

穴位说明:以右侧手足为例,靠近第1掌指关节处为皮层额叶区域,中指掌指关节区域为顶叶区域,第5掌指关节区域为枕叶区域,后溪穴位是小脑脑干区域。足部同上。

2.针刺方法

手足部位的全息脑穴，运用1寸毫针，针尖刺向手足心，以局部感觉明显的酸、麻、胀、痛为主。头穴的针刺运用1.5~3寸毫针，快速进针，强刺激捻转，每分钟捻转250次左右，以患者局部明显的胀痛为主。以上两种穴位针刺期间留针30分钟，每15分钟行针1次。10次为1个疗程，疗程间隔3~5日，一般均治疗6个疗程。

3.雾化吸入

在针刺留针的同时，选择血塞通粉针剂100mg(一般输液用2~4支)，用生理盐水30ml稀释后，将药物与氧气混匀后，用专用雾化面罩吸入。雾化吸入期间，氧气流量控制在低流量1.52L/min，药物雾化在3~5L/min。

4.适应证

"全息针刺药氧疗法"主要治疗各种脑病，如脑出血、脑梗塞、脑血栓、脑栓塞、帕金森综合征、脑外伤、脑瘫等。

5.疗效

甘肃中医学院附属医院针灸科目前应用本方法治疗各种脑病3000多例，均获得了显著的临床疗效，临床有效率为97.6%，受到了患者的一致好评和同行的一致赞誉。本疗法为丰富和发展中医的生物全息理论，提高脑病患者生活质量起到了积极的作用。除此之外，学术团队还进行了科学研究，并取得了显著的成绩，主要有：

在研究的课题有：

"全息针刺药氧疗法"对脑病患者的临床研究，甘肃省卫生厅，科研课题编号：甘卫中发(2007)123号，2007.9–2010.9年。

"全息针刺药氧疗法"治疗中风的学术团队成员主要有：副主任医师薛有平、李菊莲等专家。

参考文献

1.石学敏.针灸学.北京:中国中医药出版社,2002.8.

2.陆寿康.刺法灸法学.北京:中国中医药出版社,2003.1.

3.沈雪勇.经络腧穴学.北京:中国中医药出版社,2003.1.

4.冀来喜.针灸学.北京:科学出版社,2002.2.

5.赵京生.中国针灸.上海:上海中医药大学出版社,2002.

6.王启才.针灸治疗学.北京:中国中医药出版社.

7.石学敏.针灸治疗学.北京:人民卫生出版社.

8.杨兆民.刺法灸法学.上海:上海科技出版社,2003.

9.孙国杰主编.针灸学.上海科学技术出版社,2000年3月第1版.

10.何天有主编.循经点穴防病治病.兰州:兰州大学出版社,2009年9月第一版.

11.何天有主编.华佗夹脊治百病.北京:中国医药科技出版社,2008年8月第一版.